中枢神经系统 淋巴瘤

Central Nervous System Lymphoma

主编 林 松 朱 军 李文斌

人民卫生出版社
·北 京·

图书在版编目（CIP）数据

中枢神经系统淋巴瘤 / 林松，朱军，李文斌主编
. —北京：人民卫生出版社，2023.7
ISBN 978-7-117-34455-5

Ⅰ. ①中… Ⅱ. ①林…②朱…③李… Ⅲ. ①中枢神经系统疾病 —淋巴瘤 —诊疗 Ⅳ. ①R739.4

中国国家版本馆 CIP 数据核字（2023）第 026706 号

中枢神经系统淋巴瘤
Zhongshu Shenjing Xitong Linbaliu

主　　编：林　松　朱　军　李文斌
出版发行：人民卫生出版社（中继线 010-59780011）
地　　址：北京市朝阳区潘家园南里 19 号
邮　　编：100021
E - mail：pmph @ pmph.com
购书热线：010-59787592　010-59787584　010-65264830
印　　刷：天津善印科技有限公司
经　　销：新华书店
开　　本：889 × 1194　1/16　　印张：24
字　　数：594 千字
版　　次：2023 年 7 月第 1 版
印　　次：2023 年 10 月第 1 次印刷
标准书号：ISBN 978-7-117-34455-5
定　　价：358.00 元
打击盗版举报电话：010-59787491　E-mail：WQ @ pmph.com
质量问题联系电话：010-59787234　E-mail：zhiliang @ pmph.com
数字融合服务电话：4001118166　E-mail：zengzhi @ pmph.com

编者名单

主　　编　林　松　朱　军　李文斌

副 主 编　宋玉琴　高子芬　王亚明　崔向丽

编　　者（以姓氏汉语拼音为序）

艾　林（首都医科大学附属北京天坛医院　核医学科）
陈　峰（首都医科大学附属北京天坛医院　肿瘤综合治疗中心）
陈绪珠（首都医科大学附属北京天坛医院　放射科）
崔　勇（首都医科大学附属北京天坛医院　神经外科）
崔向丽（首都医科大学附属北京友谊医院　药剂科）
邓丽娟（北京大学肿瘤医院　淋巴肿瘤内科）
董格红（首都医科大学附属北京天坛医院　病理科）
高子芬（北京大学第三医院　病理科）
贾文清（首都医科大学附属北京天坛医院　神经外科）
姜　伟（天津市环湖医院　放疗科）
蒋海辉（北京大学第三医院　神经外科）
雷逸飞（中国人民解放军总医院第六医学中心　神经外科）
李　靖（首都医科大学附属北京天坛医院　护理部）
李　静（首都医科大学附属北京同仁医院　眼肿瘤科）
李　明（首都医科大学附属北京天坛医院　神经外科）
李浩诣（首都医科大学附属北京天坛医院　神经外科）
李铭孝（首都医科大学附属北京天坛医院　神经外科）
李文斌（首都医科大学附属北京天坛医院　肿瘤综合治疗中心）
林　松（首都医科大学附属北京天坛医院　神经外科）

刘红星（北京陆道培血液病医院　病理和检验医学科）
马建民（首都医科大学附属北京同仁医院　眼肿瘤科）
梅升辉（首都医科大学附属北京天坛医院　药剂科）
齐雪岭（首都医科大学三博脑科医院　病理科）
任晓辉（首都医科大学附属北京天坛医院　神经外科）
沈少平（首都医科大学附属北京天坛医院　神经外科）
宋玉琴（北京大学肿瘤医院　淋巴肿瘤内科）
王　卉（北京陆道培血液病医院　病理和检验医学科）
王　静（北京大学国际医院　神经外科）
王　彤（北京陆道培血液病医院　病理和检验医学科）
王　政（天津市环湖医院　放疗科）
王亚明（首都医科大学宣武医院　神经外科）
许菲璠（北京大学第一医院　神经外科）
杨传维（首都医科大学附属北京天坛医院　神经外科）
余克富（首都医科大学附属北京天坛医院　药剂科）
曾　春（首都医科大学附属北京天坛医院　神经外科）
张　哲（清华大学玉泉医院　神经外科）
张国军（首都医科大学附属北京天坛医院　检验科）
赵　晖（首都医科大学附属北京天坛医院　检验科）
朱　军（北京大学肿瘤医院　淋巴肿瘤内科）

学术秘书　杨传维

主编简介

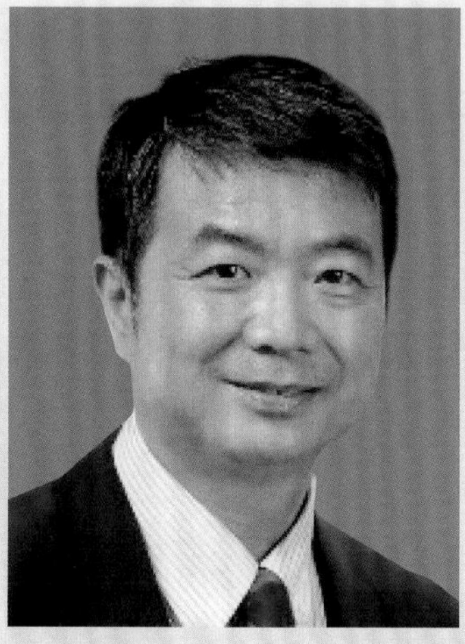

林　松　首都医科大学附属北京天坛医院二级教授，主任医师，博士研究生导师。师从国际著名神经外科专家王忠诚院士，致力于我国神经外科事业发展，年接诊量达 4 000 余人次，年手术量达 500 余例，是国内著名神经外科专家。2013 年入选北京市“215 工程”重点学科带头人。担任北京抗癌协会神经肿瘤专业委员会副主任委员、中国抗癌协会神经肿瘤专业委员会委员、中国神经科学学会神经肿瘤分会委员、中国生物材料学会整形及颅颌面生物材料及应用专业委员会常务委员、北京脑重大疾病研究院首席研究员、国家科技进步奖评审专家、美国神经外科学会资深会员等。主持多项国家级、北京市级课题，获得北京市卫生局科技成果一等奖 1 项、北京市科学技术进步奖三等奖 2 项。兼任《中华外科杂志》《国际外科学杂志》《中国临床药理学杂志》《山东大学学报(医学版)》等多家核心期刊通讯编委，*Journal of Clinical Neuroscience*、*Current Research in Translational Medicine*、*World Neurosurgery*、*PLOS ONE*、*Tumor Biology* 等期刊特约审稿专家。培养硕士、博士及博士后十余人。

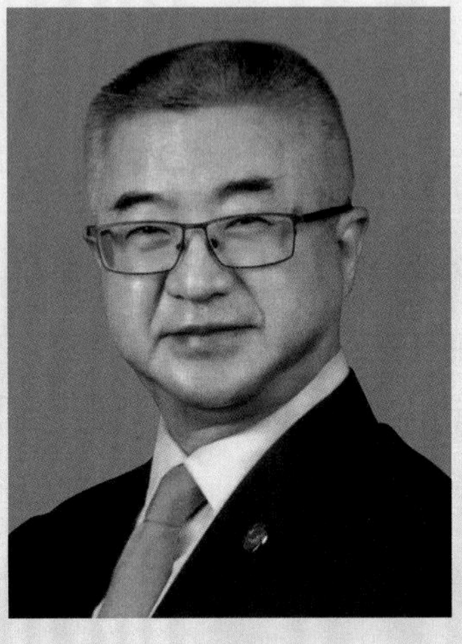

朱 军 北京大学肿瘤医院党委书记，大内科主任，淋巴肿瘤内科主任。兼任中国临床肿瘤学会（CSCO）理事会常务理事、北京市希思科临床肿瘤学研究基金会副理事长、中国临床肿瘤学会淋巴瘤专家委员会主任委员、北京抗癌协会副理事长、北京癌症康复会会长、中华医学会肿瘤学分会副主任委员、国家卫生健康委能力建设和继续教育肿瘤学专家委员会血液肿瘤组组长。

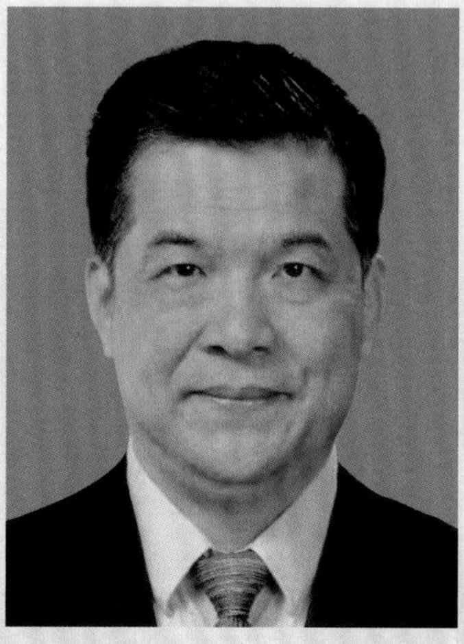

李文斌　主任医师、教授，博士研究生导师，首都医科大学附属北京天坛医院肿瘤综合治疗中心主任，首都医科大学健康医疗大数据国家研究院副院长，首都医科大学肿瘤学系主任，中国医药创新促进会脑神经药物临床研究专业委员会副主任委员，中国医师协会脑胶质瘤专业委员会常务委员，中国抗癌协会期刊出版部部长，中国抗癌协会脑胶质瘤专业委员会副主任委员，*Signal Transduction and Targeted Therapy* 和 *Cancer Biology & Medical* 编委，《中国卫生标准管理》主编，《医学参考报》神经肿瘤专刊主编，北京市中西医双领军专家。2020 年获“国之名医·优秀风范”称号。擅长颅内恶性肿瘤的化疗和药物临床试验研究。主持两项“十三五”国家科技创新规划重点创新药物Ⅰ期临床试验。全球脑胶质瘤适应性临床创新试验体系（GBM AGILE）国际多中心临床试验中国总协调人。

副主编简介

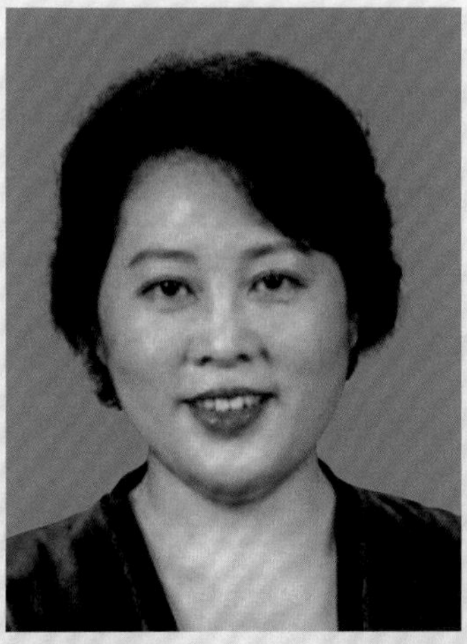

宋玉琴 主任医师、教授、博士研究生导师、北京大学肿瘤医院淋巴肿瘤内科副主任。主要从事淋巴瘤临床诊治、新药注册研究及转化研究。先后承担国家自然科学基金青年科学基金和面上项目课题5项，科技部重大专项子课题、省级优秀中青年科学家基金及北京市自然基金课题等。发表*SCI*论文40余篇，主译学术专著3部。现任中国临床肿瘤学会（CSCO）理事、中国临床肿瘤学会（CSCO）淋巴瘤专家委员会秘书长、国家卫生健康委能力建设和继续教育中心淋巴瘤专科建设项目专家组顾问、北京抗癌协会淋巴血液肿瘤专业委员会主任委员、中国人体健康促进会淋巴瘤专业委员会主任委员、中国老年肿瘤学会淋巴血液肿瘤专业委员会副主任委员、中国免疫学会血液免疫分会常务委员。

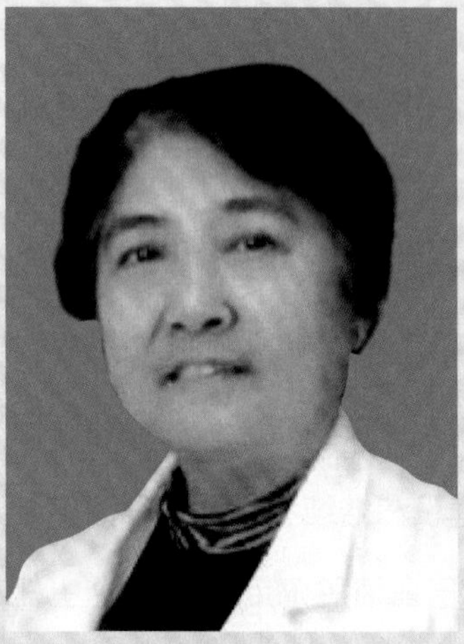

高子芬 北京大学医学部名师，病理学二级教授，博士研究生导师。北京大学基础医学院病理学系教授，北京大学第三医院病理科主任医师。享受国务院特殊津贴专家。从事病理教学、医疗和科研工作40年。完成多项国家及北京市自然科学基金项目，发表文章200余篇，撰写教材及专著30余部。获得高等教育国家级教学成果奖二等奖（第一负责人）及教育部高等学校科学研究优秀成果奖（科学技术）及国家自然科学奖二等奖（第三负责人）。兼任世界华人检验与病理医师协会副会长、中国临床肿瘤学会（CSCO）理事、CSCO抗淋巴瘤联盟常委、《中华血液学杂志》编委、中国老年保健医学研究会理事等。

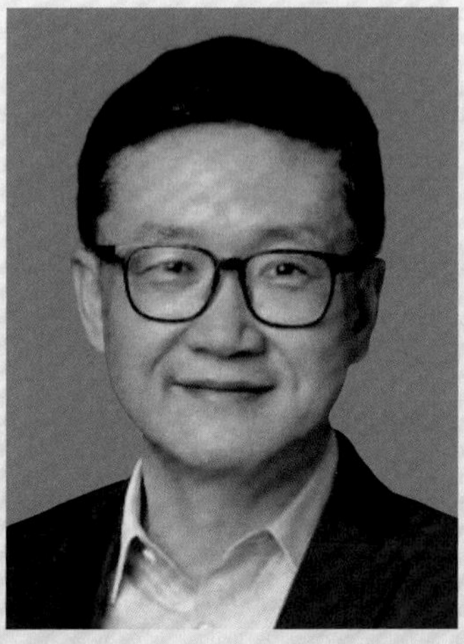

王亚明 首都医科大学宣武医院神经外科主任医师。专业方向为颅内肿瘤的显微外科手术切除，在颅咽管瘤的综合治疗方面具有特色，擅长立体定向脑内病灶活检、立体定向清除脑干血肿、立体定向间质内放疗、功能神经外科疾病的诊断和外科治疗以及机器人辅助神经外科手术。获中国人民解放军医疗成果三等奖 1 项、二等奖 2 项，中华医学科技奖一等奖 1 项。主持首都医学发展科研基金课题 1 项、北京市科委“首都特色医疗项目”课题 1 项、首都卫生发展科研专项项目基金资助课题 1 项。主编专著《立体定向脑组织活检技术》《原发中枢神经系统淋巴瘤分册》。现任北京医学会神经外科学分会第八届委员会委员、中国人民解放军医学科学技术委员会第九届神经外科学专业委员会功能学组委员、中国医师协会神经外科医师分会神经肿瘤专业委员会委员、中国医疗保健国际交流促进会神经损伤学分会常务委员、中国医疗保健国际交流促进会神经外科分会委员、北京医师协会神经外科专科医师分会理事。

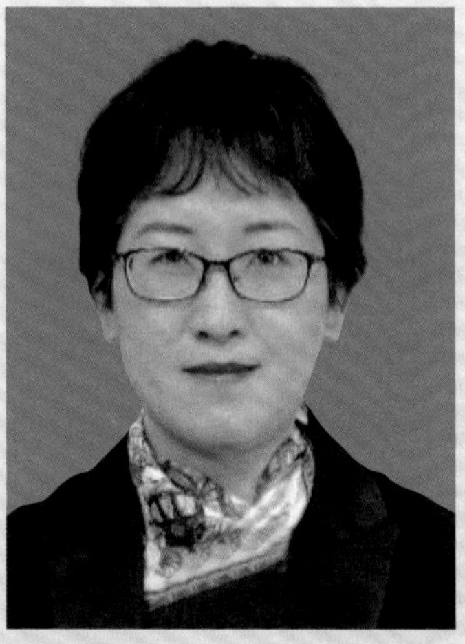

崔向丽 医学博士，主任药师，副教授，硕士研究生导师，首都医科大学附属北京友谊医院西药剂科副主任。具有执业医师、执业药师、美国药物治疗管理（MTM）药师资格证。主要研究方向为神经外科围手术期用药、肝移植围手术期用药、慢病药物治疗管理、药物经济学。主持及参与课题 10 余项，发表 *SCI* 论文 12 篇，发表核心期刊论文 130 余篇。现任中国研究型医院学会药物经济学专业委员会青年委员、北京药学会监管科学与药物经济学专业委员会委员、中国女医师协会药学专业委员会委员、中国健康教育协会糖尿病专业委员会常务委员、中国老年保健医学研究会老年合理用药分会委员、北京药理学会抗感染学会青年委员、北京药师协会药物浓度监测专业委员会委员、北京药学会应用与转化专业委员会委员。

序

原发性中枢神经系统(CNS)淋巴瘤占所有原发性脑肿瘤的0.85%~2%,占恶性淋巴瘤的0.2%~2%。2021年第5版《世界卫生组织中枢神经系统肿瘤分类》将分子改变与临床病理学应用结合起来,出现了新的分子标志物、新的药物和疗法,极大地提高了原发性中枢神经系统淋巴瘤诊疗水平,患者生存期得以延长。本书旨在为广大读者提供全面、前沿的关于中枢神经系统淋巴瘤的专业知识,以飨读者。

近年来,随着影像诊断和病理诊断发展的普及,脑肿瘤的检出率越来越高,规范化诊疗可以最大限度地保留患者的神经功能和延长生存期。作者邀请脑肿瘤诊治经验丰富的神经外科学、血液学、神经肿瘤学、影像学、病理学、临床药学、检验医学、护理学专家共同编写了《中枢神经系统淋巴瘤》。该书总结了近20年来中枢神经系统淋巴瘤的临床诊疗进展,增加了患者营养支持和心理护理,更关注患者生存期的延长和生活质量的提高。

本书编者均来自临床一线,本书实用性强,既有理论阐述,又有诊疗新进展和典型病例分析,理论和实际运用相结合,易于理解和掌握。该书可满足各级医院神经外科、肿瘤科、血液科等专业医师需求,期待能为我国中枢神经系统淋巴瘤的规范化诊疗提供专业指导。

中国科学院院士
国家神经系统疾病临床医学研究中心主任
首都医科大学神经外科学院院长
首都医科大学附属北京天坛医院神经外科教授
2023年1月

前 言

中枢神经系统淋巴瘤属于颅内罕见的恶性肿瘤，目前报道的发病率为 1/100 万 ~1/10 万，发病率有逐年升高的趋势。中枢神经系统淋巴瘤分为原发性和继发性，原发中枢神经系统淋巴瘤约占 95%。近 20 年来，活检手段和分子生物学技术的进展使得中枢神经系统淋巴瘤研究逐步深入，而病理、影像技术及新药的进展，不断提高了中枢神经系统淋巴瘤的诊断和治疗水平，显著地改善了患者的生存和预后。近年来的研究更是在上述基础上，进一步致力于减少治疗相关的近期和远期不良反应，提高患者生活质量。

《神经系统恶性肿瘤规范化、标准化诊治丛书——原发中枢神经系统淋巴瘤分册》于 2012 年 6 月出版，广受好评。在此基础上，我们邀请脑肿瘤诊治经验丰富的神经外科、血液科、神经肿瘤综合治疗中心、神经影像科、病理科和检验科、护理等学科专家共同编写本书。本书总结了近 20 年来原发和继发中枢神经系统淋巴瘤的临床和研究进展，内容丰富，资料翔实，既有诊疗规范，也有诊治新进展和典型病例分析。该书面向广大医务工作者，有助于指导临床实践，更新其理念，规范其行为，达到知行合一，使更多患者获益。

近 20 年来，中枢神经系统淋巴瘤的治疗方案是中枢神经系统肿瘤中更新最快的，从最早的手术切除到全脑放疗，发展到目前以高剂量甲氨蝶呤化疗为基础的综合治疗，但现有的治疗方案还是不能让医生和患者满意。一批相关临床试验研究正在开展，相信在不久的将来会出现更好的中枢神经系统淋巴瘤治疗方案。目前，我国临床医生对中枢神经系统淋巴瘤的认识仍有一定偏差，治疗不甚规范。比如，术前如何诊断中枢神经系统淋巴瘤？是否以及如何应用激素？是手术切除还是立体定向活检？病理确诊后使用什么化疗方案？如何监测大剂量甲氨蝶呤和控制不良反应？怎样使用靶向药物等。一些不规范的诊治常常给患者带来欠佳的疗效、额外的神经功能损伤和经济负担。首都医科大学附属北京天坛医院神经外科是国家重点学科，长期以来收治了来自全国各地的大量中枢神经系统淋巴瘤患者，是我国最大的中枢神经系统淋巴瘤诊治中心之一，积累了大量的诊疗经验，明显延长了患者的生存时间，部分患者长期生存。

本书在完成过程中，集成了众多专家及团队的宝贵经验和研究成果。不仅从临床角度完整展现了患者从诊断到治疗全周期诊疗规范，也介绍了近期开展的临床试验，为开展高质量的原发和继发中枢神经系统淋巴瘤临床研究及个体化精准医疗打下坚实基础，同时，也进一步规范了中枢神经系统淋巴瘤临床诊疗路径，有助于提升各医疗机构尤其是二级及以下医院的专病诊疗水平，避免陷入治疗的误区。本书内容系统、专业，形式新颖。全书遵循神经系统疾病的临床诊疗流程，从病因、病理、影像学到临床表现，经过诊断和鉴别诊断，再到治疗和预后，理论与临床实践相结合。典型病例与诊疗规范相呼应，将诊疗规范落实到临床实践，还有专家点评部分总结、提炼临床经验，有助于读者更好地理解和记忆。本书适合神经外科、血液科、肿瘤科、神经肿瘤放化疗科、药剂科、病理科、检验科、影像科、核医学科以及护理等相关专业临床医护及研究人员使用。

感谢所有参与本书编写的临床医护人员，他(她)们利用工作之余，高质量地完成编写和校对工作。

由于本书编写知识视角和认识水平所限，书中难免存在不足和不当之处，敬请读者批评指正，提出宝贵意见，以便再版时改进、修订。

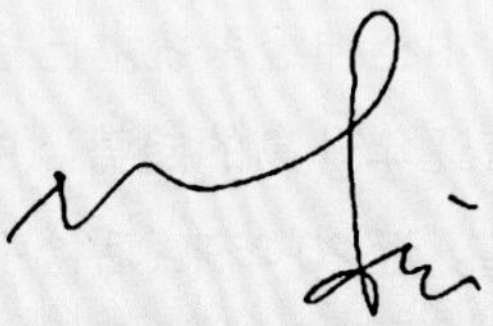

2023 年 1 月于北京

目 录

第一章 中枢神经系统淋巴瘤总论

中枢神经系统淋巴瘤(central nervous system lymphoma,CNSL)是指发生于中枢神经系统的淋巴瘤,包括原发中枢神经系统淋巴瘤(primary central nervous system lymphoma,PCNSL)和继发中枢神经系统淋巴瘤(secondary central nervous system lymphoma,SCNSL)两类。前者是指局限于中枢神经系统,即脑实质、脊髓、眼、脑神经以及脑膜的淋巴瘤,是一种罕见的结外非霍奇金淋巴瘤,后者为系统性淋巴瘤起病时或病程中合并中枢神经系统侵犯。PCNSL具有独特的临床和生物学特征,预后差。由于PCNSL罕见,大样本的随机对照临床试验较难进行,循证医学证据少且级别低;另外,由于该肿瘤的诊断以穿刺活检为主,不建议手术切除,完整的肿瘤组织难以获取,限制了相关基础研究进展。而在治疗方面,鉴于血脑屏障的存在,仅少数能透过血脑屏障或大剂量时能透过血脑屏障的药物才能发挥有效的抗肿瘤作用,增加了治疗的难度和不良反应;此外,CNSL患者多为老年人,中枢神经系统受累后一般情况差,进一步增加了治疗难度。近年来,随着基础研究的进步,对CNSL尤其PCNSL的分子生物学特点的认识逐渐加深,针对CNSL的临床研究逐渐增多,对该疾病的认识和循证医学证据均有新的进展。化学治疗、放射治疗、造血干细胞移植等多种治疗手段的联合,不仅提高了CNSL的疗效,也降低了治疗不良反应,靶向治疗和免疫治疗等新治疗手段的发展更是给患者带来了新希望。本章将从流行病学、病因、病理、分子生物学、诊断、治疗等方面对CNSL进行阐述。

第一节 原发中枢神经系统淋巴瘤

原发中枢神经系统淋巴瘤(PCNSL)具有高度侵袭性,与系统性弥漫大B细胞淋巴瘤(diffuse large B-cell lymphoma,DLBCL)相比,预后较差。近年来,PCNSL的发病率总体呈上升趋势。

一、流行病学特征

PCNSL 作为一类特殊的结外淋巴瘤，总体发病率低，占原发脑肿瘤的 4%，结外淋巴瘤的 4%~6%。美国流行病学数据显示，PCNSL 年发病率为 0.5/10 万，美国每年大约有 1 500 例新诊断病例。根据患者的免疫状态，PCNSL 患者分为免疫缺陷患者和无明显免疫缺陷患者两大类。前者主要包括获得性免疫缺陷综合征（acquired immune deficiency syndrome，AIDS）及各类器官移植受者两大类，其中，AIDS 患者所发生的 PCNSL 在二十世纪七八十年代明显增加，但随着高效抗病毒药物的使用，二十世纪九十年代后 AIDS 相关的 PCNSL 发生率明显减低。美国 SEER 数据库（Surveillance，Epidemiology，and End Results）显示，1992—1996 年人类免疫缺陷病毒（human immunodeficiency virus，HIV）阳性 PCNSL 患者在所有发病患者中占比高达 64.1%，而在 2007—2011 年仅占 12.7%。器官移植受者主要包括肾移植、肺移植以及肝移植等受者，长期观察显示器官移植受者 PCNSL 的发生率仅有轻微上升。一项来自瑞典 2000—2013 年 PCNSL 发病率统计显示，其年发病率为 0.26/10 万，发病率每年增加 4%，按照年龄分组后，发现发病率增长主要集中在大于 70 岁的年龄组，提示免疫功能正常 PCNSL 发病率增高主要与人口老龄化有关。一项在中国医学科学院肿瘤医院收集的 2006—2012 年 DLBCL 患者（共 1 742 例）数据统计分析结果显示：PCNSL 占结外 DLBCL 的 6.4%，5 年总生存率和无进展生存率分别为 26.9% 和 15.4%，是所有结外 DLBCL 中预后最差的类型。

二、病因学研究

CNSL 的病因尚不明确，而且与病因相关的研究也极少。PCNSL 可能和免疫缺陷、病毒感染等因素有关，SCNSL 主要与系统性淋巴瘤病理亚型、系统性淋巴瘤固有的生物学特性有关。PCNSL 肿瘤细胞为何具有嗜中枢神经系统（central nervous system，CNS）的特性及淋巴瘤细胞是在 CNS 中发生恶性转化，还是在外周发生恶性转化后进入 CNS 并定植于 CNS 等问题，目前尚无定论。此外，相应的动物模型和发病机制模型的研究也较少。

流行病学证据提示，免疫缺陷患者包括先天性或获得性免疫缺陷患者，PCNSL 发病率显著高于正常人群。先天性免疫缺陷如威斯科特 - 奥尔德里奇（Wiskott-Aldrich）综合征、毛细血管扩张性共济失调综合征、重度联合免疫缺陷及常见变异免疫缺陷的患者，PCNSL 的发生风险高达 4%。而获得性免疫缺陷如 HIV 阳性患者及器官移植受者 PCNSL 的发病率也显著高于正常人群。肾移植患者发生中枢神经系统移植后淋巴增殖性疾病（post-transplant lymphoproliferative disorders，PTLD）的风险为 1%~2%，而心脏、肺以及肝移植患者该风险为 2%~7%。这些流行病学证据提示长期应用免疫抑制药导致的 T 细胞特异性免疫缺陷可能与 PCNSL 发病相关。AIDS 患者在 $CD4^+$T 淋巴细胞计数低于 50 个 /μl 时罹患 PCNSL 的风险升高，而 AIDS 患者在接受高效抗病毒药物后 PCNSL 发病率显著降低。同时，免疫功能正常的 PCNSL 主要发生于老年人，而且年龄越大，发病率越高。这些证据均表明免疫功能缺陷是 PCNSL 发病的主要因素，但具体的发病机制尚不明确。另外，PTLD 和 AIDS 相关的 PCNSL 肿瘤细胞 EB 病毒（Epstein-Barr virus，EBV）阳性比例几乎高达 100%，而 AIDS 相关系统性淋巴瘤 EB 病毒阳性率仅约 20%，以上结果提示 EB 病毒感染可能促进了 PCNSL 患者 B 细胞的恶性转化。与免疫缺陷相关的 PCNSL 患者不同，免疫功能正常的 PCNSL 患者 EB 病毒阳性比例仅约 20%,提示可能存在其他的发病机制。

除上述免疫缺陷及 EB 病毒感染外,早期研究提示 PCNSL 肿瘤性 B 细胞体细胞高频突变(somatic hypermutation,SHM)负荷高,且呈现持续的 SHM 模式。同时,肿瘤性 B 细胞的 B 细胞受体(B cell receptor,BCR)在重链基因片段的应用上也具有一定的偏向性,如 IGHV4-34(immunoglobulin heavy variable 4-34)基因重排的占比高达 50%~80%,表明抗原触发可能在 PCNSL 的发病中也起一定作用。

三、病理及分子生物学特点

长期以来,由于不建议手术切除,且立体定向穿刺活检诊断获取的肿瘤组织较少,因此,针对 PCNSL 的病理及分子生物学研究较少。但近年来,随着活检技术的发展以及病理相关技术和分子生物学研究手段的进步,人们对于 PCNSL 的病理及生物学特点有了较深入的认识。

(一) 原发中枢神经系统淋巴瘤的病理特点

PCNSL 具有特征性的病理特点。首先,在病理类型上 95% 为 DLBCL,其他包括伯基特(Burkitt)淋巴瘤、淋巴母细胞性淋巴瘤、黏膜相关淋巴组织淋巴瘤、小淋巴细胞性淋巴瘤、T 细胞淋巴瘤等。其次,最为常见的 DLBCL 型 PCNSL 在形态学上可见高增殖活性的肿瘤细胞沿血管分布,在脑组织中弥漫性浸润。免疫组化结果显示,PCNSL 中常表达泛 B 细胞标志如 CD20、CD79B 等,大多数(>90%)为非生发中心 B 细胞(non-germinal center B-cell,non-GCB)亚型,MUM1 阳性率约 95%,BCL-6 阳性率为 50%~80%,CD10 阳性率约 10%。

(二) 原发中枢神经系统淋巴瘤的分子生物学特点

近年来通过对 PCNSL 的病理生理学的深入研究,发现 BCR 及 Toll 样受体(Toll-like receptors,TLR)信号通路异常活化、肿瘤细胞免疫逃逸及肿瘤微环境免疫抑制是 PCNSL 发病的关键机制。

2016 年美国学者 Chapuy 等对 EB 病毒阴性的 PCNSL 及原发性睾丸淋巴瘤(primary testicular lymphoma,PTL)患者肿瘤组织进行了遗传学异常的分析,包括基因突变、拷贝数异常及染色体异位等,并和 DLBCL、原发性纵隔大 B 细胞淋巴瘤(primary mediastinal large B-cell lymphoma,PMBCL)进行对比,结果显示 PCNSL 和 PTL 具有独特的遗传学异常表现,主要表现在以下 3 个方面:①基因组不稳定:主要由于 *CDKN2A* 缺失,且常常为双侧等位基因缺失所致,在 PCNSL 和 PTL 中的比例分别高达 71% 和 88%。该基因为抑癌基因,编码细胞周期依赖性激酶抑制蛋白 2A。② TLR 和 BCR 信号途径活化:研究发现,髓样分化初级反应基因 88(myeloid differentiation primary response gene 88,*MYD88*)突变在 PCNSL 和 PTL 中分别为 60% 和 78%,*NFKBIZ* 拷贝数增加分别为 45% 和 42%,*CD79B* 突变分别为 38% 和 49%,上述基因突变的发生率明显高于系统性 DLBCL 患者,而正是这些基因突变导致了 TLR 和 BCR 信号通路异常活化。③程序性细胞死亡受体 1(programmed cell death protein 1,PD-1,也称 PDCD1)失调:该研究发现,PCNSL 和 PTL 患者染色体 9p24.1 拷贝数增加,比例分别为 52% 和 54%,该染色体区域涉及程序性细胞死亡受体配体 1(programmed cell death ligand 1,PD-L1)和程序性细胞死亡受体配体 2(programmed cell death ligand 2,PD-L2),同时还发现少数患者存在 PD-L1 和 PD-L2 染色体异位。这些异常导致 PD-1 配体失调,可能是肿瘤免疫逃逸的遗传学基础。与系统性 DLBCL、PMBCL 对比发现,基因组不稳定和 TLR、BCR 信号途径异常的发生率在

PCNSL 中更高。PD-1 配体失调相关的遗传学异常在 PMBCL、PCNSL 中有相似的发生率，但在系统性 DLBCL 中较少见。上述结果提示不同类型的淋巴瘤在遗传学方面存在明显差异。

PCNSL 中常见 BCR 通路相关的 *CD79B* 和 *MYD88* 突变，2018 年美国国家癌症研究中心（National Cancer Institute，NCI）的 Schmitz 提出了基于基因改变的 DLBCL 新分型，其中 MCD 亚型（同时出现 *MYD88 L265P* 和 *CD79B* 突变）约占所有 DLBCL 的 8.7%，在原发结外淋巴瘤中 MCD 亚型的患者比例高。2019 年 Nayyar 等通过对 36 例 PCNSL 进行全外显子测序以及对 27 例 PCNSL 进行 *MYD88* 测序，结果发现 *MYD88* 突变占 47%，*CDKN2A* 双侧等位基因缺失占 44%，而 *CD79B* 突变占 67%，并且通过对相同患者多次活检标本检测分析发现 *MYD88* 突变和 *CDKN2A* 缺失是 PCNSL 发生的早期事件。尽管免疫组化检测发现 30% 的病例 PD-L1 阳性，但是该研究未发现 PD-1/PD-L1 拷贝数增加，具体机制有待于进一步深入研究。

综上，近年来对 PCNSL 的分子生物学研究获得了较多进展。目前发现 PCNSL 的分子生物学异常包括基因突变、拷贝数异常及染色体异位等多种类型。这些遗传学异常主要集中在 BCR、TLR 及下游 NF-κB 信号通路及 PD-1 及其配体相关基因，提示 BCR 信号通路活化及肿瘤免疫逃逸可能在 PCNSL 的发病中起重要作用。

四、临床表现、诊断及预后

（一）原发中枢神经系统淋巴瘤的临床表现

PCNSL 患者的中位发病年龄为 60 岁，男性发病率略高于女性，患者的症状常在发病数周至数月内逐渐加重，症状持续的中位时间为 2.7 个月。患者的起病症状与肿瘤侵犯 CNS 的具体解剖部位有关，最常见症状为局灶性神经功能障碍，占 70%，其他症状包括神经精神症状（43%）、高颅压症状（33%）、抽搐（14%）以及眼受累导致眼部相关症状等。

（二）原发中枢神经系统淋巴瘤的诊断

PCNSL 的诊断通常基于 3 个方面：患者的临床表现、影像学改变、病理结果，包括颅内实质病灶活检或脑脊液细胞学结果。病理结果是诊断的“金标准”。影像学检查通常指头颅磁共振成像（magnetic resonance imaging，MRI）或增强计算机断层扫描（computed tomography，CT），PCNSL 不具备确诊性影像学特征改变，但是其 CT 或 MRI 还是有一些独特的表现的。这些表现源于该肿瘤的细胞数量多、核质比高、血脑屏障的破坏及对室管膜及脑膜的侵犯等。在影像学上，PCNSL 的病灶以幕上为多见，多位于脑白质近中线部位，脑实质侵犯时单发病灶占 65%，余为多发病灶。具体的侵犯部位包括大脑半球（38%）、丘脑 / 基底核（16%）、胼胝体（14%）、脑室周围区域（12%）、小脑（9%）、眼（5%~20%，可发生于诊断时或病程中）、脑膜（常表现为脑膜和脑实质同时受累，占 16%，而单纯脑膜受累少见，占<5%）、脊髓（1%）、脑神经（<1%）。影像学上囊变、出血、坏死、钙化都较少见。脑 CT 呈现等或稍高密度，80%~90% 增强扫描呈轻中度强化，少数呈现环形强化，部分病灶内可见血管影。

在头颅 MRI 上常表现为 T1 低信号，T2 低至等信号，几乎所有病灶均有强化，呈现弥漫性明显均匀强化（接受过激素治疗的患者 MRI 可能无强化）。由于该肿瘤新生血管较少，属于乏血供肿瘤，因此灌注加权成像（perfusion weighted imaging，PWI）表现为低灌注，该影像学特点有利于与脑胶质瘤和转移瘤鉴别。因肿瘤组织细胞密度高,细胞外间隙少,弥散加权成像(diffusion weighted imaging, DWI)多呈现弥散受限。

对于临床表现和头颅影像学特点均怀疑淋巴瘤的患者,需进行活检病理检查。由于早期研究显示手术切除创伤大,并且延迟化疗开始时间对 PCNSL 患者无明显生存获益,因此,目前一致推荐立体定向活检以明确病理诊断。鉴于 PCNSL 对糖皮质激素高度敏感,在活检前尽量避免应用糖皮质激素治疗,以免影响活检及病理诊断。PCNSL 与部分中枢神经系统疾病影像学表现相似,难以区分,如脑胶质瘤、瘤样脱髓鞘疾病、血管炎、原发性颅内淋巴瘤样肉芽肿病、系统性淋巴瘤的颅内转移和中枢神经系统感染性疾病等,因此需要进行鉴别诊断。

在获取病理诊断之后,需尽快对患者进行分期检查。分期检查的主要目的在于明确淋巴瘤中枢神经系统侵及范围,同时排除系统性淋巴瘤继发中枢神经系统侵犯。分期检查项目包括头颅增强 MRI,常建议在活检后、腰椎穿刺前进行;腰椎穿刺及脑脊液细胞学检查,细胞学阳性者建议行全脊髓增强 MRI;骨髓穿刺;眼科裂隙灯检查;胸腹盆腔 CT 或 PET/CT;>60 岁男性行睾丸超声检查;感染筛查(乙型肝炎病毒、HIV、EB 病毒等)。

(三)原发中枢神经系统淋巴瘤的预后

在 PCNSL 患者获得病理确诊并完成分期检查后,可根据患者的临床相关参数判断患者的预后。最早的 PCNSL 预后指数研究来自国际结外淋巴瘤协作组(International Extranodal Lymphoma Study Group, IESLG)。2003 年 Ferreri 等报道,通过对 378 例 PCNSL 患者的临床参数进行分析发现根据 5 个指标可将患者分为预后不同的 3 个组。这 5 个指标包括年龄>60 岁、美国东部肿瘤协作组(Eastern Cooperative Oncology Group, ECOG)评分>1、乳酸脱氢酶(lactate dehydrogenase, LDH)升高、脑脊液(cerebrospinal fluid, CSF)蛋白高、具有深部瘤灶。每个指标为 1 分,生存分析显示 2 年总生存率在 0~1 分组为 80%,2~3 分组为 48%,4~5 分组为 15%。IESLG 预后指数是研究最早的 PCNSL 预后指数,但是由于包含参数较多,计算较复杂,在实际临床应用中并不方便。另外,该预后指数的指标之一深部瘤灶是否与预后有关尚有争议。

随后,2006 年 Abrey 等通过对纪念斯隆凯特琳癌症中心(Memorial Sloan Kettering Cancer Center, MSKCC)单中心 338 例 PCNSL 患者进行回顾性分析,建立了 MSKCC 预后指数。该预后指数仅通过年龄和体力状态评分(Karnofsky performance scale, KPS)便可将患者分为预后不同的三个组:年龄 ≤ 50 岁组,年龄>50 岁且 KPS ≥ 70 组,年龄>50 岁但 KPS<70 组。这三组的中位总生存期(median overall survival, mOS)分别为 8.5 年、3.2 年、1.1 年。和 IELSG 预后指数相比,MSKCC 预后指数明显简化,提示 PCNSL 患者在诊断时的年龄和体力状态是影响患者预后的主要因素。

上述两项研究所纳入的患者样本量较小,而且主要为 2000 年前治疗的 PCNSL 患者。因此,上述预后因素需要新的大样本数据进一步证实。最近,Shan 等通过对 SEER 数据库中 5 903 例 PCNSL 患者进行回顾性分析,发现患者的预后仅与是否接受化疗有关。

除上述临床参数外,还有多个研究探索了分子生物学参数与 PCNSL 预后的相关性。有研究显示,对于 PCNSL 患者来说,Ki-67 指数>90%、PD-1 高表达、某些特定分子的高表达尤其 BRCA1 蛋白高表达均提示预后不良。

五、原发中枢神经系统淋巴瘤的治疗

在过去的数十年,PCNSL 的治疗策略经历了一个有趣的演变过程,即从单纯手术、全脑放疗(whole brain radiation therapy,WBRT)到全身化疗联合放疗,再到目前更加精细的按照年龄进行分层、诱导化疗后行巩固治疗。正是这样一个不断改进、优化的过程,使 PCNSL 患者的预后获得极大的改善,并且在延长生存时间的同时尽可能保证了患者的生活质量。北京天坛医院从 1995 年开始收治 PCNSL 患者,随着医疗水平的提高,患者数量逐年增多,近年每年收治约 200 例 PCNSL 患者。1995—2006 年在北京天坛医院接受治疗的患者的平均生存期约 13.62 个月。随着治疗方案的不断优化,2007 年以后接受正规治疗的患者平均生存期达到(77.8 ± 5.5)个月,中位总生存期达 67 个月(95% 置信区间 49~122 个月),远高于国际平均水平。

20 世纪 70 年代前,PCNSL 患者往往仅进行手术治疗。1997 年 Reni 等回顾性分析了 50 篇文献,结果表明仅接受手术治疗的 PCNSL 患者的生存期和没有接受任何治疗的患者无统计学差异,手术切除对 PCNSL 患者无明显生存获益,而且手术创伤大,导致化疗延迟。因此,美国国家综合癌症网络(National Comprehensive Cancer Network,NCCN)中枢神经系统肿瘤诊疗指南不推荐手术切除,建议行颅内病灶立体定向活检以明确诊断即可,仅在可能发生脑疝等危急情况下方可选择手术挽救治疗。

20 世纪 80 年代,研究者们发现 PCNSL 患者对放疗高度敏感,放疗的有效率高达 90%,但是 WBRT 后复发率也很高,仅接受 WBRT 的患者中位生存期不足 1 年。随后,研究者们借鉴脑膜白血病的治疗方案,将大剂量甲氨蝶呤(high-dose methotrexate,HD-MTX)化疗应用于 PCNSL 患者的治疗,并在 HD-MTX 诱导化疗后行 WBRT 巩固治疗。诱导化疗后行巩固性放疗,这样一个综合治疗的策略显著改善了 PCNSL 患者的预后,约 20% 的患者能达到长期生存。鉴于 WBRT 的神经毒性显著增加,自 20 世纪 90 年代以来,人们又分别对诱导化疗和巩固性治疗进行进一步优化,以期在提高疗效的同时减低治疗相关毒性,而近年来 PCNSL 治疗策略的优化主要体现在根据患者的年龄和一般状况进行分层,选择不同的诱导治疗和巩固治疗策略。下面将对 PCNSL 的诱导化疗、巩固治疗、靶向治疗、免疫治疗、腰椎穿刺(腰穿)鞘内注射等问题进行详细阐述。

1. **PCNSL 的诱导化疗** HD-MTX 是 PCNSL 诱导化疗中最有效的单药治疗方案,多项关于单药 HD-MTX 治疗 PCNSL 的前瞻性临床研究结果均证明了 HD-MTX 显著延长 PCNSL 患者的总生存期(overall survival,OS)且具有良好的安全性,HD-MTX 的一线治疗地位逐渐巩固。2021 年 NCCN 指南推荐 MTX 剂量范围 3.5~8g/m^2。有研究认为 MTX 3.5g/m^2 3h 快速输注是平衡抗肿瘤疗效与副作用的最佳剂量和用药方式。另有研究显示以 HD-MTX 为基础的联合方案疗效优于 HD-MTX 单药。可联合的药物包括其他能透过血脑屏障的静脉或口服化疗药物及抗 CD20 单克隆抗体利妥昔单抗。静脉化疗药物包括阿糖胞苷(Ara-C)、依托泊苷(VP16)及塞替派,口服药物主要包括替莫唑胺和丙卡巴肼。近年来,多项前瞻性随机对照临床研究评估了不同的以 HD-MTX 为基础的联合化疗方案在 PCNSL 中的有效性和安全性。IELSG20 研究评估了 HD-MTX 单药和 HD-MTX 联合阿糖胞苷(MA)治疗 PCNSL 患者的疗效及安全性,结果显示 MA 组的客观缓解率(objective response rate,ORR)和 3 年总生存率均优于 MTX 单药组,3 年总生存率分别为 46% 和 32%。随后的 IELSG32 研究评估了 MA、R-MA（MA 联合利妥昔单抗）以及 MATRix（R-MA 基础上联合塞替派）三个诱导化疗方案的疗效，结果显示 3 组的完全缓解（complete remission，CR）率分别为 23%、30%、49%，ORR 分别为 53%、74%、87%，统计学分析显示 MATRix 组疗效显著优于其他两个治疗组。但是，IELSG20 和 IELSG32 研究中治疗相关死亡率分别为 8% 和 6%，提示多种大剂量静脉化疗药物联合治疗方案的毒性较大。除上述联合大剂量静脉化疗药物的方案外，HD-MTX 也可联合口服药物，组成 R-MT（利妥昔单抗 + HD-MTX + 替莫唑胺）或 R-MPV（利妥昔单抗 +HD-MTX+ 丙卡巴肼 + 长春新碱）方案。临床试验 CALGB50202 和 RTOG0227 分析了 R-MT 方案的有效性，两种方案 ORR 分别为 72% 和 86%。ANOCEF-GOELAMS 试验则评估了 R-MVP 方案。这些联合口服化疗药物的方案不良反应相对降低且疗效也较为满意。

利妥昔单抗的地位和作用仍存在争议。IELSG 32 Ⅱ期随机对照临床试验明确了利妥昔单抗对 PCNSL 的疗效。但由 Jacoline 等最近报道的一项多中心大规模Ⅲ期临床试验（HOVON 105/ALLG NHL 24）结果表明，联合利妥昔单抗对新诊断的 PCNSL 患者的治疗并没有明显的有效性。尽管如此，NCCN 指南仍推荐利妥昔单抗作为 PCNSL 的一线联合治疗药物。

综上所述，目前建议在 HD-MTX 联合利妥昔单抗的基础上再联合其他静脉化疗药物或口服化疗药物组成联合化疗方案作为 PCNSL 的诱导方案，具体方案的选择可基于患者的病情及本中心的用药习惯等。

2. PCNSL **的巩固治疗**　PCNSL 巩固治疗包括大剂量化疗、WBRT 和干细胞移植等。化疗可选择的方案包括大剂量阿糖胞苷 ± 依托泊苷或每个月以 HD-MTX 为基础的化疗持续 1 年。

关于放疗，虽然 PCNSL 患者应用 HD-MTX 诱导化疗联合 WBRT 巩固治疗后生存期明显改善，但容易出现远期神经毒性，常表现为注意力、记忆力下降，共济失调、大小便失禁等，影像学改变则包括脑白质信号异常、脑萎缩、脑室扩大等。Correa 等于 2007 年报道，远期神经毒性发生率在接受放化疗的患者和年龄>60 岁的患者分别为 40% 和 75%，而神经毒性的危险因素则包括年龄>60 岁、WBRT 治疗、放化疗联合治疗。正是基于对远期神经毒性的观察，WBRT 作为 PCNSL 的巩固治疗方案成为争议热点。G-PCNSL-SG1 是德国学者发起的一项试验，也是至今唯一一项比较 MTX 为基础化疗后 WBRT 巩固治疗和观察的随机对照临床试验。该研究共入组 551 例患者，经过含 HD-MTX 的诱导化疗后随机分配至 WBRT 巩固治疗组和观察组，结果显示，WBRT 改善无进展生存期（progression-free survival，PFS）（18 个月对比 12 个月），但未延长 OS，而神经毒性在 WBRT 组明显高于观察组（71% 对 45%）。由于该研究 WBRT 组中有高达 30% 的患者出现方案违背，因此该结果需谨慎对待，至少该研究未证实 WBRT 巩固治疗可使患者生存获益。

近 20 年来，为避免或减少 WBRT 带来的远期神经毒性，研究者们开始探索对诱导化疗有效的年轻 PCNSL 患者进行自体干细胞移植（autologous stem cell transplant，ASCT）替代 WBRT 的巩固治疗。早期主要是单臂、小样本的前瞻性研究，结果显示患者的长期生存率可达 50%，甚至达 60%~70% 或更高，同时远期神经毒性减少。最近，IELSG32 和 ANOCEF-GOELAMS PRECIS 临床试验先后评估了 ASCT 和 WBRT 不同巩固治疗手段治疗 PCNSL 患者的疗效及安全性。2017 年 IELSG32 研究第二次随机结果显示 WBRT 组和 ASCT 组的 2 年无进展生存率无差异，且诱导治疗为 SD 或 PR 的患者在 WBRT 组和 ASCT 组分别有 81% 和 86% 在巩固治疗后达 CR，提示 WBRT 和 ASCT 作为巩固治疗均有较好的疗效。但是,两组的不良反应不同,ASCT 组血液学毒性更常见,而神经毒性相关分析显示 WBRT 组观察到认知功能受损,ASCT 组认知功能和生活质量评分保持甚至改善。最近,一项由法国 Houillier 等开展的多中心随机对照临床研究,共入组 140 例初治 PCNSL 患者,经 R-MBVP 和 R-AraC 诱导化疗后随机分为 WBRT 和 ASCT 组,疗效分析显示两组 2 年无进展生存率无统计学差异,但不良反应显示 WBRT 组和 ASCT 组治疗相关死亡患者分别为 1 例和 5 例,WBRT 组多数患者认知功能受损,而 ASCT 组患者的认知功能多数得到保持甚至改善。

北京肿瘤医院淋巴瘤科于 2014 年开始开展了一项 R-MT 方案(利妥昔单抗、甲氨蝶呤、替莫唑胺)化疗后行自体造血干细胞移植巩固治疗年轻初治 PCNSL 的Ⅱ期临床试验(NCT02399189)。自 2014 年 5 月至 2017 年 9 月共入组 PCNSL 患者 36 例。入组的 36 例患者中,除 2 例患者分别因 4 级肝损伤和要求回当地治疗撤出知情同意书而退组外,34 例患者完成 R-MT 诱导治疗。诱导化疗后 25 例(74%)达 CR,3 例(9%)达 PR,ORR 为 83%。28 例(83%)患者预期可行造血干细胞移植治疗,但有 9 例患者因经济原因拒绝,1 例患者截至末次数据随访日仍在等待移植,余 18 例患者均顺利采集干细胞并完成 BEAC 预处理方案的自体造血干细胞移植,移植结束后 15 例(83%)达 CR,另 3 例患者自体造血干细胞移植后发生早期疾病进展。至 2017 年 9 月 30 日,中位随访 18.8 个月。生存分析显示全组 2 年无进展生存率为 40%,2 年总生存率 91%,完成移植的患者 2 年无进展生存率为 69%,2 年总生存率 86%。和北京肿瘤医院淋巴瘤科 2013 年以前 TCOP 诱导化疗后加或不加 WBRT 巩固治疗的 29 例患者相比,无进展生存率和总生存率均显著改善。上述诱导化疗疗效和采用相似方案的美国 CALGB 50202 研究和 RTOG0227 研究结果相当,但 2 年无进展生存率较上述研究结果所报道的 57% 和 63% 略低,可能与 9 例应行自体造血干细胞移植的患者因经济原因未接受移植,同时因塞替派无药而调整移植预处理方案有关。在不良反应方面,R-MT 诱导化疗阶段最常见的不良反应为白细胞和中性粒细胞减低、GPT 和 / 或 GOT 升高、呕吐。上述不良反应中大部分仅为 1/2 级,3/4 级不良反应仅包括 6 例血液学毒性及 2 例肝损伤。自体造血干细胞移植阶段的主要不良反应为血液学毒性及发热性中性粒细胞减少,无治疗相关死亡发生。

基于上述研究,目前认为对于年轻 PCNSL 患者,ASCT 和 WBRT 均可作为巩固治疗的选择,但两者的毒性反应不同,ASCT 近期血液学毒性和感染风险高,但远期神经毒性风险低,WBRT 近期血液学毒性发生率低,但远期神经毒性发生率高。NCCN 指南指出,对于诱导化疗达到 CR 的年轻 PCNSL 患者可行 ASCT 替代 WBRT 的巩固治疗。另外,值得强调的是,对于 PCNSL 患者来说,ASCT 的预处理方案以含塞替派的方案为主,如卡莫司汀联合塞替派、TBC 方案。对于老年患者,因年龄限制不能接受 ASCT,巩固治疗仍以 WBRT 为主,但是近年来有研究者通过减低 WBRT 的剂量来降低远期神经毒性的发生率,这可能是优化 PCNSL 患者巩固治疗的另一个方式。

3. **PCNSL 的维持治疗** PCNSL 复发率高,约 50% 的患者在初治后复发,而且大部分患者因高龄在诱导化疗后不能接受 ASCT 巩固治疗,而 WBRT 远期神经毒性发生率高。因此,对于这部分老年 PCNSL 患者来说,维持治疗可能维持诱导治疗疗效并延缓复发,是值得探索的治疗策略。实际上,早在 1992 年,日本学者 Fusejima 等通过分析 PCNSL 的临床病程和高复发率,随即提出维持治疗可能使患者获益。至今为止,有多种药物被尝试作为 PCNSL 患者的维持治疗。这些药物包括以下几类:①化疗药物,如 HD-MTX、替莫唑胺和丙卡巴肼等口服化疗药;②抗体类药物,如利妥昔单抗、

GA101 等；③能透过血脑屏障、对复发或难治性 PCNSL 有一定疗效的小分子靶向药物，如来那度胺和伊布替尼等。目前有数个关于 PCNSL 一线治疗后维持治疗的临床试验正在进行中，试验药物包括替莫唑胺单药、丙卡巴肼单药、R-MT 化疗、GA101 单克隆抗体、来那度胺单药和伊布替尼单药等，这些试验中维持治疗的疗程从 6 个月至 2 年不等，少数如伊布替尼的临床试验是持续应用直至出现疾病进展。总的来说，对于老年 PCNSL 患者，维持治疗是值得探索和尝试的治疗手段，但是目前尚无明确的循证医学证据证实其有效性，还需要进一步的前瞻性试验来进一步明确。

4. **PCNSL 的挽救治疗** 由于 PCNSL 患者 10%~15% 原发耐药，近 50% 复发，一旦复发，需进行挽救治疗。挽救治疗方案的选择主要参考患者复发进展时的年龄、一般状态、前期治疗方案、复发时间等因素。既往未行放疗的 PCNSL 复发患者，可选择行 WBRT 治疗，但其远期神经毒性仍是该治疗方案的主要不良反应。因此，临床医生应慎重选择 WBRT 作为复发 PCNSL 患者的挽救治疗。晚期复发者可再应用 MTX 或考虑其他化疗方案，如多柔比星（脂质体阿霉素）、培美曲塞等。年轻患者挽救化疗有效后可行 ASCT 巩固治疗。

5. **新药和新的治疗手段** 近年来，对 PCNSL 的分子遗传学的深入研究为该疾病的治疗提供了新的视角，新的靶向药物和新的治疗方式为 PCNSL 的治疗带来新曙光。相应的，作用于信号通路的靶向药物和免疫相关的新药也开始尝试用于 PCNSL 患者的治疗。目前正尝试用于 PCNSL 治疗的靶向药物主要有以下几类。

（1）靶向 BCR/TLR 途径的药物：例如酪氨酸激酶（bruton tyrosine kinase，BTK）抑制剂，伊布替尼是第一代 BTK 抑制剂。在一项剂量递增的Ⅰ期临床试验中，20 例复发或难治性中枢神经系统淋巴瘤患者（13 例 PCNSL 和 7 例 SCNSL）使用伊布替尼单药治疗，13 例复发或难治性 PCNSL 患者中有 10 例（77%）出现了临床缓解，中位 PFS 可达 4.6 个月。据此，NCCN 指南将伊布替尼作为复发或难治性 PCNSL 治疗的推荐药物。鉴于伊布替尼对复发或难治性 PCNSL 的显著单药活性，研究者们开始探索伊布替尼联合化疗药物对 PCNSL 的疗效。Grommes 等开展的伊布替尼联合治疗 PCNSL/SCNSL 的Ⅰb 期临床试验结果表明：伊布替尼、HD-MTX ± 利妥昔单抗的联合方案耐受性良好，安全性佳，总反应率为 80%，中位 PFS 为 9.2 个月。由于伊布替尼表现的脱靶效应以及耐药现象，人们开始研发新一代、更具特异性的 BTK 抑制剂，如奥布替尼、替拉鲁替尼、泽布替尼。目前，多项新一代 BTK 抑制剂治疗复发或难治性 PCNSL 的前瞻性临床研究正在进行中。替拉鲁替尼已在日本获批 PCNSL 适应证。

（2）靶向 PI3K/mTOR 途径的药物例如 PI3K 抑制剂替西罗莫司。一项关于西罗莫司单药治疗复发或难治性 PCNSL 的单臂Ⅱ期临床试验结果显示 ORR 为 54%，中位 PFS 为 2.1 个月。其他 PI3K 抑制剂还包括 Buparlisib（BKM120）和 Bimiralisib（PQR309），前者血脑屏障通透性比较低，后者目前正在研究中。

（3）肿瘤微环境免疫调节剂：例如来那度胺，一项单臂Ⅰ期临床试验，共纳入 14 例复发或难治性 PCNSL 患者，使用来那度胺单药口服治疗，ORR 可达 64%，中位 PFS 为 6 个月。来那度胺在复发或难治性 PCNSL 患者中表现出显著的单药活性。基于上述研究数据，一项Ⅱ期临床试验正在进行中，旨在研究 HD-MTX 联合利妥昔单抗诱导治疗后应用低剂量来那度胺对 >70 岁的 PCNSL 患者的疗效（NCT03495960）。另一个免疫调节剂泊马度胺（pomalidomide）的血脑屏障穿透性更佳，一项关于泊马度胺联合地塞米松治疗 PCNSL 及玻璃体视网膜淋巴瘤的Ⅰ期临床试验结果显示 ORR 48%,中位 PFS 5.3 个月。④免疫检查点抑制剂如纳武单抗(nivolumab)和帕博利珠单抗(pembrolizumab),一项回顾性研究报道了 5 例复发或难治性 PCNSL/PLT 患者接受纳武单抗每 2 周 3mg/kg 静脉注射治疗。4 例患者达到 CR,1 例患者达到 PR,中位 PFS 为 9 个月(7~11 个月)。1 例患者因肾毒性被迫停药,其余治疗耐受性良好。基于这项回顾性研究结果,研究者进行了一项纳武单抗单药治疗复发或难治性 PCNSL 或原发性睾丸淋巴瘤(PTL)的Ⅱ期临床试验(NCT02857426),已有部分结果公布。另一项在研Ⅱ期临床研究,探索帕博利珠单抗在复发或难治性 PCNSL 中的疗效(NCT02779101),迄今尚未报道结果。上述新药除用于复发或难治患者外,目前还有研究开始尝试用于初治 PCNSL 患者,尤其高龄、基础疾病较多不能耐受化疗的患者。此外,嵌合抗原受体 T 细胞免疫疗法(chimeric antigen receptor T-cell immunotherapy,CAR-T)细胞治疗 PCNSL 的相关临床试验正在进行中,相关研究结果的披露或将为 PCNSL 患者的治疗带来新的希望。

6. **鞘内注射** 关于 PCNSL 患者是否需要行腰椎穿刺和鞘内注射目前尚无共识。一些回顾性研究结果表明,与未采用鞘内化疗的方案相比,鞘内注射 MTX 并未改善患者生存期。因此,NCCN 指南指出,若 PCNSL 患者脑脊液阳性或脊髓 MRI 阳性,可考虑鞘内注射 MTX 或阿糖胞苷。但是,鞘内注射化疗药物证据级别低,需要开展大型的随机对照临床试验来进一步明确。NCCN 指南也提出可鞘内注射利妥昔单抗。一项Ⅰ期研究结果显示,利妥昔单抗作为单药或联合 MTX 脑室内给药治疗 PCNSL,具有一定的安全性和有效性。然而,这项Ⅰ期研究的所有患者都出现了耐药。相关耐药机制尚不明确,可能与利妥昔单抗在脑室内的半衰期较短有关或与其他免疫原性效应相关。综上,若 PCNSL 出现脑脊液播散,全身静脉 HD-MTX 无法耐受,临床医生可根据患者情况选择鞘内注射化疗药物或利妥昔单抗,但需要关注患者的疗效及耐药情况。

(林 松 李文斌 任晓辉)

第二节 继发中枢神经系统淋巴瘤

一、流行病学特征

SCNSL 的发病率主要与系统性淋巴瘤病理类型的侵袭性有关:高度侵袭性淋巴瘤,如淋巴母细胞性淋巴瘤和伯基特淋巴瘤,CNS 侵犯的发生率可分别高达 30% 和 15%;中度侵袭性淋巴瘤,如 DLBCL,CNS 侵犯的比例通常在 5% 左右;而惰性淋巴瘤,CNS 侵犯的发生率极低。由于近年来在一线诱导化疗中常规包含针对 CNS 的预防,一些高度侵袭性的淋巴瘤,如淋巴母细胞性淋巴瘤(lymphoblastic lymphoma,LBL)和伯基特淋巴瘤(Burkitt lymphoma,BL),继发 CNS 侵犯的发生率明显减低。中度侵袭性的淋巴瘤也是临床中最常见的、占比最大的一些淋巴瘤类型,继发 CNS 侵犯的发生率与其临床特征和分子生物学特征密切相关。通过分析这些临床特征和分子生物学特征,又可进一步鉴定出易发生 CNS 侵犯的高危人群。尽管近年来对高危因素的鉴定有所进步,但灵敏度和特异度仍有待改进，再加上 CNS 预防措施的有效性尚待进一步研究，这类患者继发 CNS 侵犯的发生率仍无明显减低。

二、病因学研究

SCNSL 的病因学研究较少。根据流行病学资料显示，系统性淋巴瘤发生继发 CNS 侵犯的风险主要与淋巴瘤的侵袭程度有关，侵袭程度越高，CNS 侵犯风险越高。另外，部分原发于特殊部位的结外淋巴瘤 CNS 侵犯风险明显高于起源于淋巴结或其他部位的结外淋巴瘤，如原发睾丸、乳腺、肾或肾上腺、子宫等部位的 DLBCL 等。有研究显示，原发睾丸淋巴瘤（primary testicular lymphoma，PTL）的分子生物学特点和 PCNSL 高度相似，提示 PTL 和 PCNSL 肿瘤细胞具有相似的遗传学异常，这些遗传学异常可能是 CNS 侵犯的生物学基础。

三、病理及分子生物学特点

与 PCNSL 不同，SCNSL 患者往往在继发 CNS 侵犯发生时未行颅内病灶活检，部分患者为脑膜复发，因此针对 SCNSL 的病理和分子生物学特点研究更少。但是，如上文所述，有研究通过对具有高度侵袭性的 PTL 等淋巴瘤进行分析发现，这些特殊部位的结外淋巴瘤和 PCNSL 具有高度相似的遗传学异常，包括 *CDKN2A* 缺失，*MYD88* 基因突变、*NFKBIZ* 拷贝数增加，9p24.1 拷贝数增加等，这些遗传学异常可能是 PTL 易发生 CNS 侵犯的分子生物学基础。

四、临床表现、诊断及预后

（一）继发中枢神经系统淋巴瘤的临床表现

SCNSL 的临床表现和系统性淋巴瘤的病理类型高度相关。高度侵袭性淋巴瘤如淋巴母细胞性淋巴瘤和伯基特淋巴瘤患者继发 CNS 侵犯常以脑膜侵犯为主要表现。中度侵袭性淋巴瘤如 DLBCL 患者继发 CNS 侵犯则包括脑膜侵犯和脑实质侵犯两类，以脑实质侵犯为主。少数患者可脑膜侵犯和脑实质侵犯同时存在。

DLBCL 继发 CNS 侵犯的临床表现与 CNS 侵犯发生时间、侵犯部位、CNS 外疾病状态等多种因素有关。同时，近年来多项研究显示在利妥昔单抗时代，DLBCL 患者所发生的 SCNSL 从淋巴瘤诊断到 CNS 侵犯诊断的中位时间为 7.2~10.9 个月，20% 发生于一线治疗过程中，80% 发生于一线治疗结束后，往往是疾病首次复发时。SCNSL 发生时，52%~68% 的患者仅存在 CNS 复发，而无 CNS 外复发证据。R-CHOP 治疗的 DLBCL 患者所发生的 SCNSL 以脑实质受累为主，50%~60% 的患者仅脑实质受累，仅脑膜受累者占 20%~30%，脑膜及脑实质同时受累者占 10%~20%，眼受累者仅占 1%~3%。

El-Galaly 等 2018 年回顾性分析了 291 例 R-CHOP 或 R-CHOP 样方案治疗的 DLBCL 相关 SCNSL 的临床特征，这也是至今为止最大宗的 DLBCL 患者 SCNSL 临床特征分析。该研究报道发现 DLBCL 患者 SCNSL 最常见的症状：共济失调在内的运动障碍，占 48%；以头痛、恶心、呕吐为主要表现的颅高压相关症状，占 26%；认知及个性改变，占 23%；视觉异常，占 18%。该研究显示，DLBCL 相关 SCNSL 的临床表现和 PCNSL 仍有部分差异，例如 PCNSL 以局灶性神经精神异常为主要表现,运动障碍占比低于 SCNSL 患者。

(二)继发中枢神经系统淋巴瘤的诊断

LBL 和 BL 患者继发 CNS 侵犯以脑膜侵犯为主,因而所有 LBL 和 BL 患者在淋巴瘤诊断时均应进行腰椎穿刺及脑脊液细胞学和流式细胞学检测。如 CSF 中存在淋巴瘤细胞,可诊断继发脑膜侵犯。在特定情况下,对于诊断时即存在神经系统症状和体征,怀疑有 CNS 受累的患者,也可进行头颅 MRI 检查。

DLBCL 继发 CNS 侵犯的诊断主要基于 CNS 受累相关症状、CNS 影像学异常和病理证据等 3 个方面。通常来说,DLBCL 患者在治疗过程中或肿瘤复发时发生继发 CNS 侵犯时,往往先出现 CNS 受累的相关症状,然后才接受 CNS 影像学检查及病理相关检查。CNS 影像学检查主要包括头颅 CT 或 MRI 检查,最常发现的异常是颅内脑实质占位。病理学证据主要包括脑脊液细胞学阳性或脑实质病灶活检病理阳性。早期研究往往是 CNS 受累相关症状、影像学异常、CSF 细胞学阳性这三个因素中,符合任一个即可诊断为 SCNSL。近年来的报道则往往是在患者出现典型 CNS 受累相关症状的基础上,再获得影像学异常和 / 或病理学证据,方可诊断 SCNSL。

五、预防和治疗

SCNSL 往往发生于淋巴瘤复发进展时,是疾病广泛播散的表现之一。一旦发生,预后极差,因此预防十分重要。对 CNS 侵犯高危的淋巴瘤患者进行识别,在一线治疗中整合针对 CNS 的预防措施十分关键。因此,如何更精准地识别这些高危患者,并进行有效预防是两个重要环节。SCNSL 发生后的治疗尚需兼顾针对中枢神经系统及中枢神经系统外疾病等两方面的治疗。

1. **SCNSL 的高危因素鉴定** 对于 LBL 和 BL 等 CNS 侵犯发生率高的高度侵袭性淋巴瘤来说,病理类型就是高危因素,所有患者均需要行 CNS 预防。而对于 DLBCL 等 SCNSL 发生率在 5% 左右的侵袭性淋巴瘤患者,就需要通过临床及生物学参数来鉴定 CNS 侵犯高危患者,仅对高危患者进行 CNS 预防。目前认为,CNS 侵犯的高危因素包括临床参数和分子生物学参数两大类,其中临床指标主要包括反映疾病侵犯范围广的指标,如分期晚、LDH 升高、IPI 高、结外侵犯部位多、骨髓受累等;以及另一类与特殊的结外侵犯部位有关的指标,如睾丸、乳腺、肾上腺、子宫等特殊器官受累。分子生物学参数则主要指"双打击"淋巴瘤、non-GCB 型淋巴瘤等。实际上,临床因素和分子生物学因素是密切相关的。例如 PTL 和原发乳腺淋巴瘤,尽管起病时往往分期早,但 CNS 侵犯高危。这些淋巴瘤常具有与 PCNSL 相似的病理和遗传学特征:non-GCB 型占比高,常常属于 *MYD88*/*CD79B* 突变的 *MCD* 基因型等,这些特征可能是 CNS 侵犯高发的生物学基础;肾、肾上腺受累的患者往往分期晚,IPI 高,病程侵袭,可具有 *MYC* 和 *BCL-2*、*BCL-6* 等基因重排,CNS 侵犯往往与全身疾病播散有关。

近年来,研究者更是通过不同参数的组合形成了 CNS 危险因素模型。近期还有研究将生物学指标和临床危险因素结合。尽管近年来在 CNS 高危患者的鉴定上有了一定的进步,但这些高危因素的敏感性和特异性仍有待进一步改进。

2. **SCNSL 的预防** LBL 和 BL 患者的 CNS 预防通常包括能透过血脑屏障的药物大剂量化疗,如 HD-MTX、HD-Ara-C 以及鞘内注射(MTX 单药、阿糖胞苷单药或 MTX、阿糖胞苷、DXM 三药联合)。

关于 DLBCL 患者 CNS 侵犯的预防方式，由于 DLBCL 患者 CNS 侵犯的高危因素鉴定不够准确，同时 SCNSL 发生率低，因此至今仍缺乏 DLBCL 患者 CNS 侵犯预防方式相关的循证医学证据，尚无 CNS 预防相关共识。

鞘内注射（intrathecal injection，IT）是借鉴急性淋巴细胞白血病（acute lymphoblastic leukaemia，ALL），是应用最广泛的预防 CNS 侵犯的治疗方式，但 ALL 患者的 CNS 侵犯以脑膜侵犯为主，而 DLBCL 患者的 CNS 侵犯以脑实质侵犯为主，IT 对 CNS 的穿透力有限，故在 DLBCL 中的价值有限。大部分研究结果不支持 IT 有保护性作用。利妥昔单抗时代，DLBCL 患者继发 CNS 侵犯以脑实质侵犯为主，提示 CNS 预防需包含具深部组织穿透性的药物，如能透过血脑屏障的大剂量化疗，包括 HD-MTX、阿糖胞苷、依托泊苷等全身化疗。目前证据显示，HD-MTX 全身化疗可能减低 DLBCL 患者 CNS 复发风险，是可以考虑的 CNS 预防手段，但该类治疗毒性反应相对较大，在老年患者中应用受限。最后，在一线治疗中整合 PCNSL 中有效的 BTK 抑制剂和免疫调节剂可能减低 CNS 复发风险，是将来可探索的策略。

3. **DLBCL 继发性 CNS 侵犯的治疗和预后** DLBCL 患者一旦发生继发 CNS 侵犯，预后极差。来自 RICOVER-60 试验、BCCA 以及 UK NCRI 的多项回顾性研究显示，DLBCL 相关 SCNSL 自 CNS 侵犯诊断后的中位生存期仅为 2.5~3.5 个月。El-Galaly 等报道的 291 例 DLBCL 相关 SCNSL 回顾性分析显示，SCNSL 诊断后的中位生存期为 3.9 个月，2 年总生存率仅 20%。

关于 DLBCL 患者发生 SCNSL 的预后因素研究较少。BCCA 的研究报道脑膜受累者的预后较脑实质受累者的预后有更差的趋势，而仅 CNS 复发者的预后优于 CNS 及系统同时复发者。在 291 例 SCNSL 回顾性研究发现，年龄 ≤ 60 岁、ECOG 0~1 分、无同时脑膜受累、仅脑实质受累等提示预后较好。同时满足年龄 ≤ 60 岁、ECOG 0~1 分、仅脑实质受累、且接受 HD-MTX 治疗者，2 年总生存率可高达 62%。该研究提示，即使在免疫化疗时代，DLBCL 患者一旦发生 SCNSL，总体预后仍极差。仅一部分不伴 CNS 外复发、仅脑实质受累的患者经较强的针对 CNS 的全身化疗后，有可能达到疾病缓解并长期生存。

DLBCL 继发 CNS 侵犯的治疗主要参考 PCNSL 的治疗，但如在 CNS 复发的同时伴发 CNS 外系统复发，还需兼顾 CNS 外疾病的治疗，故这种情况下治疗较 PCNSL 更为复杂。针对 CNS 的治疗手段主要包括 IT、以 HD-MTX 为主的全身化疗、造血干细胞移植、新的靶向药物。单独 IT 治疗 SCNSL 疗效较弱，HD-MTX 又因为毒性较大而应用受限，因此新药在 SCNSL 中的应用值得探索。新药的选择主要参照 PCNSL、CNS 风险相对高的 ABC 型或 non-GCB 型 DLBCL 的靶向治疗，包括 BTK 抑制剂如伊布替尼、免疫调节剂如来那度胺、针对 PD-1/PDL1 的治疗等均已经在 DLBCL 继发 CNS 侵犯患者中显示出一定的疗效。对于年轻、一般状况较好的 SCNSL 患者，在挽救治疗有效后，可进行 ASCT 巩固治疗（具体内容详见本书相关章节）。

六、展望

中枢神经系统淋巴瘤是少见的特殊部位淋巴瘤，无论是原发性还是 SCNSL，诊断和治疗均较困难，总体预后较差。但近年来，随着对 PCNSL 分子生物学特征的深入研究以及多中心随机对照研究等循证医学证据的增加，对该病的诊断和治疗均有了较大的进步，患者的生存显著改善，而且在延长生存期的同时，还进一步减低了治疗相关的毒性，改善了患者的生活质量。对于 SCNSL，近年来，通过对临床参数和生物学参数结合，在鉴定高危人群方面也有了一些进展，这样能更加精准地进行中枢侵犯的预防，从而减低 SCNSL 的发生率。但是在中枢神经系统侵犯的预防策略上，还需要进一步的前瞻对照研究。最后，大量针对中枢神经系统淋巴瘤靶向治疗的新药物及新的治疗策略均在进一步研究中，部分已经用于复发或难治性中枢神经系统淋巴瘤的治疗，将来可能进一步整合入初治患者的治疗及维持治疗，从而有望进一步改善中枢神经系统淋巴瘤患者的预后。

（朱 军　宋玉琴　邓丽娟）

参考文献

[1] GROMMES C, DEANGELIS L M. Primary CNS lymphoma [J]. J Clin Oncol, 2017, 35 (21): 2410-2418.
[2] SHIELS M S, PFEIFFER R M, BESSON C, et al. Trends in primary central nervous system lymphoma incidence and survival in the U. S [J]. Br J Haematol, 2016, 174 (3): 417-424.
[3] MENDEZ J S, OSTROM Q T, GITTLEMAN H, et al. The elderly left behind-changes in survival trends of primary central nervous system lymphoma over the past 4 decades [J]. Neuro Oncol, 2018, 20 (5): 687-694.
[4] SCHABET M. Epidemiology of primary CNS lymphoma [J]. J Neurooncol, 1999, 43 (3): 199-201.
[5] CINGOLANI A, GASTALDI R, FASSONE L, et al. Epstein-Barr virus infection is predictive of CNS involvement in systemic AIDS-related non-Hodgkin's lymphomas [J]. 2000, 18 (19): 3325-3330.
[6] RUBENSTEIN J L, GUPTA N K, MANNIS G N, et al. How I treat CNS lymphomas [J]. Blood, 2013, 122 (14): 2318-2330.
[7] THOMPSETT A R, ELLISON D W, STEVENSON F K, et al. V (H) gene sequences from primary central nervous system lymphomas indicate derivation from highly mutated germinal center B cells with ongoing mutational activity [J]. Blood, 1999, 94 (5): 1738-1746.
[8] MONTESINOS-RONGEN M, KüPPERS R, SCHLÜTER D, et al. Primary central nervous system lymphomas are derived from germinal-center B cells and show a preferential usage of the V4-34 gene segment [J]. Am J Pathol, 1999, 155 (6): 2077-2086.
[9] FERRERI A J. How I treat primary CNS lymphoma [J]. Blood, 2011, 118 (3): 510-522.
[10] GRAHAM M S, DEANGELIS L M. Improving outcomes in primary CNS lymphoma [J]. Best Pract Res Clin Haematol, 2018, 31 (3): 262-269.
[11] CHAPUY B, ROEMER M G, STEWART C, et al. Targetable genetic features of primary testicular and primary central nervous system lymphomas [J]. Blood, 2016, 127 (7): 869-881.
[12] NAYYAR N, WHITE M D, GILL C M, et al. MYD88 L265P mutation and CDKN2A loss are early mutational events in primary central nervous system diffuse large B-cell lymphomas [J]. Blood Adv, 2019, 3 (3): 375-383.
[13] FERRERI A J, BLAY J Y, RENI M, et al. Prognostic scoring system for primary CNS lymphomas: The International Extranodal Lymphoma Study Group experience [J]. J Clin Oncol, 2003, 21 (2): 266-272.
[14] ABREY L E, BEN-PORAT L, PANAGEAS K S, et al. Primary central nervous system lymphoma: the Memorial Sloan-Kettering Cancer Center prognostic model [J]. J Clin Oncol, 2006, 24 (36): 5711-5715.
[15] SHAN Y, HU Y. Prognostic factors and survival in primary central nervous system lymphoma: a population-based study [J]. Dis Markers, 2018, 2018: 7860494.
[16] LIU J, WANG Y, LIU Y, et al. Immunohistochemical profile and prognostic significance in primary central nervous system lymphoma: Analysis of 89 cases [J]. Oncol Lett, 2017, 14 (5): 5505-5512.
[17] CHO H, KIM S H, KIM S J, et al. Programmed cell death 1 expression is associated with inferior survival in patients

with primary central nervous system lymphoma [J]. Oncotarget, 2017, 8 (50): 87317-87328.

[18] KAWAGUCHI A, IWADATE Y, KOMOHARA Y, et al. Gene expression signature-based prognostic risk score in patients with primary central nervous system lymphoma [J]. Clin Cancer Res, 2012, 18 (20): 5672-5681.

[19] RENI M, FERRERI A J, GARANCINI M P, et al. Therapeutic management of primary central nervous system lymphoma in immunocompetent patients: Results of a critical review of the literature [J]. Ann Oncol, 1997, 8 (3): 227-234.

[20] FERRERI A J, RENI M, FOPPOLI M, et al. High-dose cytarabine plus high-dose methotrexate versus high-dose methotrexate alone in patients with primary CNS lymphoma: A randomised phase 2 trial [J]. Lancet, 2009, 374 (9700): 1512-1520.

[21] FERRERI A J, CWYNARSKI K, PULCZYNSKI E, et al. Chemoimmunotherapy with methotrexate, cytarabine, thiotepa, and rituximab (MATRix regimen) in patients with primary CNS lymphoma: Results of the first randomisation of the International Extranodal Lymphoma Study Group-32 (IELSG32) phase 2 trial [J]. Lancet Haematol, 2016, 3 (5): e217-e227.

[22] CORREA D D, MARON L, HARDER H, et al. Cognitive functions in primary central nervous system lymphoma: Literature review and assessment guidelines [J]. Ann Oncol, 2007, 18 (7): 1145-1151.

[23] THIEL E, KORFEL A, MARTUS P, et al. High-dose methotrexate with or without whole brain radiotherapy for primary CNS lymphoma (G-PCNSL-SG-1): A phase 3, randomised, non-inferiority trial [J]. Lancet Oncol, 2010, 11 (11): 1036-1047.

[24] FERRERI A, CWYNARSKI K, PULCZYNSKI E, et al. Whole-brain radiotherapy or autologous stem-cell transplantation as consolidation strategies after high-dose methotrexate-based chemoimmunotherapy in patients with primary CNS lymphoma: Results of the second randomisation of the International Extranodal Lymphoma Study Group-32 phase 2 trial [J]. Lancet Haematol, 2017, 4 (11): e510-e523.

[25] HOUILLIER C, TAILLANDIER L, DUREAU S, et al. Radiotherapy or autologous stem-cell transplantation for primary CNS lymphoma in patients 60 years of age and younger: Results of the Intergroup ANOCEF-GOELAMS Randomized Phase Ⅱ PRECIS Study [J]. J Clin Oncol, 2019, 37 (10): 823-833.

[26] FERRERI A J, ILLERHAUS G. The role of autologous stem cell transplantation in primary central nervous system lymphoma [J]. Blood, 2016, 127 (13): 1642-1649.

[27] FUSEJIMA T, TANAKA R, TAKEDA N, et al. Prognosis of primary malignant lymphoma of the central nervous system: A retrospective study of 32 cases [J]. Neurol Med Chir (Tokyo), 1992, 32 (11): 818-823.

[28] BAIREY O, SIEGAL T. The possible role of maintenance treatment for primary central nervous system lymphoma [J]. Blood Rev, 2018, 32 (5): 378-386.

[29] KORFEL A, WELLER M, MARTUS P, et al. Prognostic impact of meningeal dissemination in primary CNS lymphoma (PCNSL): Experience from the G-PCNSL-SG1 trial [J]. Ann Oncol, 2012, 23 (9): 2374-2380.

[30] WELLER M, MARTUS P, ROTH P, et al. Surgery for primary CNS lymphoma? : Challenging a paradigm [J]. Neuro Oncol, 2012, 14 (12): 1481-1484.

[31] RAE A I, MEHTA A, CLONEY M, et al. Craniotomy and survival for primary central nervous system lymphoma [J]. Neurosurgery, 2019, 84 (4): 935-944.

[32] ABREY L E, BATCHELOR T T, FERRERI A J, et al. Report of an international workshop to standardize baseline evaluation and response criteria for primary CNS lymphoma [J]. J Clin Oncol, 2005, 23 (22): 5034-5043.

[33] SAVAGE K J. Secondary CNS relapse in diffuse large B-cell lymphoma: Defining high-risk patients and optimization of prophylaxis strategies [J]. Hematology Am Soc Hematol Educ Program, 2017, 2017 (1): 578-586.

[34] VILLA D, CONNORS J M, SHENKIER T N, et al. Incidence and risk factors for central nervous system relapse in patients with diffuse large B-cell lymphoma: The impact of the addition of rituximab to CHOP chemotherapy [J]. Ann Oncol, 2010, 21 (5): 1046-1052.

[35] DENG L, SONG Y, ZHU J, et al. Secondary central nervous system involvement in 599 patients with diffuse large B-cell lymphoma: Are there any changes in the rituximab era ? [J]. Int J Hematol, 2013, 98 (6): 664-671.

[36] KANSARA R, VILLA D, GERRIE AS, et al. Site of central nervous system (CNS) relapse in patients with diffuse large B-cell lymphoma (DLBCL) by the CNS-IPI risk model [J]. Br J Haematol, 2017, 179 (3): 508-510.

[37] GLEESON M, COUNSELL N, CUNNINGHAM D, et al. Central nervous system relapse of diffuse large B-cell lymphoma in the rituximab era: Results of the UK NCRI R-CHOP-14 versus 21 trial [J]. Ann Oncol, 2017, 28 (10): 2511-2516.

[38] EL-GALALY T C, CHEAH C Y, BENDTSEN M D, et al. Treatment strategies, outcomes and prognostic factors in 291 patients with secondary CNS involvement by diffuse large B-cell lymphoma [J]. Eur J Cancer, 2018, 93: 57-68.

[39] NATIONAL COMPREHENSIVE CANCER NETWORK. B-cell lymphomas 2021 [EB/OL].(2021-09-15)[2021-12-19]. https://www. nccn. org/professionals/physiciangls/pdf/b-cell. pdf.

[40] JACOBSON C, LACASCE A. How I treat Burkitt lymphoma in adults [J]. Blood, 2014, 124 (19): 2913-2920.

[41] BERNSTEIN S H, UNGER J M, LEBLANC M, et al. Natural history of CNS relapse in patients with aggressive non-Hodgkin's lymphoma: A 20-year follow-up analysis of SWOG 8516: the Southwest Oncology Group [J]. J Clin Oncol, 2009, 27 (1): 114-119.

[42] BOEHME V, SCHMITZ N, ZEYNALOVA S, et al. CNS events in elderly patients with aggressive lymphoma treated with modern chemotherapy (CHOP-14) with or without rituximab: an analysis of patients treated in the RICOVER-60 trial of the German High-Grade Non-Hodgkin Lymphoma Study Group (DSHNHL)[J]. Blood, 2009, 113 (17): 3896-3902.

[43] FERRERI A J. Risk of CNS dissemination in extranodal lymphomas [J]. Lancet Oncol, 2014, 15 (4): e159-e169.

[44] OLLILA T A, OLSZEWSKI A J. Extranodal diffuse large B cell lymphoma: molecular features, prognosis, and risk of central nervous system recurrence [J]. Curr Treat Options Oncol, 2018, 19 (8): 38.

[45] KLANOVA M, SEHN L H, BENCE-BRUCKLER I, et al. Integration of cell of origin into the clinical CNS International Prognostic Index improves CNS relapse prediction in DLBCL [J]. Blood, 2019, 133 (9): 919-926.

[46] CINGOLANI A, GASTALDI R, FASSONE L, et al. Epstein-Barr virus infection is predictive of CNS involvement in systemic AIDS-related non-Hodgkin's lymphomas [J]. J Clin Oncol, 2000, 18 (19): 3325-3330.

[47] GRAHAM M S, DEANGELIS L M. Improving outcomes in primary CNS lymphoma [J]. Best Pract Res Clin Haematol, 2018, 31 (3): 262-269.

第二章
中枢神经系统淋巴瘤的临床表现及分型

第一节　中枢神经系统淋巴瘤的临床表现

中枢神经系统淋巴瘤（central nervous system lymphoma，CNSL）可以发生于中枢神经系统的任何部位，由原发中枢神经系统淋巴瘤（primary central nervous system lymphoma，PCNSL）和继发中枢神经系统淋巴瘤（secondary central nervous system lymphoma，SCNSL）组成。PCNSL 是原发于中枢神经系统的非霍奇金淋巴瘤，病灶位置通常位于脑内深部，占 CNSL 的 90% 以上，其临床表现与肿瘤的发生部位有关，本章将重点描述。SCNSL 是系统性淋巴瘤晚期继发于中枢神经系统，常与系统性淋巴瘤同时或后期被发现，病灶位置相对表浅，神经系统的临床表现与 PCNSL 相似。

一、年龄和性别

PCNSL 的发病部位主要局限于脑、脊髓、眼或软脑膜，而无中枢神经系统以外部位受累。在免疫功能正常的患者中，PCNSL 的平均发病年龄为 60~65 岁。男女性别比为（1.2~1.7）∶1，男性发病率略高于女性，高危年龄为 60 岁以上。而在获得性免疫缺陷综合征（acquired immune deficiency syndrome，AIDS）患者中初发年龄为 31~35 岁。据报道，在人类免疫缺陷病毒（human immunodeficiency virus，HIV）携带者人群中，PCNSL 男女性别比可以升高到 7.38∶1，并且曾有 2 岁儿童确诊 PCNSL 的报道。

二、人群易感性

在免疫功能正常的人群中，老年、男性人群常更易罹患 PCNSL。在免疫功能不全的人群中，容易罹患 PCNSL 的包括 AIDS 患者、器官移植后或自身免疫系统疾病接受免疫抑制治疗的患者、先天性免疫缺陷综合征患者等。近年来，随着高效抗逆转录病毒治疗（highly active antiretroviral therapy，HAART）的普及，PCNSL 在 AIDS 患者中的发病率有所下降。

三、临床症状

PCNSL临床表现缺乏特异性，可有头痛、嗜睡、偏瘫、癫痫及性格改变等神经系统受损表现，首发症状多与肿瘤生长部位和范围有关。病情进展快，多于数周内迅速恶化。从出现症状到确诊的时间为2~3个月。一般在无免疫缺陷的患者中，从出现症状到确诊的时间为3个月，而AIDS人群中则为2个月。临床上，类固醇激素的应用可导致淋巴瘤细胞溶解，从而会延长确诊时间。临床症状主要有局灶性神经功能缺陷（70%）、神经精神症状（43%）及颅压升高产生的症状（33%）。

（一）局灶性症状

其中约70%有局灶性症状，如额叶病灶可以出现反应迟钝、淡漠；枕叶病变可以出现视力、视野的改变；颞叶病变可以出现失语；顶叶病变可以出现轻偏瘫；小脑病变可以出现共济失调等表现。5%~31%的患者可以出现脑神经麻痹表现。

（二）颅压高症状

颅压升高的症状包括头痛、恶心、呕吐、视物模糊等，其发生占全部患者的32%~33%。

（三）其他症状

1. **癫痫（14%）** 在没有免疫功能缺陷的患者中，约14%的患者以癫痫为首发症状。PCNSL癫痫发生率远低于其他颅内肿瘤，这可能是因为PCNSL较其他颅内肿瘤更少侵袭大脑皮质兴奋区。

2. **眼部症状（4%~20%）** 多为双侧性，但是约半数的眼部受累患者无明显临床症状，常累及玻璃体、视网膜或脉络膜，所以脑脊液及眼科检查包括裂隙灯检查应作为诊断PCNSL的常规检查。表现为无痛性视力减退及飞蚊症。部分患者还可以出现疼痛性红眼症状，易被误诊为葡萄膜炎或其他眼部炎症疾病。

3. **脊髓症状** 较少见，与所有髓内病变一样，症状取决于病灶所在的位置，主要表现为髓内散在结节样病灶，可单发或多发。可产生不对称性肢体力弱、感觉异常或麻木、大小便功能障碍及胃肠道功能紊乱。PCNSL侵袭性强，易侵袭室管膜下组织通过脑脊液扩散至脑脊膜，约16%合并脑脊膜受累，可出现项背部疼痛及相应脊髓病变的症状。

在免疫功能缺陷的PCNSL患者中，精神异常及癫痫的发生率更高。一般来说，患有AIDS的PCNSL患者的精神异常及癫痫症状比免疫功能正常的PCNSL患者出现得更早，前者约数日至数周出现症状，后者约数周至数月出现症状。

（曾 春 王 静）

第二节 中枢神经系统淋巴瘤的分型

一、细胞起源分型

2021年世界卫生组织（World Health Organization，WHO）中枢神经系统肿瘤分类将淋巴瘤分为中枢神经系统淋巴瘤和中枢神经系统中罕见的淋巴瘤，前者包括原发性中枢神经系统弥漫大B细胞淋巴瘤、免疫缺陷相关的中枢神经系统淋巴瘤、淋巴瘤样肉芽肿病、血管内大B细胞淋巴瘤，后者包括硬脑膜黏膜相关淋巴组织淋巴瘤(mucosa-associated lymphoid tissue lymphoma，MALT)、中枢神经系统低级别B细胞淋巴瘤、间变性大细胞淋巴瘤(ALK+/ALK−)、T细胞及NK/T细胞淋巴瘤。综合细胞起源、形态学、免疫表型、遗传特征及临床特征，也可以将中枢神经系统淋巴瘤分为B细胞淋巴瘤、T/NK细胞淋巴瘤。

(一) B细胞淋巴瘤

1. **中枢神经系统弥漫大B细胞淋巴瘤**(central nervous system-diffuse large B-cell lymphoma，CNS-DLBCL) 最多见，约占PCNSL的95%，表现为弥漫性增生的肿瘤性大B淋巴样细胞，其细胞核大小相当于正常吞噬细胞核或正常淋巴细胞核的2倍。当Ki-67/MIB-1>50%时，提示肿瘤处于高增殖期。77%的DLBCL镜下可出现细胞凋亡现象。根据肿瘤细胞起源，基于CD10、BCL-6、IRF4/MUMl的Hans模型，可以将CNS-DLBCL进一步分为生发中心B细胞型(germinal center B-cell，GCB)和非生发中心B细胞型(non-GCB)。超过90%的CNS-DLBCL为non-GCB，呈现活化B细胞型(activated B-cell，ABC)。

2. **免疫缺陷相关的中枢神经系统淋巴瘤** 是与免疫缺陷性疾病相关的中枢神经系统淋巴瘤，包括AIDS相关弥漫大B细胞淋巴瘤和EB病毒(Epstein-Barr virus，EBV)阳性弥漫大B细胞淋巴瘤，非特指型。获得性免疫缺陷综合征患者、器官移植术后以及长期服用免疫抑制药物的患者中枢神经系统淋巴瘤的患病率较普通人群明显增加。

3. **淋巴瘤样肉芽肿病** 淋巴瘤样肉芽肿病是一种结外血管中心性和血管破坏性淋巴增生性病变，是一种EB病毒引起的B细胞增生性疾病，大多数发生在有免疫缺陷的患者。由不典型的、EB病毒感染的B细胞的多形性浸润和大量混合性反应性T细胞组成。淋巴瘤样肉芽肿病显示组织学分级和临床侵袭性的变化谱系，与EB病毒阳性的大B细胞比例有关。可进展为EB病毒阳性的弥漫大B细胞淋巴瘤。

4. **血管内大B细胞淋巴瘤** 肿瘤一般多发生在血管周围，血管受累明显。

5. **硬脑膜MALT淋巴瘤** 由小B细胞(包括边缘区细胞、类似于单核样细胞的细胞、小淋巴细胞以及分散的免疫母细胞和中心母细胞样细胞)构成的结外淋巴瘤。部分病例会出现浆细胞分化，浸润位于反应性B细胞滤泡的边缘区，并扩展至滤泡间区域。通常被视为惰性或低度恶性淋巴瘤，但可能会出现高度恶性的组织学类型转变。

6. **中枢神经系统的低级别B细胞淋巴瘤** 罕见，该肿瘤的磁共振成像(magnetic resonance imaging，MRI)表现缺乏PCNSL的特征，不易与其他颅内肿瘤相鉴别，预后较好。

(二) T细胞淋巴瘤

1. **T细胞和NK/T细胞淋巴瘤** 与EB病毒感染有关，几乎100%的NK/T细胞淋巴瘤病例的肿瘤细胞EB病毒阳性，提示EB病毒在NK/T细胞淋巴瘤的发生、发展中可能起着重要作用。原发CNS的T细胞淋巴瘤罕见，约占CNS所有原发性淋巴瘤的2%，亚洲比其他地区更常见。主要影响中青年，男性多见。可单发或多发，多见于大脑半球(64%)，也可发生于基底核(11%)、胼胝体(13%)、脑干(9%)、小脑(7%)、脑膜(2%)、脊髓(4%)，是一种侵袭性淋巴瘤，疾病进展快，预后差。

2. **间变性大细胞淋巴瘤**(anaplastic large cell lymphoma,ALCL) 占成人非霍奇金淋巴瘤的1%~2%,儿童淋巴瘤的10%~15%,男性多于女性(男:女=1.5:1)。肿瘤细胞具有丰富的、多形性的细胞质和马蹄形的细胞核,表达CD30抗原。常伴有t(2;5)(p23,q35),易位导致的间变性淋巴瘤激酶(anaplastic lymphoma kinase,ALK)基因异常表达与肿瘤的发生、生物学特性及患者的预后有明确的相关性。根据是否存在*ALK*基因的异常表达,将ALCL分为两个不同的疾病:ALK^+ ALCL和ALK^-ALCL。90%以上的儿童患者为ALK^+,而成人患者中仅40%~50%为ALK^+。ALK^+的患者预后较好。

二、原发部位分型

根据肿瘤原发部位的不同,可以分为PCNSL和SCNSL。

1. PCNSL 是原发于脑实质、脊髓、眼、脑神经以及脑膜的淋巴瘤等且不伴有外周侵犯的结外非霍奇金淋巴瘤,占中枢神经系统淋巴瘤的90%以上。

2. SCNSL 是系统性淋巴瘤起病时或病程中合并中枢神经系统侵犯,常继发于侵袭性较强的淋巴瘤,如淋巴母细胞性淋巴瘤、伯基特淋巴瘤、DLBCL等,而惰性淋巴瘤中枢神经系统侵犯的发生率极低。

三、侵犯组织部位分型

在没有免疫缺陷的患者中,有约70%表现为单发病灶,其余为多发。而在免疫缺陷的患者中,如AIDS、器官移植、长期服用免疫抑制药的患者等,多数患者为多发病灶。

1. **弥漫浸润型** 可为单发,也可为弥漫性多发病灶,多累及脑室及脑膜表面,累及胼胝体沿着中线分布是其特征。从好发部位上看,有85%位于幕上,15%位于幕下。在脑叶分布中,额叶病灶最多见,约占20%,其他依次为顶叶18%、颞叶15%、枕叶4%。其中累及包括丘脑、基底核、胼胝体的脑室周围病灶占全部患者的60%,累及胼胝体的中枢神经系统淋巴瘤以PCNSL最为多见。

2. **脑膜型** 仅有脑膜受累,没有脑实质及身体其他部位病灶,约占免疫功能正常患者的7%。通过临床诊断手段(脑脊液细胞学,增强MRI)及尸检发现,累及脑膜的PCNSL可达41%。

3. **眼内型** 较少见。可伴或不伴其他部位病灶,可侵犯玻璃体、视网膜、脉络膜或视神经,可见于10%~20%免疫功能正常的患者,后期多有颅内侵袭。

4. **脊髓型** 为最少见的类型,仅占PCNSL患者的1%,世界范围内,仅有不到20例的脊髓型PCNSL的文献报道。通常表现为髓内占位。目前认为有两种传播途径:直接由脑干下段播散及经脑脊液传播。

5. **其他少见特殊部位** 如颅骨淋巴瘤、MALT等,原发性颅骨淋巴瘤起源于骨髓淋巴组织,临床极为少见;继发者为骨外恶性淋巴瘤的骨转移和直接侵犯。MALT起源于黏膜相关的淋巴组织,多为惰性淋巴瘤,常伴有浆细胞分化,有时与脑膜瘤鉴别困难。

(杨传维)

参考文献

[1] BESSELL E M, DICKINSON P, DICKINSON S, et al. Increasing age at diagnosis and worsening renal function in patients with primary central nervous system lymphoma [J]. J Neurooncol, 2011, 104 (1): 191-193.

[2] VILLANO J L, KOSHY M, SHAIKH H, et al. Age, gender, and racial differences in incidence and survival in primary CNS lymphoma [J]. Br J Cancer, 2011, 105 (9): 1414-1418.

[3] BATAILLE B, DELWAIL V, MENET E, et al. Primary intracerebral malignant lymphoma: Report of 248 cases [J]. J Neurosurg, 2000, 92 (2): 261-266.

[4] CITTERIO G, RENI M, FERRERI A J. Present and future treatment options for primary CNS lymphoma [J]. Expert Opin Pharmacother, 2015, 16 (17): 2569-2579.

[5] FREEMAN L N, SCHACHAT A P, KNOX D L, et al. Clinical features, laboratory investigations, and survival in ocular reticulum cell sarcoma [J]. Ophthalmology, 1987, 94 (12): 1631-1639.

[6] FISCHER L, MARTUS P, WELLER M, et al. Meningeal dissemination in primary CNS lymphoma: prospective evaluation of 282 patients [J]. Neurology, 2008, 71 (14): 1102-1108.

[7] HALDORSEN I S, KRÅKENES J, GOPLEN A K, et al. AIDS-related primary central nervous system lymphoma: A Norwegian national survey 1989-2003 [J]. BMC Cancer, 2008, 8: 225.

[8] GUPTA N K, NOLAN A, OMURO A, et al. Long-term survival in AIDS-related primary central nervous system lymphoma [J]. Neuro Oncol, 2017, 19 (1): 99-108.

[9] NATIONAL COMPREHENSIVE CANCER NETWORK. Central Nervous System CancersVersion 3 [EB/OL].(2019-10-18)[2020-12-14]. https://www. nccn. org/patientresources/patient-resources/guidelines-for-patients.

[10] LOUIS D N, PERRY A, WESSELING P, et al. The 2021 WHO Classification of Tumors of the Central Nervous System: A summary [J]. Neuro Oncol, 2021, 23 (8): 1231-1251.

[11] ROBERT M, DANIEL H, SARAH C, et al. Guidelines on the diagnosis and management of adult patients with primary CNS lymphoma (PCNSL) and primary intra-ocular lymphoma (PIOL)[EB/OL]. British Committee for Standards in Haematology, 2009,(http://www. bcshguidelines. com/documents/PCNSL bcsh_2007. pdf).

[12] SIERRA DEL RIO M, ROUSSEAU A, SOUSSAIN C, et al. Primary CNS lymphoma in immunocompetent patients [J]. Oncologist, 2009, 14 (5): 526-539.

[13] HOCHBERG F H, BAEHRING J M, HOCHBERG E P. Primary CNS lymphoma [J]. Nat Clin Pract Neurol, 2007, 3 (1): 24-35.

[14] CAROLE S, KHE H X. Primary central nervous system lymphoma: An update [J]. Oncology, 2009, 21: 550-558.

[15] EICHLER A F, BATCHELOR T T. Primary central nervous system lymphoma: presentation, diagnosis and staging [J]. Neurosurg Focus, 2006, 21 (5): E15.

[16] JAFFE E S, HARRIS N L, STEIN H, et al. World Health Organization classification of tumors: Pathology and genetics: Tumors of haemopoietic and lymphoid tissues [M]. Lyon: IARC Press, 2008.

第三章
中枢神经系统淋巴瘤的影像学表现

第一节　中枢神经系统淋巴瘤 CT 和 MRI

原发中枢神经系统淋巴瘤（primary central nervous system lymphoma，PCNSL）单发占 65%，多发占 35%。PCNSL 的典型表现为脑内病变，额叶病变最常见，体积也最大。病变常累及脑室周围白质，约 50% 为双侧或跨越中线，25% 累及胼胝体。病变位于幕上占 70%，基底节占 13%~20%，幕下仅为 9%~13%，包括下丘脑、脑干、垂体柄等，脊髓更少，为 1%~2%。

一、传统影像学表现

PCNSL 的组织病理学特征之一是细胞密度高，细胞排列紧密，细胞核质比大。在影像学上，表现为 CT 高密度。在化疗前，钙化、出血罕见，但在放化疗后出现的概率增加。

计算机断层扫描（computed tomography，CT）多为高密度肿块，明显强化，也可为低或等密度，易误诊为梗死、脱髓鞘及脑软化（图 3-1-1）。

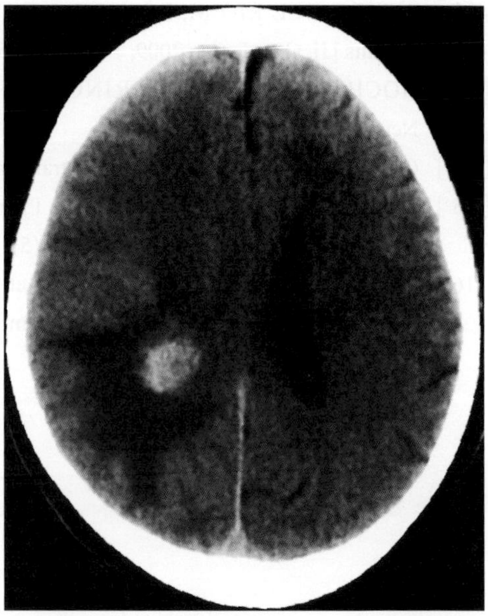

图 3-1-1　右侧脑室体部后上方淋巴瘤
CT 轴位示右侧脑室体部后上方类圆形高密度影，轴位可见明显水肿。

磁共振成像（magnetic resonance imaging，MRI）：典型表现为脑室周围的病变，相比于脑灰质，在 T1 加权像（T1 weighted image，T1WI）上，病变多为等、低信号；在 T2 加权像（T2 weighted image，T2WI）上信号多变，可为略高、等或低信号。病变边界清晰，伴有中度或重度瘤周水肿，通常均匀强化（图 3-1-2）。对于免疫功能正常的患者，环形强化伴坏死的概率为 4%~11%；对于免疫缺陷的患者，环形强化较常见，多达 75%。可有软脑膜强化(表 3-1-1)。95% 的病变累及脑脊液表面(脑室或软脑膜)，是 PCNSL 较为可靠的特征之一。

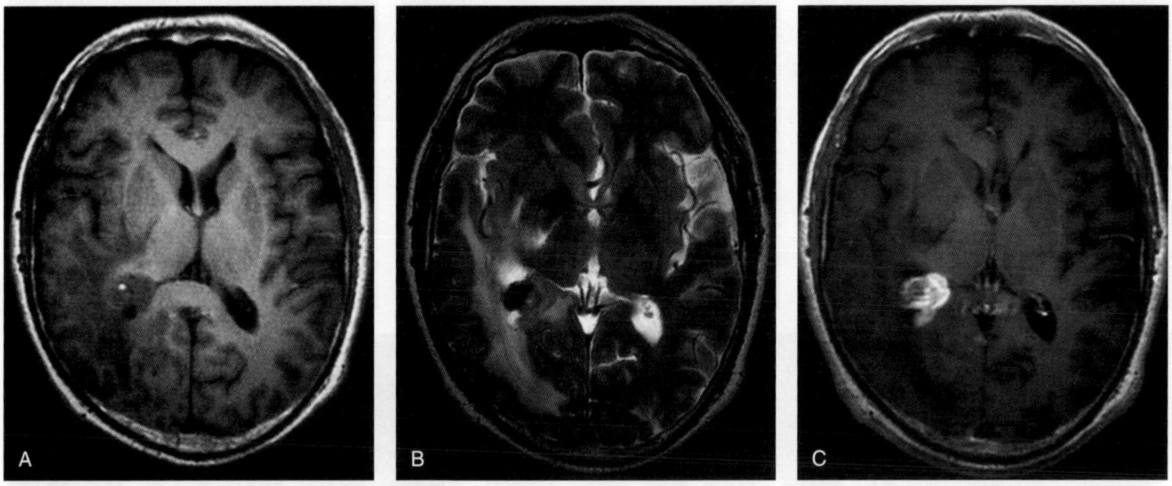

图 3-1-2　右侧脑室三角区内后方淋巴瘤

A. 轴位 T1WI 示右侧脑室颞角周围结节状等信号灶，内见点状高信号；B. T2WI 示病变部分呈低、略高信号改变，右侧脑室颞角受压变形，周围脑组织明显水肿；C. 增强扫描，病变明显强化，信号不均匀。

表 3-1-1　原发中枢神经系统淋巴瘤的 MRI 特征

常见征象	少见征象	罕见征象
单发或多发强化灶	坏死	钙化
软脑膜受累	环形强化	出血
明显均匀强化	单发的幕下病变	无弥散受限
胼胝体受累	脑膜强化	无强化
明显的瘤周水肿		
明显的弥散受限		

需鉴别的病变：胶质瘤、转移瘤、脱髓鞘假瘤、脓肿、急性缺血、弓形虫病等。胼胝体和脑室周围的淋巴瘤似“蝶翼样胶质瘤”和脱髓鞘，鉴别诊断时尤其需要注意。

二、功能影像学表现

弥散加权像(diffusion weighted imaging，DWI)，病变通常弥散受限(>95%)，少数无弥散受限，尤其是治疗后。灌注加权成像(perfusion weighted imaging，PWI)，淋巴瘤的局部脑血容量(region cerebral blood volume，rCBV)低于高级别胶质瘤和转移瘤，因为淋巴瘤内无肿瘤血管形成(图 3-1-3)。磁共振波谱(magnetic resonance spectrum，MRS)的特异性表现是出现脂质峰。

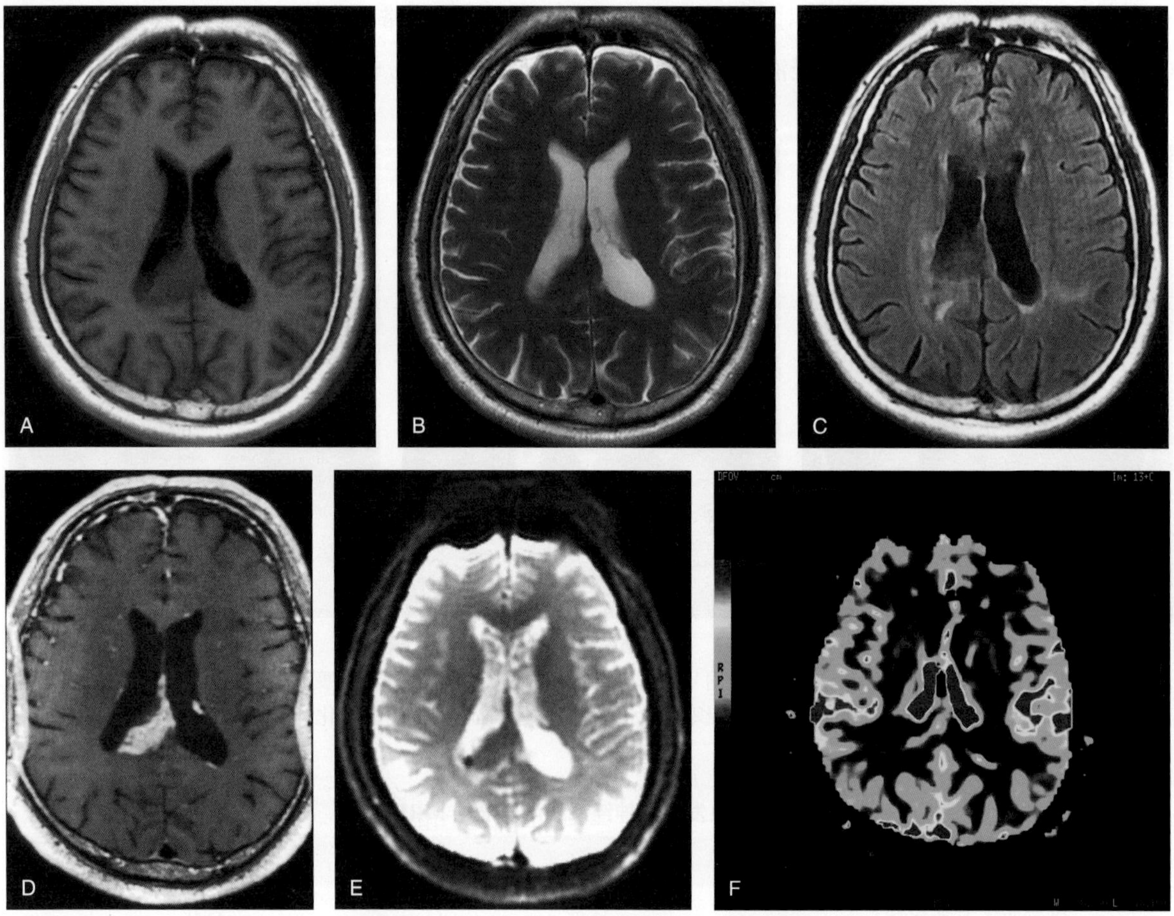

图 3-1-3 透明隔及右侧脑室体部后方淋巴瘤

A. 轴位 T1WI 示透明隔后部及右侧脑室体部后方条形低信号；B. T2WI 示病变为等信号；C. FLAIR 序列病变为等、高信号；D. 增强扫描，病变不均匀明显强化；E. ADC 示病变为稍低信号；F.PWI 示病变 rCBV 无升高。

病例：患者男性，36 岁，汉族，北京市平谷区居民，因“间断性头痛近 2 个月”于 2018 年 2 月 28 日就诊，遂行脑部 MRI 检查(图 3-1-4)。既往身体健康，经手术活检确诊为 B 细胞源性非霍奇金淋巴瘤。

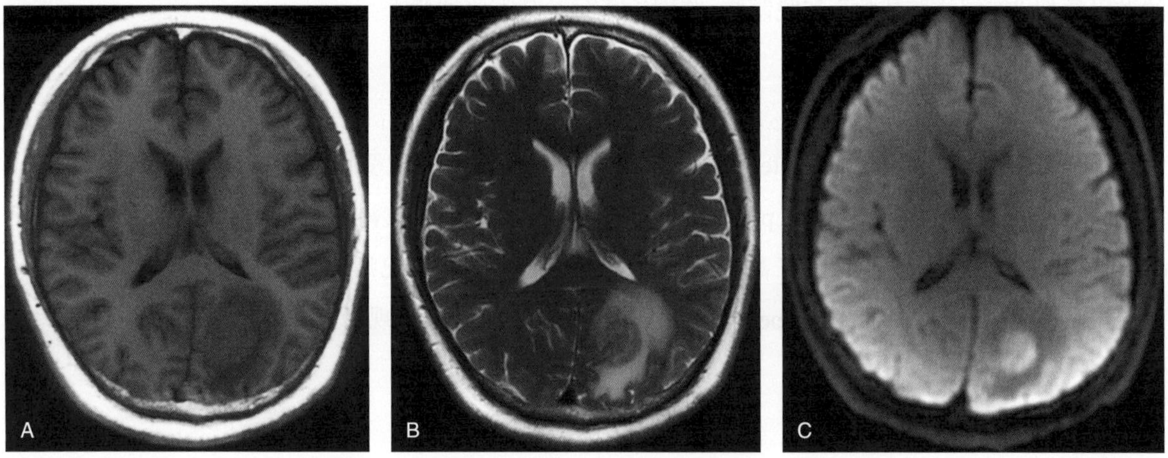

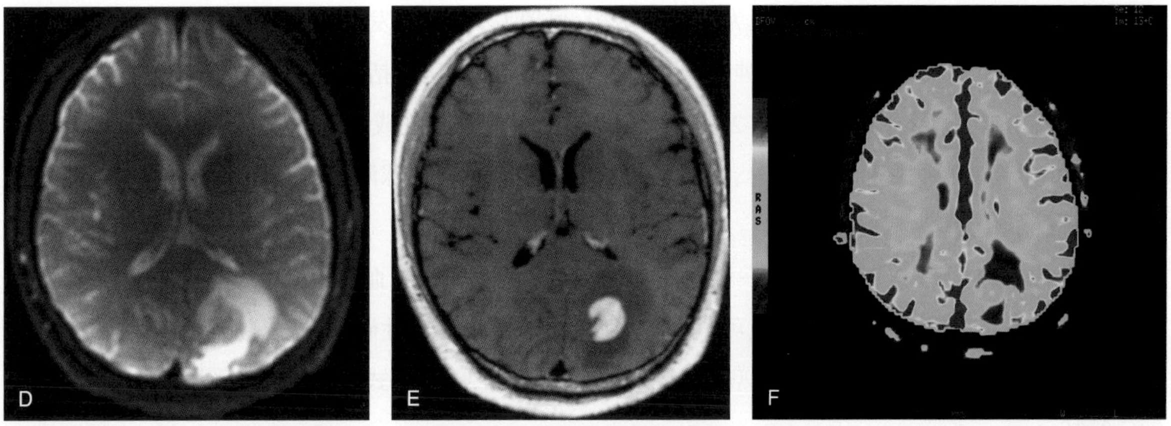

图 3-1-4　脑部 MRI 检查结果

A. 轴位 T1WI 示左枕叶类圆形稍低信号影；B. 轴位 T2WI 示病变呈等信号影，周围可见水肿；C. DWI 示左枕叶病变为高信号；D. ADC 示病变为稍高信号；E. 增强扫描示左枕叶病变明显强化；F. PWI 示左枕叶病变 rCBV 降低。

三、少见 / 特殊类型淋巴瘤的影像学表现

当淋巴瘤在增强扫描后仅表现为外周强化时，影像学诊断很困难，难与其他病变相鉴别，如脑弓形虫病、进行性多灶性脑白质病等（如图 3-1-5 所示）。特殊的成像方法有助于诊断，如单光子发射计算机断层成像（single photon emission computed tomography，SPECT），^{201} 铊摄取增加有助于淋巴瘤与脑感染性病变相鉴别。

淋巴瘤也可表现为播散性病灶而非局限性肿块，这种情况约占 PCNSL 的 7%。播散病灶可位于额叶、颞叶或基底核，沿脑室边缘分布，增强后呈多发点片状强化，水肿或占位效应较轻或没有。

16%~41% 的 PCNSL 表现为软脑膜病灶，影像学上呈结节状、非对称性脑沟内或小叶强化。由于重力作用，此种软脑膜病变多位于躯体尾侧，如颅后窝、低位脊髓及脊髓圆锥。软脑膜淋巴瘤早期可仅表现为 FLAIR 序列上脑沟内高信号，这种表现为非特异性，难与蛛网膜下腔出血或感染鉴别。在增强扫描图像上表现为弥漫性、非结节状强化时，需要与麻醉相关的血管改变、感染和血管充血相鉴别。

原发硬膜淋巴瘤是 PCNSL 的罕见表现之一，可见于硬脑膜或硬脊膜，占该病的 2.4% 左右，以中年女性多见，单发与多发各占 50%。最常见的部位是大脑凸面，影像学表现似脑膜瘤，如 CT 为高密度、骨质增生、破坏，周围有血管源性水肿；增强后病变强化，可见硬膜尾征。

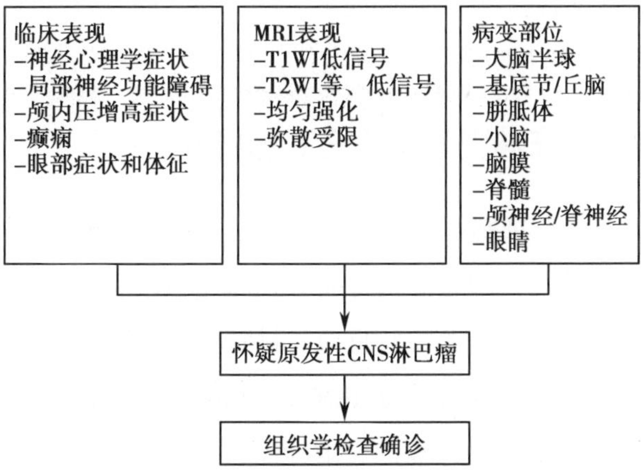

图 3-1-5　少见 / 特殊类型 CNS 淋巴瘤诊断流程

PCNSL 另一罕见表现是仅表现为脑神经增粗，可单发，也可多发，增强扫描可见增粗的脑神经有强化。当淋巴瘤仅表现为单发的脑神经增粗时，需要鉴别的疾病包括Ⅰ型神经纤维瘤病、神经系统结节病、淀粉样神经病及神经梅毒等。20% 的 PCNSL 可表现为眼眶或眼球受累，在 MRI 或 CT 图像上容易漏诊，尤其是当病变位于眼球内、无明显的软组织肿块时。眼球淋巴瘤在影像学上常表现为玻璃体或视神经受侵，多为双侧。

血管内淋巴瘤是 PCNSL 的另一种罕见形式，系淋巴瘤细胞在血管腔内增生所致。当淋巴瘤仅累及脑组织的小血管时，在影像学上可表现为血管炎、脑炎或多发性硬化，容易误诊。

出血性病变是 PCNSL 的不典型表现形式之一，最常见的形式为肿瘤内小出血灶，占该病的 7%~21%。

PCNSL 其他罕见表现包括仅表现为慢性硬膜下血肿并钙化，无脑组织内病变或仅表现为白质内片状长 T1、长 T2 信号，边缘模糊，周围无水肿，增强后无强化，类似于常见的缺血性脱髓鞘病变等。

（陈绪珠）

第二节　中枢神经系统淋巴瘤的 PET

相比于 CT 和 MRI，正电子发射计算机断层显像（positron emission computed tomography，PET）有以下优点。①灵敏度高：PET 是一种反映分子代谢的显像，恶性肿瘤细胞的代谢率明显高于正常细胞，当疾病早期处于分子水平变化阶段，病变区的形态结构尚未呈现异常，MRI、CT 检查还不能明确诊断时，PET 检查即可发现病灶所在，并可获得三维影像，还能进行定量分析，达到早期诊断；②特异性高：MRI、CT 检查发现占位，往往难以判断良恶性，但 PET 检查可以根据恶性肿瘤高代谢的特点而出诊断；③安全性好：PET 检查需要的核素有一定的放射性，但所用核素量很少，而且半衰期很短（短的在 12min 左右，长的在 120min 左右），经过物理衰减和生物代谢两方面作用，在受检者体内存留时间很短，一次 PET 全身检查的放射线照射剂量远远小于一个部位的常规 CT 检查。PET 在检测中枢神经系统外的淋巴瘤病变时可能比胸部 / 腹部 / 骨盆 CT 更敏感。

PET 通常与 CT 或 MRI 结合，以达到功能与解剖图像融合的目的，可以用于肿瘤的临床分期、早期诊断、复发、治疗疗效和预后的判断，协助穿刺定位，制订肿瘤放射治疗的生物靶区。

一、原发中枢神经系统淋巴瘤的 PET 影像学

（一）中枢神经系统弥漫大 B 细胞淋巴瘤

PCNSL 中绝大部分为弥漫大 B 细胞淋巴瘤（diffuse large B cell lymphoma，DLBCL）。PET/CT 有助于判断全身淋巴瘤的分期、预后和监测治疗反应。最常见的放射性药物是葡萄糖类似物 ^{18}氟标记的氟代脱氧葡萄糖（^{18}F-Fluorodeoxyglucose，^{18}F-FDG）。据报道其对脑内淋巴瘤的灵敏度为 87%，对脊髓淋巴瘤的灵敏度为 80%，但对眼眶淋巴瘤的灵敏度仅为 20%。存活的肿瘤细胞和肿瘤相关大噬菌体对 ^{18}F-FDG 的不均匀摄取提示许多淋巴瘤在 PET 上表现出放射性摄取增高。虽然 PET/CT 常用

于制订临床治疗决策，但由于正常脑组织的放射性摄取本底较高，PET/CT 对于初始表现为低代谢的淋巴瘤和治疗后摄取较低的残留淋巴瘤组织的评估通常比较困难。

1. ^{18}F-FDG PET/CT **表现**　大多数 PCNSL 整体呈均匀的放射性摄取增高，摄取程度明显高于正常脑皮质。中枢神经系统淋巴瘤也可表现为脑内多发病灶。当出现多发病灶时，不同病灶之间放射性摄取程度较接近，而病灶体积对放射性摄取程度无明显影响。

病例 1：患者既往身体健康，20d 前无明显诱因出现右下肢无力，脑 MRI 检查示左侧额顶叶占位，淋巴瘤可能性大。为进一步明确病变性质行 PET/CT 检查（图 3-2-1）。

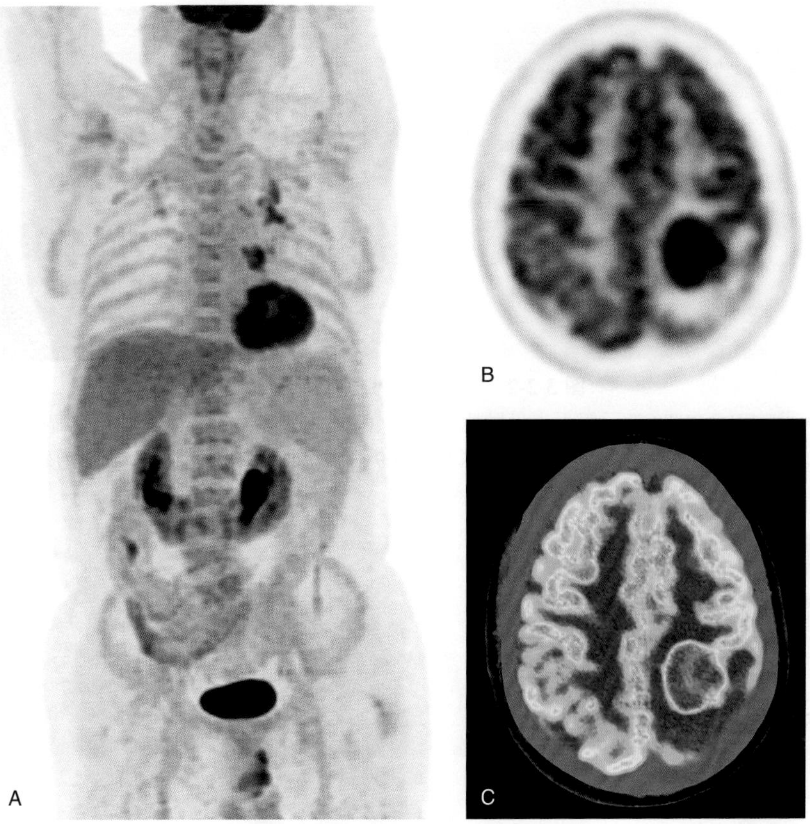

图 3-2-1　^{18}F-FDG PET/CT 检查结果

A. ^{18}F-FDG PET/CT 示躯干未见肿瘤征象；B、C. 左侧额顶叶呈明显均匀放射性摄取增高，SUV_{max} 为 23.0，正常脑灰质约为 10.8。

病例 2：患者 2 个月前无明显诱因出现无力。1 个月前行脑 MRI 检查示颅内多发异常强化灶。脑脊液检查可见淋巴样细胞。肿瘤标志物中仅 NSE 略升高。为明确病变性质行 PET/CT 检查（图 3-2-2）。

2. ^{11}C- **蛋氨酸** PET/CT **表现**　由于正常脑组织在 ^{18}F-FDG PET/CT 中放射性摄取较强，容易掩盖肿瘤的表现，导致误诊、漏诊。结合肿瘤的代谢特点，^{11}C- 蛋氨酸成为目前最常用的氨基酸类显示剂，它能够在活体状态下反映氨基酸的转运、代谢和蛋白质的合成。在正常脑组织中的摄取明显低于 ^{18}F-FDG，可以更好地显示脑肿瘤。

病例 3：患者既往体健，无肿瘤、肝炎及结核病史，4 个月前无明显诱因出现头痛，对症治疗后好转。20d 前患者再次出现头痛、视物模糊、左侧肢体无力。头部 MRI 提示脑干占位。为明确全身情况行 PET/CT 检查（图 3-2-3）。

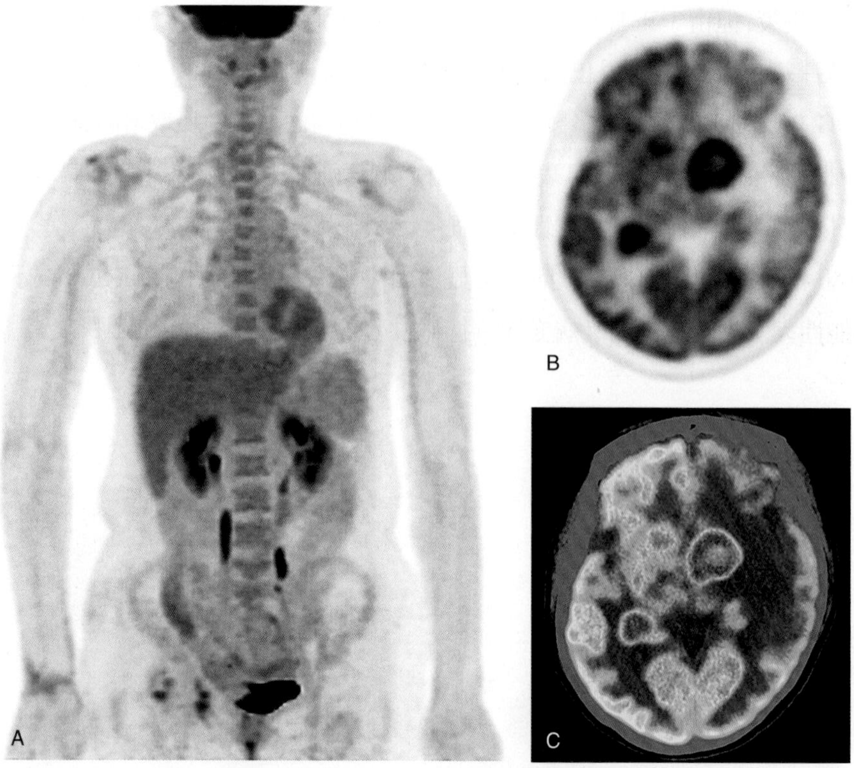

图 3-2-2 ^{18}F-FDG PET/CT 检查结果

A. ^{18}F-FDG PET/CT 示躯干未见肿瘤征象；B、C. 脑内多发淋巴瘤病灶均呈明显放射性摄取增高，SUV_{max} 为 19.9（左侧基底核区）和 17.9（右侧脑室三角区旁），正常脑灰质约为 11.3。

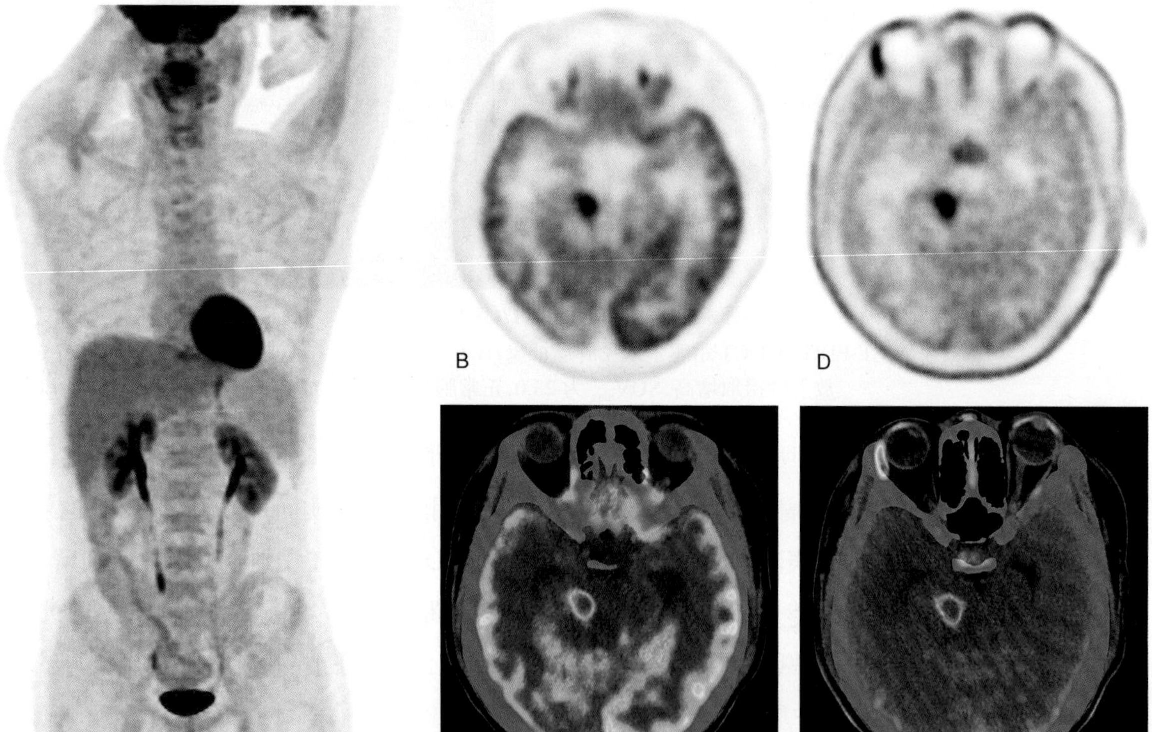

图 3-2-3 ^{18}F-FDG PET/CT 检查结果

A. ^{18}F-FDG PET/CT 示躯干未见肿瘤征象；B、C. 肿瘤位于脑干右侧，SUV_{max} 为 21.0，正常脑灰质约为 12.3；D、E. ^{11}C- 蛋氨酸 PET/CT 示肿瘤呈明显放射性摄取增高，SUV_{max} 为 5.7，正常脑灰质约为 1.2。

病例 4：患者因头晕行 MRI 示右侧顶叶及左侧小脑半球占位，肿瘤性病变可能大。增强 MRI 示左侧小脑半球占位，结合 MRS 表现，不除外淋巴瘤可能。为进一步明确肿瘤性质行 PET/CT 检查（图 3-2-4）。

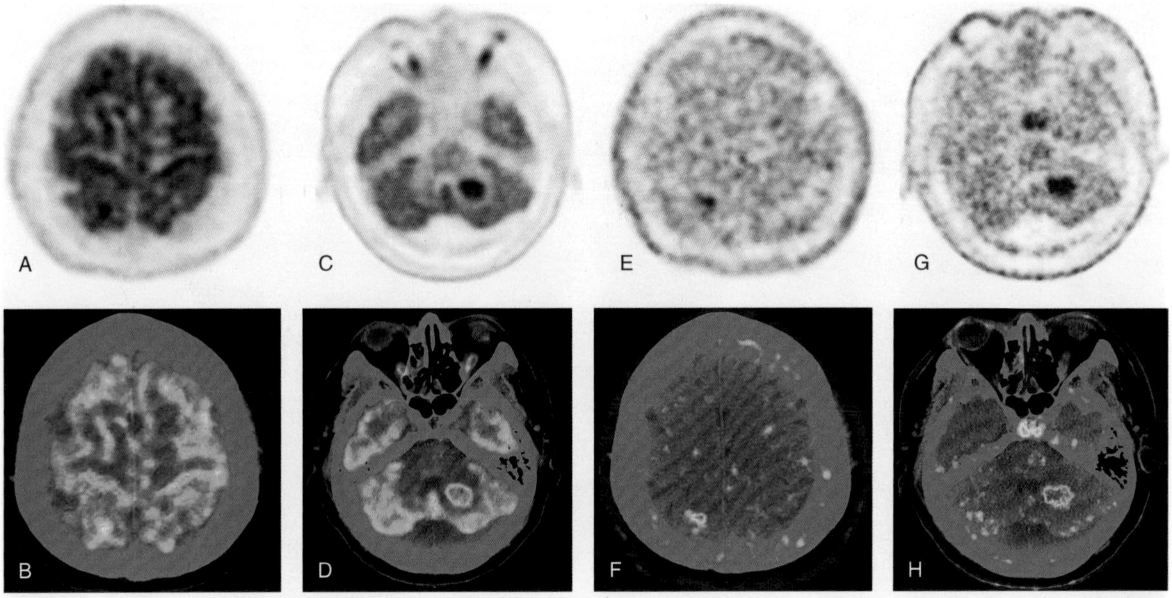

图 3-2-4　PET/CT 检查结果

^{18}F-FDG PET/CT 示肿瘤放射性摄取不同程度增高，（A、B）右侧顶叶病灶 SUV_{max} 为 9.0，（C、D）左侧小脑半球病灶 SUV_{max} 为 13.8，正常脑灰质约为 7.8。^{11}C- 蛋氨酸 PET/CT 示病灶呈不同程度放射性摄取增高，（E、F）右侧顶叶病灶 SUV_{max} 为 4.6，（G、H）左侧小脑半球病灶 SUV_{max} 为 6.8，正常脑灰质约为 1.5。

3. **^{18}F-FDG PET/MRI 表现**　与 PET/CT 相比，PET/MRI 有以下优点：①近乎零辐射；②分辨率高，图像质量高，提供更多的软组织参数信息；③能够提供更多的功能信息，如血流、分布、灌注、局部生化、代谢状态及氧消耗等；④可筛查出直径 1~2mm 的肿瘤。但是 PET/MRI 也有一些不足：①应用不如 PET/CT 普遍，且价格昂贵；②扫描时间长，平均 1~2h，患者自主或不自主的移动会造成图像失真；③ PET/CT 无绝对禁忌证，PET/MRI 的禁忌证包括体内植入心脏起搏器、神经刺激器、人工耳蜗等的患者，体内有金属异物者，高热患者。

病例 5：患者行动不利 1 周，行头颅 MRI 检查示双侧额叶及胼胝体多发占位性病变，考虑转移瘤可能。为明确病变性质行 PET/MRI 检查（图 3-2-5）。

病例 6：患者 1 个月前无明显诱因出现头痛、恶心、呕吐、意识模糊。行头颅 MRI 示右侧基底核区右侧大脑脚异常信号。穿刺活检病理确诊为弥漫大 B 细胞淋巴瘤。为评估脑内病灶情况行 PET/MRI 检查（图 3-2-6）。

（二）免疫缺陷相关的中枢神经系统淋巴瘤

免疫缺陷患者中枢神经系统淋巴瘤好发于脑内不典型部位，其 ^{18}F-FDG PET/CT 表现如下。

病例 7：患者因“头晕 9 个月，发作性意识障碍 5 个月，反应迟钝、记忆力减退 4 个月”入院。入院前 5 个月患者曾于外院就诊，诊断为脑炎，行激素 + 抗病毒治疗，具体不详。外院脑脊液示：抗 HSV-IgM 弱阳性，抗柯萨奇 B 组 -IgM 弱阳性，墨汁抗酸染色阴性，未见真菌、细菌及肿瘤细胞。风湿免疫谱阴性，抗神经元抗原谱抗体阴性，脑电图未见异常。入院后脑脊液脱髓鞘组套结果：抗 MBP

抗体阳性，抗 AQP4 抗体及抗 MOG 抗体阴性。脑脊液病毒检测：CMV-IgG 阳性。血病毒 HSV-1/EBV/CMV-IgG 阳性。脑 MRI 示右侧颞叶皮质及皮质下白质、小脑蚓部、左侧小脑半球多发异常信号，为进一步明确病变性质行 PET/CT 检查（图 3-2-7）。

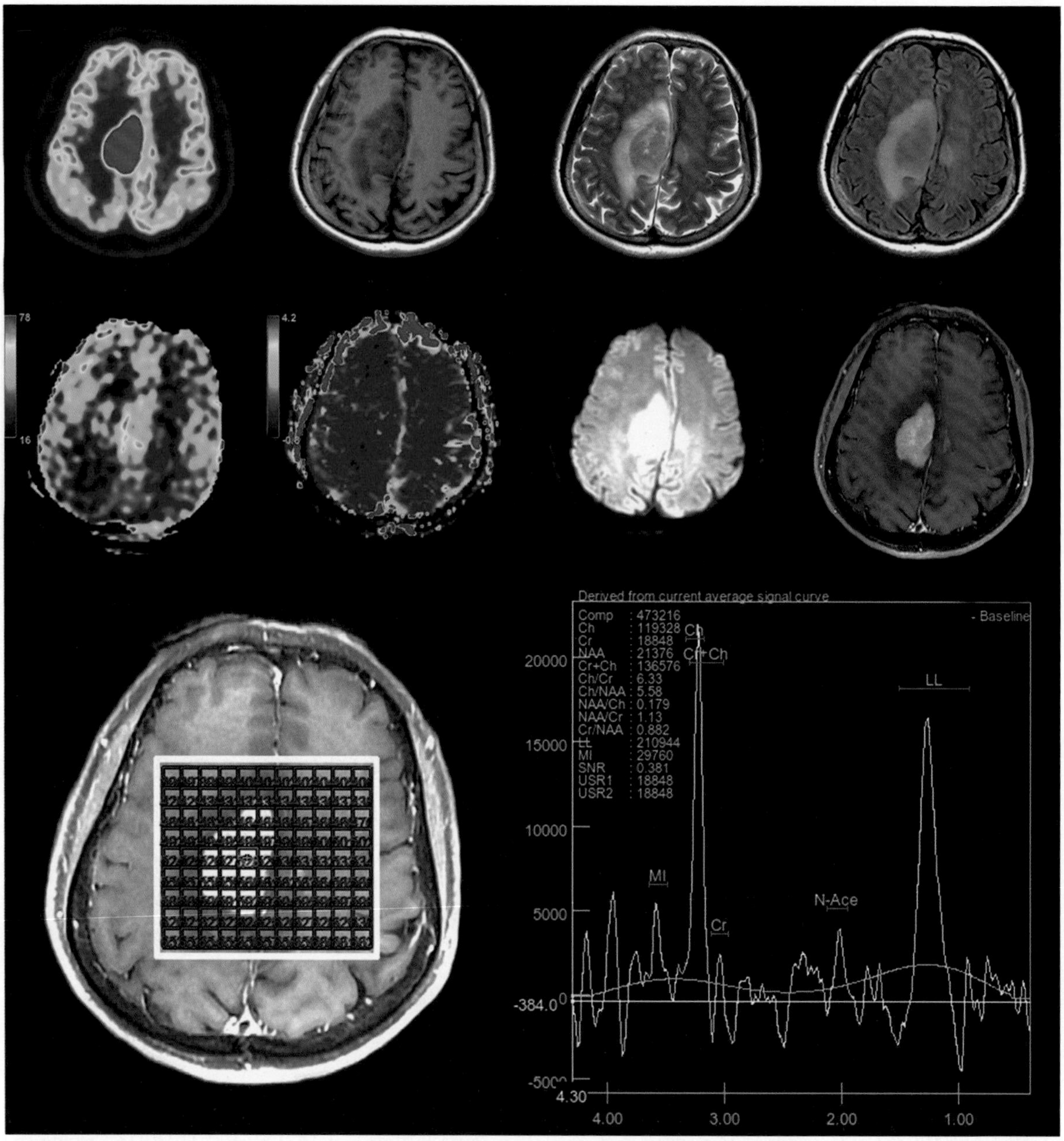

图 3-2-5 ^{18}F-FDG PET/MRI 检查结果

^{18}F-FDG PET/MRI 示右侧额顶叶见团块灶，呈等长 T1 等长 T2 信号，FLAIR 序列上病灶呈等 - 稍高信号。DWI 序列上病灶呈弥散受限。ALS 及 PWI 序列示 CBF 不均匀升高，rCBV 未见明显增高。MRS 示病灶内 Cho 峰升高，NAA 峰降低，Cho/NAA 值约 4.21。增强扫描示病灶呈明显均匀强化。^{18}F-FDG 脑显像示病灶放射性摄取明显异常增高，SUV_{max} 为 45.2。

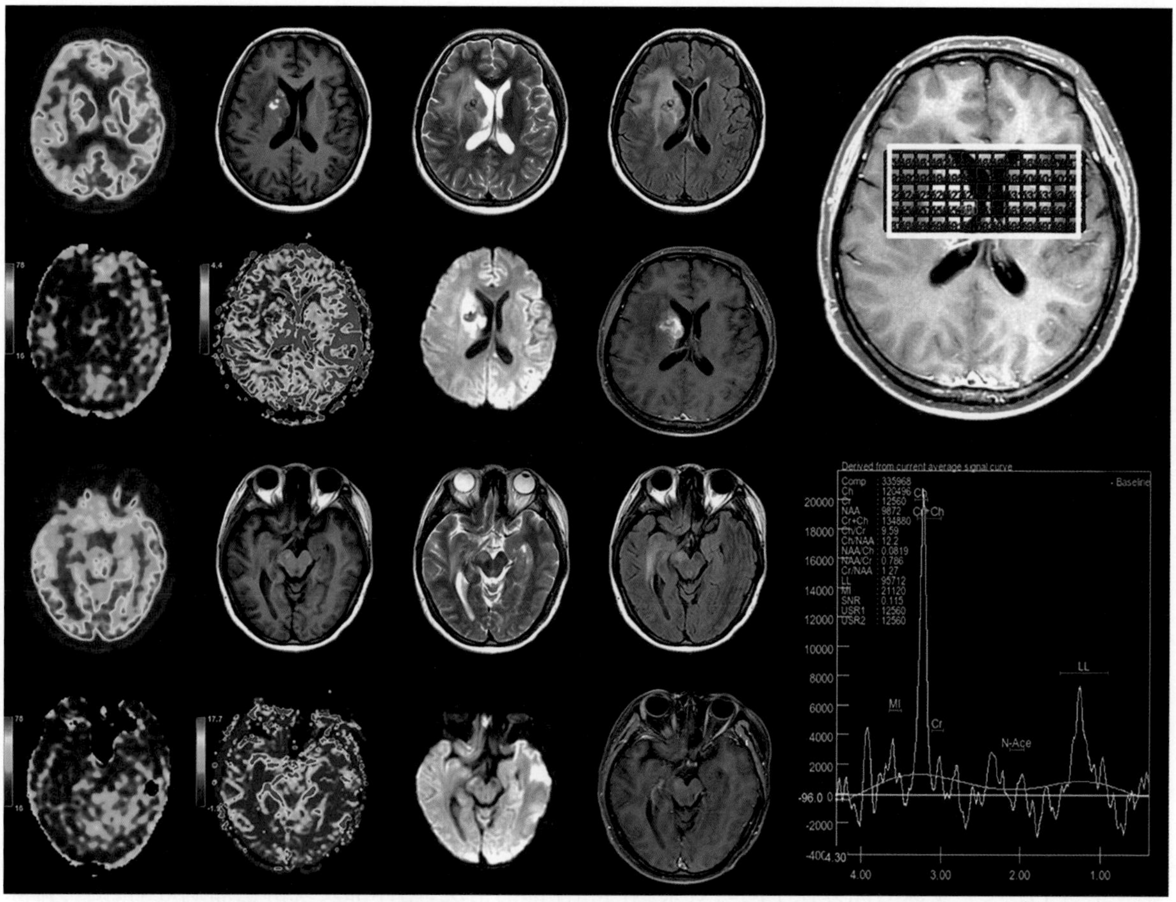

图 3-2-6　^{18}F-FDG PET/MRI 检查结果

^{18}F-FDG PET/MRI 示右侧基底核区及右侧大脑脚见多发不规则团块状混杂 T1 混杂 T2 信号影，FLAIR 序列上呈高信号，DWI 序列上可见病灶呈弥散受限信号。ASL 及 PWI 序列示 CBF 及 rCBV 稍升高。MRS 示病灶 Cho 峰异常升高，NAA 峰下降，Cho/NAA 约 13.7。增强扫描示病灶呈不均匀明显强化。^{18}F-FDG 示病灶放射性摄取不同程度异常增高，SUV_{max} 为 13.6。

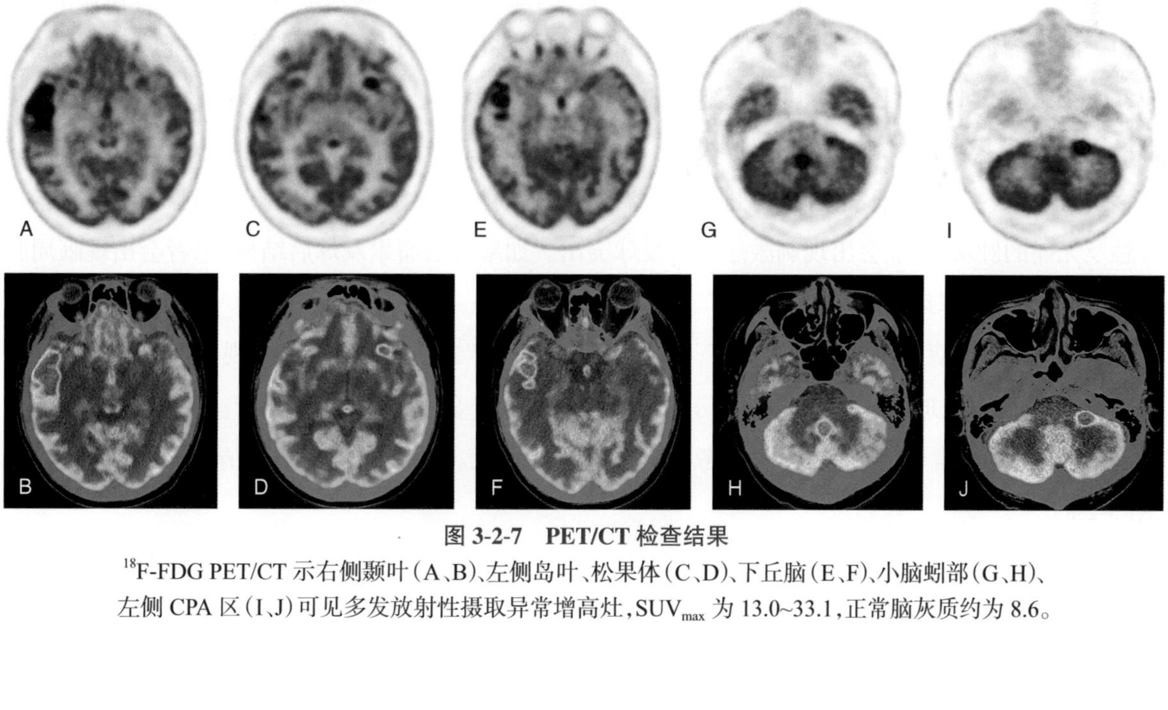

图 3-2-7　PET/CT 检查结果

^{18}F-FDG PET/CT 示右侧颞叶（A、B）、左侧岛叶、松果体（C、D）、下丘脑（E、F）、小脑蚓部（G、H）、左侧 CPA 区（I、J）可见多发放射性摄取异常增高灶，SUV_{max} 为 13.0~33.1，正常脑灰质约为 8.6。

二、继发性神经系统淋巴瘤的 PET 影像学

继发中枢神经系统淋巴瘤(secondary central nervous system lymphoma,SCNSL)即系统性淋巴瘤侵犯中枢神经系统,预后极差,患者中位总生存期为 1~4 个月。SCNSL 的发生与淋巴瘤原发部位的分期、肿瘤病理类型有关,其中伯基特淋巴瘤和淋巴母细胞性淋巴瘤较易侵犯中枢神经系统。原发于骨髓、鼻窦旁、乳腺和睾丸的淋巴瘤,尤其是原发于睾丸的淋巴瘤,较易出现神经系统侵犯。患者多为男性,中年群体中发病率较高。若患者有获得性免疫缺陷综合征史,则发病年龄更趋向于年轻化。

目前 SCNSL 诊断主要依靠活检手术、病史、中枢神经系统受累相关的临床表现和脑脊液中找到肿瘤细胞。SCNSL 通常起病急、发展快,临床症状表现为神经功能受损,包括头痛、头晕、眼睑下垂等;情志改变,包括难以控制的焦虑、失眠、幻听等。随着病程的进展,部分患者会出现癫痫等症状,病情越严重,发作频率越高、持续时间越长。

与 PCNSL 相比,SCNSL 更易发生于浅部脑实质、脑膜、脊膜和脑室当中,因为这些部位血管分布比较丰富。脑实质深部侵犯少见。继发性肿瘤多通过血循环进入颅内,多好发于血管分布丰富的区域,倾向于多发,在颅内分布较分散,而且更易出现脑膜、脑神经和脊髓受累。SCNSL 多表现为 ^{18}F-FDG 高代谢,代谢特征与 PCNSL 鉴别困难。SCNSL 与 PCNSL 的 CT 表现类似,为结节状、团块状等密度影或稍高密度影,增强扫描呈明显强化,但大多数病灶无瘤周水肿,占位效应不明显。全身 PET/CT 显像的优势在于同时观察脑内和体部的情况,当体部发现淋巴瘤病灶时,则可排除 PCNSL。

三、特殊神经系统淋巴瘤的 PET/CT 影像学

1. 眼淋巴瘤 原发性眼眶淋巴瘤比较罕见,最常见的原发性眼眶淋巴瘤是非霍奇金淋巴瘤,占所有非霍奇金淋巴瘤的 1% 以下,老年人群中最常见,是 60 岁以上成人最常见的原发性眼眶肿瘤。眼相关淋巴瘤最常见的淋巴瘤亚型是 B 细胞起源,包括淋巴结外边缘区 B 细胞淋巴瘤、滤泡性淋巴瘤、DLBCL 和套细胞淋巴瘤。其中 T 细胞和 NK 细胞淋巴瘤很少作为眼眶内的原发肿瘤出现。眼眶淋巴瘤的症状通常由肿瘤所在部位决定。如果疾病局限于结膜,患者通常会出现无痛的"肉质"斑,症状很轻微,但患者通常会出现结膜水肿、溢泪、视物模糊和上睑下垂。眼睑和泪腺淋巴瘤患者常可触及无痛的肿块,可能会出现刺激症状和眼球突出。如果淋巴瘤累及球后结构,患者会出现眶周肿胀、眼球突出和眼球运动障碍。

病例 8:患者双眼葡萄膜病史 1 年,病情反复。2016 年 2 月开始出现双眼视力下降,左侧显著。2017 年 5 月行左眼玻璃体切除。右眼房水病理提示非霍奇金淋巴瘤,后行化疗。脑 MRI 示左侧额叶、右侧额顶叶异常信号影,结合病史考虑淋巴瘤可能性大。为明确全身病变情况行 PET/CT 检查(图 3-2-8)。

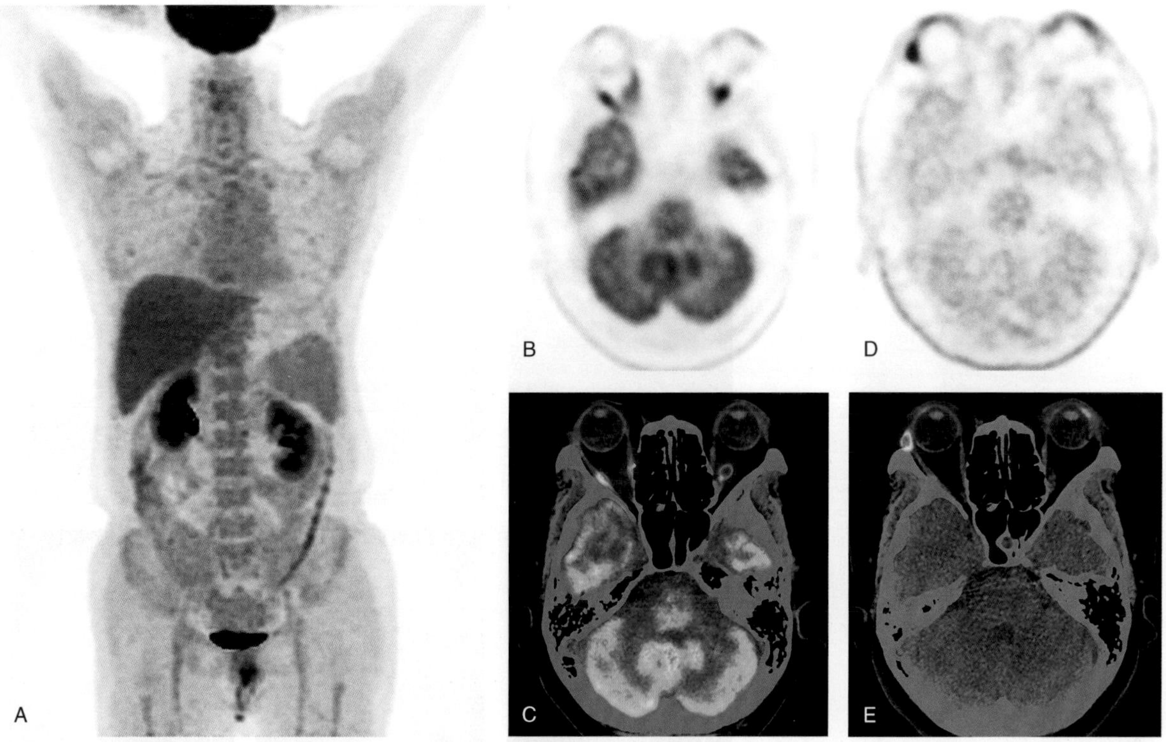

图 3-2-8　PET/CT 检查结果

^{18}F-FDG PET/CT 示躯干（A）未见肿瘤征象，左侧眼球前部软组织（B、C）放射性摄取稍增高，SUV_{max} 为 3.8，正常脑灰质为 9.9。^{11}C- 蛋氨酸 PET/CT（D、E）示双侧眼球前部软组织放射性摄取增高，SUV_{max} 为 3.6，脑灰质为 1.7。

2. **颅骨淋巴瘤**　累及中央颅骨的淋巴瘤在成人和儿童中很少见，通常与脊索瘤、横纹肌肉瘤、恶性肿瘤等其他肿瘤表现类似，对中央颅底淋巴瘤的诊断仍比较困难。颅底淋巴瘤被描述为非典型脑内淋巴瘤。在儿童或成人中，颅底病变很少由中枢神经系统淋巴瘤引起。尽管近年来恶性颅底淋巴瘤的报告数量有所增加，但总体病例数量仍较少。早期诊断和治疗对淋巴瘤患者的生存至关重要。在儿童中，累及中央颅底的淋巴瘤应与其他实体瘤（如脑膜瘤或脊索瘤）相鉴别。但是，有时很难区分淋巴瘤和其他肿瘤，在颅底中央病变鉴别诊断方面，还应考虑垂体腺瘤。

病例 9：患者 2 个月前出现右侧面瘫，诊断为面神经炎，行针灸后好转。后出现左侧眼睑下垂及复视。1 个月前出现头痛、发热，后出现口角及舌歪斜、眼睑下垂、吞咽困难、口周麻木、眼球活动受限。头颅 MRI 示硬脑膜增厚并异常强化，双侧额顶皮质下缺血性脱髓鞘改变。血清 NSE 为 20.46ng/ml（0~13）。为进一步明确病变性质行 PET/CT 检查（图 3-2-9）。

3. **脑神经淋巴瘤**　除了视神经受累外，脑神经淋巴瘤非常罕见。淋巴瘤浸润周围神经系统被称为“神经淋巴瘤病”。早期脑神经原发性神经淋巴瘤病很难根据影像学诊断，容易被误诊。如果治疗后症状没有改善，有必要定期进行影像学追踪评估。到目前为止，文献报道中仅有不到 10 例脑神经原发性神经淋巴瘤病，均经脑神经活检和组织病理学诊断证实，其中包括动眼神经、面神经及三叉神经，累及视神经的神经淋巴瘤病报道很少。

病例 10：患者 7 个月前出现发热伴嗜睡，后出现反应迟钝伴记忆力减退及肢体无力，近 1 个月生活不能自理。血清神经元抗原抗体谱未见异常；血清及脑脊液自身免疫抗体阴性。脑 MRI 示左侧基底核区斑片状异常信号伴强化。为明确颅内病变性质并了解全身情况行 PET/CT 检查（图 3-2-10）。

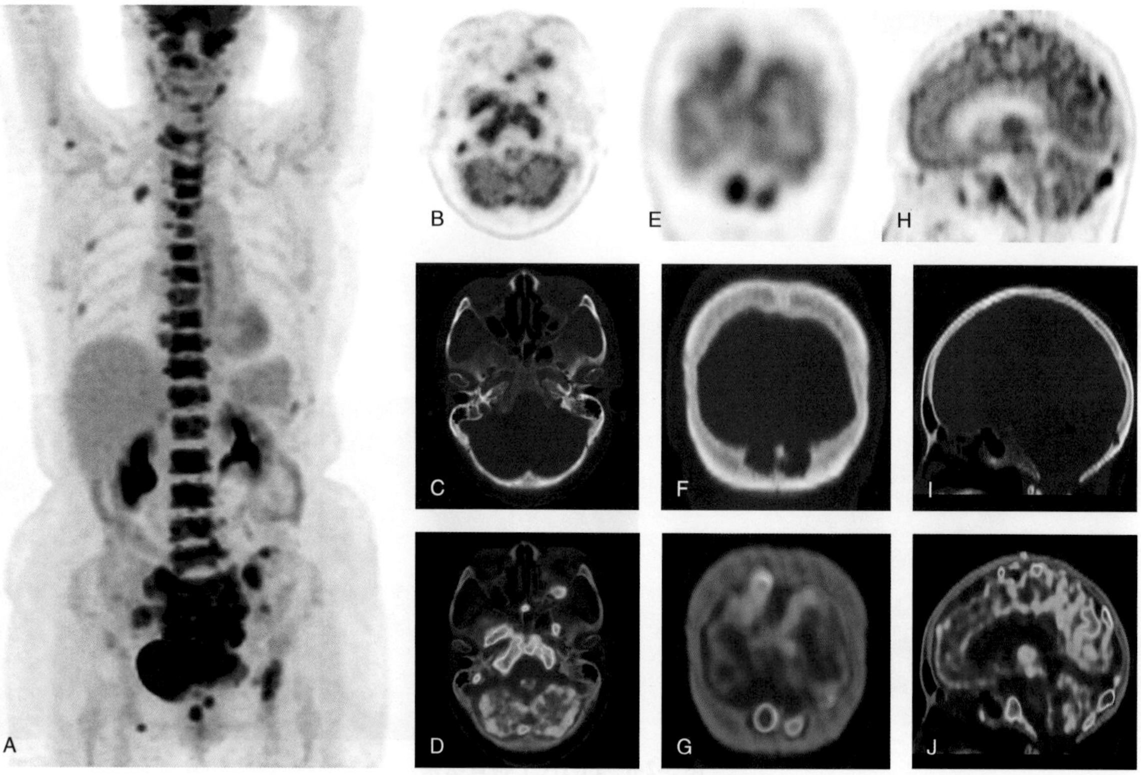

图 3-2-9　^{18}F-FDG PET/CT 检查结果

^{18}F-FDG PET/CT 示躯干骨（A）及颅骨（B-J）多发代谢异常增高灶，SUV_{max} 为 9.0~20.5，正常脑灰质为 8.0。

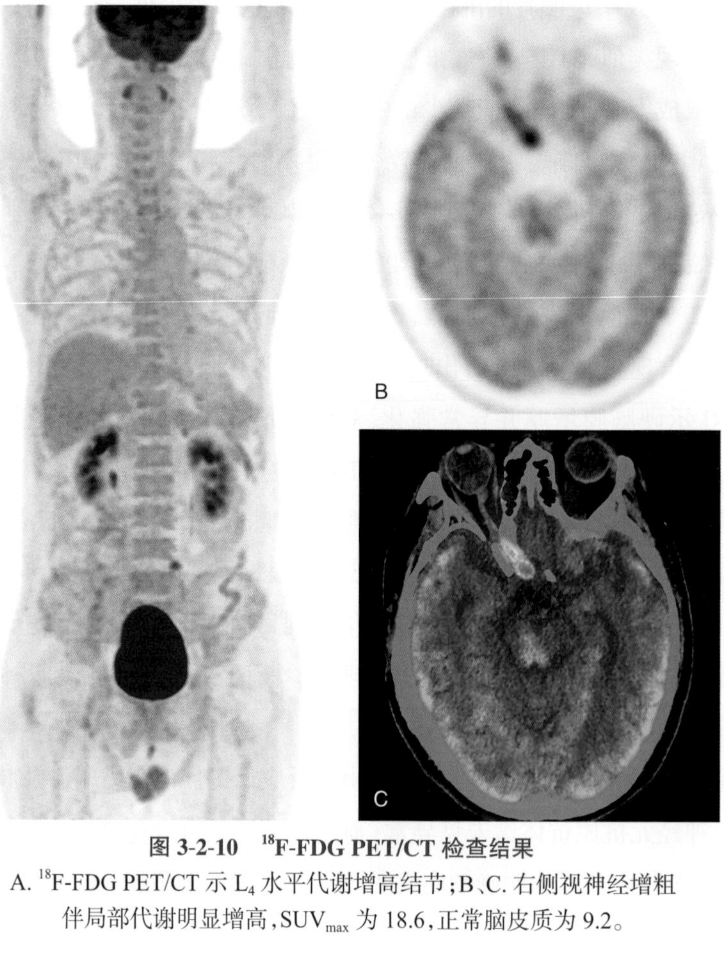

图 3-2-10　^{18}F-FDG PET/CT 检查结果

A. ^{18}F-FDG PET/CT 示 L_4 水平代谢增高结节；B、C. 右侧视神经增粗伴局部代谢明显增高，SUV_{max} 为 18.6，正常脑皮质为 9.2。

4. **脊髓淋巴瘤** 脊髓髓内淋巴瘤是比较罕见的，可能是原发性的，起源于脊髓或与其他中枢神经系统部位并发或继发，也可能继发于全身性淋巴瘤。脊髓淋巴瘤多发生在中年和老年人，由于发病率低并与其他脊髓病表现相类似，导致其诊断被延误。脊髓淋巴瘤诊断的延迟是造成患者治疗反应差和高死亡率的重要原因。通过评价脊髓淋巴瘤的临床表现、神经影像学特征，以及早期进行病理活检确诊有助于脊髓淋巴瘤的早期诊断和积极治疗。

病例 11：患者 5 个月前出现腰骶部疼痛，3 个月前出现左下肢无力，1.5 个月前出现左股外侧疼痛，后出现右下肢股外侧疼痛。胸椎 MRI 示 T_{11}~L_1 椎管内、脊髓周围可疑异常信号，考虑血管畸形可能。脊髓血管造影示脊髓血管未见明显异常。肌电图示双侧腓肠肌、股四头肌、胫前肌神经源性受损。腰椎 MRI 示下段胸椎、腰椎及上段骶管内病变，伴对应节段神经不规则增粗及强化。血 CA12-5 为 37.4U/ml（0~25），CEA、AFP、CA242、cyfra211 阴性。为进一步明确病变性质及了解全身情况行 PET/CT 检查（图 3-2-11）。

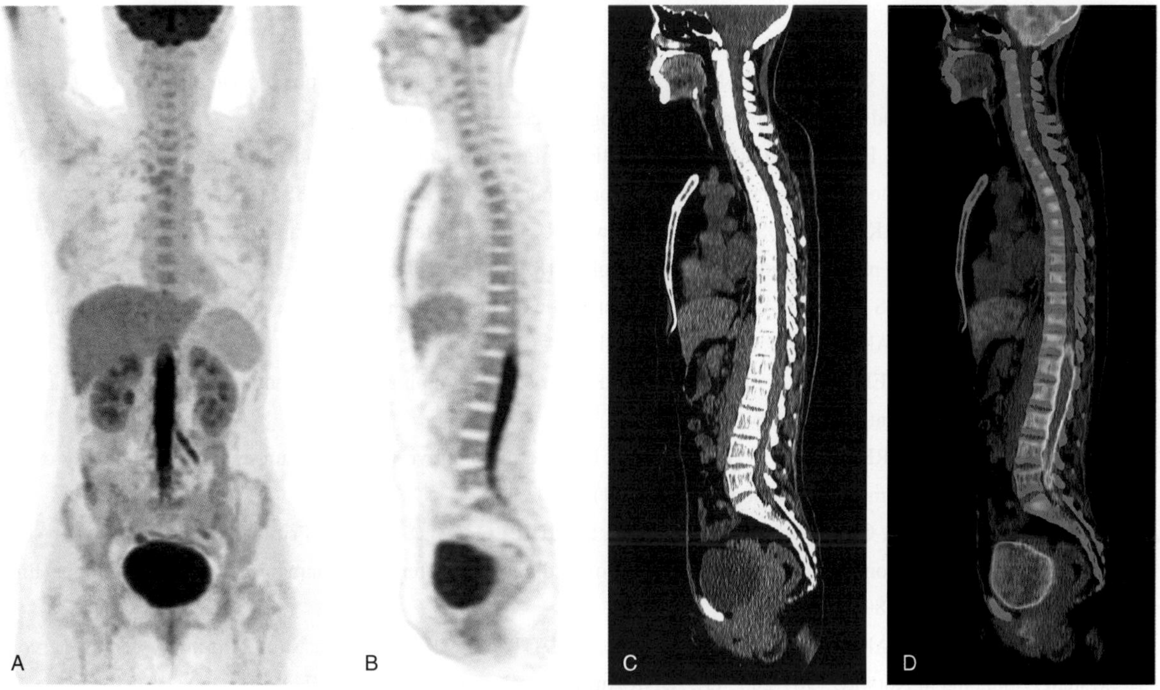

图 3-2-11 ^{18}F-FDG PET/CT 检查结果

A. ^{18}F-FDG PET/CT 示躯干未见肿瘤征象，腰 3、4 水平左侧神经根增粗伴代谢增高，SUV_{max} 为 7.2；B、D. T_{12}—上段骶椎水平椎管内代谢异常增高灶，SUV_{max} 为 15.2；C. 矢状位 CT 示 T_{12}—上段骶椎水平内病灶呈等密度影，正常脊髓组织 SUV_{max} 为 3.4。

四、中枢神经系统淋巴瘤 PET/CT 影像学在疗效判断中的应用

^{18}F-FDG PET 在肿瘤学中最早的应用之一是对系统性淋巴瘤的检测，与 CT 和 MRI 的解剖成像相比具有更高的敏感性。2007 年国际统一标准化项目制订的 DLBCL 疗效判定标准中，根据 PET 检查结果将疗效分为完全缓解、部分缓解、疾病稳定、疾病进展。2013 年，我国的 DLBCL 诊疗指南将 ^{18}F-FDG PET/CT 作为预后评定指标之一。但是，^{18}F-FDG PET 除了可以监测 PCNSL 的外周侵犯之外，其在 PCNSL 的疗效评估中的应用较少。

关于 ^{18}F-FDG PET 在 PCNSL 中的研究数据有限，^{18}F-FDG PET 评估 PCNSL 治疗效果的阈值尚未明确。在一项对 46 例接受依布替尼单药治疗和 15 例接受依布替尼 / 甲氨蝶呤（methotrexate，MTX）联合治疗的 PCNSL 患者的前瞻性研究中，运用 ^{18}F-FDG PET 共监测了 85 个 PCNSL 病灶。结果发现，病灶的 SUV_{max} 与患者的无进展生存期（progression-free survival，PFS）密切相关，较高的 SUV_{max} 与较短的 PFS 相关。在 $SUV_{max}>20$ 的患者中，中位 PFS 为 3.4 个月；而 $SUV_{max}<20$ 的患者，中位 PFS 为 10.8 个月。值得注意的是，一些因素，例如类固醇激素的使用，镇静以及注射放射性示踪剂和成像之间的时间，可能会改变大脑和 / 或肿瘤中 ^{18}F-FDG 摄取的程度。

（艾 林）

参考文献

[1] ANDREU-ARASA V C, CHAPMAN M N, KUNO H, et al. Craniofacial manifestations of systemic disorders: CT and MR imaging findings and imaging approach [J]. Radiographics, 2018, 38 (3): 890-911.

[2] BETTE S, WIESTLER B, DELBRIDGE C, et al. Discrimination of different brain metastases and primary CNS lymphomas using morphologic criteria and diffusion tensor imaging [J]. Rofo, 2016, 188 (12): 1134-1143.

[3] BLASEL S, VORWERK R, KIYOSE M, et al. New MR perfusion features in primary central nervous system lymphomas: Pattern and prognostic impact [J]. J Neurol, 2018, 265 (3): 647-658.

[4] SCOTT B J, DOUGLAS V C, TIHAN T, et al. A systematic approach to the diagnosis of suspected central nervous system lymphoma [J]. JAMA Neurol, 2013, 70 (3): 311-319.

[5] CHIAVAZZA C, PELLERINO A, FERRIO F, et al. Primary CNS lymphomas: Challenges in diagnosis and monitoring [J]. Biomed Res Int, 2018, 2018: 3606970.

[6] DOOLITTLE N D, KORFEL A, LUBOW M A, et al. Long-term cognitive function, neuroimaging, and quality of life in primary CNS lymphoma [J]. Neurology, 2013, 81 (1): 84-92.

[7] GÓMEZ ROSELLÓ E, QUILES GRANADO A M, LAGUILLO SALA G, et al. Primary central nervous system lymphoma in immunocompetent patients: Spectrum of findings and differential characteristics [J]. Radiologia (Engl Ed), 2018, 60 (4): 280-289.

[8] HALDORSEN I S, KRÅKENES J, KROSSNES B K, et al. CT and MR imaging features of primary central nervous system lymphoma in Norway, 1989-2003 [J]. AJNR Am J Neuroradiol, 2009, 30 (4): 744-751.

[9] LIN X, LEE M, BUCK O, et al. Diagnostic accuracy of T1-weighted dynamic contrast-enhanced-MRI and DWI-ADC for differentiation of glioblastoma and primary CNS lymphoma [J]. AJNR Am J Neuroradiol, 2017, 38 (3): 485-491.

[10] MANSOUR A, QANDEEL M, ABDEL-RAZEQ H, et al. MR imaging features of intracranial primary CNS lymphoma in immune competent patients [J]. Cancer Imaging, 2014, 14 (1): 22.

[11] NABAVIZADEH S A, VOSSOUGH A, HAJMOMENIAN M, et al. Neuroimaging in central nervous system lymphoma [J]. Hematol Oncol Clin North Am, 2016, 30 (4): 799-821.

[12] NESKA-MATUSZEWSKA M, BLADOWSKA J, SĄSIADEK M, et al. Differentiation of glioblastoma multiforme, metastases and primary central nervous system lymphomas using multiparametric perfusion and diffusion MR imaging of a tumor core and a peritumoral zone-Searching for a practical approach [J]. PLoS One, 2018, 13 (1): e0191341.

[13] TANG Y Z, BOOTH T C, BHOGAL P, et al. Imaging of primary central nervous system lymphoma [J]. Clin Radiol, 2011, 66 (8): 768-777.

[14] VON BAUMGARTEN L, ILLERHAUS G, KORFEL A, et al. The diagnosis and treatment of primary CNS lymphoma [J]. DtschArztebl Int, 2018, 115 (25): 419-426.

[15] YAP K K, SUTHERLAND T, LIEW E, et al. Magnetic resonance features of primary central nervous system lymphoma in the immunocompetent patient: A pictorial essay [J]. J Med Imaging Radiat Oncol, 2012, 56 (2): 179-186.
[16] WATANE G V, PANDYA S P, ATRE I D, et al. Multiple hypertrophic relapsing remitting cranial neuropathies as an initial presentation of primary CNS lymphoma without any brain or spinal cord lesion [J]. Indian J Radiol Imaging, 2016, 26 (1): 135-139.
[17] ABDEL AZIZ K M, VAN LOVEREN H R. Primary lymphoma of Meckel's cave mimicking trigeminal schwannoma: Case report [J]. Neurosurgery, 1999, 44 (4): 859-863.
[18] ASANOME A, KANO K, TAKAHASHI K, et al.[A case of neurolymphomatosis that was diagnosed by acoustic nerve biopsy][J]. Rinsho Shinkeigaku, 2018, 58 (2): 93-99.
[19] BAEHRING J M, DAMEK D, MARTIN E C, et al. Neurolymphomatosis [J]. Neuro Oncol, 2003, 5 (2): 104-115.
[20] CHOI H K, CHEON J E, KIM I O, et al. Central skull base lymphoma in children: MR and CT features [J]. Pediatr Radiol, 2008, 38 (8): 863-867.
[21] FLANAGAN E P, O'NEILL B P, PORTER A B, et al. Primary intramedullary spinal cord lymphoma [J]. Neurology, 2011, 77 (8): 784-791.
[22] HANS F J, REINGES M H, NOLTE K, et al. Primary lymphoma of the skull base [J]. Neuroradiology, 2005, 47 (7): 539-542.
[23] IPLIKCIOGLU A C, DINC C, BIKMAZ K, et al. Primary lymphoma of the trigeminal nerve [J]. Br J Neurosurg, 2006, 20 (2): 103-105.
[24] KARANTANIS D, O'EILL B P, SUBRAMANIAM R M, et al. ^{18}F-FDG PET/CT in primary central nervous system lymphoma in HIV-negative patients [J]. Nucl Med Commun, 2007, 28 (11): 834-841.
[25] KHAROD S M, HERMAN M P, MORRIS C G, et al. Radiotherapy in the management of orbital lymphoma: A single institution's experience over 4 decades [J]. Am J Clin Oncol, 2018, 41 (1): 100-106.
[26] KINOSHITA M, IZUMOTO S, OSHINO S, et al. Primary malignant lymphoma of the trigeminal region treated with rapid infusion of high-dose MTX and radiation: Case report and review of the literature [J]. Surg Neurol, 2003, 60 (4): 343-348.
[27] LEVIN N, SOFFER D, GRISSARU S, et al. Primary T-cell CNS lymphoma presenting with leptomeningeal spread and neurolymphomatosis [J]. J Neurooncol, 2008, 90 (1): 77-83.
[28] KOBE C, DIETLEIN M, MAUZ-KORHOLZ C, et al. FDG-PET in Hodgkin lymphoma [J]. Nuklearmedizin, 2008, 47 (6): 235-238.
[29] MEIGNAN M, GALLAMINI A, MEIGNAN M, et al. Report on the First International Workshop on Interim-PET-Scan in Lymphoma [J]. Leuk Lymphoma, 2009, 50 (8): 1257-1260.
[30] MOHILE N A, DEANGELIS L M, ABREY L E. The utility of body FDG PET in staging primary central nervous system lymphoma [J]. Neuro Oncol, 2008, 10 (2): 223-228.
[31] KREBS S, WOLFE J, MELLINGHOFF I, et al. Prognostic value of FDG-PET/CT in recurrent/refractory CNS lymphoma receiving ibrutinib based therapies [J]. Eur J Nucl Medic Mol Imaging, 2019, 46 (Suppl 1): S260.

第四章 中枢神经系统淋巴瘤的诊断及鉴别诊断

中枢神经系统淋巴瘤（central nervous system lymphoma，CNSL）是高度恶性的肿瘤，复发率高，预后差。CNSL 有其独特的临床特征和诊断方法，与其他部位的非霍奇金淋巴瘤差别较大。CNSL 术前容易被误诊为其他颅内恶性肿瘤，如胶质瘤、转移癌等，由于两者诊断、治疗方案及预后差异巨大，因此，CNSL 的诊断、鉴别诊断至关重要。原发中枢神经系统淋巴瘤（primary central nervous system lymphoma，PCNSL）与继发中枢神经系统淋巴瘤（secondary central nervous system lymphoma，SCNSL）的区别主要在于是否同时伴有或既往确诊系统性淋巴瘤。随着时代的发展和对于该病研究的深入及影像技术的进步，CNSL 的诊治取得了巨大进步，患者的预后也得到了明显改善。

第一节　中枢神经系统淋巴瘤的诊断

目前多采用美国国家综合癌症网络（National Comprehensive Cancer Network，NCCN）中枢神经系统肿瘤诊治指南来指导 CNSL 的诊断和治疗。在免疫功能正常的人群中出现临床症状迅速进展的、单发并侵犯胼胝体或脑室周围的均质、显著强化伴有中度水肿的病变要高度警惕 PCNSL。对于影像学上高度怀疑 CNSL 的患者，首先考虑行立体定向活检，明确病理诊断。

1. **计算机断层扫描**（computed tomography，CT）　CT 平扫时，可见 70% 肿瘤位于深部白质或邻近脑室表面，边界相对比较清楚，肿瘤形态呈圆形、卵圆形或不规则形，单发或多发团块影，90% 为等密度或稍高密度，仅 10% 为低密度，钙化罕见。注射对比剂后显示病灶均匀增强，周围有低密度水肿区。周围水肿程度不一，可见肿块推移效应。

2. **磁共振成像**（magnetic resonance imaging，MRI）　MRI 在 PCNSL 的诊断中起着重要的作用。病灶多发生于血管周围间隙较丰富的额顶叶脑白质内，近皮质处及胼胝体区近室管膜处，颅内病灶大多位于幕上，以深部白质为主要发生部位。多数病灶与脑室邻近。病灶形态多为团块状，较典型的表现如同“握雪征”，位于胼胝体压部的病灶沿纤维构形，形如蝴蝶，颇具特征。MRI 常规检查 T1WI 为等或稍低信号，T2WI 为稍低、等或稍高信号，注射造影剂后均匀强化。多数肿瘤体积相对较大，具有较明显的占位效应。PCNSL 的 1H-MRS 常表现为胆碱（Cho）峰升高，肌酸（Cr）降低，氮 - 乙酰天门冬氨酸（NAA）中度降低或缺失，显示 Cho/NAA 比值明显升高。在实性肿瘤中出现明显升高的 Lip 峰是 PCNSL 比较特异的表现。

3. **^{18}氟标记的氟代脱氧葡萄糖（^{18}F-fluorodeoxyglucose，^{18}F-FDG）正电子发射计算机断层显像（positron emission computed tomography，PET）** ^{18}F-FDG PET 在诊断 PCNSL 中灵敏度较高，PCNSL 有典型的代谢活跃表现，而非恶性肿瘤的疾病如弓形虫病就不会显示高糖代谢。PCNSL 病灶呈明显代谢增高，对 ^{18}F-FDG 摄取程度明显高于胶质母细胞瘤和脑转移癌，^{18}F-FDG PET 检查对 PCNSL 的诊断、鉴别诊断及手术或放疗后组织残余、坏死与肿瘤灶的复发，化疗后监控疗效及预后评估等有重要意义。

4. **病理诊断** 是诊断 PCNSL 的“金标准”。手术唯一的目的是获取病理组织以明确诊断，首选立体定向穿刺活检。活检之前必须禁用肾上腺皮质激素（如地塞米松、甲泼尼龙、泼尼松等），主要由于类固醇可通过诱导凋亡，具有肿瘤杀伤作用，从而导致肿瘤体积迅速减小，地塞米松可以使 15% 的 PCNSL 患者完全缓解，25% 的 PCNSL 患者部分缓解。虽然激素可以缓解疾病，但这只是短暂性的，肿瘤极易复发。如果在活检术前给予类固醇，可能会干扰活检结果，出现假阴性结果。对于颅高压症状明显需要应用激素控制症状的患者，可在活检后开始使用激素。

对于首次活检不能确诊为 CNSL 的患者，如患者活检前应用了激素类药物，则应停止使用激素后等待疾病再次进展（定期复查 MRI），考虑进行第二次活检。对于没有使用激素患者，则应考虑患者有其他肿瘤可能或者考虑再次活检。

5. **其他** 活检明确病理诊断后，需完善其他相关检查（眼科裂隙灯、腰穿、胸部 CT、腹腔 CT、盆腔 CT、PET/CT 等，必要时可行骨髓穿刺、60 岁以上男性行睾丸超声检查），以排除外周淋巴瘤发生的继发颅内转移。

如患者病情允许（无明显脑疝风险），可考虑脑脊液检查，注意一定要腰穿或脑室穿刺获得脑脊液，而不要从 Ommaya 囊、外引流管或分流管中留取。并且对于活检或手术的患者，其脑脊液要在术后 1 周留取，以免影响对预后的判断。对于明显颅高压患者，腰椎穿刺并非必需的，不可因腰椎穿刺而延误活检，影响治疗。脑脊液包括四部分检查。①常规检查：包括白细胞计数检查、蛋白及糖浓度测定。通常 PCNSL 患者脑脊液白细胞计数可以正常或升高，蛋白浓度会升高，而葡萄糖浓度会降低。②细胞学检查：必要时要反复腰穿检查，而如果在伴随典型淋巴瘤影像学表现的患者脑脊液中发现 B 淋巴细胞簇则基本可以确定诊断，但是不能替代活检的诊断价值。③有条件的可行 PCR 检测克隆免疫球蛋白基因的重组，诊断灵敏度及特异度均较高。④循环肿瘤基因（circulating tumor DNA，ctDNA）检测：商业化的基因检测技术可以检测脑脊液中的体细胞变异、胚系突变，分析基因的拷贝数变异，协助监测患者的治疗效果及判断预后。

（曾春　王静）

第二节　中枢神经系统淋巴瘤的鉴别诊断

首先要除外系统性淋巴瘤的颅内表现，主要通过胸部、腹部、盆腔 CT 检查及睾丸超声(60 岁以上男性)等检查发现颅外病灶来鉴别 PCNSL 和 SCNSL。PCNSL 主要需与颅内的其他病变鉴别。

1. **胶质母细胞瘤**　累及胼胝体及侵犯对侧半球的淋巴瘤需与胶质母细胞瘤(glioblastoma，GBM)相鉴别。胶质母细胞瘤囊变、坏死、出血多见，而淋巴瘤少见；胶质母细胞瘤水肿明显，而淋巴瘤相对占位效应较轻；淋巴瘤在 T2WI 上边界清楚而胶质母细胞瘤边界模糊；当两者鉴别困难时，MR 氢质子波谱提示肿瘤实质部分出现明显皮质波时则淋巴瘤可能性大；另外，PET 检查也可提供相应鉴别诊断依据。两者详细的鉴别诊断列于表 4-2-1。

表 4-2-1　PCNSL 与 GBM 的鉴别诊断

	PCNSL	GBM
发病部位	常见于大脑深部，额叶最多见，胼胝体、基底核次之。多见于与软脑膜邻近部位	多见于额叶、顶叶、颞叶、海马及海马旁回
囊变、出血、坏死	少见	多见
水肿、占位效应	相对较轻	明显
MRI 平扫	T1WI 等或稍低，T2WI 等或稍高信号	T1WI 低信号，T2WI 高信号
增强	多为均匀一致的结节状、团块状明显强化，“握雪征”为典型特征	病灶内强化程度多不一致，“环状”“花环状”强化多见
DWI	DWI 呈均匀高信号，ADC 值低于 HGG	信号强度多不一致
PWI	肿瘤内信号强度值低于 1.4	肿瘤内信号强度值高于 1.4
MRS	Cho/NAA 值、Cho/Cr 值升高，Lac 峰 Lip 峰明显升高	Cho/NAA 值、Cho/Cr 值升高
PET	明显高代谢，SUV_{max} 常大于 15	代谢增高，SUV_{max} 一般为 3~10

2. **转移瘤**　多灶性脑内原发淋巴瘤需与转移瘤鉴别。60% 以上转移瘤呈多发病灶，好发于大脑中动脉供血范围的皮髓质交界区，位置相对表浅，而多发淋巴瘤则以深部和大脑前、中、后动脉皮质植入脑后的近端最为常见；典型颅内转移瘤呈小病灶大水肿，占位效应明显，而淋巴瘤多为轻中度水肿且水肿区域与肿瘤大小不成比例；淋巴瘤增强扫描呈“握雪征”，均匀强化，转移瘤多呈环形强化，中心多有坏死；淋巴瘤囊变、坏死、出血少见而转移瘤多见；PET 检查淋巴瘤的 SUV_{max} 高于转移瘤。

3. **脑膜瘤**　近脑表面的单发淋巴瘤需与脑膜瘤鉴别。脑膜瘤多与脑膜有广基底相连，相邻的颅骨可增生，侵蚀或有假包膜征；肿瘤周围脑组织受压移位明显，且可有钙化表现；脑膜瘤血管造影呈均匀雪团样肿瘤染色，而淋巴瘤则无此特征；MR 氢质子波谱检查有鉴别意义，脑膜瘤波谱检测不到 NAA 波，而 Cho 波显著升高并且出现 α 波。

4. **病毒性脑炎**　弥漫浸润性淋巴瘤要与病毒性脑炎鉴别。病毒性脑炎常有灰质受累较严重或以脑回侵犯为主的表现，T2WI 特征表现为弥漫性脑回样高信号。CT 平扫淋巴瘤多呈等或稍高密度，病毒性脑炎呈低密度，并且一般不强化或仅有轻度强化。如鉴别困难时，须行短期抗感染治疗，同时进行影像学复查，如病变好转，则为病毒性脑炎，相反，则淋巴瘤可能性大。

5. **结核瘤** 均质强化为两者共同点，但是 MR 氢质子波谱有利于鉴别，结核瘤 Cho 波降低或缺乏，而淋巴瘤则升高。另外，诊断性抗结核治疗有利于两者的鉴别。

6. **其他** 弥漫、无占位效应的脑室周围型淋巴瘤要注意与多发性硬化及脱髓鞘假瘤等相鉴别。免疫缺陷的 PCNSL 患者的 CT 及 MRI 表现为多发的环状强化病灶，这与大脑弓形虫病很难鉴别。典型的多发脑白质病则可以通过钆增强磁共振来鉴别。

（曾 春 王 静 杨传维）

参考文献

[1] BESSELL E M, DICKINSON P, DICKINSON S, et al. Increasing age at diagnosis and worsening renal function in patients with primary central nervous system lymphoma [J]. J Neurooncol, 2011, 104 (1): 191-193.

[2] VILLANO J L, KOSHY M, SHAIKH H, et al. Age, gender, and racial differences in incidence and survival in primary CNS lymphoma [J]. Br J Cancer, 2011, 105 (9): 1414-1418.

[3] BATAILLE B, DELWAIL V, MENET E, et al. Primary intracerebral malignant lymphoma: Report of 248 cases [J]. J Neurosurg, 2000, 92 (2): 261-266.

[4] CITTERIO G, RENI M, FERRERI A J. Present and future treatment options for primary CNS lymphoma [J]. Expert Opin Pharmacother, 2015, 16 (17): 2569-2579.

[5] FREEMAN L N, SCHACHAT A P, KNOX D L, et al. Clinical features, laboratory investigations, and survival in ocular reticulum cell sarcoma [J]. Ophthalmology, 1987, 94 (12): 1631-1639.

[6] FISCHER L, MARTUS P, WELLER M, et al. Meningeal dissemination in primary CNS lymphoma: Prospective evaluation of 282 patients [J]. Neurology, 2008, 71 (14): 1102-1108.

[7] HALDORSEN I S, KRÅKENES J, GOPLEN A K, et al. AIDS-related primary central nervous system lymphoma: A Norwegian national survey 1989-2003 [J]. BMC Cancer, 2008, 8: 225.

[8] GUPTA N K, NOLAN A, OMURO A, et al. Long-term survival in AIDS-related primary central nervous system lymphoma [J]. Neuro Oncol, 2017, 19 (1): 99-108.

[9] NATIONAL COMPREHENSIVE CANCER NETWORK. Central Nervous System CancersVersion 3 [EB/OL].(2019-10-18)[2020-12-14]. https://www.nccn.org/patientresources/patient-resources/guidelines-for-patients.

第五章
中枢神经系统淋巴瘤的病理学

随着影像学技术的快速发展，中枢神经系统淋巴瘤（central nervous system lymphoma，CNSL）越来越早地被识别。但是即便在先进的影像学技术的辅助下，术前也经常会误诊、漏诊。最终的确诊和病理分型仍需要病理学检查。CNSL的确诊通常需要行肿瘤活检、腰穿脑脊液细胞学检查或者在眼部受累的患者中行玻璃体抽吸术或玻璃体切割术。由于病变通常在脑内深部组织中，周围结构功能复杂，因此活检常常作为首选。脑脊液中肿瘤细胞的阳性率很低，通过细胞病理学、流式细胞术、聚合酶链式反应（polymerase chain reaction，PCR）等可以明确诊断，同样的方法也适用于怀疑眼部受累患者的眼房水。

第一节　原发性中枢神经系统弥漫大B细胞淋巴瘤

一、大体表现

原发性中枢神经系统弥漫大B细胞淋巴瘤（primary central nervous system diffuse large B cell lymphoma，PCNS DLBCL）表现为大脑实质内单发或多发肿块，最常见位于大脑半球，往往位置较深，靠近脑室系统。肿瘤组织质硬、易碎、颗粒状，易出血，呈灰褐色或黄色，伴有中心坏死，与相邻的正常脑组织界限不清。但也可以类似转移癌，存在明显边界；或类似胶质瘤，弥漫性生长，与脑组织缺乏明显界限；罕见类似于大脑胶质瘤病，弥漫性生长累及大脑半球，而不形成任何明显的肿块，而被称为“大脑淋巴瘤病”（lymphomatosis cerebri）。“大脑淋巴瘤病”这一术语没有定义一个独特的疾病实体，因此不能代替特定的病理诊断。脑膜受累可类似于脑膜炎或脑膜瘤，或肉眼难以发现。

二、组织病理学

立体定向活检及病理组织学诊断是确定 CNSL 诊断和分类的“金标准”。尽管活检所获得的组织大小有限，但常能成功地获得病理样本，得出诊断。但在活组织检查之前，应禁止使用皮质激素，而应首选渗透剂以降低颅内压，保证患者的安全，激素治疗常导致肿瘤细胞发生坏死、变性而给病理诊断带来巨大的困难，甚至误诊，影响患者的后续规范化治疗。

原发中枢神经系统淋巴瘤（PCNSL）表现为细胞丰富、弥散性、无特殊生长模式的肿瘤（图 5-1-1A）。常伴中央、大片地图样坏死，可能残留血管周围瘤细胞岛（图 5-1-1B）。在肿瘤外周，血管中心性浸润模式更常见（图 5-1-1C）。嗜银纤维染色可显示肿瘤细胞浸润及破坏血管壁。以血管周围套、小簇状或单个肿瘤细胞的方式浸润周围脑组织（图 5-1-1D）。同时脑组织内也可出现明显的星形胶质细胞及小胶质细胞活化，伴有反应性炎细胞浸润（成熟 T 和 B 淋巴细胞）。细胞形态学上，PCNSL 由大的中心母细胞或免疫母细胞组成，核大，圆形、卵圆形、不规则或多形，核仁明显，分裂象活跃（图 5-1-1E）。凋亡细胞常见。有些病例由相对单一的细胞群组成，混合存在的巨噬细胞与伯基特淋巴瘤类似（图 5-1-1F）。

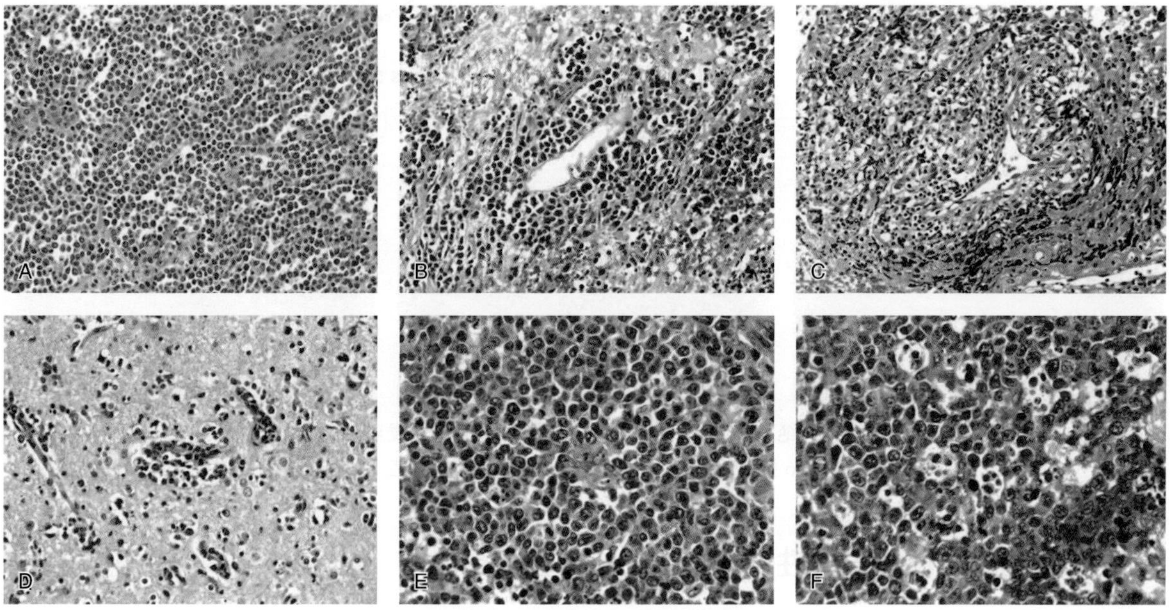

图 5-1-1　PCNSL 的病理表现

A. 高细胞密度、弥漫性、均一的中等圆形肿瘤细胞增生；B. 肿瘤凝固性坏死，血管周围肿瘤细胞保留；C. 血管周围生长，累及破坏血管壁；D. 肿瘤外周表现为血管周围及单个散在的方式浸润周围脑组织；E. 高倍镜下见体积大的“副免疫母细胞样”的肿瘤细胞（苏木精 - 伊红染色，×200）；F. 肿瘤细胞凋亡，巨噬细胞吞噬细胞碎片，呈“星空现象”（苏木精 - 伊红染色，×400）。

三、免疫表型

肿瘤细胞表达成熟 B 细胞标志，包括 PAX5、CD19、CD20、CD22、CD79a。瘤细胞表达 IgM 和 IgD，而非 IgG，同时伴 κ 或 λ 轻链限制。多数表达 BCL-6（60%~80%）和 MUM1/IRF4（90%），而浆细胞标记（如 CD38 和 CD138）常为阴性。不足 10% 的 PCNSL 表达 CD10，如 CD10 阳性，则需要除外系

统性 DLBCL 累及 CNS。82% 的 PCNSL 存在 BCL-2 及 MYC 高表达，为双表达淋巴瘤。HLA-A/B/C 和 HLA-DR 分子表达不确定，约 50% 的 PCNSL 缺少 HLA Ⅰ类和 / 或Ⅱ类分子表达。Ki-67 增殖指数常常大于 70% 或达 90% 及以上。除个别病例，目前 PCNSL 无 EB 病毒（Epstein-Barr virus，EBV）感染的证据，EB 病毒阳性病例需要除外免疫缺陷患者。

近年来，众多研究表明判断细胞起源（cell-of-origin，COO）对预后及治疗指导至关重要，因此在 2016 版 WHO 淋巴造血系统肿瘤分类中要求对 DLBCL 进行 COO 分类，基于 CD10、BCL-6、IRF4/MUMl 的 Hans 模型是最常用进行 COO 分类的免疫组化方法（图 5-1-2）。尽管对于 PCNSL 细胞起源的分类仍有分歧，且有学者认为细胞起源分类与肿瘤的预后没有特别的相关性，但 2016 版 WHO 淋巴造血系统肿瘤分类仍然建议对 PCNSL 进行 COO 分类。PCNSL 中超过 90% 的病例肿瘤细胞起源于非生发中心 B 细胞（活化 B 细胞）（图 5-1-3），对于生发中心细胞来源的病例，需要除外系统性 DLBCL 累及 CNS。

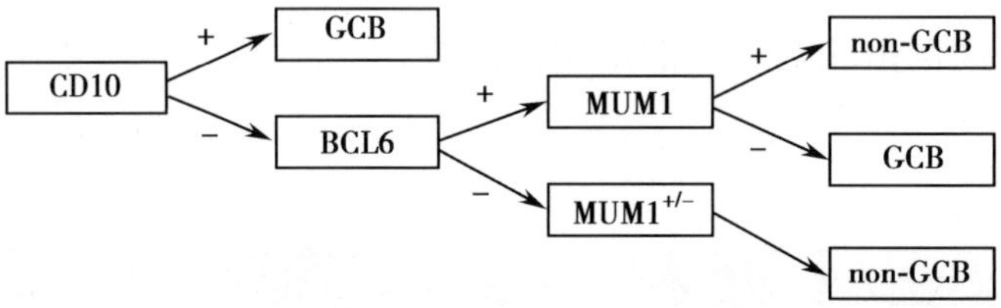

图 5-1-2　基于 CD10、BCL-6 及 MUM1 的 Hans 分类模型

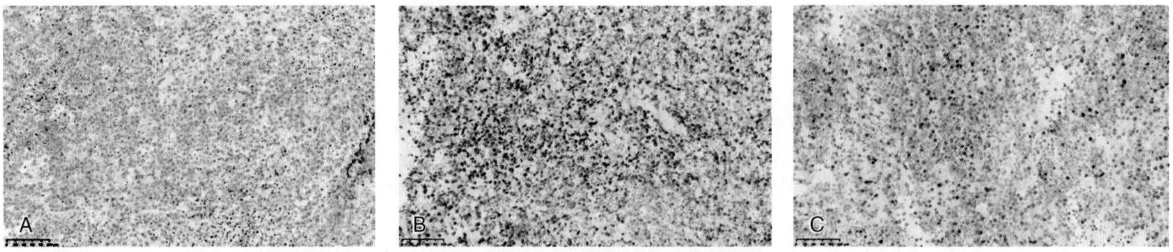

图 5-1-3　绝大多数 PCNSL 肿瘤细胞起源于非生发中心 B 细胞

A. 显示 CD10 阴性；B. BCL-6 弥漫性核阳性；C. MUM-1 核阳性［免疫组织化学染色（IHC），×200］。

四、皮质类固醇缓解性淋巴瘤

在 PCNSL 中，皮质类固醇诱导效应是一个重要的临床问题，因为肿瘤细胞对皮质醇诱导的凋亡非常敏感。在进行肿瘤活检之前，皮质类固醇治疗对疾病的诊断不利，有研究证实影响多达 50% 患者的病理诊断。现在学者一致认为，经皮质类固醇治疗后，PCNSL 在神经影像学上及脑活检组织中可能迅速消失，严重影响后续活检肿瘤的诊断，导致患者失去了活检诊断的有效时机，甚至造成诊断失误。

1. **组织病理学**　显微镜下，肿瘤性 B 细胞可能很少或甚至完全消失，而表现为非特异性的炎症、反应性改变和 / 或坏死（图 5-1-4）。这些效应是由于肿瘤细胞对皮质类固醇诱导的细胞凋亡具有高度敏感性，肿瘤细胞迅速消失，仅留下反应性和吸收性变化。显微镜下通常以含有细胞碎片的大量泡沫巨噬细胞为特征，伴随增生的星形胶质细胞及以 CD3 阳性的 T 细胞为主的炎症细胞反应。病灶内细胞的增殖活性高于20%~50%的总体人群，反映了T细胞和巨噬细胞的活化状态，增加了与T细胞淋巴瘤或组织细胞肿瘤的鉴别诊断难度。作者临床曾遇到1例长期皮质类固醇治疗的患者，病情反复、治疗效果不好，之后发现左侧丘脑占位性病变，外科进行立体定向穿刺活检，病理形态学表现为多数组织坏死，仅见少数区域血管周围残留的肿瘤细胞成分，细胞形态模糊，细微结构难以辨认，但经过免疫组化染色显示CD20的弥漫性阳性表达，增殖活性高，最终诊断为淋巴瘤(图5-1-5)。这种激素治疗后导致的非特异性改变，往往导致病理诊断困难，需要与其他的炎症性和/或坏死性病变进行鉴别，例如，①炎症性脱髓鞘病变：尤其是多发性硬化，病变中的炎症细胞由CD4和CD8阳性的T细胞、B细胞和吞噬髓鞘片段的巨噬细胞组成，没有肿瘤性B细胞。然而正常情况下这些形态学特征可以很容易地与PCNSL区分开，因此，如果PCNSL活检前应用皮质类固醇，鉴别诊断可能会很困难。②中枢神经系统血管炎：中枢神经系统血管炎可能是原发性或继发性疾病，而原发性中枢神经系统血管炎诊断颇具挑战性，主要影响脑内和软脑膜的中小型动脉，形态学上可表现为粒细胞性、肉芽肿性、坏死性或淋巴细胞性血管炎。③慢性淋巴细胞性炎症伴脑桥血管周围对类固醇增强反应(chronic lymphocytic inflammation with pontine perivascular enhancement responsive to steroids, Clippers)：该病有特征性的临床及影像学改变，即发作性的亚急性进展性小脑性共济失调、复视和构音障碍，伴有双侧、多灶性点状或曲线性脑桥磁共振成像(MRI)钆增强病灶。显微镜下可见血管周围和脑实质内不同程度的淋巴细胞及组织细胞浸润，主要为CD4阳性T细胞浸润白质。其特征在于它们对皮质类固醇有反应性。增殖活性高达20%和巨噬细胞、活化的小胶质细胞和反应性星形胶质细胞的出现，使Clippers与皮质激素缓解性淋巴瘤鉴别困难。

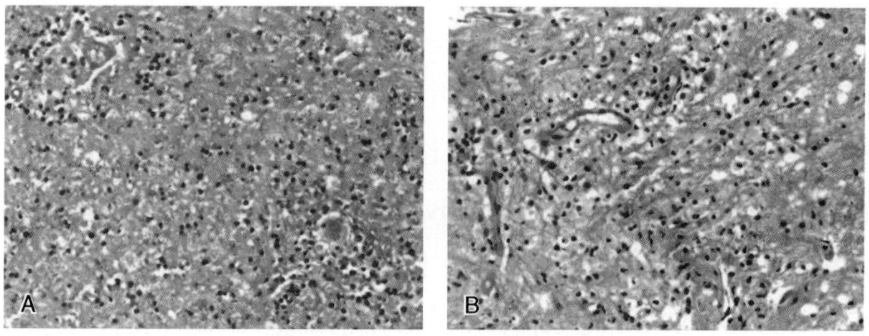

图5-1-4　组织病理学表现

A. 显示组织明显坏死，残留散在分布的蓝染核细胞，细胞结构不清，体积小，类似于成熟的小淋巴细胞；B. 脑组织疏松，多量格子细胞反应(苏木精-伊红染色，×200)。

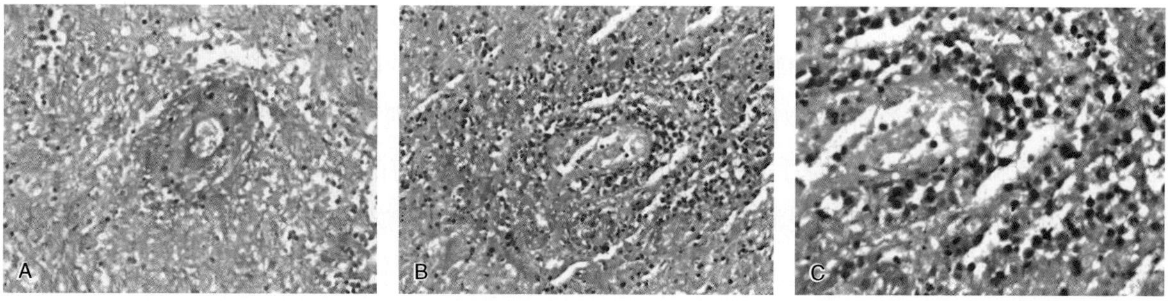

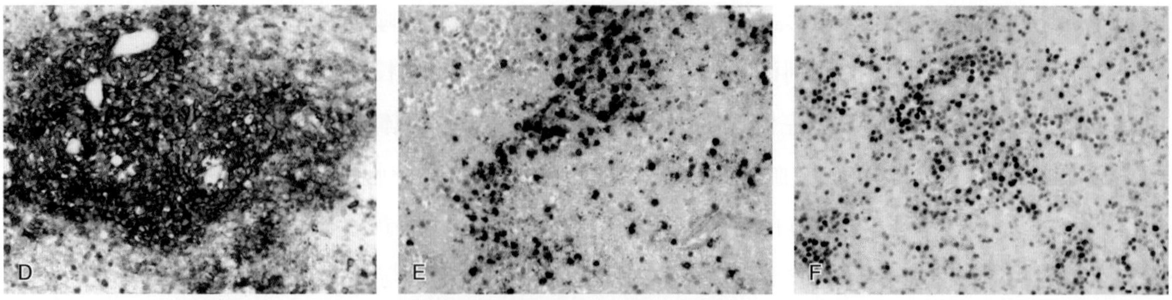

图 5-1-5 皮质类固醇缓解性淋巴瘤

A. 大部分区域组织凝固性坏死，伴有小血管壁纤维素样坏死（苏木精 - 伊红染色，×200）；B. 部分小血管周围见残留的淋巴样细胞，细胞形态较为均一，似有成片（苏木精 - 伊红染色，×200）；C. 残留细胞结构不完整，包膜不清，核体积偏大，圆形、染色质深（苏木精 - 伊红染色，×400）；D. 血管周围见成片密集的 CD20 阳性细胞（IHC，×200）；E. 散在体积小的 CD3 阳性 T 细胞（IHC，×200）；F. Ki-67 染色显示血管周围细胞增殖指数高（IHC，×200）。

2. **分子生物学检测** 由于部分病例中可能仅有少数的肿瘤性 B 细胞存在，甚至完全消失，因此 B 细胞受体（B cell receptor，BCR）和 T 细胞受体重排的分子检测对诊断有帮助。部分病例经 PCR 检测可发现单克隆性 B 细胞群，但是亦可能由于 B 细胞数量少而出现假克隆。

五、前哨病变

“前哨病变”是一些最终被诊断为 PCNSL 的患者确诊之前，具有短暂的、症状性、对比增强的病变。这些病变可以自发消退或经皮质类固醇治疗后消退，病理学表现类似脱髓鞘或非特异性炎症性改变。1996 年 Alderson 等报道了 4 例患者，首次提出了 PCNSL 的“前哨病变”，随后不断有病例报道，也证实在 PCNSL 诊断前，确实有“前哨病变”存在，2016 年中枢神经系统肿瘤分类中也特别提出了“前哨病变”。“前哨病变”多见于超过 50 岁免疫功能完善的患者，多发生在 PCNSL 确诊前的数月，偶尔可长达 4 年。

1. **组织病理学** PCNSL 的“前哨病变”缺乏诊断性的病理组织学特征，表现为炎症性脱髓鞘改变，可能类似于 MS、瘤样脱髓鞘病变（tumor demyelinating lesions，TDL）或者急性播散性脑白质病（acute disseminated encephalomyelitis，ADEM）等。以 CD3 阳性的 T 淋巴细胞为主的炎症细胞浸润，伴随少量或无明显 CD20 阳性的 B 淋巴细胞（小的 B 淋巴细胞）组成，同时存在脱髓鞘改变及 CD68 阳性的巨噬细胞反应。也可以出现破坏性炎症，存在髓鞘及轴索双重破坏。在神经病理学上，缺乏特征性的组织形态改变，容易导致诊断困难及误诊。

2. **鉴别诊断**

（1）炎症性脱髓鞘疾病与 PCNSL：“前哨病变”很难与多发性硬化鉴别，脱髓鞘疾病的炎症细胞由 CD4 和 CD8 阳性的 T 淋巴细胞、B 淋巴细胞和吞噬髓鞘片段的巨噬细胞组成，没有肿瘤性 B 细胞，伴有髓鞘脱失及神经轴索相对保存。作者在临床工作中未能遇到有组织学依据的“前哨病变”，但在少数 PCNSL 病例（尤其是手术肿瘤切除的病例），肿瘤周边有时也可以看到脱髓鞘样病变存在，表现为以成熟小淋巴细胞浸润为特征的炎症性改变，伴随巨噬细胞反应及星形胶质细胞增生（图 5-1-6）。

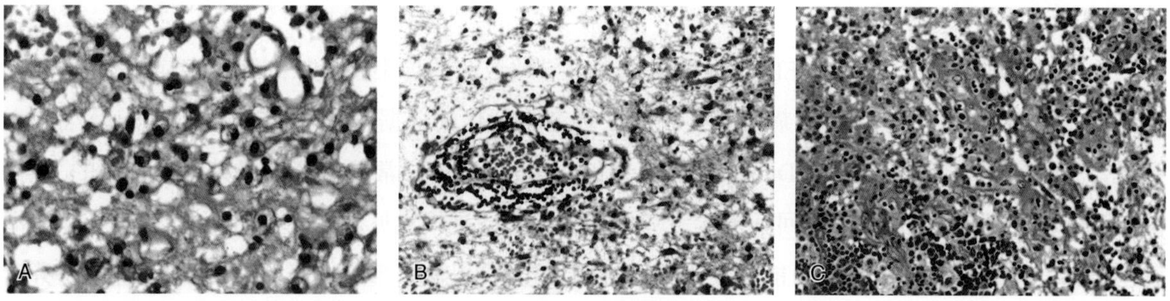

图 5-1-6 PCNSL 脱髓鞘样病变

A. 显示组织疏松脱髓鞘样改变，散在成熟的小淋巴细胞浸润，左下角为肿瘤成分（苏木精 - 伊红染色，×200）；B. 小血管周围淋巴细胞套袖样浸润，星形胶质细胞增生（苏木精 - 伊红染色，×200）；C. 反应性的格子细胞（苏木精 - 伊红染色，×400）。

（2）炎症性脱髓鞘疾病与 PCNSL 的相关性推测：炎症性脱髓鞘疾病与 PCNSL 之间的病理学关系目前还不清楚。有学者认为炎症性脱髓鞘疾病和 PCNSL 可能是两种不同的病理学实体。关于炎症性脱髓鞘疾病与 PCNSL 的发展之间是否存在因果关系，仍是一个具有争议的问题。目前有两种推测：第一，在自身免疫的炎症反应过程中，归巢于中枢神经系统的 B 细胞可能偶然发生恶变，从而在较晚的时间点产生 PCNSL；第二，"前哨病变"可能是机体针对 PCNSL 发生中的第一次免疫反应，因为炎症反应重而导致漏诊，这是多数学者认可的推断。有尸检病例报道，尽管存在 PCNSL 的广泛浸润，但在少数区域，包括早期活检诊断的"前哨病变"，病理组织学上只见到单纯性的炎症。

（高子芬　齐雪岭　董格红）

第二节　免疫缺陷相关淋巴增生性疾病

一、组织病理学

与原发性免疫功能障碍（primary immune disorder，PID）相关的淋巴增生性疾病是由于原发性免疫功能缺陷或免疫调节障碍导致的淋巴细胞增殖。因为>60% 的 PIDs 的病理和发病机制是异质性的，这些淋巴增生性疾病也表现为高度异质性，需要鉴别的 PID 相关的淋巴增生性疾病包括共济失调 - 毛细血管扩张症（ataxia-telangiectasia，AT）、威斯科特 - 奥尔德里奇综合征（Wiskott-Aldrich syndrome，WAS）、常见变异型免疫缺陷病（common variable immunodeficiency disease，CVID）、重症联合免疫缺陷（severe combined immunodeficiency，SCID）、X 连锁淋巴增殖性疾病（X-linked lymphoproliferative disease，XLP）、Nijmegen 断裂综合征（Nijmegen breakage syndrome，NBS）、高 IgM 综合征（hyper-IgM syndrome，HIgM）、自身免疫性淋巴增生综合征（autoimmune lymphoproliferative syndrome，ALPS）。

与其他免疫缺陷状态一样，原发性免疫缺陷患者的淋巴细胞增殖包括反应性增生、与移植后环境相似的多形性淋巴细胞浸润及与免疫功能正常的宿主无差异的淋巴瘤。每一种病变的类型和发病率因 PIDs 而异。

1. **非肿瘤性病变** 原发性 EB 病毒感染 PID 可导致致命的传染性单核细胞增多症，其特征是淋巴细胞的高度多形性增殖，显示浆细胞样和免疫母细胞分化的证据，里 - 施（Reed-Sternberg）细胞亦可见。这种情况主要见于 XLP（Duncan disease）和 SCID 患者。异常的 B 细胞增殖是全身性的，包括淋巴和非淋巴器官，最常见的是回肠末端。噬血细胞综合征是较常见发生在 CVID 中，通过骨髓活检容易确诊。淋巴结和淋巴结外可能会发生淋巴细胞增殖性的增减，形态多样（包括滤泡增生），窦旁扩张，有许多 EB 病毒阳性细胞，通常包括可能类似于里 - 施细胞样大的非典型细胞。CVID 以胃肠道结节性淋巴样增生为特征，基因重排可以检测到克隆的 B 细胞群，这些 B 细胞群是更具侵袭性疾病的征兆，但也可能是自限性的。

在 ALPS 中，外周血、淋巴结、脾和其他组织中双阴性（$CD4^-/CD8^-$）、α、β、$CD45RA^+$、$CD45RO^-$ 的 T 细胞扩增是该病的特征。T 细胞增生可能非常明显，可能会有轻微的未成熟染色质，这可能导致误诊为 T 细胞淋巴瘤，尤其是当患者没有进行 ALPS 早期诊断时。滤泡增生非常显著，并可出现生发中心转化。

HIgM 的特征是外周血 B 细胞只携带 IgM 和 IgD，缺乏生发中心。产生 IgM 的浆细胞经常聚集，最常见的是结外部位，如胃肠道、肝脏和胆囊。这些病变可能广泛，甚至致命，但通常不会发展为克隆性淋巴组织增生性疾病。

2. **淋巴瘤** 原发于 PID 患者的淋巴瘤，其形态与免疫能力正常的宿主的淋巴瘤大体相同。淋巴瘤样肉芽肿病是由 EB 病毒引起的 B 细胞增殖，伴有明显的 T 细胞浸润，在 WAS 患者中更加显著。最常见的受累部位是肺、皮肤、大脑和肾脏。

（1）弥漫大 B 细胞淋巴瘤：是 PID 中最常见的淋巴瘤类型，经典霍奇金淋巴瘤和伯基特淋巴瘤以及外周 T 细胞淋巴瘤等可以发生在 AT 的患者，但很少出现在 NBS 的患者。而且，T 细胞淋巴瘤和白血病比 B 细胞肿瘤更常见。罕见的外周 T 细胞淋巴瘤病例也已见于 ALPS 中。在 PID 中，T 淋巴母细胞白血病 / 淋巴瘤和前 T 细胞淋巴细胞白血病均有报道。

（2）霍奇金淋巴瘤：霍奇金淋巴瘤样淋巴细胞增多症类似于在甲氨蝶呤治疗中所见的情况及具有典型霍奇金淋巴瘤所有形态学和表型特征的淋巴增生性疾病，已在 ALPS 的 WAS 或 AT 患者中报道，以结节性淋巴细胞为主的霍奇金淋巴瘤、经典霍奇金淋巴瘤和富于 T 细胞 / 组织细胞的大 B 细胞淋巴瘤均有报道。

（3）前驱病变：潜在的 PID 是导致淋巴增生性疾病发展的主要前体病变。这种形态谱伴随着显性克隆种群的增加：从明显的多克隆到寡克隆，再到单克隆。然而，单克隆扩增，尤其是小克隆扩增，不一定会发展成大的持续性克隆疾病。若发现明显的克隆疾病，则表示是一种更具侵袭性的疾病。

二、免疫表型

1. **非肿瘤性增殖** 在 ALPS 患者中，外周血和骨髓中有一个独特的 $CD3^+$、$CD4^-$、$CD8^-$、$CD45RA^+$、$CD45RO^-$ 的幼稚 T 细胞群的扩增。T 细胞可能表达 CD57，但不表达 CD25。$CD5^+$ 多克隆 B 细胞的数量也可能会有增加，但 HIgM 患者则表现出外周血 B 细胞只携带 IgM 和 IgD 的特征改变。

2. **淋巴瘤** PID 患者的淋巴瘤大多为 B 细胞谱系，因此表达与其分化阶段相对应的 B 细胞抗原。EB 病毒感染 B 细胞，常常导致 B 细胞抗原的下调。在 EB 病毒阳性淋巴增生性疾病中，CD20、CD19 和 CD79a 可能在部分肿瘤细胞上呈阴性或有表达。同样，EB 病毒在大多数情况下导致 CD30 的表达。在免疫缺陷导致的 EB 病毒阳性淋巴细胞增殖障碍患者中，可能表达包括 LMP1 在内的潜伏期基因。一些出现浆细胞样分化的病例，可确定为单一细胞质免疫球蛋白。PID 中特异性 B 细胞和 T 细胞淋巴瘤的免疫表型与免疫能力强的患者中对应的淋巴瘤类型的免疫表型无差异。

三、免疫缺陷相关的中枢神经系统淋巴瘤

遗传性或获得性免疫缺陷使患者易患 CNSL。免疫系统衰老与 CNSL 的风险增加也有关。中枢神经系统中与获得性免疫缺陷综合征相关淋巴瘤主要包括 DLBCL、EB 病毒阳性的 DLBCL（NOS）、淋巴瘤样肉芽肿病以及移植后淋巴增生性疾病的单形性或多形性等病变。然而，随着高效抗反转录病毒治疗（highly active antiretroviral therapy，HAART）的普及，HIV 相关 PCNSL 变得越来越罕见，但是，恶性淋巴瘤仍然是人类免疫缺陷病毒感染者发病和死亡的主要原因。一般来说，免疫抑制相关的 CNSL 与 EB 病毒相关。因此，淋巴瘤细胞表达 EBNA1-6、LMP1、EBER1 和 EBER2。

四、获得性免疫缺陷综合征（AIDS）相关的弥漫大 B 细胞淋巴瘤

1. **组织病理学** HIV 相关中枢神经系统 DLBCL 与免疫功能正常的 PCNSL 具有相同的形态学特征，但往往呈多灶性表现，可以是生发中心 B 细胞型或活化 B 细胞型，而生发中心 B 细胞型更为常见，其中约 30% 的病例合并 EB 病毒感染。若与 EB 病毒相关，则常显示更多及更大坏死区域的趋势。这些坏死区域可能模拟坏死性脑弓形体病，也可能与脑弓形体病同时发生。大多数 HIV 相关的 DLBCL 由中心母细胞组成，瘤细胞具有圆形或椭圆形细胞核和两个或两个以上核仁的大细胞。常沿核膜排列。核分裂很活跃，但通常缺乏星空现象。免疫母细胞性淋巴瘤由较大的细胞组成，细胞质嗜碱性或嗜双色性，也可能表现为浆细胞样，核周空晕，核内有明显核仁。PCNSL 通常为免疫母细胞型，淋巴瘤往往沿着血管间隙浸润，形成血管周围的袖套状，并可能有混合的小淋巴细胞的反应性增生和胶质细胞增生性改变。

2. **免疫表型** 获得性免疫缺陷综合征相关的 DLBCL 表达包括 CD19、CD20、CD79a、PXA5 在内的 B 细胞谱系抗原，其表型与一般人群中的 DLBCL 相似。其中大部分具有 IG 重链和轻链基因重排，可能与 *MYC*、*BCL-2* 和 *BCL-6* 等原癌基因有关。EB 病毒感染与 NF-κB 通路相关的几种肿瘤标志物的表达有关。

五、EBV^+ 弥漫大 B 细胞淋巴瘤 NOS

1. **组织病理学** EB 病毒阳性的 DLBCL，NOS，可能累及老年患者的中枢神经系统，且无已知的免疫缺陷，淋巴瘤的发生归因于免疫衰老，可随着年龄的增长而发展，形态学及免疫表型与 PCNSL 相同，无其他特殊。组织学特征与其他 EB 病毒相关淋巴组织增殖性疾病相似，包括 EB 病毒阳性的经典霍奇金淋巴瘤。肿瘤成分通常由数量不等的大型转化细胞 / 免疫母细胞和霍奇金 / 里 - 施细胞组成。反应性成分有多种，包括小淋巴细胞、浆细胞、组织细胞和上皮样细胞。小淋巴细胞和组织细

胞的丰富背景类似于富于T细胞/组织细胞的大B细胞淋巴瘤(图5-2-1),根据形态学特点,可将其分为多形性和大细胞型两种亚型。多形性亚型是年轻患者中最常见的类型,其他病例则较为单一。如果没有辅助研究,可能很难与EB病毒阴性的DLBCL区别开来。大面积地图样的坏死和生物学侵袭是其特征性的表现,但并不总是会出现。

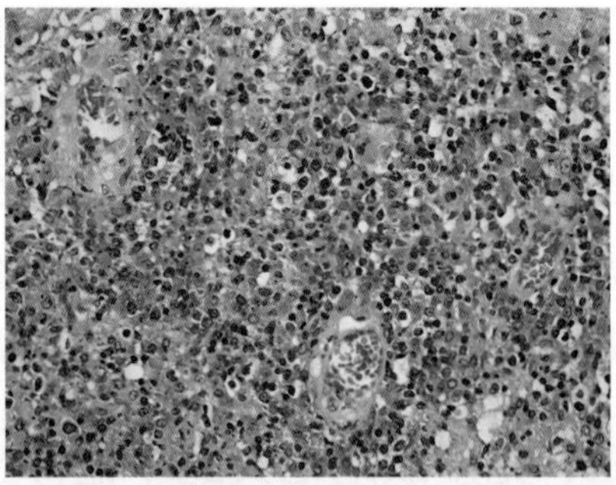

图5-2-1 EBV⁺弥漫大B细胞淋巴瘤的组织病理学表现
脑实质内肿瘤细胞弥漫性增生浸润,有围血管趋势,表现大的转化细胞/免疫母细胞、中等大小的肿瘤细胞,核分裂象活跃(苏木精-伊红染色,×200)
(注:本图片由北京大学医学部病理学系刘翠苓教授提供)

2. **免疫表型** EB病毒阳性的中枢神经系统DLBCL具有典型的活化B细胞性免疫表型,肿瘤细胞广泛表达B细胞抗原CD19、CD20、CD22、CD79a和PAX5,IRF4/MUM1(95%阳性)、BCL-2(70%阳性),而CD10和BCL-6呈阴性。CD30通常呈阳性,CD15有时亦同时表达,但缺乏典型的经典型霍奇金淋巴瘤的其他表型特征,轻链限制性很难证明,EBNA2和LMP1分别在7%~36%和>90%的病例中表达,表示Ⅲ型和Ⅱ型(更常见)的EB病毒潜伏感染。肿瘤细胞通常表达PDL1和PDL2,这证明了免疫逃逸的一种机制。EB病毒编码的小RNA(EBER)原位杂交是诊断EB病毒阳性DLBCL,NOS的必要手段,原位杂交后,80%以上的非典型增生细胞呈阳性(图5-2-2)。

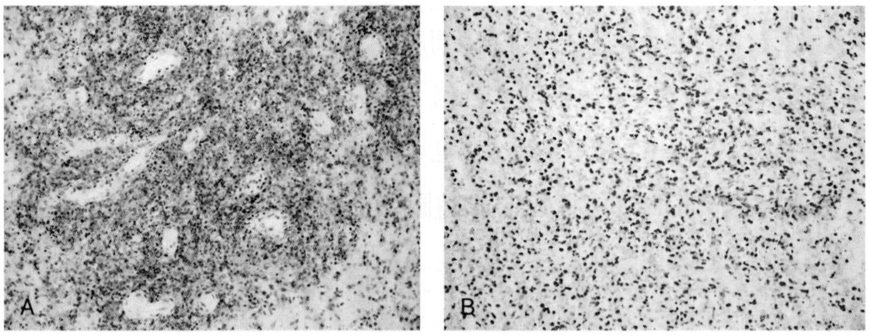

图5-2-2 EBV⁺弥漫大B细胞淋巴瘤的免疫表型
A.肿瘤细胞弥漫性CD19阳性(IHC,×100);B.大量肿瘤细胞EBER阳性(ISH,×100)
(注:本图片由北京大学医学部病理学系刘翠苓教授提供)

3. **遗传学改变** 通过分子技术检测到*IG*基因和EB病毒的克隆性增生,有助于从反应性增生和传染性单核细胞增多症中区分多形性改变的病例。在某些情况下还可以看到限制性/克隆性T细胞受体反应,但这也可出现在其他EB病毒相关的淋巴组织增殖性疾病中,如传染性单核细胞增多症。*IG*易位不常见(仅见于15%的病例),若*IGH/MYC*易位或变异的存在,则提示浆母细胞性淋巴瘤的诊断。在活化B细胞型DLBCL中,*CD79B*、*CARD11*和*MYD88*突变罕见。而9p24.1染色体获得,可能使PDL1和PDL2的表达增加,基因表达谱更显示了JAK/STAT和NF-κB通路的激活。EB病毒阳性的CNSL中,常见的基因重排包括克隆性Ig重链基因重排(证实其B细胞起源)、克隆性T*CR*-γ基因重排和克隆性T细胞重排。其他一些EB病毒相关的B细胞淋巴组织增生疾病(如器官移植后淋巴增殖紊乱性疾病)也有频繁的克隆性T细胞重排,B细胞性淋巴瘤中频繁的克隆性T细胞增殖与免疫抑制有关,这些克隆性T细胞数量增加被认为是免疫抑制导致的免疫监视减少引起的。

六、淋巴瘤样肉芽肿病

1. **组织病理学** 淋巴瘤样肉芽肿病(lymphomatoid granulomatosis,LYG)是一种以血管为中心的、破坏血管的淋巴增生性疾病,累及淋巴结外,由 EB 病毒阳性的 B 细胞与占主导地位的反应性 T 细胞混合组成。病变的组织学分级、临床侵袭性与大 B 细胞所占比例有关。多灶强化的脑实质内病变或肿块伴周围水肿,软脑膜、脑神经和脉络膜丛显著强化。主要表现为累及血管周围组织和血管壁的点状 / 线状增强。孤立性 CNS-LYG 通常表现为肿块性病变(图 5-2-3),往往显示胆碱和乳酸峰值升高,N- 乙酰天门冬氨酸(N-acetylaspartate,NAA)峰值降低,提示存在异常增殖细胞、神经组织丢失和坏死。

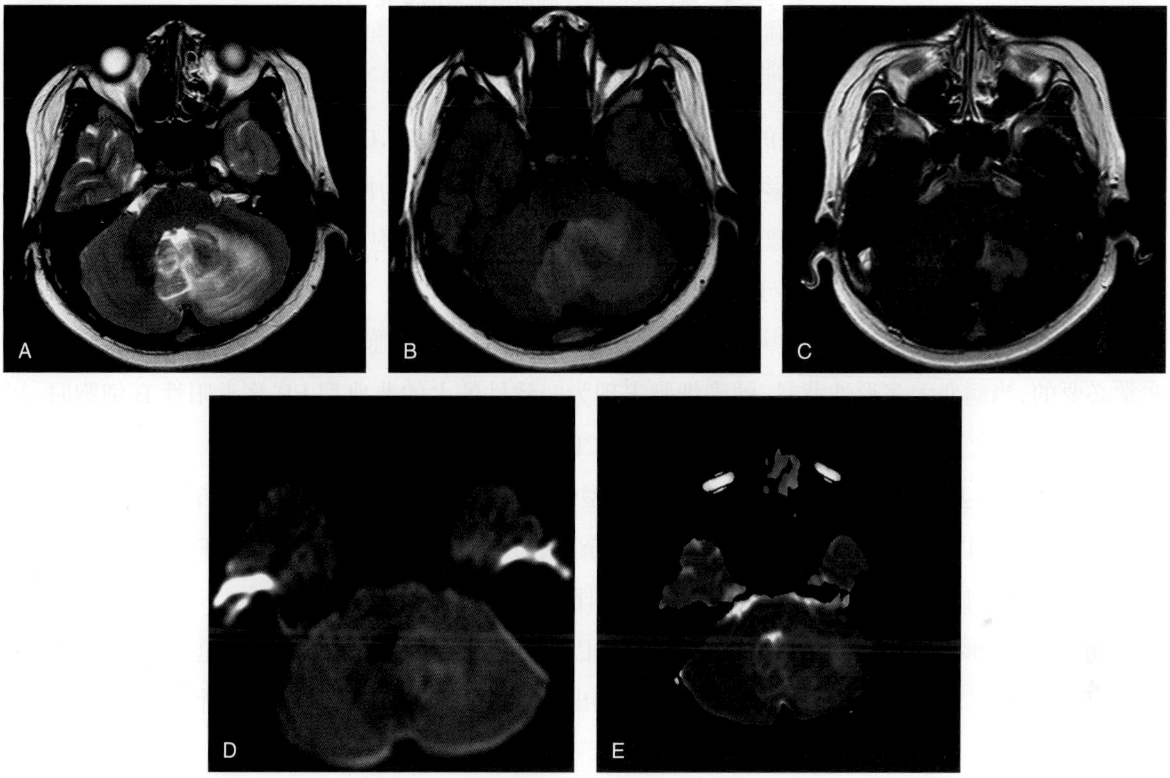

图 5-2-3 淋巴瘤样肉芽肿病的组织病理学表现

A. MRI 轴位 T2WI 示左侧小脑半球团块状等 T2 信号影,病变周围可见大片长 T2 信号影;B. FLAIR 序列示,病变呈等信号影;C. T1WI 增强示病变呈不均匀明显强化影;D. DWI 示病变呈不均匀稍高信号影;E. ADC 示病变呈不均匀稍低信号影。

LYG 具有炎性肉芽肿过程和淋巴增生性疾病的特征,组织学特征为非典型淋巴细胞和浆细胞样细胞的多形态浸润,伴肉芽肿性炎症,呈血管中心型和血管破坏型。淋巴细胞占多数,并与浆细胞、免疫母细胞和组织细胞混合。中性粒细胞和嗜酸性粒细胞通常不明显,背景小淋巴细胞可能表现出一定的异型性或不规则性,但不出现明显肿瘤。LYG 是可变的,但通常是少数 EB 病毒阳性的 B 细胞与一个突出的炎症背景混合,EB 病毒阳性细胞也通常表现出一些异型性,可能类似于免疫母细胞,多形性的外观与霍奇金细胞的多核形式难以区分,但经典的里 - 施细胞不会出现。

在 LYG 中,血管的变化是显著的,大多数病例可见淋巴细胞血管壁浸润现象(图 5-2-4),血管浸润可能损害血管完整性，导致梗死样组织坏死；或由 EB 病毒诱导的趋化因子介导的血管直接损伤，而呈纤维蛋白样坏死也很常见。LYG 须与鼻型结外 NK/T 细胞淋巴瘤区分，后者通常具有血管破坏生长模式，也与 EB 病毒相关。

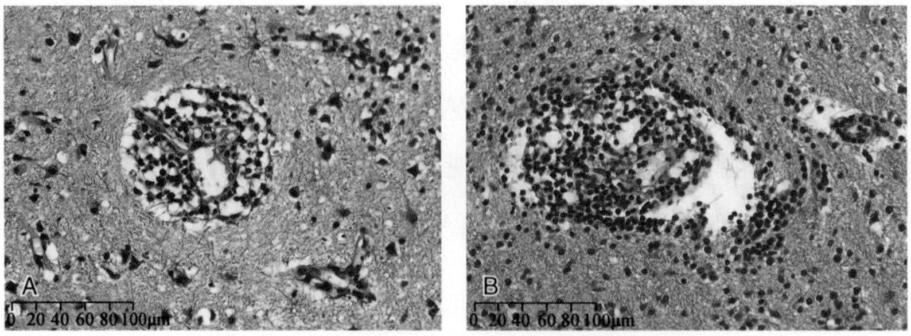

图 5-2-4　淋巴瘤样肉芽肿病中血管的变化
A、B 分别显示脑皮质及白质内血管中心性非典型淋巴细胞和浆细胞样细胞的多形态浸润和血管壁的破坏(苏木精 - 伊红染色，×200)。

2. **免疫表型**　EB 病毒阳性的 B 细胞通常表达 CD19、CD20，CD30 阳或阴性，CD15 呈阴性，LMP1 可能在较大的非典型和多形性细胞中呈阳性，EBNA2 通常为阳性，与潜伏期Ⅲ型一致。在罕见的病例中可以看到限制性免疫球蛋白的表达，特别是在显示浆细胞样分化的细胞中，背景淋巴细胞为 $CD3^{+}$T 细胞，而且 $CD4^{+}$ 细胞多于 $CD8^{+}$ 细胞。

3. **分级**　LYG 的分级与 EB 病毒阳性 B 细胞及反应性淋巴细胞背景的比例有关。而且分级是非常必要的，当病变无多形性背景，肿瘤细胞表现为一致性的大的非典型 EB 病毒阳性 B 细胞时，超出目前的 LYG 定义谱，应归为 EB 病毒阳性 DLBCL，NOS。

Ⅰ级：病变包含多形淋巴样浸润，无细胞异型性。大的转化淋巴细胞缺乏或罕见，坏死比较局限。免疫组化可以很好地鉴别，通过 EBER 原位杂交，EB 病毒阳性细胞<5 个 /HPF。有时可能没有 EB 病毒阳性细胞；在这种情况下诊断应谨慎，要排除其他炎症或肿瘤。

Ⅱ级：在多形性炎症背景下，病变中偶有大淋巴细胞或免疫母细胞。CD20 染色可见呈小团簇分布，坏死更为常见。EBER 原位杂交很容易地识别出 EB 病毒阳性细胞，通常 5~20 个 /HPF，很少超过 50 个 EB 病毒阳性细胞(图 5-2-5)。

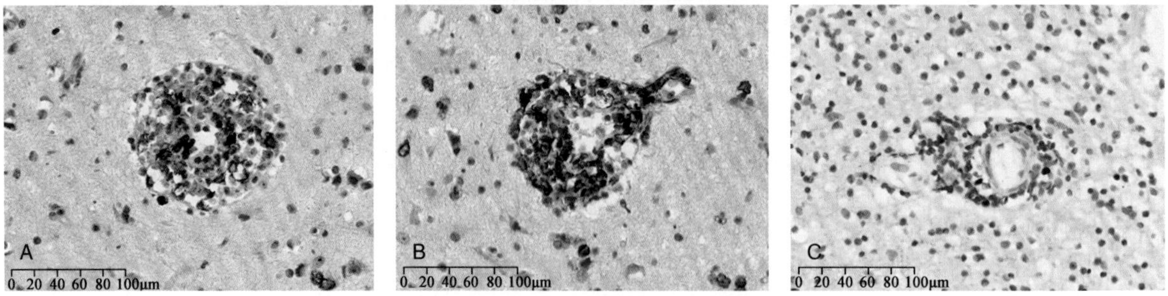

图 5-2-5　Ⅱ级淋巴瘤样肉芽肿病的组织病理学表现
A. 血管周围散在 CD20 阳性细胞(IHC，×200)；B. 血管周围及脑实质内小簇状和散在 CD19 阳性细胞(IHC，×200)；C. 血管周围 EBER 阳性细胞 5~20 个(ISH，×200)。

Ⅲ级：病变仍然显示炎症背景，但包含大的非典型 B 细胞，CD19、CD20 很容易识别，可以形成更大的片状，明显多形性和霍奇金样细胞往往存在，坏死通常更为广泛。EBER 原位杂交显示 EB 病毒阳性细胞非常多(>50 个 /HPF),并局部可能融合小片状。当出现大面积坏死时,由于 RNA 保存不良,EBER 原位杂交可能不可靠,进一步的 EB 病毒分子研究可能对诊断会有所帮助。

4. **遗传学改变** 在大多数Ⅱ级或Ⅲ级疾病中,IG 基因的克隆性可以通过分子遗传学技术来确定,Ⅰ级病例的克隆性表现不太一致,这可能与这些病例中 EB 病毒阳性细胞相对稀少有关。另外,某些 LYG 病例可能是多克隆的,TR 基因分析也显示不出单克隆性的证据。遗传易感性包括威斯科特 - 奥尔德里奇(wiskott-Aldrich)综合征(湿疹 - 血小板减少 - 免疫缺陷综合征)、XLP 综合征,以及与免疫缺陷有关的疾病。

（高子芬　齐雪岭　董格红）

第三节　血管内大 B 细胞淋巴瘤

血管内大 B 细胞淋巴瘤(intravascular large B cell lymphoma,IVBCL)是一种罕见的结外大 B 细胞淋巴瘤,其特征是肿瘤细胞在除了大的动脉和静脉之外的血管腔内,特别是毛细血管内选择性生长。MRI 表现呈多样性,都是非特异性的。最常见的是深部白质 T2 高信号,DWI 显示弥散受限,有时出现梗死样病变,强化的实质肿块性病变很少见(图 5-3-1)。

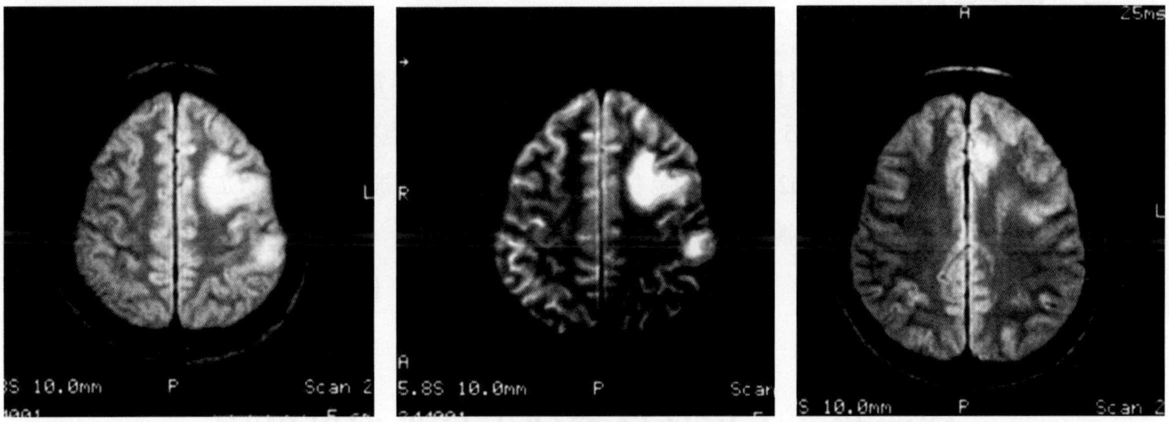

图 5-3-1　MRI 轴位 T2W1 示左侧额、顶叶多发高信号影
(注:本图片由复旦大学附属华山医院病理科汪寅教授提供)

一、组织病理学

肿瘤淋巴细胞主要存在于许多器官的中、小血管腔内。肿瘤细胞体积较大,核质比高,细胞质稀少,细胞核通常光滑,核仁突出,可以有单个或多个核仁,有丝分裂活跃,显示从中心细胞到免疫母细胞的形态学特征。虽然以核形态不规则的小细胞为特征的孤立性病例已有报道,但具有间变性特征或较小的体积肿瘤细胞的病例罕见。在某些病例中可观察到纤维蛋白血栓、出血和坏死(图 5-3-2)。肿瘤细胞在中枢神经系统的血管外浸润生长很少见,复发可能与血管外脑肿块有关,恶性细胞偶尔会在外周血中发现。

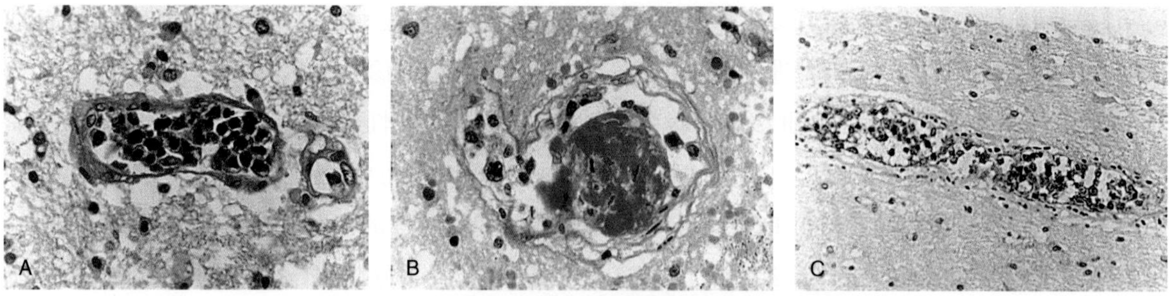

图 5-3-2　血管内大 B 细胞淋巴瘤的组织病理学表现

A. 扩张毛细血管内体积较大，核质比高，核染色较深的肿瘤细胞（苏木精 - 伊红染色，×200）；B. 毛细血管内纤维蛋白血栓（苏木精 - 伊红染色，×200）；C. 肿瘤细胞 CD20 阳性（IHC，×100）。

（注：本图片由复旦大学附属华山医院病理科汪寅教授提供）

二、免疫表型

肿瘤细胞表达成熟的 B 细胞相关抗原 CD20、CD79a、PAX5。CD5 和 CD10 共表达率分别为 38% 和 13%，20% 病例中有 CD5 和 BCL-6 共同表达，几乎所有 CD10 阴性病例均表现为非生发中心表型 IRF4/MUM1 阳性。越来越多的血管内 NK/T 细胞淋巴瘤合并 EB 病毒阳性肿瘤细胞的病例被报道，很少合并 ALK 阴性的淋巴管内间变性大细胞淋巴瘤，但它们应该被视为不同的实体。血管内生长模式被认为是肿瘤细胞归巢受体上的缺陷而继发肿瘤细胞迁移出血管障碍的原因，如缺乏 CD29（整合素 -1）和 CD54（ICAM1）黏附分子。

三、遗传学改变

免疫球蛋白基因的克隆重组核型异常已被描述，但对复发性异常，很少有病例被研究证实，最近 NGS 研究显示 *MYD88* 基因 L265 位点突变、*CD79B* 基因 Y196 位点突变出现在 44% 和 26% 的病例中。另有 t(14；18)*BCL-2* 在 18q21 区域的易位和多拷贝的病例也被报道，而 *BCL-2* 基因重排证实，IVLBCL 通常不存在生发中心起源以及“双打击”的情况。

（高子芬　齐雪岭　董格红）

第四节　中枢神经系统少见类型淋巴瘤

中枢神经系统少见类型淋巴瘤（miscellaneous rare lymphomas in the CNS）包括：低级别 B 细胞淋巴瘤（包括滤泡性淋巴瘤、淋巴浆细胞性淋巴瘤）、T 和 NK/T 细胞淋巴瘤及 ALK 阳性或阴性的间变性大细胞淋巴瘤（ALK^+/ALK-ALCL）。

一、滤泡性淋巴瘤

滤泡性淋巴瘤（follicular lymphoma，FL）是滤泡中心（生发中心）B 细胞（典型的包括中心细胞和中心母细胞 / 大转化细胞）发生的肿瘤，至少在局部有滤泡样结构。如果滤泡性淋巴瘤中出现了大部分或者完全由母细胞组成的弥漫区域，不论其范围大小，此区域都应诊断为 DLBCL。而由中心细胞和中心母细胞组成的淋巴瘤即使完全呈弥漫分布，也应归入 FL 这一类型。

1. **组织病理学** FL 通常有明显的滤泡结构，淋巴结的正常结构被紧密排列的滤泡结构取代，肿瘤性滤泡境界不清，套区常变薄或消失，缺乏着色小体巨噬细胞。肿瘤细胞表现为中心细胞样细胞及中心母细胞，两者排列杂乱无章，缺乏正常淋巴滤泡的极向，可以浸润至滤泡之间，常为中心细胞样细胞组成，核不规则（图 5-4-1）。FL 的病理报告需要报告分级及滤泡性结构所占的比例：① FL 的分级依据每 400 高倍视野下计数或估计 10 个肿瘤性滤泡内中心母细胞（大或小）的绝对数。至少应该选择不同滤泡的 10 个高倍视野。1 级和 2 级病变中心细胞占明显多数，仅有少量中心母细胞（0~15 个中心母细胞 /HPF），两者临床都表现为惰性，因此不主张区分 1 级和 2 级，建议采用 1~2 级的报告方式。3 级病变是指每 400 高倍视野可见多于 15 个中心母细胞，并且需要根据中心母细胞的比例进一步细分，3A 级仍可见中心细胞，而 3B 级滤泡则完全由大的母细胞组成，包括中心母细胞和免疫母细胞。根据中心母细胞的数量来进行 FL 的分级，列于表 5-4-1。②在报告滤泡性结构所占的比例时，最重要的是对弥漫性结构的认识。弥漫区域定义为完全缺乏滤泡的区域，首先可以通过 $CD21^+$/$CD23^+$ 的滤泡树突细胞网来确定，其次是看弥漫区域是由中心细胞组成还是母细胞（中心母细胞 / 免疫母细胞）组成，由中心细胞组成的弥漫区域不被认为有临床意义，而主要或完全由母细胞组成的弥漫区域才有意义。病例报告中建议报告为滤泡所占的比例，如滤泡性（滤泡结构超过 75%）、滤泡和弥漫性（滤泡结构 25%~75%）或局灶滤泡性 / 以弥漫性为主（滤泡结构少于 25%）。因此在任何区域出现 DLBCL 时，在诊断时需要报告，并报告 FL 与 DLBCL 的百分比。WHO 分类中指明诊断“滤泡性淋巴瘤，3 级（A/B）伴弥漫区域”是错误的，应该诊断为弥漫大 B 细胞淋巴瘤；滤泡性淋巴瘤，3 级（A 或 B）（表 5-4-1）。

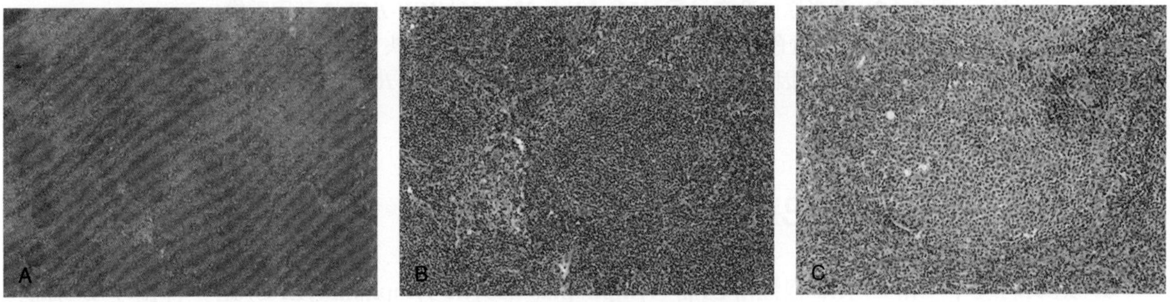

图 5-4-1　滤泡性淋巴瘤的组织病理学表现

A. 低倍镜下示淋巴结的正常结构被紧密排列的滤泡结构取代，肿瘤性滤泡境界不清，套区常变薄或消失，高密度、弥漫性的小圆形肿瘤细胞增生，细胞体积小，核深染，未见核仁（苏木精 - 伊红染色，×40）；B、C. 肿瘤细胞表现为中心细胞样细胞，缺乏正常淋巴滤泡的极向，浸润至滤泡之间，细胞核不规则（苏木精 - 伊红染色，×100）。

表 5-4-1　滤泡性淋巴瘤的分级

分级	定义
1~2 级（低级别）	中心母细胞 0~15 个 /HPF
1 级	中心母细胞 0~5 个 /HPF
2 级	中心母细胞 6~15 个 /HPF

续表

分级	定义
3 级	中心母细胞>15 个 /HPF
3A 级	仍有中心细胞
3B 级	中心母细胞实性呈片

注：目镜为 18mm 的计数标准。

2. **免疫表型** 肿瘤细胞表达 B 细胞相关抗原（CD19、CD20、CD22 和 CD79a），且表达 BCL-2、BCL-6 和 CD10，不表达 CD5 和 CD43。但是在 3B 级 FL 可以缺乏 CD10 的表达，而只表达 BCL-6。CD10 阴性的 FL 可表达 MUM-1，并缺乏 *BCL-2* 基因重排，这些病例中约 59% 伴有 DLBCL。

3. **遗传学特征** 肿瘤细胞存在免疫球蛋白重链和轻链基因重排。FL 通常特征性存在 t(14；18)(q32；q21)/*IGH-BCL-2* 基因重排，检测该易位荧光原位杂交技术是最灵敏和最特异的技术（图 5-4-2）。除此以外，肿瘤细胞还常常携带其他的遗传学改变，最常见的包括染色体 1p、6q、10q 和 17p 缺失以及 1p、6p、7q、8q、12q、X 及 18q 获得。其中最常受累的 1p36 片段中含有 *TNFRSF14* 基因。*TNFRSF14* 基因拷贝数变化、杂合性缺失及突变是 FL 最常见的遗传学变化。

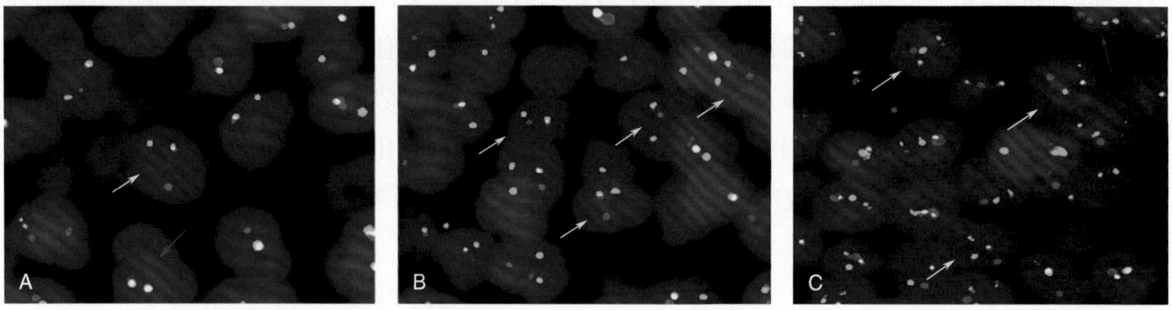

图 5-4-2 荧光原位杂交显示 t(14；18)(q32；q21)/*IGH-BCL-2* 基因重排
A. 红色箭头示 *IGH* 基因未见断裂，黄色箭头显示 *IGH* 基因断裂；B. 红色箭头示 *BCL-2* 基因未见断裂，黄色箭头显示 *BCL-2* 基因断裂；C. *IGH-BCL-2* 基因融合探针示 *IGH-BCL-2* 基因融合，即 *IGH-BCL-2* 易位。黄色箭头显示 *IGH-BCL-2* 基因融合（FISH，×1 000）。

二、淋巴浆细胞性淋巴瘤

1. **组织病理学** 淋巴浆细胞性淋巴瘤（lymphoplasmacytic lymphoma，LPL）是一种由小 B 细胞、浆细胞样淋巴细胞和浆细胞组成的肿瘤，常侵犯骨髓，有时累及淋巴结和肾脏。诊断时需除外任何其他也伴有浆细胞性分化的小 B 细胞淋巴瘤。肿瘤细胞由相对单一的小淋巴细胞、浆细胞和浆样淋巴细胞组成，也可见少数转化的细胞。淋巴浆细胞内可见 Dutcher 小体（PAS 阳性核内假包涵体），肥大细胞和含铁血黄素增加也是其典型特征。

2. **免疫表型** 免疫表型上瘤细胞表达全 B 细胞标志物（CD19、CD20、CD22、CD79a），而不表达 CD5、CD10、CD23 和 CD103。浆细胞性肿瘤细胞表达细胞质 Ig，常是 IgM，有时是 IgG。

3. **遗传学特征** 肿瘤细胞存在免疫球蛋白基因重排。大多数（>90%）的 LPL 具有 *MYD88 L265P* 突变，使其易于与其他小 B 细胞淋巴瘤相鉴别，然而 *MYD88 L265P* 突变不是诊断 LPL 的必需指标。

三、T 细胞和 NK/T 细胞淋巴瘤

1. **组织病理学** 结外鼻型 NK/T 细胞淋巴瘤（extranodal T cell and NK/T cell lymphoma，nasal type，T and NK/T）是一种主要发生于淋巴结外的非霍奇金淋巴瘤（non-Hodgkin lymphoma，NHL），肿瘤细胞形态多样，以血管中心性浸润为特征，常伴有血管破坏、组织坏死、肿瘤细胞表达细胞毒性颗粒相关蛋白及 EB 病毒感染。之所以称为 NK/T 细胞淋巴瘤，而不是 NK 细胞淋巴瘤，是因为尽管大多数病例为 NK 细胞肿瘤，EBV（+）、CD56（+），TCR（T cell receptor，TCR）重排阴性，但仍有少数病例表现为 EBV（+）、CD56（–）、TCR 重排（+）的细胞毒性 T 细胞表型。

组织学上发生于各部位的结外鼻型 NK/T 细胞淋巴瘤病理特征相似，表现为肿瘤细胞弥漫性浸润，瘤细胞以血管为中心性和浸润血管生长及大片坏死是突出的组织学特征。肿瘤细胞形态多样，表现为小、中等、大或间变细胞特点，多数病例为中等大小细胞或大、小细胞混合。细胞质中等，淡染至透亮。胞核呈不规则状或变长，较大的细胞可有泡状核，染色质呈颗粒状，核仁不明显或有小核仁，核分裂象易见（图 5-4-3）。

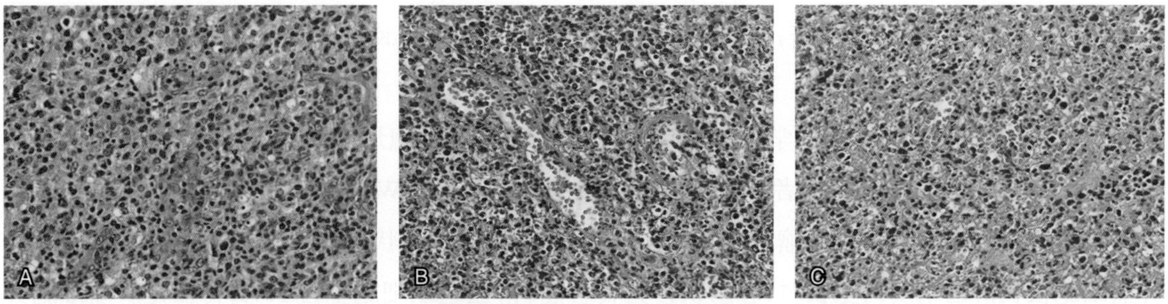

图 5-4-3 结外鼻型 NK/T 细胞淋巴瘤的组织病理学表现

A. 肿瘤细胞形态多样，表现为小、中等、大或间变细胞特点，多数病例为中等大小细胞或大、小细胞混合（苏木精 - 伊红染色，×200）；B. 肿瘤细胞浸润破坏血管（苏木精 - 伊红染色，×200）；C. 肿瘤细胞伴坏死（苏木精 - 伊红染色，×200）。

2. **免疫表型** 免疫表型上肿瘤细胞表达 CD2、CD56 和细胞质 CD3ε，不表达胞膜表面 CD3（–）。肿瘤细胞同时表达细胞毒性相关蛋白，如 TIA-1（T-cell restricted intracellular antigen-1）、颗粒酶 B（granzyme B）和穿孔素（perforin）。其他 T 细胞和 NK 细胞相关抗原常为阴性，如 CD4、CD5、CD8、TCRδ、TCRβ、CD16 和 CD57。常表达的抗原还包括 CD43、CD45RO、HLA-DR、CD25、FAS（CD95）和 FAS 配体。CD7 和 CD30 偶有阳性。肿瘤细胞不表达 B 细胞、组织细胞和网状细胞抗原。EBER 原位杂交为阳性（图 5-4-4）。

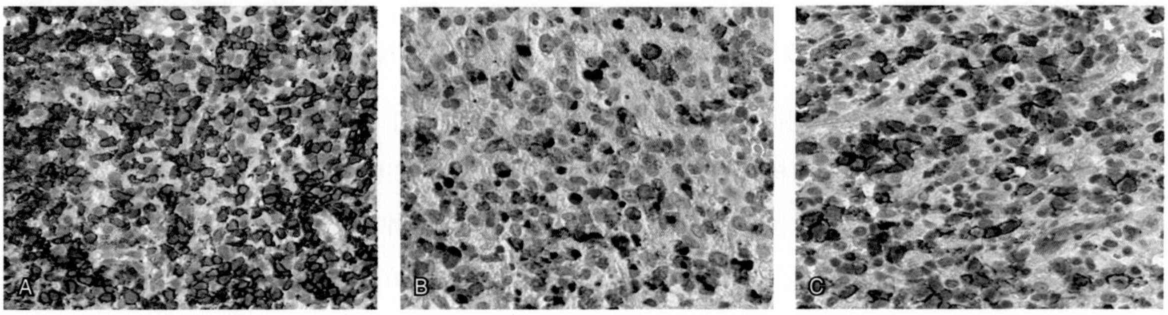

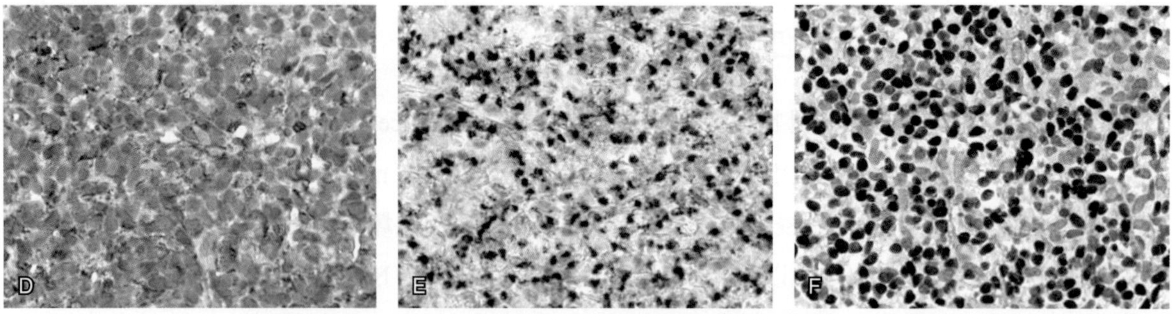

图 5-4-4 结外鼻型 NK/T 细胞淋巴瘤的免疫表型

A. 肿瘤细胞细胞质 CD3ε 阳性；B. 肿瘤细胞膜 CD56 阳性；C. 肿瘤细胞细胞质 GramB 阳性；
D. 肿瘤细胞 CD45RO 阳性；E. 肿瘤细胞细胞质 TIA-1 阳性；F. 肿瘤细胞细胞质 EBER 阳性（DAB，×200）。

3. **遗传学特征** 遗传学上大多数结外鼻型 NK/T 细胞淋巴瘤病例 TCR 和免疫球蛋白基因呈胚系构型。小部分来源于细胞毒性 T 细胞的 NK/T 细胞淋巴瘤可以出现 TCR 重排。

四、ALK 阳性间变性大细胞淋巴瘤

ALK 阳性间变性大细胞淋巴瘤（anaplastic large cell lymphoma，ALCL）是 NHL 中的一种独特类型，肿瘤细胞体积大，细胞质丰富，典型的细胞核呈马蹄形，伴有 ALK 和 CD30 的表达，在基因水平上伴有 *ALK* 基因易位。

1. **组织病理学** 组织病理学上 ALK^{+}ALCL 病例的肿瘤细胞形态多样，然而所有病例都含有 Hallmark 细胞，表现为马蹄铁或者肾形核，核旁可见嗜酸性区域。WHO 分类中描述肿瘤细胞有 5 种形态学类型：普通型占 60%，肿瘤细胞细胞质丰富，多个核呈花环状排列，类似里 - 施细胞。当此类肿瘤细胞仅在淋巴结窦内生长时，容易误诊为转移癌；淋巴组织细胞型占 10%，特征是肿瘤细胞夹杂大量反应性组织细胞，肿瘤细胞常常围绕血管排列；小细胞型占 5%~10%，肿瘤细胞体积从小至中等，核位于中央，细胞质淡染，这种细胞被称为“煎蛋细胞”，也常常聚集在血管周围；“霍奇金样型”占 3%，特点类似于经典型霍奇金淋巴瘤之结节硬化型（图 5-4-5）。

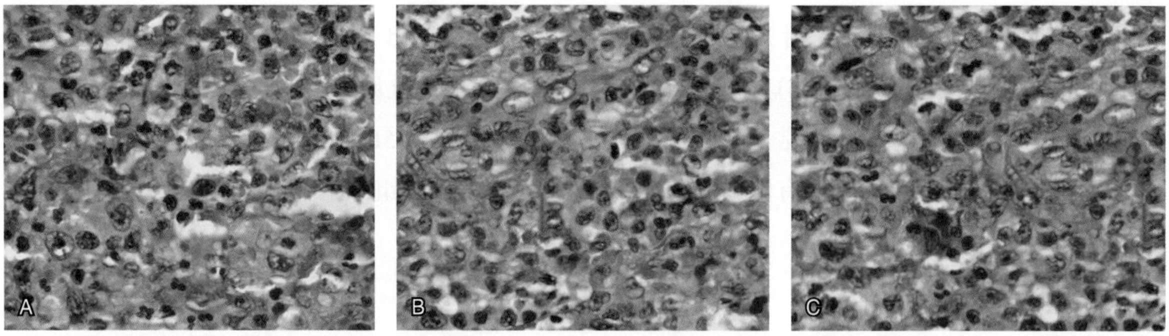

图 5-4-5 肿瘤细胞体积大，核明显多形性（苏木精 - 伊红染色，×400）

2. **免疫表型** 免疫表型上肿瘤细胞表达 CD30、ALK、EMA、T 细胞标志物、细胞毒性相关蛋白等，肿瘤细胞表达 CD30，胞膜和核旁点状阳性。ALK 的表达模式因肿瘤细胞基因染色体易位不同而不同，携带 t(2；5)/NPM-ALK 易位的绝大多数病例，大细胞型肿瘤细胞 ALK 表达于细胞质和胞核，而小细胞型肿瘤细胞 ALK 表达于细胞核。非 t(2；5)/NPM-ALK 易位的病例，肿瘤细胞 ALK

胞膜或者细胞质表达(图 5-4-6)。绝大多数 ALK⁺ALCL 病例的肿瘤细胞表达 EMA 和 T 细胞标志物,然而也有的病例全部 T 细胞抗原均丢失,被称为“null cell”表型,但是基因水平上证明其来源于 T 细胞。T 细胞标志物的选择在 ALK⁺ALCL 病例有些特殊,75% 以上的 ALK⁺ALCL 病例不表达 CD3,而表达 CD2、CD5 或者 CD4。肿瘤细胞表达细胞毒性蛋白,包括 TIA-1、颗粒酶 B 和 / 或穿孔素。肿瘤细胞 EB 病毒阴性。鉴别诊断上,需要与 ALK 阳性的 DLBCL 进行鉴别,这种肿瘤细胞表达 ALK 和 EMA,与 ALK⁺ALCL 相似,然而 ALK 阳性的 DLBCL 不表达 CD30,另外 ALK 阳性也常为细胞质着色,这两点是重要的鉴别点。另外,还需要与一些表达 ALK 的非造血系统恶性肿瘤进行鉴别,例如横纹肌肉瘤、炎症性肌纤维母细胞瘤,这些肿瘤细胞虽然 ALK 阳性,然而形态学不同于 ALK⁺ALCL,且不表达 CD30 和 EMA。

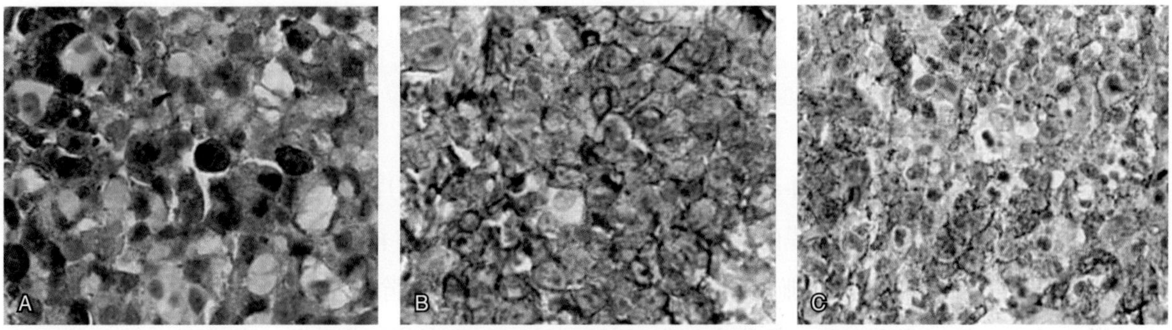

图 5-4-6 ALK 阳性间变性大细胞淋巴瘤的免疫表型
A. 肿瘤细胞 ALK 阳性;B. 肿瘤细胞 CD30 阳性;C. 肿瘤细胞 EMA 阳性(DAB,×400)。

3. **遗传学特征** 分子遗传学上,约 90% 的 ALK⁺ALCL 患者的肿瘤细胞呈 TCR 重排。ALK⁺ALCL 患者的肿瘤细胞最常见的染色体易位是 2 号染色体的 *ALK* 基因和 5 号染色体的 *NPM* 基因形成的 t(2 ;5)/NPM-ALK 易位,少数情况下,也和其他的染色体也形成不同的易位。t(2 ;5)/NPM-ALK 易位导致了原本静止的 *ALK* 基因活化及表达,*NPM* 基因是看家基因,于 ALK 融合后产生融合蛋白,因此在正常细胞仅在个别脑细胞内见到 ALK 表达,而肿瘤细胞则出现 ALK 表达,表现为细胞质、胞核和核仁阳性。

五、ALK 阴性间变性大细胞淋巴瘤

ALK 阴性的 ALCL 是一个暂定的独立类型,是 CD30 阳性的 T 细胞淋巴瘤,形态学上与 ALK 阳性的 ALCL 相同,但是不表达 ALK。大多数肿瘤表达 T 细胞标志物和细胞毒性颗粒相关蛋白。

1. **组织病理学** 典型的肿瘤细胞与 ALK 阳性的 ALCL 类似,表现为偏位核、马蹄铁形核或肾形核的“标志性”肿瘤细胞,但 ALK 阳性的 ALCL 的肿瘤细胞更大、更多形性,核质比更高。

2. **免疫表型** 免疫表型上肿瘤细胞强表达 CD30,可以弥漫性细胞质阳性,也可以表现为细胞膜和高尔基体区强阳性,肿瘤细胞呈现均匀一致的强表达。一半以上的病例表达 T 细胞标志物,包括 CD2、CD3、CD5、CD43 ;许多病例表达细胞毒性相关蛋白,包括 TIA-1、颗粒酶 B 和 / 或穿孔素。少部分病例 EMA 阳性。肿瘤细胞 EB 病毒阴性。

鉴别诊断上,需要与非特殊型外周 T 细胞淋巴瘤及经典型霍奇金淋巴瘤转移颅内相鉴别。绝大

多数经典型霍奇金淋巴瘤 PAX5 弱阳性，而 ALK 阴性的 ALCL 则为 PAX5 阴性。ALK 阴性 ALCL 的 CD30 呈均匀一致的强表达，而非特殊型外周 T 细胞淋巴瘤常常仅有少部分肿瘤细胞表达 CD30，而且强度强弱不等，这点可以帮助鉴别。

3. **遗传学特征** 分子遗传学上，绝大多数的 ALK 阴性 ALCL 病例的肿瘤细胞呈 T 细胞受体（TCR）重排。

（高子芬 齐雪岭 董格红）

第五节 硬脑膜 MALT 淋巴瘤

一、大体表现

黏膜相关淋巴组织（mucosal-associated lymphoid tissue，MALT）淋巴瘤是一种结外淋巴瘤。硬脑膜 MALT 淋巴瘤是发生于硬脑膜的 MALT 淋巴瘤。硬脑膜 MALT 淋巴瘤由形态多样的小 B 细胞组成，小 B 细胞包括中心细胞样细胞、单核细胞样细胞、小淋巴细胞，除了小 B 细胞以外，还有散在的免疫母细胞及中心母细胞样细胞。部分病例中，可见到肿瘤细胞有浆细胞分化。硬脑膜 MALT 淋巴瘤大体上表现为灰白色不规则肿块，常无包膜，边界不清，实性，质地韧。

二、组织病理学

组织学上肿瘤细胞通常为小到中等大小的淋巴细胞，与滤泡中心细胞相似，故被称为中心细胞样细胞，也可表现为单核细胞样淋巴细胞，其间可散在分布少量的转化性母细胞（免疫母细胞、中心母细胞样的大细胞），肿瘤细胞还可以向浆细胞分化。肿瘤细胞浸润破坏腺体，形成淋巴上皮病变。MALT 淋巴瘤的诊断依据以上形态学特点进行综合判断。当 MALT 淋巴瘤中转化的免疫母细胞及中心母细胞样大细胞呈实体样或片状增生时，应诊断为 DLBCL。脑膜 MALT 淋巴瘤病理组织学上表现为弥漫增生的淋巴样细胞沿不连续的硬脑膜呈浸润性生长，脑膜上皮无增生，硬脑膜可具有明显的玻璃样变性，局灶形成散在的多核巨细胞，散在分布大小不一的淋巴滤泡，可以有浆细胞样分化细胞，浆细胞样分化细胞可以比较成熟，也可以散在分布转化的大细胞（图 5-5-1）。

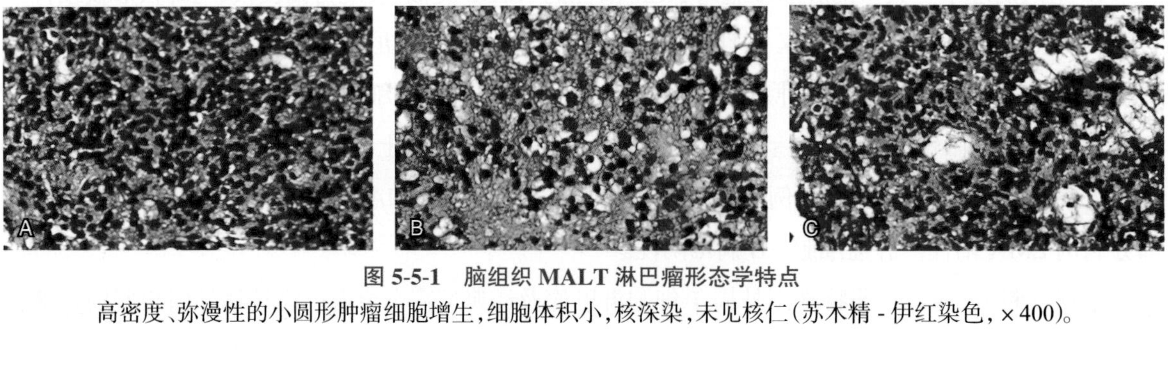

图 5-5-1 脑组织 MALT 淋巴瘤形态学特点

高密度、弥漫性的小圆形肿瘤细胞增生，细胞体积小，核深染，未见核仁（苏木精 - 伊红染色，×400）。

三、免疫表型

免疫表型上，瘤细胞表达全 B 细胞标志物（CD19、CD20、CD79a），而不表达 CD5、CD10、CD23 和 Cyclin D1，同时表达 IgM，并表现为轻链限制[κ：λ>(8~10)：1 或 λ：κ>4：1]（图 5-5-2）。

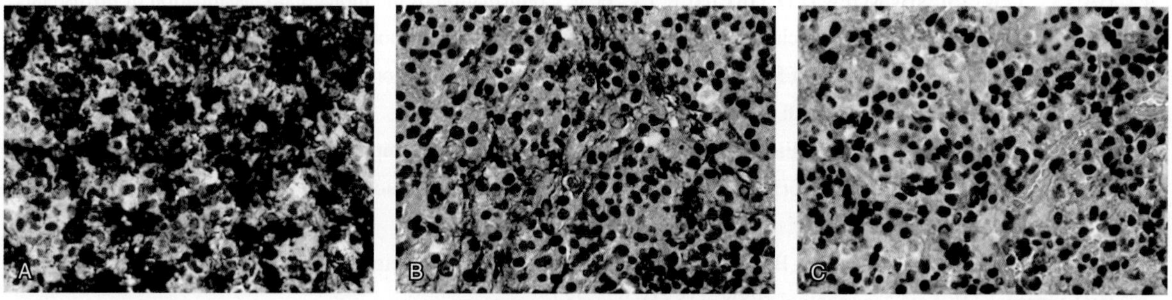

图 5-5-2 肿瘤细胞的免疫表型及增殖活性

A. 肿瘤细胞强表达 CD20；B. 背景细胞表达 CD56；C. 肿瘤细胞增殖活性低，Ki-67 约 30% 阳性（免疫组化，×400）。

四、遗传学特征

分子遗传学上，显示 t(11；18)（q21；q21）/*API2-MALT1* 是发生于 MALT 淋巴瘤的最常见特异性染色体易位 / 融合基因，具有该染色体易位的患者可能对幽门螺杆菌根治无反应。t(1；14)（p22；q32）/*BCL-10*/*IgH* 导致 BCL-10 蛋白过度核表达，提示携带该染色体易位的患者可能对幽门螺杆菌根治无反应。（如图 5-5-3）

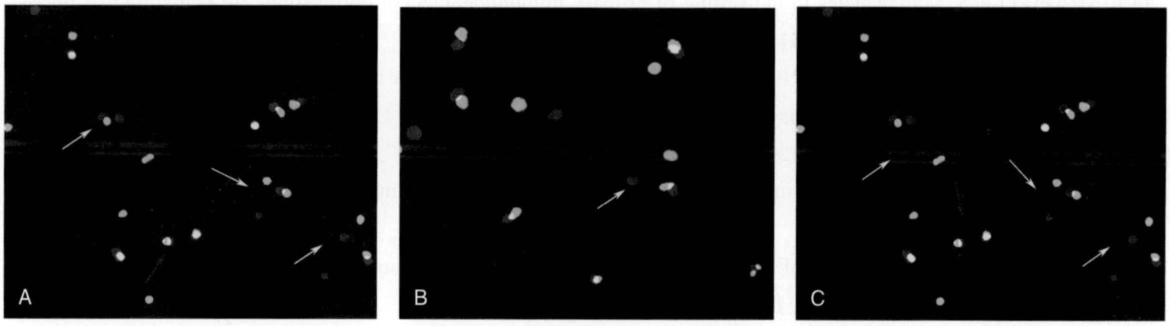

图 5-5-3

A-C. 荧光原位杂交显示 18 号染色体 *MALT1* 基因断裂。红色箭头显示 *MALT* 基因未见断裂，黄色箭头显示 *MALT* 基因断裂（荧光原位杂交，×1 000）。

（高子芬　齐雪岭　董格红）

参考文献

[1] SON S M, HA S Y, YOO H Y, et al. Prognostic impact of MYC protein expression in central nervous system

diffuse large B-cell lymphoma: comparison with MYC rearrangement and MYC mRNA expression [J]. Mod Pathol, 2017, 30 (1): 4-14.

[2] DAVID N L, HIROKO O, OTMAR D, et al. WHO classification of tumours of the central nervous system [M]. 4th ed. Lyon: International Agency for Research on Cancer (IARC), 2016.

[3] NOSRATI A, MONABATI A, SADEGHIPOUR A, et al. MYC, BCL2, and BCL6 rearrangements in primary central nervous system lymphoma of large B cell type [J]. Ann Hematol, 2019, 98 (1): 169-173.

[4] HANS C P, WEISENBURGER D D, GREINER T C, et al. Confirmation of the molecular classification of diffuse large B-cell lymphoma by immunohistochemistry using a tissue microarray [J]. Blood, 2004, 103 (1): 275-282.

[5] DECKERT M, BRUNN A, MONTESINOS-RONGEN M, et al. Primary lymphoma of the central nervous system: A diagnostic challenge [J]. Hematol Oncol, 2014, 32 (2): 57-67.

[6] BRÜCK W, BRUNN A, KLAPPER W, et al.[Differential diagnosis of lymphoid infiltrates in the central nervous system: experience of the Network Lymphomas and Lymphomatoid Lesions in the Nervous System][J]. Pathologe, 2013, 34 (3): 186-197.

[7] KUHLMANN T, LASSMANN H, BRÜCK W. Diagnosis of inflammatory demyelination in biopsy specimens: A practical approach [J]. Acta Neuropathol, 2008, 115 (3): 275-287.

[8] ALDERSON L, FETELL M R, SISTI M, et al. Sentinel lesions of primary CNS lymphoma [J]. J Neurol Neurosurg Psychiatry, 1996, 60 (1): 102-105.

[9] HUSSEINI L, SALEH A, REIFENBERGER G, et al. Inflammatory demyelinating brain lesions heralding primary CNS lymphoma [J]. Can J Neurol Sci, 2012, 39 (1): 6-10.

[10] NG S, BUTZKUEVEN H, KALNINS R, et al. Prolonged interval between sentinel pseudotumoral demyelination and development of primary CNS lymphoma [J]. J Clin Neurosci, 2007, 14 (11): 1126-1129.

[11] KVARTA M D, SHARMA D, CASTELLANI R J, et al. Demyelination as a harbinger of lymphoma: A case report and review of primary central nervous system lymphoma preceded by multifocal sentinel demyelination [J]. BMC Neurol, 2016, 16: 72.

[12] JONKMAN-BERK B M, VAN DEN BERG J M, TEN BERGE I J, et al. Primary immunodeficiencies in the Netherlands: National patient data demonstrate the increased risk of malignancy [J]. Clin Immunol, 2015, 156 (2): 154-162.

[13] SHAPIRO R S. Malignancies in the setting of primary immunodeficiency: Implications for hematologists/oncologists [J]. Am J Hematol, 2011, 86 (1): 48-55.

[14] ARICò M, MUSSOLIN L, CARRARO E, et al. Non-Hodgkin lymphoma in children with an associated inherited condition: A retrospective analysis of the Associazione Italiana Ematologia Oncologia Pediatrica (AIEOP)[J]. Pediatr Blood Cancer, 2015, 62 (10): 1782-1789.

[15] JONES A M, GASPAR H B. Immunogenetics: Changing the face of immunodeficiency [J]. J Clin Pathol, 2000, 53 (1): 60-65.

[16] LIM M S, STRAUS S E, DALE J K, et al. Pathological findings in human autoimmune lymphoproliferative syndrome [J]. Am J Pathol, 1998, 153 (5): 1541-1550.

[17] SNELLER M C, WANG J, DALE J K, et al. Clincal, immunologic, and genetic features of an autoimmune lymphoproliferative syndrome associated with abnormal lymphocyte apoptosis [J]. Blood, 1997, 89 (4): 1341-1348.

[18] THE I. Nijmegen breakage syndrome: The International Nijmegen Breakage Syndrome Study Group [J]. Arch Dis Child, 2000, 82 (5): 400-406.

[19] VARON R, VISSINGA C, PLATZER M, et al. Nibrin, a novel DNA double-strand break repair protein, is mutated in Nijmegen breakage syndrome [J]. Cell, 1998, 93 (3): 467-476.

[20] SANDER C A, MEDEIROS L J, WEISS L M, et al. Lymphoproliferative lesions in patients with common variable immunodeficiency syndrome [J]. Am J Surg Pathol, 1992, 16 (12): 1170-1182.

[21] GILMOUR K C, GASPAR H B. Pathogenesis and diagnosis of X-linked lymphoproliferative disease [J]. Expert Rev Mol Diagn, 2003, 3 (5): 549-561.

[22] VAN DER VELDEN W J, NISSEN L, VAN RIJN M, et al. Identification of IG-clonality status as a pre-treatment predictor for mortality in patients with immunodeficiency-associated Epstein-Barr virus-related lymphoproliferative disorders [J]. Haematologica, 2015, 100 (4): e152-e154.

[23] LICHT J D. AML1 and the AML1-ETO fusion protein in the pathogenesis of t (8; 21) AML [J]. Oncogene, 2001, 20 (40): 5660-5679.

[24] TINGUELY M, VONLANTHEN R, MÜLLER E, et al. Hodgkin's disease-like lymphoproliferative disorders in patients with different underlying immunodeficiency states [J]. Mod Pathol, 1998, 11 (4): 307-312.

[25] PETERS A M, KOHFINK B, MARTIN H, et al. Defective apoptosis due to a point mutation in the death domain of CD95 associated with autoimmune lymphoproliferative syndrome, T-cell lymphoma, and Hodgkin's disease [J]. Exp Hematol, 1999, 27 (5): 868-874.

[26] STRAUS S E, JAFFE E S, PUCK J M, et al. The development of lymphomas in families with autoimmune lymphoproliferative syndrome with germline Fas mutations and defective lymphocyte apoptosis [J]. Blood, 2001, 98 (1): 194-200.

[27] ELENITOBA-JOHNSON K S, JAFFE E S. Lymphoproliferative disorders associated with congenital immunodeficiencies [J]. Semin Diagn Pathol, 1997, 14 (1): 35-47.

[28] SAID J W. Immunodeficiency-related Hodgkin lymphoma and its mimics [J]. Adv Anat Pathol, 2007, 14 (3): 189-194.

[29] LIM M S, STRAUS S E, DALE J K, et al. Pathological findings in human autoimmune lymphoproliferative syndrome [J]. Am J Pathol, 1998, 153 (5): 1541-1550.

[30] GILMOUR K C, CRANSTON T, JONES A, et al. Diagnosis of X-linked lymphoproliferative disease by analysis of SLAM-associated protein expression [J]. Eur J Immunol, 2000, 30 (6): 1691-1697.

[31] TANGYE S G, PHILLIPS J H, LANIER L L, et al. Functional requirement for SAP in 2B4-mediated activation of human natural killer cells as revealed by the X-linked lymphoproliferative syndrome [J]. J Immunol, 2000, 165 (6): 2932-2936.

[32] CANIONI D, JABADO N, MACINTYRE E, et al. Lymphoproliferative disorders in children with primary immunodeficiencies: Immunological status may be more predictive of the outcome than other criteria [J]. Histopathology, 2001, 38 (2): 146-159.

[33] DUPLANTIER J E, SEYAMA K, DAY N K, et al. Immunologic reconstitution following bone marrow transplantation for X-linked hyper IgM syndrome [J]. Clin Immunol, 2001, 98 (3): 313-318.

[34] HADZIć N, PAGLIUCA A, RELA M, et al. Correction of the hyper-IgM syndrome after liver and bone marrow transplantation [J]. N Engl J Med, 2000, 342 (5): 320-324.

[35] ZHANG Y X, GUI X E, ZHONG Y H, et al. Cancer in cohort of HIV-infected population: Prevalence and clinical characteristics [J]. J Cancer Res Clin Oncol, 2011, 137 (4): 609-614.

[36] BARTA S K, SAMUEL M S, XUE X, et al. Changes in the influence of lymphoma-and HIV-specific factors on outcomes in AIDS-related non-Hodgkin lymphoma [J]. Ann Oncol, 2015, 26 (5): 958-966.

[37] BERAL V, PETERMAN T, BERKELMAN R, et al. AIDS-associated non-Hodgkin lymphoma [J]. Lancet, 1991, 337 (8745): 805-809.

[38] LEVINE A M. AIDS-related malignancies: The emerging epidemic [J]. J Natl Cancer Inst, 1993, 85 (17): 1382-1397.

[39] GOPAL S, MARTIN K E, RICHARDS K L, et al. Clinical presentation, treatment, and outcomes among 65 patients with HIV-associated lymphoma treated at the University of North Carolina, 2000-2010 [J]. AIDS Res Hum Retroviruses, 2012, 28 (8): 798-805.

[40] OTA Y, HISHIMA T, MOCHIZUKI M, et al. Classification of AIDS-related lymphoma cases between 1987 and 2012 in Japan based on the WHO classification of lymphomas, fourth edition [J]. Cancer Med, 2014, 3 (1): 143-153.

[41] 王丽艳, 丁正伟, 秦倩倩, 等. 2008—2014 年中国艾滋病经异性性途径传播的流行特征分析 [J]. 中华流行病学杂志, 2015, 36 (12): 1332-1336.

[42] ENGELS E A, PFEIFFER R M, GOEDERT J J, et al. Trends in cancer risk among people with AIDS in the United States 1980-2002 [J]. AIDS, 2006, 20 (12): 1645-1654.

[43] BESSON C, GOUBAR A, GABARRE J, et al. Changes in AIDS-related lymphoma since the era of highly active antiretroviral therapy [J]. Blood, 2001, 98 (8): 2339-2344.

[44] BIGGAR R J, CHATURVEDI A K, GOEDERT J J, et al. AIDS-related cancer and severity of immunosuppression in persons with AIDS [J]. J Natl Cancer Inst, 2007, 99 (12): 962-972.

[45] DIAMOND C, TAYLOR T H, IM T, et al. Presentation and outcomes of systemic non-Hodgkin's lymphoma: A

comparison between patients with acquired immunodeficiency syndrome (AIDS) treated with highly active antiretroviral therapy and patients without AIDS [J]. Leuk Lymphoma, 2006, 47 (9): 1822-1829.

[46] CARBONE A. Emerging pathways in the development of AIDS-related lymphomas [J]. Lancet Oncol, 2003, 4 (1): 22-29.

[47] CARBONE A, GLOGHINI A. AIDS-related lymphomas: From pathogenesis to pathology [J]. Br J Haematol, 2005, 130 (5): 662-670.

[48] GAIDANO G, CARBONE A, PASTORE C, et al. Frequent mutation of the 5'noncoding region of the BCL-6 gene in acquired immunodeficiency syndrome-related non-Hodgkin's lymphomas [J]. Blood, 1997, 89 (10): 3755-3762.

[49] VAGHEFI P, MARTIN A, PRÉVOT S, et al. Genomic imbalances in AIDS-related lymphomas: relation with tumoral Epstein-Barr virus status [J]. AIDS, 2006, 20 (18): 2285-2291.

[50] CAMILLERI-BROËT S, DAVI F, FEUILLARD J, et al. AIDS-related primary brain lymphomas: Histopathologic and immunohistochemical study of 51 cases: The French Study Group for HIV-Associated Tumors [J]. Hum Pathol, 1997, 28 (3): 367-374.

[51] HAMILTON-DUTOIT S J, RAPHAEL M, AUDOUIN J, et al. In situ demonstration of Epstein-Barr virus small RNAs (EBER 1) in acquired immunodeficiency syndrome-related lymphomas: correlation with tumor morphology and primary site [J]. Blood, 1993, 82 (2): 619-624.

[52] SPINA M, VACCHER E, NASTI G, et al. Human immunodeficiency virus-associated Hodgkin's disease [J]. Semin Oncol, 2000, 27 (4): 480-488.

[53] CESARMAN E, CHANG Y, MOORE P S, et al. Kaposi's sarcoma-associated herpesvirus-like DNA sequences in AIDS-related body-cavity-based lymphomas [J]. N Engl J Med, 1995, 332 (18): 1186-1191.

[54] ENGELS E A, PFEIFFER R M, LANDGREN O, et al. Immunologic and virologic predictors of AIDS-related non-hodgkin lymphoma in the highly active antiretroviral therapy era [J]. J Acquir Immune Defic Syndr, 2010, 54 (1): 78-84.

[55] MEISTER A, HENTRICH M, WYEN C, et al. Malignant lymphoma in the HIV-positive patient [J]. Eur J Haematol, 2018, 101 (1): 119-126.

[56] SHIELS M S, PFEIFFER R M, HALL H I, et al. Proportions of Kaposi sarcoma, selected non-Hodgkin lymphomas, and cervical cancer in the United States occurring in persons with AIDS, 1980-2007 [J]. JAMA, 2011, 305 (14): 1450-1459.

[57] TEBIT D M, ARTS E J. Tracking a century of global expansion and evolution of HIV to drive understanding and to combat disease [J]. Lancet Infect Dis, 2011, 11 (1): 45-56.

[58] CHAO C, SILVERBERG M J, MARTÍNEZ-MAZA O, et al. Epstein-Barr virus infection and expression of B-cell oncogenic markers in HIV-related diffuse large B-cell Lymphoma [J]. Clin Cancer Res, 2012, 18 (17): 4702-4712.

[59] CHADBURN A, CHIU A, LEE J Y, et al. Immunophenotypic analysis of AIDS-related diffuse large B-cell lymphoma and clinical implications in patients from AIDS Malignancies Consortium clinical trials 010 and 034 [J]. J Clin Oncol, 2009, 27 (30): 5039-5048.

[60] CHAO C, SILVERBERG M J, XU L, et al. A comparative study of molecular characteristics of diffuse large B-cell lymphoma from patients with and without human immunodeficiency virus infection [J]. Clin Cancer Res, 2015, 21 (6): 1429-1437.

[61] DUNLEAVY K, LITTLE R F, PITTALUGA S, et al. The role of tumor histogenesis, FDG-PET, and short-course EPOCH with dose-dense rituximab (SC-EPOCH-RR) in HIV-associated diffuse large B-cell lymphoma [J]. Blood, 2010, 115 (15): 3017-3024.

[62] BOWER M, PALFREEMAN A, ALFA-WALI M, et al. British HIV association guidelines for HIV-associated malignancies 2014 [J]. HIV Med, 2014, 15 (Suppl 2): 1-92.

[63] O'NEILL A, MIKESCH K, FRITSCH K, et al. Outcomes for HIV-positive patients with primary central nervous system lymphoma after high-dose chemotherapy and auto-SCT [J]. Bone Marrow Transplant, 2015, 50 (7): 999-1000.

[64] COHEN J I, KIMURA H, NAKAMURA S, et al. Epstein-Barr virus-associated lymphoproliferative disease in non-immunocompromised hosts: A status report and summary of an international meeting, 8-9 September 2008 [J]. Ann Oncol, 2009, 20 (9): 1472-1482.

[65] DOJCINOV S D, VENKATARAMAN G, PITTALUGA S, et al. Age-related EBV-associated lymphoproliferative disorders in the Western population: A spectrum of reactive lymphoid hyperplasia and lymphoma [J]. Blood, 2011, 117 (18): 4726-4735.

[66] MONTES-MORENO S, ODQVIST L, DIAZ-PEREZ J A, et al. EBV-positive diffuse large B-cell lymphoma of the elderly is an aggressive post-germinal center B-cell neoplasm characterized by prominent nuclear factor-κB activation [J]. Mod Pathol, 2012, 25 (7): 968-982.

[67] NICOLAE A, PITTALUGA S, ABDULLAH S, et al. EBV-positive large B-cell lymphomas in young patients: A nodal lymphoma with evidence for a tolerogenic immune environment [J]. Blood, 2015, 126 (7): 863-872.

[68] OK C Y, PAPATHOMAS T G, MEDEIROS L J, et al. EBV-positive diffuse large B-cell lymphoma of the elderly [J]. Blood, 2013, 122 (3): 328-340.

[69] OYAMA T, ICHIMURA K, SUZUKI R, et al. Senile EBV+ B-cell lymphoproliferative disorders: A clinicopathologic study of 22 patients [J]. Am J Surg Pathol, 2003, 27 (1): 16-26.

[70] OYAMA T, YAMAMOTO K, ASANO N, et al. Age-related EBV-associated B-cell lymphoproliferative disorders constitute a distinct clinicopathologic group: A study of 96 patients [J]. Clin Cancer Res, 2007, 13 (17): 5124-5132.

[71] PARK S, LEE J, KO Y H, et al. The impact of Epstein-Barr virus status on clinical outcome in diffuse large B-cell lymphoma [J]. Blood, 2007, 110 (3): 972-978.

[72] SHIMOYAMA Y, YAMAMOTO K, ASANO N, et al. Age-related Epstein-Barr virus-associated B-cell lymphoproliferative disorders: Special references to lymphomas surrounding this newly recognized clinicopathologic disease [J]. Cancer Sci, 2008, 99 (6): 1085-1091.

[73] BELTRAN B E, MORALES D, QUIÑONES P, et al. EBV-positive diffuse large b-cell lymphoma in young immunocompetent individuals [J]. Clin Lymphoma Myeloma Leuk, 2011, 11 (6): 512-516.

[74] COHEN M, NARBAITZ M, METREBIAN F, et al. Epstein-Barr virus-positive diffuse large B-cell lymphoma association is not only restricted to elderly patients [J]. Int J Cancer, 2014, 135 (12): 2816-2824.

[75] HONG J Y, YOON D H, SUH C, et al. EBV-positive diffuse large B-cell lymphoma in young adults: Is this a distinct disease entity？ [J]. Ann Oncol, 2015, 26 (3): 548-555.

[76] ASANO N, YAMAMOTO K, TAMARU J, et al. Age-related Epstein-Barr virus (EBV)-associated B-cell lymphoproliferative disorders: Comparison with EBV-positive classic Hodgkin lymphoma in elderly patients [J]. Blood, 2009, 113 (12): 2629-2636.

[77] DOJCINOV S D, VENKATARAMAN G, RAFFELD M, et al. EBV positive mucocutaneous ulcer: A study of 26 cases associated with various sources of immunosuppression [J]. Am J Surg Pathol, 2010, 34 (3): 405-417.

[78] CASTILLO J J, BELTRAN B E, MIRANDA R N, et al. EBV-positive diffuse large B-cell lymphoma, not otherwise specified: 2018 update on diagnosis, risk-stratification and management [J]. Am J Hematol, 2018, 93 (7): 953-962.

[79] BELTRAN B E, CASTILLO J J, MORALES D, et al. EBV-positive diffuse large B-cell lymphoma of the elderly: A case series from Peru [J]. Am J Hematol, 2011, 86 (8): 663-667.

[80] PARK S, LEE J, KO Y H, et al. The impact of Epstein-Barr virus status on clinical outcome in diffuse large B-cell lymphoma [J]. Blood, 2007, 110 (3): 972-978.

[81] MORISHIMA S, NAKAMURA S, YAMAMOTO K, et al. Increased T-cell responses to Epstein-Barr virus with high viral load in patients with Epstein-Barr virus-positive diffuse large B-cell lymphoma [J]. Leuk Lymphoma, 2015, 56 (4): 1072-1078.

[82] HOLLINK I H, VAN DEN HEUVEL-EIBRINK M M, ARENTSEN-PETERS S T, et al. Characterization of CEBPA mutations and promoter hypermethylation in pediatric acute myeloid leukemia [J]. Haematologica, 2011, 96 (3): 384-392.

[83] HOFSCHEIER A, PONCIANO A, BONZHEIM I, et al. Geographic variation in the prevalence of Epstein-Barr virus-positive diffuse large B-cell lymphoma of the elderly: A comparative analysis of a Mexican and a German population [J]. Mod Pathol, 2011, 24 (8): 1046-1054.

[84] FUNARO K, BAILEY K C, AGUILA S, et al. A case of intraventricular primary central nervous system lymphoma [J]. J Radiol Case Rep, 2014, 8 (3): 1-7.

[85] YAP K K, SUTHERLAND T, LIEW E, et al. Magnetic resonance features of primary central nervous system

lymphoma in the immunocompetent patient: A pictorial essay [J]. J Med Imaging Radiat Oncol, 2012, 56 (2): 179-186.
[86] UCCINI S, AL-JADIRY M F, SCARPINO S, et al. Epstein-Barr virus-positive diffuse large B-cell lymphoma in children: A disease reminiscent of Epstein-Barr virus-positive diffuse large B-cell lymphoma of the elderly [J]. Hum Pathol, 2015, 46 (5): 716-724.
[87] CHEN B J, CHAPUY B, OUYANG J, et al. PD-L1 expression is characteristic of a subset of aggressive B-cell lymphomas and virus-associated malignancies [J]. Clin Cancer Res, 2013, 19 (13): 3462-3473.
[88] WILSON M S, WEISS L M, GATTER K C, et al. Malignant histiocytosis: A reassessment of cases previously reported in 1975 based on paraffin section immunophenotyping studies [J]. Cancer, 1990, 66 (3): 530-536.
[89] OKAMOTO A, YANADA M, INAGUMA Y, et al. The prognostic significance of EBV DNA load and EBER status in diagnostic specimens from diffuse large B-cell lymphoma patients [J]. Hematol Oncol, 2017, 35 (1): 87-93.
[90] STUHLMANN-LAEISZ C, SZCZEPANOWSKI M, BORCHERT A, et al. Epstein-Barr virus-negative diffuse large B-cell lymphoma hosts intra-and peritumoral B-cells with activated Epstein-Barr virus [J]. Virchows Arch, 2015, 466 (1): 85-92.
[91] MAINI M K, GUDGEON N, WEDDERBURN L R, et al. Clonal expansions in acute EBV infection are detectable in the CD8 and not the CD4 subset and persist with a variable CD45 phenotype [J]. J Immunol, 2000, 165 (10): 5729-5737.
[92] LIU F, ASANO N, TATEMATSU A, et al. Plasmablastic lymphoma of the elderly: A clinicopathological comparison with age-related Epstein-Barr virus-associated B cell lymphoproliferative disorder [J]. Histopathology, 2012, 61 (6): 1183-1197.
[93] VALERA A, BALAGUÉ O, COLOMO L, et al. IG/MYC rearrangements are the main cytogenetic alteration in plasmablastic lymphomas [J]. Am J Surg Pathol, 2010, 34 (11): 1686-1694.
[94] GEBAUER N, GEBAUER J, HARDEL T T, et al. Prevalence of targetable oncogenic mutations and genomic alterations in Epstein-Barr virus-associated diffuse large B-cell lymphoma of the elderly [J]. Leuk Lymphoma, 2015, 56 (4): 1100-1106.
[95] KATO H, KARUBE K, YAMAMOTO K, et al. Gene expression profiling of Epstein-Barr virus-positive diffuse large B-cell lymphoma of the elderly reveals alterations of characteristic oncogenetic pathways [J]. Cancer Sci, 2014, 105 (5): 537-544.
[96] OK C Y, LI L, XU-MONETTE Z Y, et al. Prevalence and clinical implications of epstein-barr virus infection in de novo diffuse large B-cell lymphoma in Western countries [J]. Clin Cancer Res, 2014, 20 (9): 2338-2349.
[97] JAMAL S E, LI S, BAJAJ R, et al. Primary central nervous system Epstein-Barr virus-positive diffuse large B-cell lymphoma of the elderly: A clinicopathologic study of five cases [J]. Brain Tumor Pathol, 2014, 31 (4): 265-273.
[98] IBRAHIM H A, MENASCE L P, POMPLUN S, et al. Presence of monoclonal T-cell populations in B-cell post-transplant lymphoproliferative disorders [J]. Mod Pathol, 2011, 24 (2): 232-240.
[99] SATO A, NAKAMURA N, KOJIMA M, et al. Clinical outcome of Epstein-Barr virus-positive diffuse large B-cell lymphoma of the elderly in the rituximab era [J]. Cancer Sci, 2014, 105 (9): 1170-1175.
[100] STUHLMANN-LAEISZ C, BORCHERT A, QUINTANILLA-MARTINEZ L, et al. In Europe expression of EBNA2 is associated with poor survival in EBV-positive diffuse large B-cell lymphoma of the elderly [J]. Leuk Lymphoma, 2016, 57 (1): 39-44.
[101] ANDERSON J R, ARMITAGE J O, WEISENBURGER D D. Epidemiology of the non-Hodgkin's lymphomas: Distributions of the major subtypes differ by geographic locations: Non-Hodgkin's Lymphoma Classification Project [J]. Ann Oncol, 1998, 9 (7): 717-720.
[102] GROMMES C, DEANGELIS L M. Primary CNS Lymphoma [J]. J Clin Oncol, 2017, 35 (21): 2410-2418.
[103] HIDDEMANN W, CHESON B D. How we manage follicular lymphoma [J]. Leukemia, 2014, 28 (7): 1388-1395.
[104] HORSMAN D E, GASCOYNE R D, COUPLAND R W, et al. Comparison of cytogenetic analysis, southern analysis, and polymerase chain reaction for the detection of t (14; 18) in follicular lymphoma [J]. Am J Clin Pathol, 1995, 103 (4): 472-478.
[105] ABBI K K, MUZAFFAR M, GAUDIN D, et al. Primary CNS lymphoplasmacytic lymphoma: A case report and review of literature [J]. Hematol Oncol Stem Cell Ther, 2013, 6 (2): 76-78.

[106] OWEN R G, TREON S P, AL-KATIB A, et al. Clinicopathological definition of Waldenstrom's macroglobulinemia: Consensus panel recommendations from the Second International Workshop on Waldenstrom's Macroglobulinemia [J]. Semin Oncol, 2003, 30 (2): 110-115.
[107] TEDESCHI A, BARATÈ C, MINOLA E, et al. Cryoglobulinemia [J]. Blood Rev, 2007, 21 (4): 183-200.
[108] SARGENT R L, COOK J R, AGUILERA N I, et al. Fluorescence immunophenotypic and interphase cytogenetic characterization of nodal lymphoplasmacytic lymphoma [J]. Am J Surg Pathol, 2008, 32 (11): 1643-1653.
[109] TREON S P, CAO Y, XU L, et al. Somatic mutations in MYD88 and CXCR4 are determinants of clinical presentation and overall survival in Waldenstrom macroglobulinemia [J]. Blood, 2014, 123 (18): 2791-2796.
[110] VIJAY A, GERTZ M A. Waldenström macroglobulinemia [J]. Blood, 2007, 109 (12): 5096-5103.
[111] KIM T M, HEO D S. Extranodal NK/T-cell lymphoma, nasal type: New staging system and treatment strategies [J]. Cancer Sci, 2009, 100 (12): 2242-2248.
[112] CHEUNG M M, CHAN J K, LAU W H, et al. Early stage nasal NK/T-cell lymphoma: Clinical outcome, prognostic factors, and the effect of treatment modality [J]. Int J Radiat Oncol Biol Phys, 2002, 54 (1): 182-190.
[113] CHAN T S, PANG A, KWONG Y L. Integrity of blood-brain barrier in primary CNS NK/T cell lymphoma: Implications in the treatment of other primary CNS lymphomas [J]. Ann Hematol, 2016, 95 (2): 359-360.
[114] GUAN H, HUANG Y, WEN W, et al. Primary central nervous system extranodal NK/T-cell lymphoma, nasal type: Case report and review of the literature [J]. J Neurooncol, 2011, 103 (2): 387-391.
[115] TSE E, KWONG Y L. How I treat NK/T-cell lymphomas [J]. Blood, 2013, 121 (25): 4997-5005.
[116] STEIN H, FOSS H D, DÜRKOP H, et al. CD30 (+) anaplastic large cell lymphoma: A review of its histopathologic, genetic, and clinical features [J]. Blood, 2000, 96 (12): 3681-3695.
[117] NOMURA M, NARITA Y, MIYAKITA Y, et al. Clinical presentation of anaplastic large-cell lymphoma in the central nervous system [J]. Mol Clin Oncol, 2013, 1 (4): 655-660.
[118] HAPGOOD G, SAVAGE K J. The biology and management of systemic anaplastic large cell lymphoma [J]. Blood, 2015, 126 (1): 17-25.
[119] LIEBOW A A, CARRINGTON C R, FRIEDMAN P J. Lymphomatoid granulomatosis [J]. Hum Pathol, 1972, 3 (4): 457-558.
[120] KATZENSTEIN A L, CARRINGTON C B, LIEBOW A A. Lymphomatoid granulomatosis: A clinicopathologic study of 152 cases [J]. Cancer, 1979, 43 (1): 360-373.
[121] SONG J Y, PITTALUGA S, DUNLEAVY K, et al. Lymphomatoid granulomatosis: a single institute experience: Pathologic findings and clinical correlations [J]. Am J Surg Pathol, 2015, 39 (2): 141-156.
[122] COLBY T V. Current histological diagnosis of lymphomatoid granulomatosis [J]. Mod Pathol, 2012, 25 (Suppl 1): S39-S42.
[123] SORDILLO P P, EPREMIAN B, KOZINER B, et al. Lymphomatoid granulomatosis: An analysis of clinical and immunologic characteristics [J]. Cancer, 1982, 49 (10): 2070-2076.
[124] WILSON W H, KINGMA D W, RAFFELD M, et al. Association of lymphomatoid granulomatosis with Epstein-Barr viral infection of B lymphocytes and response to interferon-alpha 2b [J]. Blood, 1996, 87 (11): 4531-4537.
[125] PATIL A K, ALEXANDER M, NAIR B, et al. Clinical, imaging and histopathological features of isolated CNS lymphomatoid granulomatosis [J]. Indian J Radiol Imaging, 2015, 25 (1): 56-59.
[126] JAFFE E S, WILSON W H. Lymphomatoid granulomatosis: Pathogenesis, pathology and clinical implications [J]. Cancer Surv, 1997, 30: 233-248.
[127] KATZENSTEIN A L, DOXTADER E, NARENDRA S. Lymphomatoid granulomatosis: Insights gained over 4 decades [J]. Am J Surg Pathol, 2010, 34 (12): e35-e48.
[128] KOSS M N, HOCHHOLZER L, LANGLOSS J M, et al. Lymphomatoid granulomatosis: A clinicopathologic study of 42 patients [J]. Pathology, 1986, 18 (3): 283-288.
[129] MCNIFF J M, COOPER D, HOWE G, et al. Lymphomatoid granulomatosis of the skin and lung: An angiocentric T-cell-rich B-cell lymphoproliferative disorder [J]. Arch Dermatol, 1996, 132 (12): 1464-1467.
[130] KATZENSTEIN A L, CARRINGTON C B, LIEBOW A A. Lymphomatoid granulomatosis: A clinicopathologic study of 152 cases [J]. Cancer, 1979, 43 (1): 360-373.

[131] NISHIHARA H, NAKASATO M, SAWA H, et al. A case of central nervous system lymphomatoid granulomatosis: Characteristics of PET imaging and pathological findings [J]. J Neurooncol, 2009, 93 (2): 275-278.
[132] CASTILLO J J, BELTRAN B E, MIRANDA R N, et al. EBV-positive diffuse large B-cell lymphoma of the elderly: 2016 update on diagnosis, risk-stratification, and management [J]. Am J Hematol, 2016, 91 (5): 529-537.
[133] ROSCHEWSKI M, WILSON W H. Lymphomatoid granulomatosis [J]. Cancer J, 2012, 18 (5): 469-474.
[134] RAJYAGURU D J, BHASKAR C, BORGERT A J, et al. Intravascular large B-cell lymphoma in the United States (US): A population-based study using Surveillance, Epidemiology, and End Results program and National Cancer Database [J]. Leuk Lymphoma, 2017, 58 (9): 1-9.
[135] SHIMADA K, KINOSHITA T, NAOE T, et al. Presentation and management of intravascular large B-cell lymphoma [J]. Lancet Oncol, 2009, 10 (9): 895-902.
[136] AZNAR A O, MONTERO M A, ROVIRA R, et al. Intravascular large B-cell lymphoma presenting with neurological syndromes: Clinicopathologic study [J]. Clin Neuropathol, 2007, 26 (4): 180-186.
[137] MATSUE K, ASADA N, ODAWARA J, et al. Random skin biopsy and bone marrow biopsy for diagnosis of intravascular large B cell lymphoma [J]. Ann Hematol, 2011, 90 (4): 417-421.
[138] FERRERI A J, CAMPO E, SEYMOUR J F, et al. Intravascular lymphoma: Clinical presentation, natural history, management and prognostic factors in a series of 38 cases, with special emphasis on the 'cutaneous variant' [J]. Br J Haematol, 2004, 127 (2): 173-183.
[139] PONZONI M, FERRERI A J. Intravascular lymphoma: A neoplasm of "homeless" lymphocytes? [J]. Hematol Oncol, 2006, 24 (3): 105-112.
[140] FERRERI A J, DOGNINI G P, CAMPO E, et al. Variations in clinical presentation, frequency of hemophagocytosis and clinical behavior of intravascular lymphoma diagnosed in different geographical regions [J]. Haematologica, 2007, 92 (4): 486-492.
[141] MURASE T, YAMAGUCHI M, SUZUKI R, et al. Intravascular large B-cell lymphoma (IVLBCL): A clinicopathologic study of 96 cases with special reference to the immunophenotypic heterogeneity of CD5 [J]. Blood, 2007, 109 (2): 478-485.
[142] PONZONI M, FERRERI A J, CAMPO E, et al. Definition, diagnosis, and management of intravascular large B-cell lymphoma: Proposals and perspectives from an international consensus meeting [J]. J Clin Oncol, 2007, 25 (21): 3168-3173.
[143] HISHIKAWA N, NIWA H, HARA T, et al. An autopsy case of lymphomatosis cerebri showing pathological changes of intravascular large B-cell lymphoma in visceral organs [J]. Neuropathology, 2011, 31 (6): 612-619.
[144] SHIMADA K, MURASE T, MATSUE K, et al. Central nervous system involvement in intravascular large B-cell lymphoma: A retrospective analysis of 109 patients [J]. Cancer Sci, 2010, 101 (6): 1480-1486.
[145] BRUNET V, MAROUAN S, ROUTY J P , et al. Retrospective study of intravascular large B-cell lymphoma cases diagnosed in Quebec: A retrospective study of 29 case reports [J]. Medicine (Baltimore), 2017, 96 (5): e5985.
[146] MURASE T, NAKAMURA S, KAWAUCHI K, et al. An Asian variant of intravascular large B-cell lymphoma: Clinical, pathological and cytogenetic approaches to diffuse large B-cell lymphoma associated with haemophagocytic syndrome [J]. Br J Haematol, 2000, 111 (3): 826-834.
[147] GEBAUER N, NISSEN E J, PV D, et al. Intravascular natural killer cell lymphoma mimicking mycosis fungoides: A case report and review of the literature [J]. Am J Dermatopathol, 2014, 36 (5): e100-e104.
[148] WANG L, CHEN S, MA H, et al. Intravascular NK/T-cell lymphoma: A report of five cases with cutaneous manifestation from China [J]. J Cutan Pathol, 2015, 42 (9): 610-617.
[149] METCALF R A, BASHEY S, WYSONG A, et al. Intravascular ALK-negative anaplastic large cell lymphoma with localized cutaneous involvement and an indolent clinical course: Toward recognition of a distinct clinicopathologic entity [J]. Am J Surg Pathol, 2013, 37 (4): 617-623.
[150] TAKAHASHI E, KAJIMOTO K, FUKATSU T, et al. Intravascular large T-cell lymphoma: A case report of CD30-positive and ALK-negative anaplastic type with cytotoxic molecule expression [J]. Virchows Arch, 2005, 447 (6): 1000-1006.
[151] FERRY J A, HARRIS N L, PICKER L J, et al. Intravascular lymphomatosis (malignant angioendotheliomatosis): A

B-cell neoplasm expressing surface homing receptors [J]. Mod Pathol, 1988, 1 (6): 444-452.

[152] PONZONI M, ARRIGONI G, GOULD V E, et al. Lack of CD 29 (beta1 integrin) and CD 54 (ICAM-1) adhesion molecules in intravascular lymphomatosis [J]. Hum Pathol, 2000, 31 (2): 220-226.

[153] SHIMADA K, MATSUE K, YAMAMOTO K, et al. Retrospective analysis of intravascular large B-cell lymphoma treated with rituximab-containing chemotherapy as reported by the IVL study group in Japan [J]. J Clin Oncol, 2008, 26 (19): 3189-3195.

[154] SCHRADER A, JANSEN P M, WILLEMZE R, et al. High prevalence of MYD88 and CD79B mutations in intravascular large B-cell lymphoma [J]. Blood, 2018, 131 (18): 2086-2089.

[155] VIEITES B, FRAGA M, LOPEZ-PRESAS E, et al. Detection of t (14; 18) translocation in a case of intravascular large B-cell lymphoma: A germinal centre cell origin in a subset of these lymphomas? [J]. Histopathology, 2005, 46 (4): 466-468.

[156] DEISCH J, FUDA F B, CHEN W, et al. Segmental tandem triplication of the MLL gene in an intravascular large B-cell lymphoma with multisystem involvement: A comprehensive morphologic, immunophenotypic, cytogenetic, and molecular cytogenetic antemortem study [J]. Arch Pathol Lab Med, 2009, 133 (9): 1477-1482.

[157] TSUKADAIRA A, OKUBO Y, OGASAWARA H, et al. Chromosomal aberrations in intravascular lymphomatosis [J]. Am J Clin Oncol, 2002, 25 (2): 178-181.

[158] KHOURY H, LESTOU V S, GASCOYNE R D, et al. Multicolor karyotyping and clinicopathological analysis of three intravascular lymphoma cases [J]. Mod Pathol, 2003, 16 (7): 716-724.

[159] AUKEMA S M, THEIL L, ROHDE M, et al. Sequential karyotyping in Burkitt lymphoma reveals a linear clonal evolution with increase in karyotype complexity and a high frequency of recurrent secondary aberrations [J]. Br J Haematol, 2015, 170 (6): 814-825.

[160] FERRER A J, DOGNINI G P, GOVI S, et al. Can rituximab change the usually dismal prognosis of patients with intravascular large B-cell lymphoma？ [J]. J Clin Oncol, 2008, 26 (31): 5136-5137.

[161] A clinical evaluation of the International Lymphoma Study Group classification of non-Hodgkin's lymphoma: The Non-Hodgkin's Lymphoma Classification Project [J]. Blood, 1997, 89 (11): 3909-3918.

[162] AYANAMBAKKAM A, IBRAHIMI S, BILAL K, et al. Extranodal marginal zone lymphoma of the central nervous system [J]. Clin Lymphoma Myeloma Leuk, 2018, 18 (1): 34-37.

[163] DU M Q. MALT lymphoma: Recent advances in aetiology and molecular genetics [J]. J Clin Exp Hematop, 2007, 47 (2): 31-42.

[164] KALPADAKIS C, PANGALIS G A, VASSILAKOPOULOS T P, et al. Clinical aspects of malt lymphomas [J]. Curr Hematol Malig Rep, 2014, 9 (3): 262-272.

第六章
中枢神经系统淋巴瘤的实验室诊断及遗传学检测

组织病理学诊断是诊断中枢神经系统淋巴瘤（CNSL）的“金标准”。随着脑脊液细胞学、免疫细胞化学和分子病理学诊断技术的进展，通过脑脊液检查确诊 CNSL 已经成为组织学诊断的重要补充。

肿瘤发生的早期就有肿瘤细胞或肿瘤 DNA 片段释放到体液中，因此检测体液中的循环肿瘤细胞（circulation tumor cells，CTCs）、循环肿瘤 DNA（circulating tumor DNA，ctDNA）和微小 RNA（micro RNA，miRNA）对肿瘤的早期诊断、预后判断、治疗方案选择及后期随访具有重要意义。这三种检测又被称为液体活检，具有非侵入性特点，检测样本主要是脑脊液，也可以是血浆、尿液等，取材容易，便于动态监测病情变化。脑脊液中发现淋巴瘤细胞是 CNSL 累及脑膜的直接证据，其灵敏度高于脑膜刺激征和增强磁共振成像（MRI）显示的脑膜改变，因此脑脊液细胞学对 CNSL 的诊断具有决定性意义，必要时应用免疫细胞化学染色可提高细胞学诊断的特异度和灵敏度。

尽管依据临床、组织形态学及免疫表型特征可确诊大多数（85%~95%）淋巴瘤，但分子遗传学特征的检测能提供普通病理学检查不能提供的信息。对于部分淋巴瘤亚型，分子遗传学变异是分型的主要依据。像其他肿瘤一样，淋巴瘤被视为遗传（基因）性疾病，大多数淋巴瘤都携带一种或数种基因变异，即分子遗传学异常。这些基因变异往往影响细胞的正常分化、增殖或凋亡的调控，直接或间接导致正常细胞的恶性转化。许多基因变异呈现高度重现性（非随机性）或具有淋巴瘤亚型特异性，可以作为分子标志物，用于肿瘤的诊断、分型和监测。即使是同一病理亚型的肿瘤，如果所携带的变异基因不同，其对治疗的反应也可能不同，遗传学检测有助于淋巴瘤的预后判断和治疗方案的制订。

因此，CNSL 的诊断、治疗监测及预后判断需综合考虑病理学、脑脊液检查和遗传学检测等检验结果。CNSL 包括原发中枢神经系统淋巴瘤（PCNSL）和继发中枢神经系统淋巴瘤（SCNSL），两者在检测手段的选择上没有差异。

第一节　中枢神经系统淋巴瘤的脑脊液细胞学检查

一、概述

我国脑脊液细胞形态学检查始于二十世纪六七十年代，经过50多年的发展，已经成为重要的神经科亚专业。脑脊液细胞的数量、组成和形态会在疾病状态下发生显著改变，大量的临床应用结果表明，脑脊液细胞学检查现已成为中枢神经系统感染性疾病、肿瘤、白血病、淋巴瘤等不可替代的诊断和监测手段之一，对脑血管病、脱髓鞘疾病也有辅助诊断作用。脑脊液细胞学检查简便、快速，随着免疫学、细胞化学、流式细胞术等新技术的发展和应用，各种技术相互结合，大大提高了检测的灵敏度和特异度。

传统认为，淋巴瘤是淋巴组织异常增生的一种恶性肿瘤，淋巴瘤虽然主要侵犯淋巴组织，可发生于身体任何部位，亦可累及中枢神经系统，侵犯蛛网膜下腔并同时伴有脑实质、脑膜、脊髓实质和脊膜的浸润，而以脊髓受累最为常见。其原因：①肿瘤浸润脊髓，使脊髓破坏和塌陷，脑脊液中可出现淋巴瘤细胞；②约1/3患者仅限于脊髓硬膜外受累，椎旁淋巴结的肿瘤经过中间孔侵入硬膜外压迫脊髓，此时脑脊液中不出现淋巴瘤细胞；③在椎间孔中血管受机械性压迫造成脊髓缺血性损害或由于毒性、代谢改变等原因而使脊髓变性，脑脊液中不出现淋巴瘤细胞。

淋巴瘤对中枢神经系统的侵害与其分型关系密切。如霍奇金病罕有并发中枢神经系统病损者(约为1.5%)，颅内单发病变极少见，大多通过血管周围淋巴管或附近病变扩散到颅底。由于其免疫功能低下而易并发感染，故对较少累及中枢神经系统的霍奇金病，应慎重分析其脑脊液细胞学变化。非霍奇金病发生率比霍奇金病高2~3倍。起源于中枢神经系统的病变少见，但晚期最终受累者可达10%。常发生于未控制的活动性全身性病变，更多见于脊髓病变的患者或通过血行播散侵犯中枢神经系统，此时脑脊液中发现瘤细胞是诊断的唯一可靠依据。

二、脑脊液细胞的收集

脑脊液的采集和运送是否正确、合理决定了之后进行的各项脑脊液检查是否可以顺利进行以及结果是否可信，所以脑脊液的收集在整个脑脊液检查的过程中起着至关重要的作用。

（一）脑脊液的采集及运送

脑脊液由临床医生进行腰椎穿刺采集获得，必要时可从小脑延髓池或脑室进行穿刺。穿刺后应由医师立即进行压力测定，正常人脑脊液压力卧位时为0.78~1.76kPa（80~180mmH_2O），儿童为0.4~1.0kPa（40~100mmH_2O）。任何病变使脑组织体积或脑脊液量增加时，脑脊液压力均可升高。若脑脊液初压过高，则不宜放液，只取测压管内的脑脊液送检即可。

将脑脊液分别收集于3个无菌试管中，每管收集1~2ml。第一管用于细菌学检查；第二管用于生化或免疫学检查；第三管用于一般性状检查和脑脊液细胞学检查，目的是减少组织损伤引起的污染。

一般脑脊液细胞学检查仅需 0.5~1ml 脑脊液即可，如需特殊染色，则需 3~4ml。脑脊液收集困难时，也可用第二管化学分析管做细胞学检查。将该管离心后，上清用作生化检查，沉淀用作细胞学检查。

脑脊液标本采集后必须立即送验，一般不应超过 1~2h，并注意标本应常温送检，平稳，不宜摇晃，避免高温、冷冻等。标本久置可影响检验结果，使细胞破坏或细胞包裹于纤维蛋白凝块中，导致细胞数量减少、分类不准确；随着存放时间增长，脑脊液中葡萄糖会分解，导致含量降低；细菌自溶、死亡可影响细菌的检出率等。

（二）脑脊液细胞的收集方法

1. **脑脊液细胞的收集方法** 有自然沉淀法、离心沉淀法和玻片离心法。

（1）自然沉淀法：将 0.5~1ml 脑脊液倒入沉淀器中，自然沉降，待滤纸吸出水分后，自然干燥。

（2）离心沉淀法：将脑脊液标本经低速离心（800~1 000r/min）5min 后，弃去上清，混匀涂片，自然干燥。

（3）玻片离心法：将沉淀液滴入离心涂片机的涂片孔中，离心（800r/min）3min，取出，自然干燥。

玻片离心法无论是在细胞检出阳性率还是细胞形态方面均明显优于离心沉淀法和自然沉淀法，应用较广；离心沉淀法的细胞检出阳性率次之，可能是因为离心引起细胞相互碰撞，使所收集细胞挤压变形；自然沉淀法的细胞检出阳性率最低，可能是由于有些细胞会随水分丢失而丢失，且由于是自然沉淀，失水慢，细胞形态皱缩，常不在同一平面上。

2. **玻片离心法及注意事项** 国产玻片离心机主要有 FMU-5 型脑脊液细胞玻片沉淀器、FCS-Ⅰ型离心沉淀仪和合资的 Cytospin-2 或 Cytospin-4 型细胞玻片离心沉淀仪等。

常用的 Cytospin 细胞玻片离心沉淀仪主要由标本室、玻片夹、密闭槽和操作板四部分构成。离心时将标本室、带孔滤纸和玻片一同放入金属玻片夹内。通过玻片夹底板上的开孔观察和调整上述三者位置。当处于一直线上时，即以压力板将其固定，放入槽内盘属架上后即可滴入脑脊液标本。操作过程中需要注意：①带孔滤纸最好选用一次性滤纸；②在滴加标本时，标本室应向机轴方向倾斜，以防标本与滤纸过早接触导致脑脊液细胞丢失；③所需脑脊液的量一般为 0.1~0.5ml，以不超过 0.5ml 为宜；④离心速度为 900~1 500r/min，一般不超过 1 500r/min；⑤离心时间一般为 5min。蛋白含量较高的标本需要较长时间，但不应超过滤纸吸干标本室内脑脊液所需的时间，否则细胞易变形。

三、脑脊液细胞的染色

脑脊液细胞染色是脑脊液细胞学检查中很重要的一步，良好的染色标本不但可以为细胞观察分类提供良好的基础，对特殊细胞的识别也很重要。

脑脊液细胞学检查中常规染色法为迈 - 格 - 姬染色法（May-Gruwald-Giemsa，MGG）。MG 指伊红亚甲蓝将细胞质染成各种蓝色调，G 即吉姆萨，将细胞核染成紫红色，细胞核和细胞质的内部结构清晰，细胞容易辨认。必要时可以使用某些特殊染色技术，如铁染色、过碘酸希夫染色（periodic acid-schiff，PAS）等。

（一）染色步骤

1. 经玻片离心法制成脑脊液细胞涂片，自然干透后置于水平染色架上。

2. 滴加 MGG 染色液数滴至完全覆盖标本为止。

3. 染色 2min 后滴加缓冲液(染液与缓冲液比例,夏季为 2∶1,冬季为 1.5∶1),用洗耳球将染液与缓冲液吹匀,静置 7~8min。

4. 弃去染液,用流水冲洗数秒。

5. 将玻片放于垂直部位,完全干燥后置于显微镜下观察。

(二) 注意事项

1. 在染色和镜检前玻片必须完全干燥,否则冲洗染液时会丢失大量细胞。

2. 缓冲液 pH 控制在 6.4~6.8 为最佳,以免出现染色偏酸或偏碱。

3. 染液与缓冲液必须完全混匀,以免出现染色不均。

4. 冲洗过程中将流水调成一条细线,使其从玻片一端缓慢流过玻片中间的细胞收集区。切忌水流过大、过猛或直接冲在玻片的中央,以免细胞被冲掉。

5. 染色时间常与染液量以及室温呈正相关。涂片中多黏液及脂肪时,应适当延长染色时间。染色过淡可复染,染色过浓可用乙醇脱色后再染。

6. 脑脊液细胞收集后如未能及时染色,可在干燥玻片上滴加无水乙醇固定,待以后染色。

四、中枢神经系统淋巴瘤脑脊液细胞的形态学特征及辨认

脑脊液细胞收集后,经 MGG 染色后在显微镜油镜下观察。结合其形态学特征和细胞功能,脑脊液细胞可分为脑脊液生理细胞、激活的脑脊液生理细胞、周围组织细胞及病理性细胞。根据脑脊液细胞的分类及出现的异常细胞,为临床诊断提供依据。

脑脊液中的生理细胞包括淋巴细胞和单核细胞,多为中性粒细胞,少数为嗜酸性粒细胞或嗜碱性粒细胞,也可偶见有粒细胞。激活的脑脊液生理细胞包括激活的淋巴细胞、浆细胞、单核细胞、吞噬细胞和分裂象细胞等。脑脊液周围组织细胞包括室管膜细胞、脉络丛细胞和蛛网膜细胞。

脑脊液中的肿瘤细胞主要表现:胞体大小不一,形状不规则;胞核增大,形态多变,大小不一;核染色质增多,颗粒粗糙嗜碱性;核分裂活跃,可见异常的有丝分裂,不对称;核仁明显,多形性,占染色质的大部分;核膜增厚,边缘有锯齿状压痕、磨损;细胞质相对减少,可见近似裸核细胞;细胞质有色素颗粒和大的特殊空泡形成;细胞间排列不整齐,成簇出现。脑脊液中一旦发现肿瘤细胞,对脑膜癌等中枢神经系统肿瘤性疾病具有较高的诊断价值。

脑脊液细胞学对 CNSL 的诊断具有重要价值。约有 1/3 的 CNSL 患者的脑脊液表现为恶性淋巴细胞增多。淋巴瘤细胞的形态学特点是确诊的首要依据,典型的淋巴瘤细胞其形态与外周淋巴瘤细胞基本相同,凭借 MGG 染色基本可以确定。CNSL 细胞体积大,形态不规则。细胞质量多或中等,嗜碱性强,常见空泡,无颗粒。胞核呈圆形或椭圆形,常扭曲不规则,染色质丛集,可见明显核仁,常见有丝分裂象(图 6-1-1)。

需要注意的是,CNSL 患者脑脊液中的淋巴瘤细胞应与颅内炎症反应时的活化的淋巴细胞相区别。一般而言,淋巴瘤细胞核不规则,核仁大而明显,细胞质常见空泡,而炎症中的活化淋巴细胞可呈现一定程度的异型性,也可见核分裂。细胞质常可见伪足,形成一种葵花样结构,胞核也不规则,虽呈现一定程度的异型性,常无恶性细胞征象(图 6-1-2)。一个重要的脑脊液细胞学鉴别诊断依据:炎性反应中的活化淋巴细胞一般介于正常淋巴细胞与异形细胞之间的过渡形态,即不同激活阶段的淋巴

细胞同时存在，提示淋巴细胞受抗原刺激被活化并逐渐转化的过程。而在 CNSL 中，常呈现两种不同类型的淋巴细胞相分离的现象，即在异型的淋巴瘤与正常淋巴细胞之间缺少过渡形态的淋巴细胞。

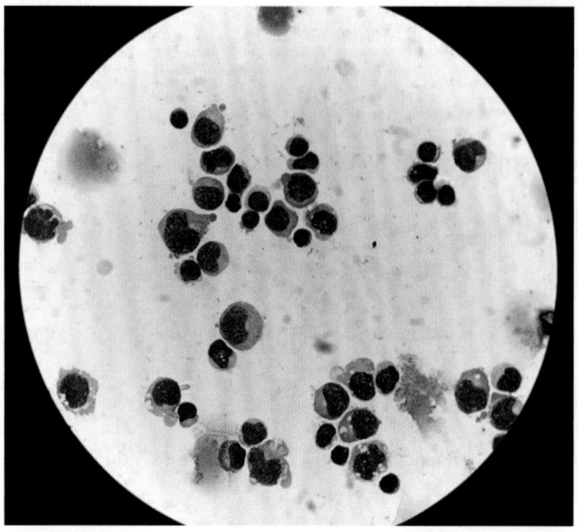

图 6-1-1　中枢神经系统淋巴瘤细胞
（广东三九脑科医院许少强主任提供）

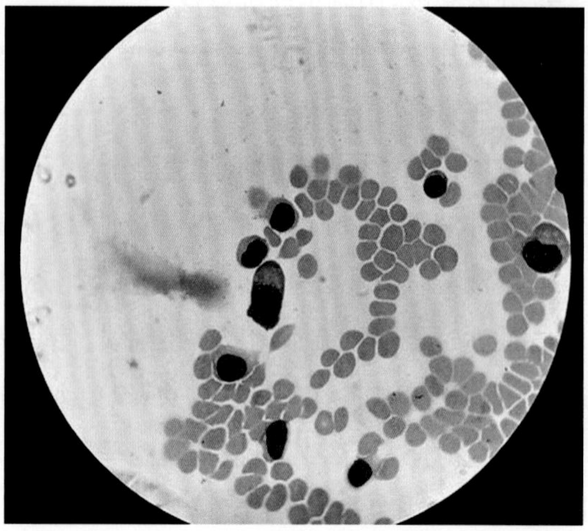

图 6-1-2　活化的淋巴细胞

对于不典型的细胞形态，可以用免疫细胞化学染色 CD20、paired box 5（PAX5）、Mum-1 等进行辅助鉴别。另外，免疫学方法有助于淋巴瘤细胞和活化淋巴细胞的鉴别。淋巴瘤以 B 细胞为主，而感染所致的活化淋巴细胞以 T 细胞为主。

脑脊液的细胞学检测在 CNSL 的诊断中可能具有较高的特异性，但由于 CNSL 播散范围大，脑脊液量少或糖皮质激素的使用等因素，都会导致一些 CNSL 病例中无法检测到淋巴瘤细胞。有文献报道，脑脊液细胞学对 CNSL 患者的阳性检出率约为 50%，考虑细胞学检查阴性与淋巴细胞数目的多少有关，采集足量脑脊液、反复检测可提高阳性检出率，若在糖皮质激素治疗之前进行脑脊液检查亦可提高阳性检出率。

（张国军　赵　晖）

第二节　中枢神经系统淋巴瘤的生物标志物及流式细胞学检查

一、概述

流式细胞术是 20 世纪 70 年代发展起来的一项免疫学技术，20 世纪 80 年代末进入临床检测。最初用于急性白血病的诊断与分型，后来随着技术的发展进入淋巴瘤和其他疾病检测领域。多色流式细胞术可以高效、快速、准确、灵敏地检测多种标志，因此在脑脊液等微量标本检测中拥有巨大优势。近年来，多项研究比较了细胞学与流式细胞术检测脑脊液淋巴瘤的灵敏度关系。两者均阳性的中位比例为 30%（14%~60%），单独使用形态技术中位检出率为 30%（14%~70%），单独使用流式细胞术的中位检出率为 98%(90%~100%)。在弥漫大 B 细胞淋巴瘤(diffuse large B cell lymphoma，DLBCL)的检测中，多参数流式可以将传统的细胞学方法灵敏度提高 12%。这种细胞学阴性，流式细胞术阳性的隐性 CNSL，往往肿瘤负荷低(<20% 或者<1/μl)。而且相比流式细胞术检测阴性的病例，这种隐性 CNSL 的无中枢复发的生存率和总体生存率均明显减低。

与急性白血病免疫分型相比，淋巴瘤因为种类繁多、累及部位局限、取材不易、存在正常淋巴细胞背景或者反应性细胞免疫表型多样性等原因，其流式细胞术检测难度相对较大。早期的流式细胞术主要检测骨髓、外周血等血液标本，近年来随着技术水平的提高，其检测范围也扩大到所有含有活细胞的标本，包括手术切除的组织标本、组织细针穿刺物、脑脊液、胸腔积液、腹水、尿液、心包积液等。淋巴瘤的原发部位多以髓外为主，有些可能没有累及或者微量累及骨髓和外周血；这些淋巴瘤的流式细胞术检测(尤其是脑脊液淋巴瘤的检测)需要对标本进行特殊处理，检测要点也与常规流式细胞术不同，本章节将着重对 CNSL 脑脊液的流式细胞术检测进行详细阐述。

(一) 流式细胞仪常用参数和术语

1. **前向小角度散射光(forward scatter，FSC)** 经过聚焦后的光束，垂直照射在样品流上，1°~6°范围内的小角度散射光称为前向小角度散射光，与细胞大小和细胞表面积(折射指数)呈正相关。

2. **侧向散射光(side scatter，SSC)** 侧向散射光是指与光束 - 液流平面垂直的散射光，又称 90°散射光，可以粗略反映细胞内部颗粒性的大小。

3. **荧光参数** 荧光信号是由荧光色团受激光激发后而发出的信号，因为与抗体耦联，所以出现荧光信号可以反映细胞上有抗体表达；同一荧光素染色下，荧光信号的强弱也可以反映细胞上抗原分子数量。

4. **设门** 设门是指为了更好地对目的细胞和背景细胞进行单参数或多参数分析，使用各种方法(FSC 与 SSC、SSC 结合荧光参数或者荧光参数的组合，或者荧光参数的一部分等)将各群细胞圈出，并用不同颜色代表相应细胞群。通过设门，可以将靶细胞群与其他细胞群区分开，计算靶细胞群的百分比，进一步分析靶细胞群的表达标志。

(二) 流式细胞术染色与病理免疫组化的异同

长期以来，病理一直被临床奉为诊断淋巴瘤的“金标准”，但是某些临床情况下，其检测受到限制，如部分免疫标志丢失或者系别表达紊乱、肿瘤细胞比例低并且分散或两种比例悬殊的肿瘤克隆并存等。而近年来流式细胞术的发展，成为病理的有效辅助工具。

1. **相同或者相似之处** 使用相似抗体，相同的诊断标准，都是根据抗原表达情况判断细胞性质；使用相似标本，均可以做各种有活细胞的标本，如血液、体液、组织、培养细胞等。

2. **不同之处** ①流式细胞术需要将组织研磨过滤，制备成单细胞悬液，因此会破坏组织结构，没有特殊标志的淋巴瘤亚型诊断困难，有的不同亚型淋巴瘤可以有相同或者相似的免疫表型。所以流式细胞术在淋巴瘤诊断中的主要作用是判断肿瘤细胞的性质(系别、分化阶段、良恶性)，而没有特殊标志的亚型诊断可能更多需要依赖病理学和遗传学。②流式细胞术要求使用活细胞，对标本质量要求较高，不能使用蜡块、苦味酸或者福尔马林固定标本；死细胞较多的标本，可能会有假阳性或者假阴性。③流式细胞术需要溶红细胞、离心等操作，甚至有的还需要破细胞膜，导致有些细胞脱颗粒，大细胞、易破坏细胞可能丢失。④病理免疫组化一张片子只能观察 1~2 种标志，有时候不同标志的共表达或者差异性表达会存在误判；而多色流式细胞术的发展和设门技术的使用，使得流式细胞术可以精确地观察特定细胞群上多个标志的表达情况，从而准确地判断肿瘤的性质，尤其是在部分标志丢失或者系别表达失真，或者肿瘤细胞比例低并且分散，或者两种肿瘤、两个或者三个克隆肿瘤细胞并存的情况下。⑤与病理免疫组化相比，流式细胞术操作相对快速简单，可以在几分钟之内快速获取几十万甚至上百万个细胞，尤其适用于检测低频、少量肿瘤细胞的标本。⑥某些核标志或者细胞内标志物流式标记不佳或者不能做（cyclinD1、ALK、cmyc 等），需要使用病理免疫组化方法确定，如 BCL-2、TdT 等检测效果受抗体克隆株影响的标志。

综上所述，流式细胞术主要擅长定系别、定阶段、定良恶性，也就是进行性质判断，而大多数情况下亚型的判断病理免疫组化更占优势；有些疾病因为受到多种因素（肿瘤细胞大且比例低、表达标志少、容易破坏等）限制，流式细胞术诊断极为困难，如霍奇金淋巴瘤、朗格汉斯细胞肿瘤等。对于两种肿瘤或者同种肿瘤两个或者三个克隆并存、系别表达紊乱、肿瘤细胞比例低并且分散、细胞数量少（如脑脊液）的情况，流式可能更占优势。因为各有所长，现代病理学应该包括流式细胞术这种手段，来弥补传统免疫组化方法的不足。

二、淋巴瘤检测常用免疫学标志

随着现代免疫学的发展，已经有数百种抗体可供使用，临床工作中，选择其中具有代表性的标志进行肿瘤检测（表 6-2-1）。

表 6-2-1　淋巴瘤检测常用抗体表

系列	标志
干 / 祖细胞	CD34、TdT
B 细胞系	CD19、CD22、cCD79a、CD10*、cIgM、CD20、k、λ、FMC7、CD79b、CD23*、CD103*、CD5*、Ki-67*、CD25*、CD11c*、CD180
T 细胞系	CD2、胞质 CD3（cCD3）、CD5、CD7、CD1a*、CD4、CD8、CD3、TCRαβ、TCRγδ、CD45RA、CD45RO、CD57、CD30*、Ki-67*、CD10*
NK 细胞系	CD16、CD56（$CD3^-/CD56^+$）、CD8*、CD2、CD7、CD57、Ki-67*、CD161、CD94、CD158a、CD158b、CD158e、CD159a、CD159c
浆细胞系	CD138、CD38、CD229、CD319、CD269（BCMA）、cκ、cλ、CD19、CD27、CD56*、CD117*

注：c 代表细胞质抗体；* 为正常细胞一般不表达或弱表达，肿瘤时可能表达的标志；NK 细胞系 . nature killer cell line。

在临床检测中，虽然各个实验室都遵循相似的诊断标准和规则，但是因为临床要求、检测习惯、经济水平的不同，可能存在一些差异。为此国际和国内权威组织和专家进行过讨论，也制定出一些要求。

细胞质染色处理步骤过于复杂，可能造成细胞丢失，导致假阴性结果，因此脑脊液尽量避免检测细胞质抗体。如果细胞数量极少，则以找到肿瘤细胞为主，亚型区分则可以放到次要位置。鉴于此，我们需要对抗体按照重要性进行分级，便于在标本数量少的时候，根据抗体的重要性进行顺序选择。

1. **B 细胞淋巴瘤检测**　①必做抗体：CD5、CD10、CD19、CD20、CD103、κ、λ；②次重要抗体：CD79b 或者 CD22、CD38，$CD10^+$ 要做 CD34；③第三层抗体：CD23、FMC7、Ki-67、CD25、CD11c、

CD138、CD180 等，$CD10^+$ 建议加做 TdT，如果有浆细胞分化，需要加做 cκ、cλ、CD56。

2. **浆细胞肿瘤检测** ①必做抗体：CD19、CD20、CD38、CD56、CD138；②次重要抗体：cκ、cλ、CD117、CD27；③第三层抗体：κ、λ、CD229、Ki-67、cCD79a、CD81、人白细胞 DR 抗原（HLA-DR）、CD22 或者 CD79b 等。

3. **T 细胞淋巴瘤检测** ①必做抗体：CD2、CD3、CD4、CD5、CD7、CD8、CD56、CD30、CD57、TCRγδ；②次重要抗体：$CD4^+$ 淋巴瘤必做 CD10、CD279、CD25；$CD4^+/CD8^+$ 和 $CD4^-/CD8^-$ 做 CD1a、CD99、CD10、CD34；③第三层抗体：Ki-67、TCRαβ、CD26、CD45RA、CD45RO、CD103、CD117、$CD4^+/CD8^+$ 和 $CD4^-/CD8^-$ 做 TdT，$CD3^+/CD56^+$ 做 CD158a、CD158b、CD158e 等；④第四层抗体：TCRVβ 全套检测。

4. **NK 细胞淋巴瘤检测** ①必做抗体：CD2、CD3、CD4、CD5、CD7、CD8、CD56、CD30、CD57、TCRγδ；②次重要抗体：CD159a、CD159c、CD161、CD94、CD16；③第三层抗体：Ki-67、CD117、CD158a、CD158b、CD158e 等。

三、标本处理

（一）脑脊液标本的细胞成分

正常脑脊液标本中可以有以下几种成分。①淋巴细胞：以 T 细胞为主，少量 B 细胞和 NK 细胞；部分病例 CD4/CD8 比值比血液相对高，一般外周血中 CD4/CD8 在 0.5~2，中位数 1.64，脑脊液 CD4/CD8 中位数为 2.22，少数病例可以达到 3~6；②成熟单核细胞；③部分病例可以采到数量不一的内皮细胞（室管膜细胞）；④一般很少有浆细胞，但是特殊情况下可以有。

正常脑脊液标本不可以有：①原始细胞和不成熟细胞；②异常表型的单克隆淋巴细胞；③恶性非造血细胞。

（二）标本采集与运输

脑脊液一般不需要抗凝，如果是血性标本，建议使用肝素 1U/ml 抗凝。应该在采集后尽快处理，最好不超过 4~8h。为了尽可能保持细胞活性，建议采集后加入适量血清（2%~10%）。

在运输过程中，应该一直保持低温（大量文献建议，为了不改变细胞表面的抗原表达，保持室温 18~25℃运输），温度不超过 25℃，也应该避免低于 4℃。

（三）标本处理

1. **收到标本后立即处理** 离心弃上清，显微镜下判断是否存在有核细胞，如果细胞数量多，根据细胞数加入适量的磷酸盐缓冲液（phosphate buffer saline，PBS），调整细胞浓度为 1×10^7/ml 备用。如果细胞数量极少，根据情况调整总体积为 200~300μl 备用。

标本中细胞活性不应低于 75%。细胞活性非常重要，因为死细胞可能会与许多抗体非特异性结合，无法得到准确的免疫分型结果。但是低细胞活性不是拒绝标本的绝对理由，应该与临床沟通，如果标本不能重新采集，应该在报告异常细胞群的时候，注明细胞活性不佳可能影响检测结果。如果没有发现异常细胞群，而细胞活性小于 75%，最好建议重新采集标本。

2. **特殊抗原的前处理过程** 如果检测抗体为免疫球蛋白相关抗体（包括细胞膜和细胞质，重链和轻链），建议使用 3ml 缓冲液（含 2% 白蛋白的磷酸盐缓冲液）37℃孵育 5min，离心弃上清。然后按照标准步骤进行标记。

注意：细胞量大按照标准方法处理，即加入 3ml 缓冲液后混匀，37℃孵育 2 次，洗涤 3 次。

3. **细胞膜标记和细胞质标记** 按照不同厂家的说明书进行操作。

四、免疫表型分析

（一）设门找肿瘤细胞

1. **设门去除粘连体细胞** 流式细胞术检测要求单个细胞通过激光照射，因为细胞粘连会造成信号增强或者假阳性，多色流式细胞仪的软件通过 FSC- 面积（A）/ 高度（H）可以去除粘连细胞（图 6-2-1），注意要包括尾部大细胞。如果是早期的四色流式细胞仪，可能没有此功能。

2. **活细胞门** 常用的方法是 FSC/SSC 排除死细胞、碎片和背景噪声（图 6-2-2），原理是活细胞大小和颗粒性呈近正态分布，围绕一个重心聚集成团，与死细胞、凋亡细胞、碎片及背景噪声有明显界限，该方法无须额外试剂，是最基本的方法，不论何种机型都必须进行的设门步骤。该法设门的时候需要注意，不要漏掉尾部的大细胞。

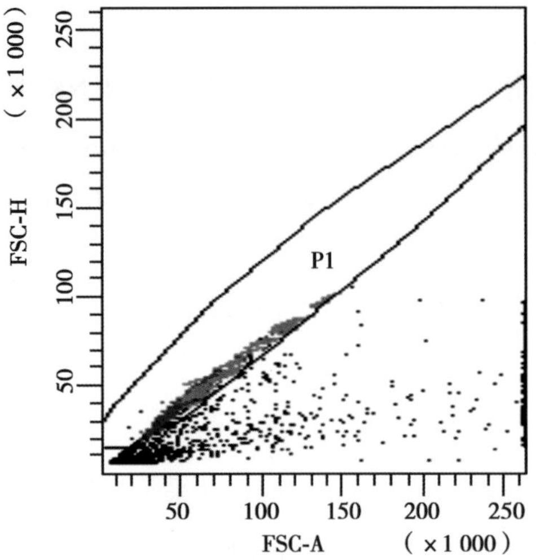

图 6-2-1 设门去除粘连体细胞，P1 为去除粘连体细胞后的单个细胞门

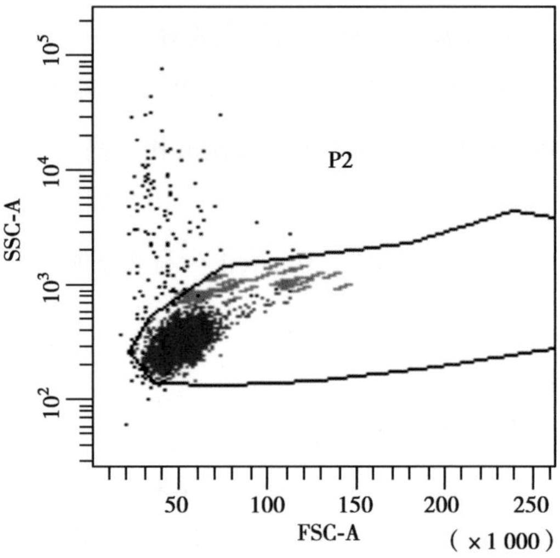

图 6-2-2 FSC/SSC 设活细胞门，P2 为活细胞门

3. **CD45 与 SSC 设门分析各群血细胞** 这个组合设门是识别常见造血细胞群经典的、强有力的工具，原理是根据造血细胞 CD45 表达荧光强度不同（成熟淋巴细胞＞单核细胞＞粒细胞＞有核红细胞）和 SSC 大小差异（粒细胞＞单核细胞＞成熟淋巴细胞＞有核红细胞），因而同一管内，可以使用 CD45/SSC 二维点图设门，将各亚群血细胞区分开（图 6-2-3、图 6-2-4）；急性白血病细胞经常出现在原始细胞孔（blast hole）位置，CD45 减弱，SSC 偏低，因此大多数情况下，可以通过 CD45/SSC 找出肿瘤细胞群。该设门法是目前临床实验室最常用的抗体组合设计基础。

成熟淋巴细胞肿瘤因为肿瘤细胞和正常淋巴细胞之间 CD45 的表达和 SSC 往往差别不大，很难依靠这种方法做到肿瘤细胞的精确设门。因此淋巴瘤经常需要改变设门方法，甚至用到两个标志组合设门。

4. **反向设门** CD45/SSC 是最常用的设门方法，习惯上称为“正向设门”，而使用其他 1 个或者更多抗原标志（系别相关抗原或者分化阶段标志、细胞亚群标志等或者标志的一部分，如强表达细胞）

进行设门的方法称为反向设门。淋巴瘤很少会通过 CD45/SSC 精确设门，因此往往需要使用反向设门，比如 CD19/SSC 设 B 细胞门或者 CD20 强表达 /SSC 设肿瘤性 B 细胞门。注意并非所有淋巴瘤都在淋巴细胞门里面，因此反向设门一般从单个活细胞开始，忌讳从淋巴细胞门内找淋巴瘤。

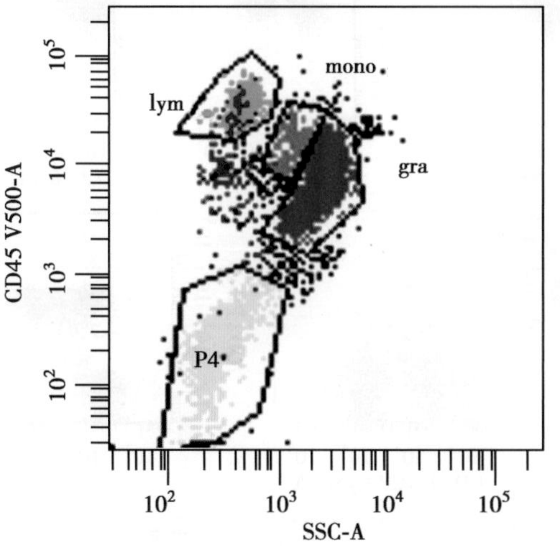

图 6-2-3　正常骨髓标本 CD45/SSC 设门区分各群血细胞

lym（绿色）为成熟淋巴细胞门，mono（棕色）为分化阶段的单核细胞门，gra（蓝色）为分化阶段的粒细胞门，P4（黄色）为有核红细胞门。这些细胞包绕的空间就是原始细胞孔。

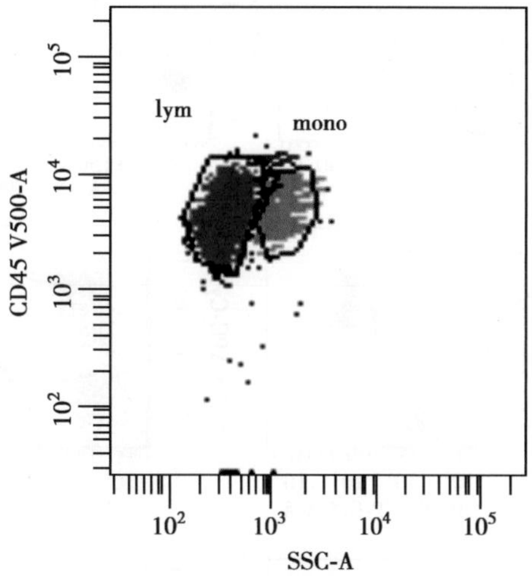

图 6-2-4　正常脑脊液标本 CD45/SSC 设门区分各群血细胞

lym（绿色）为成熟淋巴细胞门，mono（棕色）为分化阶段的单核细胞门。正常脑脊液标本基本上只有淋巴细胞和单核细胞。

5. **序贯设门**　序贯设门又称连续逻辑设门，淋巴瘤检测经常会用到。即在单独使用一种设门方法不能很好地识别肿瘤细胞时，根据该细胞群的性质，采用门内细胞再设门的方法，从而达到精确锁定肿瘤细胞的目的。

（二）抗原表达的描述

现代流式细胞术因为检测更加灵敏和精细，最初的单纯描述某种标志百分比的方法已经被大多数实验室摈弃。现在多采用下述方法：先通过表达参数（物理参数或者表达抗原）找出目的细胞群，报出百分比（脑脊液标本还需要报绝对细胞数），然后描述该群细胞一系列相关抗原的表达情况（表达、部分表达或者不表达、阳性抗原的表达强度）。

抗原表达强度是指某种抗原分子在阳性细胞上表达量的多少，用荧光强度表示。采用相同的荧光标记抗体进行检测，抗原表达强度与细胞上该抗原分子的数量成正比。因此，根据抗原表达的不同荧光强度，抗原表达类型分为以下 3 种。①弱表达（dim）：与表达该抗原的该阶段正常细胞群相比，抗原表达减弱为 dim 或者低表达（low）；或者某一抗原在不同种类细胞群上表达，表达弱的细胞群为 dim。②强表达（bright，bri 或 strong，str）：与表达该抗原的该阶段正常细胞群相比，抗原表达增强，为 bri、str 或者高表达（high）。③异质性表达（heterogeneous，heter）：某抗原在阳性细胞群上的表达量不均一，从弱到强的情况都存在。

注意有时候靶细胞可能是阳性细胞的一部分，如 $CD3^-/CD56^+$NK 细胞中，$CD56^{dim}$/SSC 小的为正常 NK 细胞，$CD56^{bri}$/SSC 大的细胞为肿瘤性 NK 细胞。如果没有做到精确设门，正常细胞可能会掩盖少量肿瘤细胞。

肿瘤细胞的识别都是基于对正常脑脊液标本免疫表型(图 6-2-5)的认识。

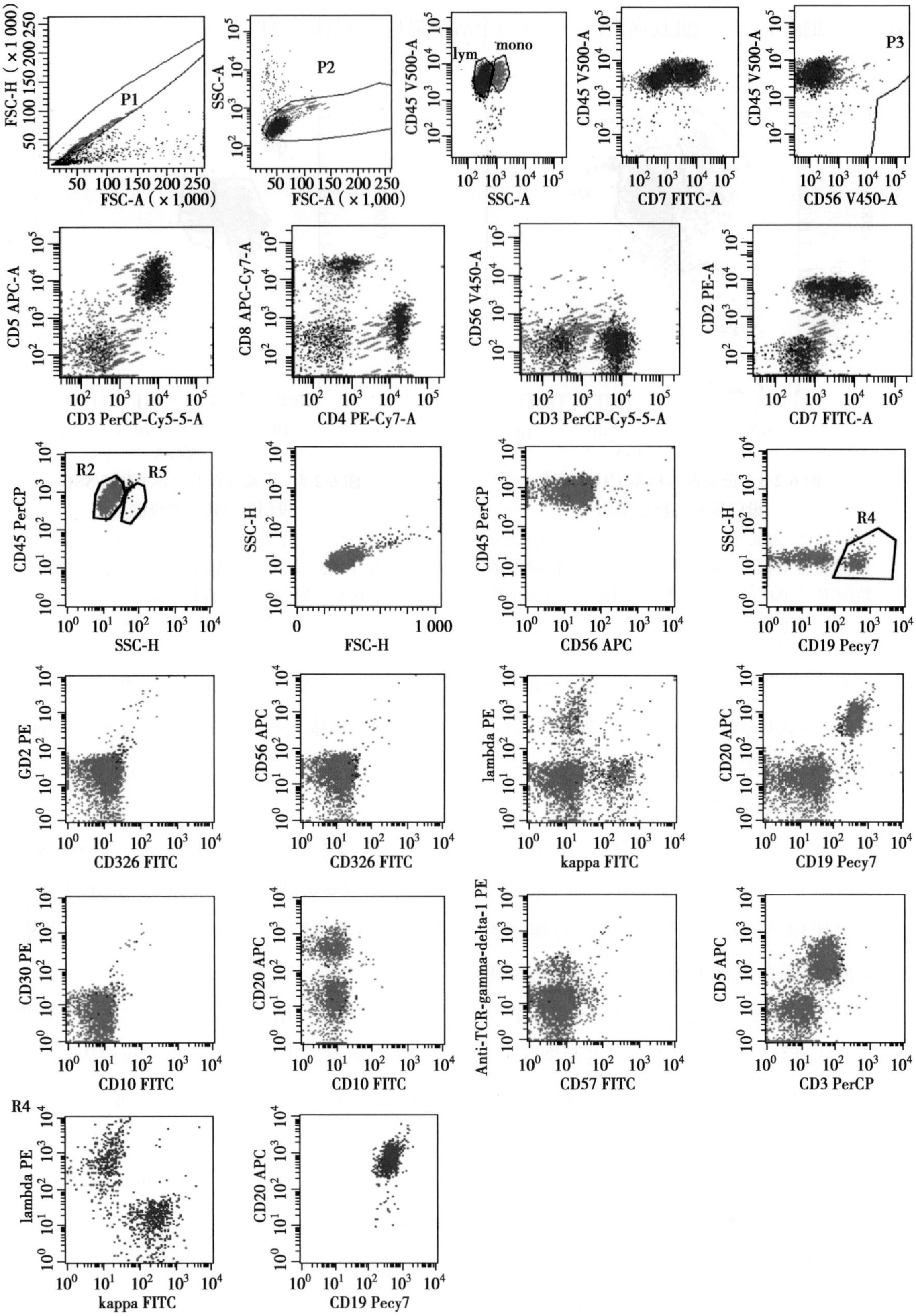

图 6-2-5 正常脑脊液标本淋巴细胞免疫表型

P1. 单个细胞门；P2. 活细胞门；R4. $CD19^{+}$ B 细胞。

五、临床常见成熟淋巴细胞肿瘤的免疫表型

(一) 免疫分型判断恶性疾病的依据

正常淋巴细胞的各亚群比例分布和表达存在较大共性，流式细胞术免疫分型检测淋巴肿瘤主要是根据与正常细胞相比，是否出现比例失衡、表达标志和 / 或组合的异常来诊断疾病。主要有下述三方面依据。

1. **抗原表达异常** ①与正常的该阶段细胞相比，抗原表达强度改变，如表达过强、过弱或者正常应该表达的抗原丢失；②表达其他系列抗原；③出现正常细胞不能表达或者极少表达的标志；④物理性质（细胞大小或者颗粒性）发生变化；⑤原本表达异质性的抗原，变得表达均匀一致。

2. **正常标本中罕见的细胞比例明显升高** 要注意排除肿瘤。

3. **成熟淋巴细胞出现单克隆性** ①B 细胞单克隆表达膜免疫球蛋白轻链，如只表达 κ 或者 λ 或者成熟 B 细胞不表达任何轻链；②浆细胞单克隆表达细胞质免疫球蛋白轻链，如只表达 cκ 或者 cλ 或者不表达任何细胞质轻链；③ NK 细胞单克隆表达杀伤细胞免疫球蛋白样受体（killer cell immunoglobulin like receptors，KIR）；④ $TCR\alpha\beta^{+}$ T 细胞单克隆表达 TCRVβ。某 $TCR\alpha\beta^{+}$ T 细胞亚群中，某单一 Vβ 抗原表达率高达 50% 以上，最好通过精确设门控制在 80% 以上或者检测的所有 24 个 Vβ 抗原总和不足 30%。

(二) WHO 诊断标准中常见淋巴瘤的免疫表型

1. 成熟 B 淋巴细胞肿瘤泛 B 标志包括 CD19、cCD79a 和 CD22（PE 或者细胞质）。原始阶段标志包括 TdT、CD34 和 CD10。随着细胞成熟，TdT 和 CD34 表达消失，CD10 减弱直至消失，同时 CD20 和 cIgM 出现并逐渐表达增强。CD9、CD38 的表达与 CD10 几乎同步。成熟阶段的 B 细胞还表达 FMC7、CD79b、CD180、CD268（BAFFR）、CD307a 等，膜轻链 κ 或者 λ（两者比值为 0.5~2.0）。B 细胞全程表达 HLA-DR。

成熟 B 淋巴细胞肿瘤表型为成熟淋巴细胞（即表达大多数成熟 B 细胞标志 CD79b、CD180、FMC7 和膜免疫球蛋白等），没有不成熟标志（如 TdT、CD34 或者 CD45 弱表达）。肿瘤性成熟 B 细胞与正常成熟 B 细胞的鉴别：免疫球蛋白轻链限制性；异常抗原表达（如异常表达 CD5、CD23、CD10、CD103、Ki-67 等或者正常表达标志的强度异常）。

为了方便诊断，临床上经常根据 CD5 和 CD10 的表达情况，将成熟 B 淋巴细胞肿瘤分组。$CD5^{+}/CD10^{-}$ 常见肿瘤：慢性淋巴细胞白血病（chronic lymphocytic leukemia，CLL）/ 小淋巴细胞性淋巴瘤（small lymphocytic lymphoma，SLL）、套细胞淋巴瘤（mantle cell lymphoma，MCL）、$CD5^{+}$ 的弥漫大 B 细胞淋巴瘤（diffuse large B cell lymphoma，DLBCL）；$CD5^{-}/CD10^{+}$ 的常见 B 细胞淋巴瘤主要有滤泡性淋巴瘤（follicular lymphoma，FL）、伯基特淋巴瘤 / 白血病（Burkitt lymphoma/leukemia，BL）、$CD10^{+}$ DLBCL，少数情况下毛细胞白血病（hairy cell leukemia，HCL）也可以表达 CD10；$CD5^{-}/CD10^{-}$ 的常见 B 细胞淋巴瘤主要有 HCL、边缘带淋巴瘤（marginal zone lymphoma，MZL）、$CD5^{-}/CD10^{-}$ 的 DLBCL、$CD10^{-}$FL、$CD5^{-}$MCL；$CD5^{+}/CD10^{+}$ 的成熟 B 细胞淋巴瘤并不多见，大约只占成熟 B 淋巴细胞肿瘤的 0.4%，主要有 DLBCL、$CD5^{+}$ FL、$CD10^{+}$ MCL。

（1）$CD5^{+}/CD10^{-}$ 淋巴瘤：最常见的小 B 细胞肿瘤是 CLL 与 MCL，现在大多数按照五分制评分标

准进行鉴别诊断，即 CD23 阳性、CD5 阳性、膜免疫球蛋白弱阳性、CD79b（或者 CD22）弱阳性、FMC7 阴性，各计 1 分，≥4 分支持 CLL/SLL 免疫表型，≤2 分考虑其他小 B 细胞淋巴瘤。在上述积分标准难以鉴别的时候，CD20 弱表达、CD200 强表达和 CD43 阳性、CD81dim 有助于诊断 CLL，反之倾向于 MCL。

（2）$CD5^-/CD10^+$ 淋巴瘤：首先需要排除限制性表达膜轻链的 B- 急性淋巴细胞白血病 / 淋巴母细胞淋巴瘤（acute lymphoblastic leukemia/lymphoblastic lymphoma，ALL/LBL）。其次，因为此亚类中包括了预后差的 BL、$CD10^+$ DLBCL，所以需要通过免疫表型提示惰性还是侵袭性。一般来说，Ki-67 高表达、FSC 中等大小、CD10 强表达、CD44 阴性、CD54 弱阳性、BCL-2 阴性提示 BL；Ki-67 阴性、FSC 小、BCL-2 阳性提示 FL；Ki-67 部分表达、FSC 中等或者大、CD44 阳性、CD54 强阳性提示 DLBCL，BCL-2 可以阳性、可以阴性。

DLBCL 的亚型诊断相对复杂，近年来更多关于伴 *MYC* 和 *BCL-2* 和 / 或 *BCL-6* 重排的高级别 B 细胞淋巴瘤——“双打击”DLBCL（double hit DLBCL，DHDLBCL）或高级别 B 细胞淋巴瘤非特指型的报道，从免疫表型方面，如果不是典型的伯基特或者 DLBCL 表型或伯基特表型出现了 BCL-2 阳性，需要警惕该诊断，建议做遗传学检测证实。

（3）形态学有毛的成熟 B 细胞淋巴瘤：成熟小 B 细胞淋巴瘤中，有一组病例细胞有丰富的细胞质，形态学可以看到边缘不整齐，类似绒毛状。这组病例主要包括 HCL、毛细胞白血病变异型（hairy cell leukemia variant，HCLv）、有绒毛淋巴细胞的脾脏淋巴瘤（splenic lymphoma with villous lymphocytes，SLVL）。

免疫表型：典型 HCL 的免疫表型包括强表达轻链限制性膜免疫球蛋白，强表达 CD20、CD22、CD11c，表达 CD103、CD25、FMC7、CyclinD1（常弱表达）、Annexin A1。大多数 HCL 表达 CD123，少数可以表达 CD10，一般不表达 CD5。虽然 WHO 诊断标准中将 HCL 定义为小 B 肿瘤，但是由于肿瘤细胞细胞质丰富，因此流式细胞检测中经常发现肿瘤细胞的 FSC 较大，SSC 也偏大，CD45 强表达。

2016 年 WHO 成熟淋巴细胞肿瘤诊断标准中指出，大多数 HCL 都有原癌基因 *BRAF* V600E 突变，而 HCLv 或者其他小 B 淋巴瘤没有；几乎一半的 HCLv 和少数 *BRAF* V600E 突变阴性的 HCL 都可以找到有丝分裂原激活蛋白激酶（mitogen-activated protein kinase 1，MAP2K1）的基因突变。

从免疫表型上，鉴别 HCL、HCLv、SLVL 主要看 CD103、CD25、CD123 的表达情况。HCL 表达 CD103、CD25、CD11c，大多数表达 CD123；HCLv 多数只表达 CD103、CD11c，不表达 CD25 和 CD123；SLVL 一般不表达 CD103、CD25、CD123，只表达 CD11c。

（4）有浆细胞分化的小 B 细胞淋巴瘤：包括一组疾病，主要包括淋巴浆细胞性淋巴瘤（lymphoplasmacytic lymphoma，LPL）和黏膜相关淋巴组织结外边缘区淋巴瘤（extranodal marginal zone cell lymphoma of mucosa-associated lymphoid tissue，MALT）。免疫表型上，可能存在 3 种表现：①有的比例可以看到两群肿瘤细胞，即明显的单克隆小 B 细胞和单克隆浆细胞，这种浆细胞与浆细胞肿瘤（plasma cell neoplasms，PCN）不同，除了单克隆性，没有丢失 CD19、CD45，异常表达 CD56 等其他常见的 PCN 异常表达；②有的病例浆细胞不明显，只是小 B 肿瘤细胞表达浆细胞相关标志 CD38 和 / 或 CD138；③还有的病例免疫表型没有明显的浆细胞成分及浆细胞标志表达，只是形态和病理上有浆细胞分化。

2. 浆细胞肿瘤是临床表现不同的一组疾病，肿瘤性浆细胞免疫表型与正常浆细胞差别极大，流式细胞术检测比较容易。但是因为各个亚型免疫表型大同小异，所以流式细胞术对于 PCN 亚型诊断没有太大意义。因此流式细胞术主要用于识别异常浆细胞及鉴别 B 细胞淋巴瘤，尤其是有浆细胞分化的 B 细胞淋巴瘤与 PCN。

正常浆细胞是终末分化的 B 细胞。和成熟 B 细胞共有的免疫学标志有 CD19、cCD79a、CD229。正常浆细胞表达 CD38bri、CD138、CD27、CD229、CD19、cCD79a，弱表达 CD45，胞质免疫球蛋白 cκ/cl 比值在 0.5~3（>10 或者<1/4 为单克隆性，>4 或者<1/3 可疑异常 =。不表达膜免疫球蛋白、CD56 和其他 B 系、髓系标志（如 CD117、CD13 等）。FSC 和 SSC 略大于淋巴细胞。与 B 细胞的鉴别方法是浆细胞表达 CD38bri、CD138，不表达 CD22、CD79b、CD20、CD180，CD45 表达减弱，不表达或者弱表达 HLA-DR。B 细胞表达膜轻链，而正常浆细胞一般不表达膜轻链（少数情况下可以表达），多克隆表达胞质轻链。

肿瘤性浆细胞经常丢失 CD45、CD19，获得 CD56、CD117，而 CD27、CD38 表达减弱等，并且单克隆表达胞质轻链。因为浆细胞肿瘤可以表达 CD19、CD20、cCD79a、膜轻链，甚至可以表达 HLA-DR，所以鉴别诊断最特异的标志是 CD22、CD79b，这些标志几乎只在 B 系表达，极少见于浆细胞；其次是浆细胞标志 CD138，虽然有报道可以见于成熟 B 细胞淋巴瘤，但是相对罕见，主要见于部分 DLBCL、获得性免疫缺陷综合征患者的淋巴瘤、有浆细胞分化的 B 细胞淋巴瘤及部分 B-ALL/LBL。

3. 成熟 T 淋巴细胞肿瘤泛 T 标志包括 cCD3、CD7、CD2 和 CD5。原始阶段标志包括 TdT 和 CD99bri，部分幼稚细胞表达 CD34、CD10。胸腺皮质阶段的 T 细胞表达 CD1a，CD4 和 CD8 同时表达（即双阳性），但是强度较弱，此阶段可以出现 TCR 弱表达。成熟 T 淋巴细胞 CD3 阳性，CD4、CD8 表达增强，并且为单阳性，TCR 表达增强。根据 TCR 的表达分为 TCRαβ$^+$ T 细胞和 TCRγδ$^+$ T 细胞两个亚群，TCRαβ$^+$ T 细胞占 T 细胞的 90%~95%；TCRγδ$^+$ T 细胞占 T 细胞占比的 5%~10%，不过存在人种差异，一般东方人 TCRγδ$^+$ T 细胞比例相对偏高，甚至有的正常人可以达到 T 细胞的 20% 以上，尤其是病毒感染和某些治疗后。T 细胞尤其 TCRαβ$^+$ T 细胞主要包括 CD4$^+$/CD8$^-$ 和 CD4$^-$/CD8$^+$ 两群，CD4/CD8 比值 0.5~2.0，有些部位（脑脊液等）可能 CD4/CD8 偏高。TCRγδ 亚群一般不表达 CD4，部分表达 CD8dim，部分 CD8 阴性。不同亚群 CD3 表达强度有差别，TCRγδ$^+$ T 细胞 CD3 表达最强，其次是 CD4$^+$ T 细胞，CD8$^+$ T 细胞表达最弱，但是差别比较细微。因为 T 细胞不是在骨髓内成熟，所以骨髓和外周血、脑脊液中 T 细胞不表达幼稚细胞标志 TdT 和 / 或 CD34、CD1a，CD99 弱表达或者阴性。

异常成熟 T 细胞表型：丢失 T 细胞抗原（如 CD2、CD3、CD5 或者 CD7）；正常表达的抗原荧光强度改变；CD4 和 CD8 双阳性或者 CD4、CD8 双阴性；异常表达非 T 系抗原 CD13、CD20、CD10、CD19、cCD79a、CD117、CD103 等；正常情况下少量表达或者不表达的抗原出现一致性表达：CD30、HLA-DR、CD38、CD25、CD57、CD56、CD16、Ki-67、CD69 等；正常情况下弱势细胞群比例明显增多并出现异常表达；TCRαβ$^+$ T 肿瘤细胞会出现 TCRVβ 单一性表达（根据异常表型设门后某 TCRVβ 亚单位表达率超过 50%，最好精确设门，将阈值控制在 80% 以上。文献报道，如果以 40% 为界，检测淋巴瘤的灵敏度为 93%，特异性为 80%；如果以 60% 为界，检测淋巴瘤的灵敏度为 81%，特异度为 100%）或者检测的 24 个抗体表达量之和明显减低（根据异常表型设门后 24 个亚群之和<30%）。

成熟 T 细胞淋巴瘤中，CD4$^+$/CD8$^-$ 淋巴瘤占多数。该组疾病主要有血管免疫母 T 细胞淋巴瘤（angioimmunoblastic T-cell lymphoma，AITL）、成人 T 细胞白血病 / 淋巴瘤（adult T-cell leukaemia/

lymphoma，ATLL)、蕈样肉芽肿(mycosis fungoides，MF)、塞扎里(Sézary)综合征(Sézary syndrome，SS)、外周 T 细胞淋巴瘤非特指型(peripheral T-cell lymphoma，NOS，PTCL，NOS)、间变大细胞淋巴瘤(anaplastic large cell lymphoma，ALCL)等。除了有相对特异性表型的 AITL(表达 CD10、CD279)、ATLL［表达 CD25、forkhead box P3(FOXP3)］、ALCL(表达 CD30)、T 细胞大颗粒淋巴细胞白血病(T-cell large granular lymphocytic leukemia，T-LGLL)(表达 CD57)以外，大多数病例免疫分型主要起发现肿瘤细胞和定性作用，依赖免疫分型很难区分出亚型。$CD4^-/CD8^+$ 淋巴瘤主要包括 T-LGLL、皮下脂膜炎样 T 细胞淋巴瘤(subcutaneous panniculitis-like T cell lymphoma，SPTCL)等。

需要注意的是，T 细胞是免疫细胞，受到其他因素如感染、自身免疫病、药物、毒物等影响，会出现某一亚群细胞反应性增生，某些标志发生荧光强度改变，因此需要结合临床和其他实验室检查鉴别反应性 T 细胞和肿瘤性 T 细胞。为了鉴别单克隆与寡克隆，并且为了避免大量反应性细胞掩盖少量肿瘤性细胞，建议根据 T 细胞标志的筛查，做精确设门。尤其是 $CD4^-/CD8^+$ T 细胞，因为这组淋巴瘤有特殊表型的亚型相对较少，加上反应性 T 细胞经常出现 CD4/CD8 比值倒置和正常表达标志强度改变，因此这组疾病对于 TCRVβ 检测的依赖性更高。

4. **成熟 NK 淋巴细胞肿瘤** 正常 NK 细胞分为两个亚群：$CD56^{dim}/CD16^{bri}$ 群和 $CD56^{bri}/CD16^-$ 群。前者主要为细胞毒性活性群，产生细胞因子的能力差，常有 KIR 表达，后者正相反。正常 NK 细胞基本上表达 CD56、CD16(90%~95% 细胞为 $CD56^{dim}/CD16^+$，5%~10% 细胞为 $CD56^{bri}/CD16^-$)、CD2、CD7、CD161、CD94，$CD56^{dim}/CD16^+$NK 细胞分散表达 KIR 系列和 CD159 系列，产生颗粒酶、穿孔素，部分表达 CD57，部分弱表达 CD8，少量表达胞质 CD3。但是活化的 NK 细胞可以表达胞质 CD3，不表达 Ki-67、CD5、CD4、胞膜 CD3、TCR。有的反应性 NK 细胞可以表达 CD5。

NK 细胞肿瘤可能出现下述一种或者多种异常：正常 NK 细胞表达的抗原(CD16、CD56、CD2、CD7、CD94、CD161)减弱或者丢失；一致性表达 CD8 或者全部不表达 CD8，或者获得 CD5；CD57 表达率升高或者一致性不表达；异常表达 CD30 和 / 或 Ki-67；单一性表达某种 KIR 或者检测的几种 KIR 亚型抗体均不表达；一致性表达 CD159a 或者 CD159a/CD159c 双阳性，单独表达 CD159c 的 NK 淋巴瘤极为罕见；与其他 NK 细胞肿瘤相比，惰性 NK 细胞大颗粒淋巴瘤除了表达 CD56 以外，还经常表达 CD57，病程类似 T-LGLL。但是需要注意的是，单独丢失 CD8 或者 CD2、CD7、CD161、KIR，或者获得 CD5、CD57 等不能证明恶性；因此有时候单纯靠流式很难证明恶性 NK 细胞肿瘤，这时建议随访半年，反应性 NK 经常会随着时间和免疫状态发生表型改变。Ki-67 有助于帮助判断淋巴瘤的侵袭性，但前提条件是背景细胞阴性。

(三) 淋巴瘤的单克隆性判断

1. **B 细胞的轻链限制性** 正常 $CD20^+$ 成熟 B 细胞必有轻链表达，表达 κ 或者 λ，两者比值接近 1(多数在 0.5~2)。发生成熟 B 细胞肿瘤时，因为大多数病例是一群单克隆细胞的增殖，因此一般都会出现轻链限制性表达，即单一性表达 κ 或者 λ 或者均不表达。但是关于 κ/λ 比值超过什么范围定义为轻链限制性，存在较大争议。目前大多数定义：① κ/λ>3 : 1 或者<0.3 : 1；②或者 25% 以上的成熟 B 细胞不表达或者低水平表达膜免疫球蛋白。其实如果能够精确设门，肿瘤细胞均为单一性表达 κ 或者 λ 或者均不表达。之所以会出现其他轻链的表达，是因为有些正常的 B 细胞混杂其中，所以 B 细胞群 κ/λ 比值取决于肿瘤与正常细胞比例。但是如果做不到精确设门，使用>3 或<1/3 可能

有助于提示。

因此判断轻链限制性要注意下述问题：多克隆正常 B 细胞可能会掩盖小量克隆性 B 细胞群；罕见的情况下，存在两群不同轻链限制性的肿瘤细胞群，导致整体的 κ、λ 轻链表达趋于平衡；敏感的方法是根据表型设门分别评价，但并非所有的肿瘤细胞都有轻链限制性以外的异常表达标志，所以有时候需要使用 CD19、CD20、CD22 等这些 B 细胞标志的强度联合 FSC 和 / 或 SSC 进行精确设门；单克隆细胞或者轻链限制性细胞群≠肿瘤，有时候反应性增生的寡克隆细胞可以呈轻链限制性或某些特殊部位的细胞会有异于血液标本的异常表达，如生发中心 B 细胞可以表达 CD10，弱表达免疫球蛋白。

2. **浆细胞的轻链限制性** 典型的浆细胞肿瘤轻链限制性表达胞质免疫球蛋白（胞质 κ/λ>10 或者<1/4 为单克隆性，>4 或者<1/3 为可疑异常），大多数不表达膜免疫球蛋白。因为流式标本中，多种影响因素造成浆细胞比例经常偏低，而免疫球蛋白经常有非特异性染色，因此需要设门判断胞质轻链的表达。由于灵敏度和特异度的原因，常用 CD38 和 CD138 两种抗原一起识别浆细胞。CD38 灵敏度高，但是特异性差，还见于增生的 B 祖细胞（hematogones）、一些成熟 B 细胞、活化 T 细胞、髓细胞。一般情况下，其他细胞的 CD38 表达强度都不如浆细胞，但是有的浆细胞肿瘤 CD38 表达强度减弱，因此需要结合 CD45、CD138 等标志联合设门。CD138 主要见于浆细胞和一些转移癌细胞，后者弱表达，少数情况下见于 LBL 和某些 B 细胞淋巴瘤。文献报道的浆细胞 CD138 表达率差别很大，可能与使用的抗体克隆及荧光素有关。

3. **T 细胞的单克隆性检测** TCRαβ$^+$ T 细胞的克隆性可以通过 TCRVβ 受体库免疫表型分析来评价。目前大多数使用的是 TCRVβ 抗体试剂盒，包括 24 个针对不同 TCRVβ 亚类的抗体。原理是大多数正常和肿瘤性 T 细胞都是 TCRαβ$^+$ T 细胞，细胞表面表达某种 β 链。目前已经定义出正常 CD4$^+$ 或者 CD8$^+$ T 细胞的 TCRVβ 亚类，覆盖 70% 的 Vβ 区。克隆性 T 细胞群会出现相同的或者单克隆性的 Vβ 表达：出现单一性表达（根据异常表达设门后某亚群超过 50%）或者检测的 24 个抗体表达量之和明显减低（设门后 24 个亚群之和<30%）。

4. **NK 细胞的单克隆性检测** 有些受体调节 NK 细胞对靶细胞的识别。根据编码的基因家族，这些受体大致分为两类：KIRs 和 CD94/NKG2 复合物。KIRs 有希望作为 NK 细胞克隆性的标志，因为正常 NK 细胞表达一系列不同的 KIRs（可以出现双阳性），表达很稳定并且可以维持很多代。而克隆性 NK 细胞限制性表达 KIR，一般临床使用 CD158a、CD158b、CD158e 三种抗体以点带面，限制性表达 KIRs：异常一致性表达单一 KIR 亚型，伴有或者不伴有其他 KIR 亚型；或者不表达所有检测的 KIR 亚型。但是根据河北燕达陆道培医院未发表的数据表明，KIR 用于 NK 淋巴瘤的单克隆性检测，特异性高，但是覆盖率只有 10%；而不表达 KIR 也不能确定是淋巴瘤，因为某些反应性 NK 也会有 KIR 表达减低。

正常 NK 细胞表达 CD94/NKG2A（CD159a）和 CD94/NKG2C（CD159c）异二聚体。慢性 NK 细胞增殖性疾病（NK-chronic lymphoproliferative disease，NK-CLPD）的 NK 细胞绝大多数只强表达 CD94/NKG2A，不表达 NKG2C。KIR 和 CD94/NKG2 表达的稳定性对于鉴别诊断一过性 NK 细胞扩增非常重要，大多数 NK-CLPD（文献报道 91%）都有明显稳定的异常 NK 细胞表型，即随访 3 个月到半年，依旧是相同的单克隆性。在反应性情况下，如自身免疫病、病毒感染、化疗后、干细胞移植后，可以发生细胞毒性 T 细胞和 NK 细胞的一过性寡克隆扩增，KIR 和 CD94/NKG2 有助于鉴别反应性扩增和 T-LGLL 与 NK-CLPD 的克隆性扩增。

六、典型病例

(一) 成熟 B 淋巴细胞肿瘤(图 6-2-6)

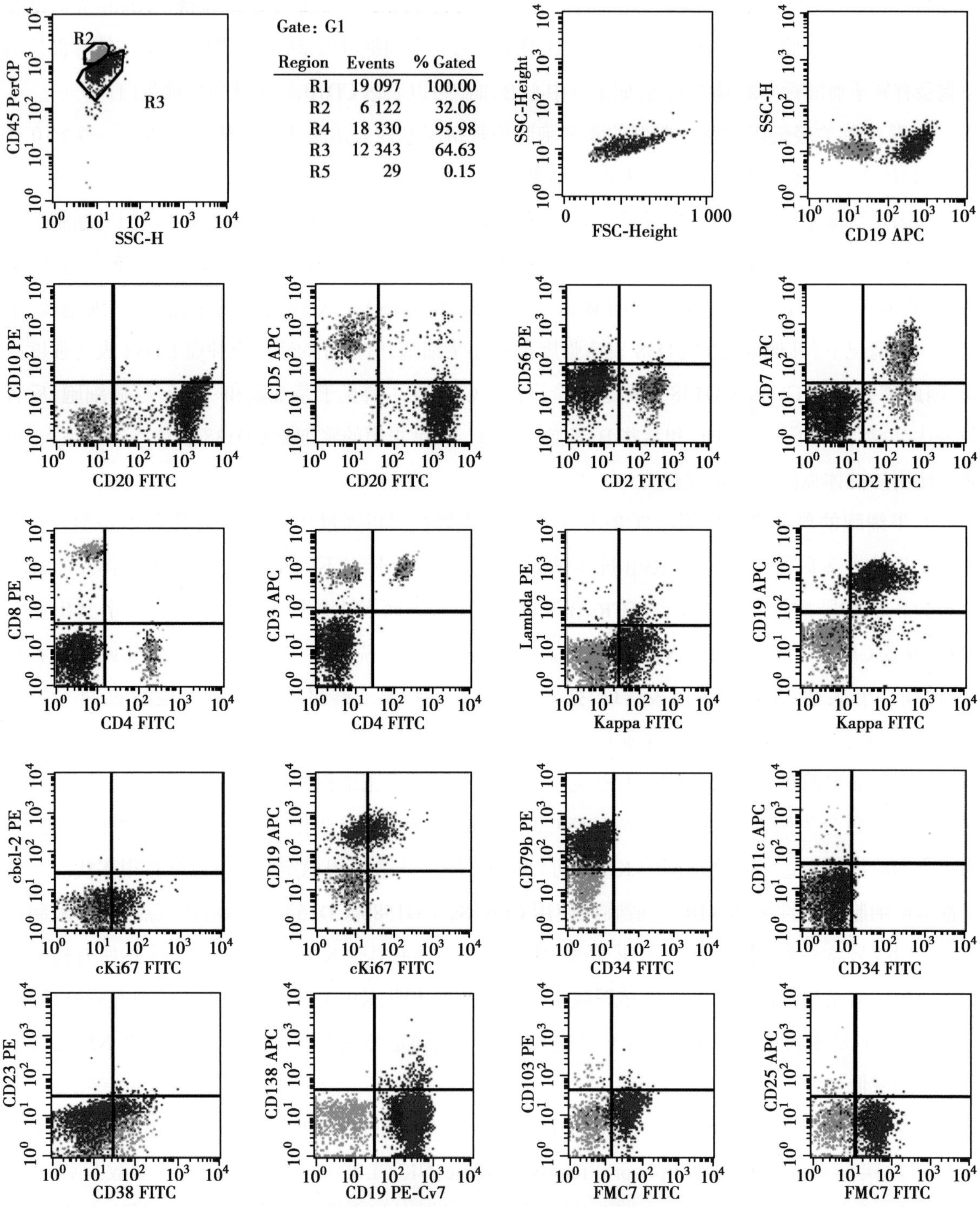

图 6-2-6 DLBCL 病例脑脊液免疫分型

R2(绿色细胞群)为正常成熟淋巴细胞。R3(粉红色和红色细胞群)占有核细胞的 64.63%(12343 个细胞),为肿瘤细胞群。表达 CD19、CD20、CD79b、FMC7、κ,部分表达(45%)Ki-67,不表达 CD2、CD5、CD10、CD7、CD56、CD4、CD8、CD3、λ、BCL-2、CD34、CD11c、CD23、CD138、CD38、CD103、CD25,为恶性成熟单克隆 B 细胞,细胞偏大,部分表达 Ki-67,可疑具有侵袭性,表型符合 DLBCL。

病例解读：该患者为男性，35 岁，既往有中枢系统 DLBCL 病史。此次治疗后再次出现头痛，脑脊液压力高，细胞多，蛋白高，脑脊液免疫分型检测，CD45/SSC 二维点图可以见到两群细胞。CD45 强表达细胞（R2，绿色细胞群）主要表达 T 细胞标志 CD2、CD3、CD5、CD7，CD4/CD8=1.1，为正常 T 细胞。CD45 弱表达细胞（R3 粉红色和红色细胞群）表达 B 细胞相关标志 CD19，不表达早期标志 CD34、CD38，表达成熟标志 CD20、CD79b、FMC7，单克隆表达 κ，考虑为恶性成熟单克隆 B 细胞，第一层次的诊断为成熟 B 细胞淋巴瘤。亚型区分上，成熟 B 细胞淋巴瘤习惯上根据 CD5、CD10 的表达情况进行分组，该患者属于 $CD5^-CD10^-$ 组，进一步做 CD103、CD25、CD11c 均为阴性，排除毛细胞白血病、变异性毛细胞白血病及循环血细胞带有绒毛的脾淋巴瘤；CD38、CD138 均阴性，排除有浆细胞分化的 B 细胞淋巴瘤。细胞偏大（FSC 大于正常淋巴细胞），并且部分表达 Ki-67，因此诊断为 DLBCL。

（二）T 细胞淋巴瘤（图 6-2-7）

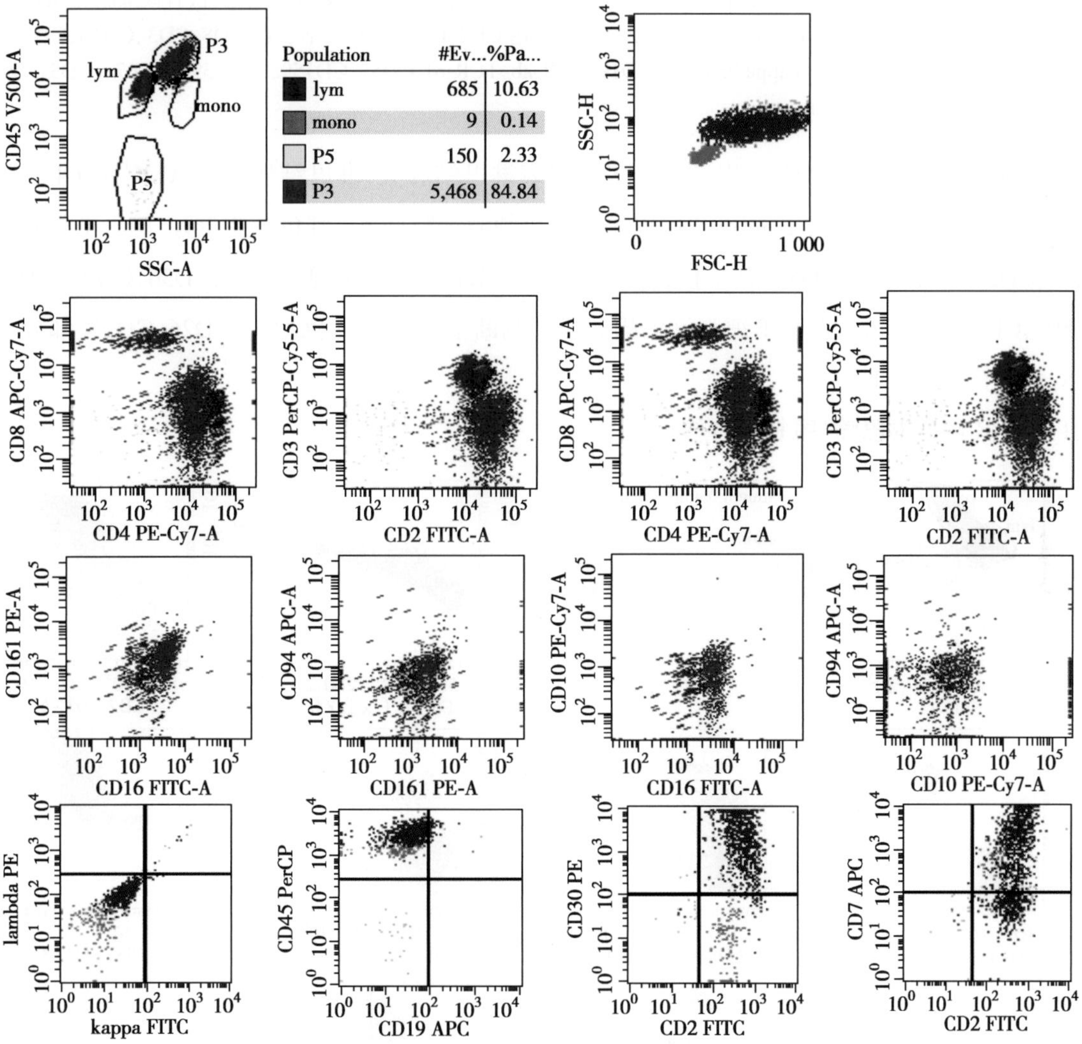

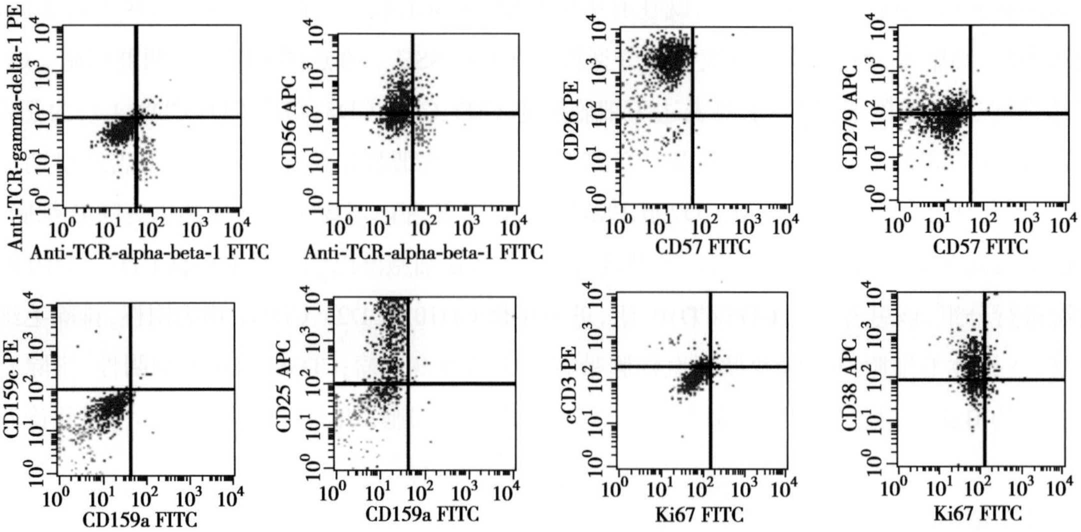

图 6-2-7　ALCL 病例脑脊液免疫分型

lym（绿色细胞群）为正常成熟淋巴细胞。P3（红色细胞群）为肿瘤细胞群。84.84% 细胞（占有核细胞，5 468 个细胞）表达 CD4dim、CD2bri、CD30、CD26、CD25，部分表达 CD5、CD7、CD38，不表达 CD8、CD3、CD16、CD56、CD279、CD161、CD94、CD10、kappa、lambda、CD19、TCR-ab、TCR-rd、CD57、CD159a、CD159c、Ki-67、cCD3，为恶性 T 细胞，表型符合 ALCL。

病例解读：该患者为女性，8 岁，发热，多处浅表淋巴结肿大，淋巴结病理为 ALK^{+} ALCL。脑脊液免疫分型检测，CD45/SSC 二维点图可以见到明显肿瘤细胞群 P3（红色细胞群）。表达 T 细胞标志 $CD4^{dim}$、$CD2^{bri}$、部分表达 CD5、CD7，不表达 B 系标志 CD19 和 NK 标志 CD16、CD56、CD94、CD161、CD159a、CD159c，因此考虑为 T 细胞淋巴瘤。亚型判断上，异常表达 CD30、CD26、CD25，部分表达 CD38，表型符合 ALCL。

（三）NK 细胞淋巴瘤（图 6-2-8）

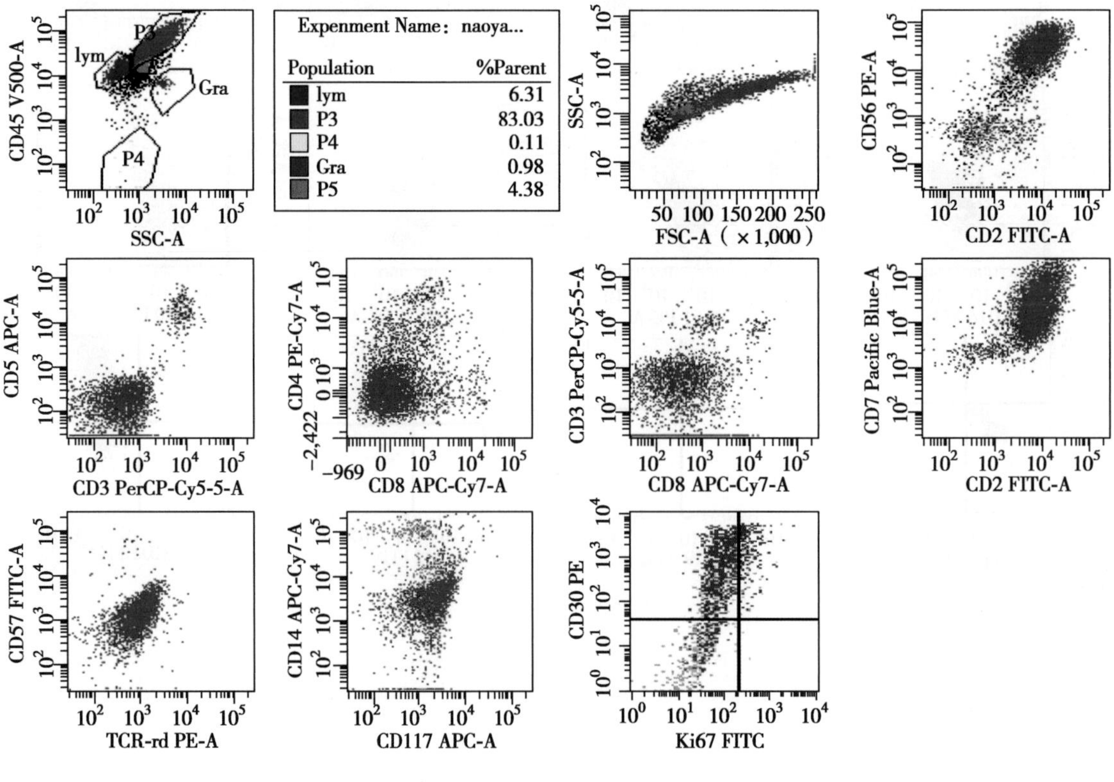

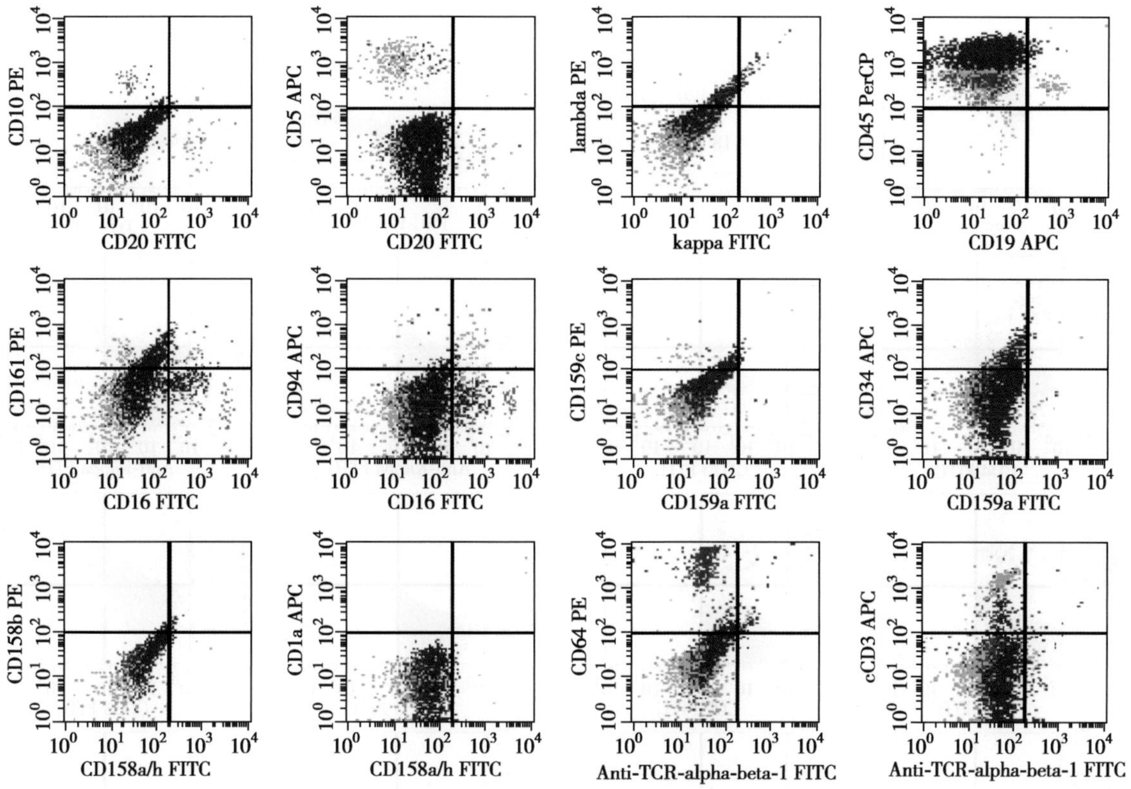

图 6-2-8　NK/T 淋巴瘤病例脑脊液免疫分型

lym（绿色细胞群）为正常成熟淋巴细胞。P3（红色细胞群）为肿瘤细胞群。83.03% 细胞（占有核细胞）表达 CD56、CD7、CD2、CD30，不表达 CD4、CD3、CD8、CD5、CD16、CD158b、CD158a/h、CD117、CD57、TCRγδ、Ki-67、CD159a、CD159c、CD161、CD94、CD20、CD10、κ、λ、CD19、CD14、CD64、CD34、CD1a、TCRαβ、cCD3，为异常表型成熟 NK/T 细胞（NK 细胞可能性大）。表型符合 NK/T 细胞淋巴瘤。

病例解读：该患者是中青年男性，发热，肝、脾大。脑脊液免疫分型检测，CD45/SSc 二维点图可以见到明显肿瘤细胞群 P3（红色细胞群）。表达 NK/T 细胞标志 CD56、CD7、CD2，不表达 B 系标志 CD20、κ、λ、CD19 和髓系标志 CD14、CD64，不表达 T 系标志 CD4、CD3、CD8、CD5、TCR，异常表达 CD30，丢失 NK 标志 CD16、CD158b、CD158a/h、CD159a、CD159c、CD161、CD94，表型符合 NK/T 细胞淋巴瘤。

（四）浆细胞肿瘤（图 6-2-9）

病例解读：该患者为女性，42 岁，浆细胞瘤患者，因出现头痛等中枢神经系统累及症状做脑脊液检查。脑脊液免疫分型检测，CD45/SSC 二维点图可以见到明显肿瘤细胞群 R3（粉红色细胞群），表达浆细胞标志 CD38、CD138，异常表达 CD56，丢失 CD19、CD27，不表达 B 系标志 CD20、CD22、κ、λ 和髓系标志 CD33、CD117、CD34、HLA-DR、CD64、CD14、CD15、CD13、CD11b、CD61、CD42b，不表达 T 系标志 CD7、CD2、CD5、CD4、CD8、CD3、cCD3、TCR-αβ，不表达早期标志 TdT，表型符合恶性浆细胞肿瘤。浆细胞肿瘤极少累及颅内，尤其是累及脑脊液的更加罕见，文献报道只占浆细胞肿瘤的 1%。传统上用细胞形态学方法检测，近年来随着流式细胞术的发展，极大地推动了脑脊液中浆细胞肿瘤的检出率，但也只有数例报道。

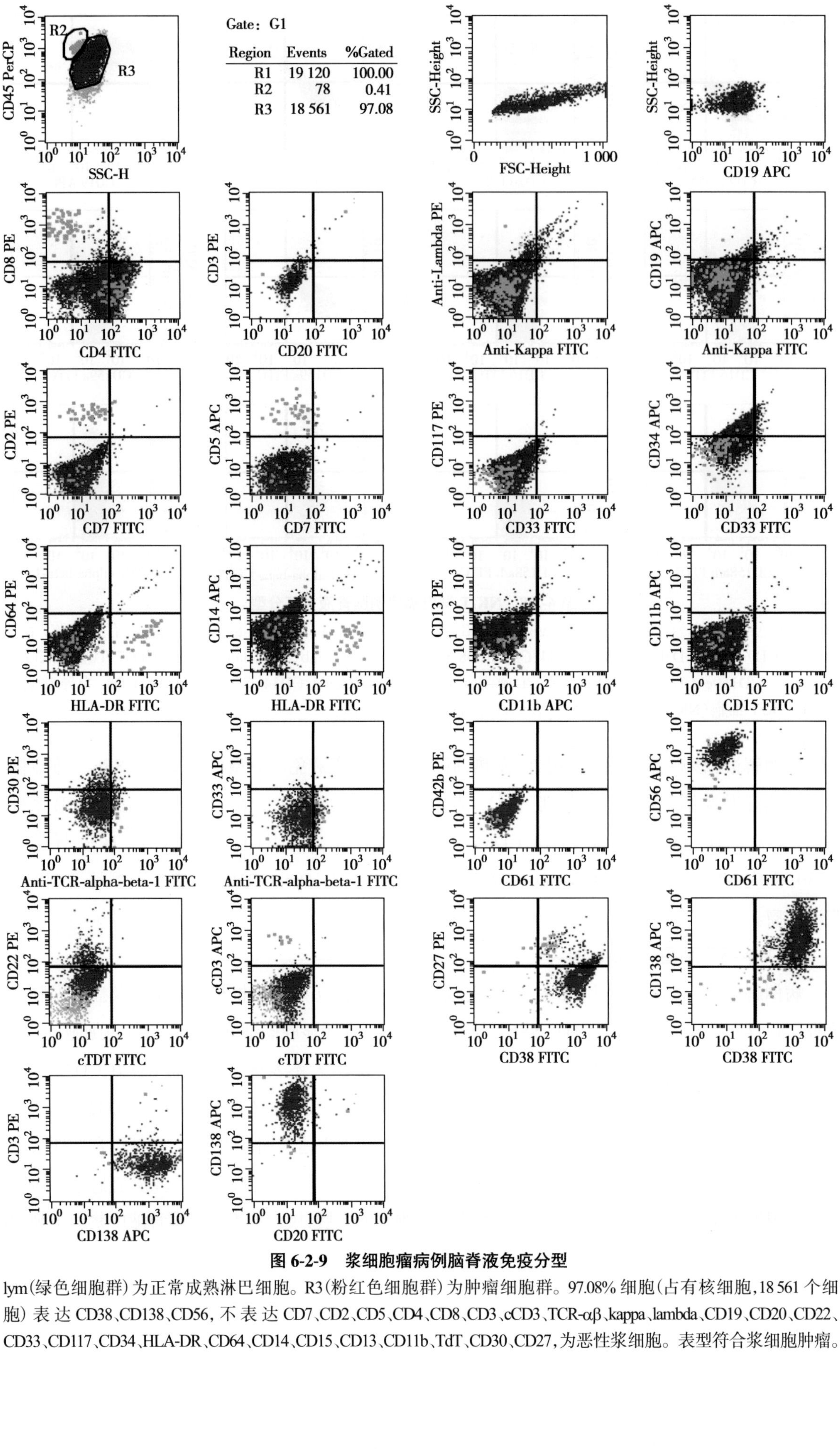

图 6-2-9 浆细胞瘤病例脑脊液免疫分型

lym(绿色细胞群)为正常成熟淋巴细胞。R3(粉红色细胞群)为肿瘤细胞群。97.08% 细胞(占有核细胞,18 561 个细胞) 表达 CD38、CD138、CD56,不表达 CD7、CD2、CD5、CD4、CD8、CD3、cCD3、TCR-αβ、kappa、lambda、CD19、CD20、CD22、CD33、CD117、CD34、HLA-DR、CD64、CD14、CD15、CD13、CD11b、TdT、CD30、CD27,为恶性浆细胞。表型符合浆细胞肿瘤。

总之，流式细胞术检测脑脊液标本，因为灵敏度高、特异性好，快速、简便等特点，目前在临床诊断中的应用越来越广泛。而随着流式细胞术的发展，多色流式细胞术、更多抗体、复杂设门技术的应用，其在淋巴瘤的检测和治疗后随访中起到越来越重要的作用，成为病理诊断的重要辅助工具。

（王 卉　刘红星　王 彤）

第三节　中枢神经系统淋巴瘤的细胞遗传学和分子遗传学检查

细胞遗传学和基因分析在揭示肿瘤内在发病机制中起重要的作用，自 WHO 组织编撰和推行造血和淋巴组织肿瘤分类标准以来，已有越来越多的血液肿瘤按遗传学异常分类，预后相关的遗传学指标也越来越多地被纳入指南。在淋巴组织肿瘤的分类中，已有超过 90% 的 ALL 可以按照主要的遗传学异常分类。*MYC* 原癌基因（MYC proto-oncogene，bHLH transcription factor，MYC）、B 细胞淋巴瘤 -2 基因（BCL-2 apoptosis regulator，BCL-2）、B 细胞淋巴瘤 -6 基因（BCL-6 apoptosis regulator，BCL-6）和干扰素调节因子 4（interferon regulatory factor 4，IRF4）等基因的易位和基于基因表达谱特征聚类的生发中心 B 细胞型（germinal center B cell，GCB）和活化 B 细胞型（activated B cell，ABC）等分子分型在淋巴瘤诊疗中的重要意义也已被广泛接受。

由于 CNSL 发病率低，病变组织不易获得等原因，目前遗传学检测的应用尚少。但随着高通量基因测序，包括第二代基因测序（next generation sequencing，NGS）和第三代基因测序，cfDNA 检测、dPCR 等基因检测技术和应用的进展，遗传学检测辅助 CNSL 诊疗越来越成为可能，并且具有广阔的前景。脑脊液 cfDNA 检测 CNSL 肿瘤突变的应用，还有望突破脑脊液中无肿瘤细胞时的诊断难题，提供新的有效且更低创伤的实验室检测方法。研究报道，在 CNSL 中常有累及 JAK/STAT、NF-κB、Toll 样受体（Toll-like receptor，TLR）和 B 细胞受体（B cell receptor，BCR）信号传导通路的基因异常。常见的基因异常形式有染色体结构变异、基因易位、拷贝数变异（copy number variation，CNV）、单碱基变异（single nucleotide variation，SNV）、基因表达异常和表观遗传学变异等，他们分别适用的检测方法不同（表 6-3-1、表 6-3-2、图 6-3-1）。下面分类介绍各种遗传学指标在 CNSL 诊断、鉴别诊断、预后判断、治疗指导方面的意义及其实验室检测特点。

表 6-3-1　当前常用的遗传学和基因检测方法及特点

检测方法及目的	分辨率	检测灵敏度	说明
细胞遗传和分子细胞遗传学			
染色体核型分析	5M~10Mbp	5×10^{-2}	可从宏观水平在全基因组范围内分析染色体数目和结构异常
FISH	10~200Kbp（缺失） 500kbp~1Mbp（重复）	10^{-3}	用荧光标记方法检测特定基因或片段的拷贝数或结构变异
CNV 基因芯片	5~100kbp	约 10^{-1}	全基因组范围分析；分辨率根据芯片的密度不同而异

续表

检测方法及目的	分辨率	检测灵敏度	说明
基因分型			
Q-PCR mRNA FG	1~300bp	$10^{-4.5}$~$10^{-5.5}$	检测特定基因型
Q-PCR DNA FG/INDEL	1~300bp	$10^{-4.5}$~10^{-4}	检测特定基因型
Q-PCR SNV	1bp	约 10^{-2}	检测特定基因型
dPCRSNV；FG；INDEL	1bp	$10^{-4.5}$~10^{-3}	检测特定序列的基因变异
PCR-CE	2~300bp	2×10^{-2}	检测 PCR 扩增产物的长度变化
基因测序			
Sanger 基因测序	1~1kbp	15%~25%	得到多个目的片段来源的混合的基因序列结果；通量有限
NGS-panel	单个读长 100~400bp；数十 ~ 数百个基因	2%~5%	每次检测可得到数十万至数百万基因序列；一般要求对目标区域的平均测序覆盖度达到 1 000× 以上；适用于常见的肿瘤基因突变筛查
NGS-MRD	单个读长 100~400bp；单个或数个位点 / 基因	10^{-4}~10^{-3}	每次检测可得到数十万至数百万基因序列；通过对目标区域进行高覆盖度(平均 10 000× 以上)基因测序；适用于常见且突变热点相对局限和固定的肿瘤基因突的 MRD 分析
NGS-deepWES	单个读长 100~400bp；全部基因编码区	2%~5%	对人基因组中所有基因的编码区进行较高深度(400× 或 500×)的基因测序分析；可分析 SNV、INDEL 和 CNV(分析 CNV 检测灵敏度不能达到 2%~5%)
NGS-lowWGS	单个读长 100~400bp；全基因组低覆盖度测序	约 10^{-1}	对人全基因组进行低覆盖度(3× 或 10×)重测序分析；适用于较低成本进行全基因组范围的 CNV 分析
NGS-deepWGS	单个读长 100~400bp；全基因组高覆盖度测序	约 10%	对人全基因组进行较高覆盖度(100×)重测序分析；适用于分析肿瘤组织中的 SNV、INDEL、CNV 和结构变异；因数据量大对分析能力要求较高
NGS-RNAseq	单个读长 100~400bp；全转录组测序	视方案不同	全转录组测序；可分析转录组水平对基因表达变异、融合基因、基因表达异构体分析
Nanopore	平均读长可大于几十 Kbp	视方案不同	基于第三代基因测序技术的长读长高通量基因测序；长读长模式适合分析基因组结构变异、融合转录本鉴定和 mRNA 表达异构体分析；高准确性的模式适于 CNV 和 INDEL 分析，但测序平均读长会缩短

注：CNV. copy number variation，拷贝数变异；FG. fusion gene，融合基因；FISH. fluorescence *in situ* hybridization. 荧光原位杂交；INDEL.insertion/deletion，基因组中短片段的插入或缺失；MRD.minimal residual disease，微小残留病灶；SNV.single nucleotide variation，单碱基变异，包括单碱基多态性和突变；Nanopore. 一种基于纳米孔的第三代基因测序技术；NGS.next generation sequencing，第二代基因测序；PCR-CE.PCR and capillary electrophoresis，PCR 联合毛细管电泳分析；WES.whole exome sequencing，全外显子组测序；WGS.whole genome sequencing，全基因组测序。

表 6-3-2 基因异常类型及适用的检测方法

基因异常类型	适用的检测方法
融合基因	
有特征性染色体易位,有融合 mRNA	Q-PCR mRNA;dPCR;FISH;染色体核型分析;WGS;RNA-seq
有特征性染色体易位,无融合 mRNA	Q-PCR DNA;FISH;染色体核型分析;WGS
染色体末端微缺失或末端易位形成融合基因	Q-PCR mRNA;dPCR;FISH;WGS;RNA-seq
基因突变	
SNV,变易位点和序列固定	Q-PCR;dPCR;Sanger 测序;NGS;WGS;WES;RNA-seq
SNV,变易位点和序列不固定	Q-PCR;Sanger 测序;NGS;WGS;WES;RNA-seq
INDELs,位置或序列较固定	Q-PCR;dPCR;Sanger 测序;NGS;WGS;WES;RNA-seq
INDELs,位置或序列不固定	Sanger 测序;片段分析;NGS;WGS;WES;RNA-seq
基因内部部分外显子缺失	Q-PCR;PCR 基因分型;NGS;RNA-seq
基因缺失、扩增等拷贝数变异	FISH;染色体核型分析;CNVarray;NGS;WGS
其他分子指标	
基因表达异常	Q-PCR mRNA;RNA-seq
IG/TCR 重排克隆性分析	片段分析;NGS(免疫组库分析)

注:CNV.copy number variation,拷贝数变异;FG.fusion gene,融合基因;FISH.fluorescence *in situ* hybridization,荧光原位杂交;INDEL.insertion/deletion,基因组中短片段的插入或缺失;MRD.minimal residual disease,微小残留病灶;SNV.single nucleotide variation,单碱基变异,包括单碱基多态性和突变;Nanopore.一种基于纳米孔的第三代基因测序技术;NGS.next generation sequencing,第二代基因测序;PCR-CE.PCR and capillary electrophoresis,PCR 联合毛细管电泳分析;WES.whole exome sequencing,全外显子组测序;WGS.whole genome sequencing,全基因组测序。

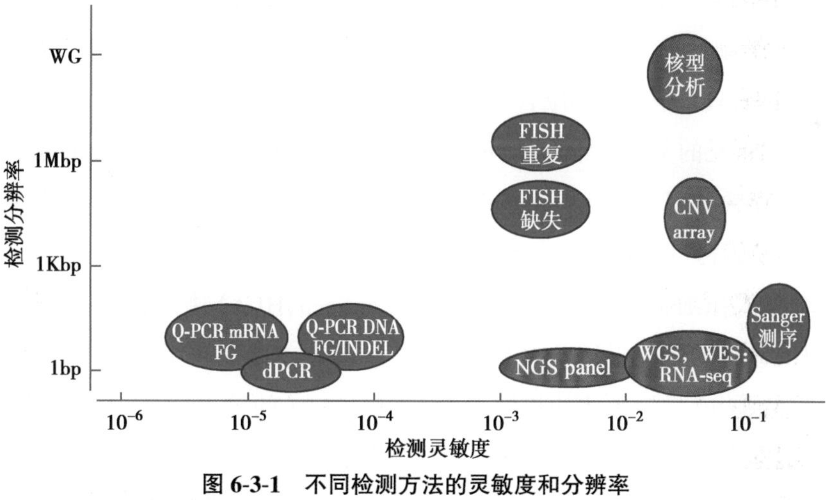

图 6-3-1 不同检测方法的灵敏度和分辨率

一、基因易位和染色体结构变异

核型分析可鉴定的染色体易位和结构变异是肿瘤中最早发现并有明确诊断意义的一类遗传学异常。在淋巴瘤中已被广泛重视的主要有 *MYC*(位于染色 8q24.21)、*BCL-2*(18q21.33)和 *BCL-6*(3q27.3)等基因易位。同时携带其中 2 种或 3 种基因易位时称为双重打击或三重打击淋巴瘤,是预后差的强烈因素。文献报道在 PCNSL 中常见免疫球蛋白基因(immunoglobulin,IG,约 38%)和

BCL-6 基因易位（17%~47%），*MYC* 和 *BCL-2* 基因易位很少见，因此 PCNSL 中“双打击”淋巴瘤的情况较少见。在另一项对 78 例 PCNSL 患者的研究中，12% 有 *BCL-6* 易位，*MYC* 和 *BCL-2* 易位阳性率分别为 3.8% 和 1.3%。其中一例患者同时有 *MYC* 和 *BCL-2* 易位，为双重打击淋巴瘤。*MYC* 基因多易位到 *IGH*（immunoglobulin heavy locus）基因附近（约占 PCNSL 的 20%），但也可能易位到其他基因（如 *IRF4* 等）附近而被异常活化。

淋巴瘤中大多数已知具有病理意义的基因易位可以通过染色体核型分析检测，但部分易位因所涉及的基因位于染色体末端或属隐匿性易位，核型不易识别。另外，染色体核型分析首先需要培养肿瘤细胞并制备核型，脑脊液中肿瘤细胞过少甚至无肿瘤细胞，因而限制了核型分析的应用。*IGH*、*BCL-2* 等基因的易位伙伴基因常不固定，而且此类易位的结果大多是导致原癌基因过表达而并无异常融合转录本生成，因此不方便用 PCR 或 RT-PCR 方法检测此类易位。分离探针荧光原位杂交（FISH）是检测此类易位的有效办法。FISH 分离探针设计一般是在同一个基因（如 *MYC*）两侧分别标记红色和绿色探针，正常情况该基因不发生易位时显示为黄色融合信号，而该基因发生断裂和易位时呈现红色和绿色分离信号（图 6-3-2A）。FISH 探针的检测灵敏度可达 0.1%，并且可用病理组织印片或 CSF 离心富集细胞后的涂片检测，以显著提高检出率。

淋巴瘤一般为相对成熟阶段的肿瘤，约 95% 的 PCNSL 属于 DLBCL 型，转录组上多类似于 ABC 型 DLBCL，其他类型较少见。但有时 PCNSL 也可起源于淋巴母细胞阶段。我们曾诊断过一例原发于 CNS 的 E2A-PBX1 阳性的淋巴母细胞性淋巴瘤。患者以中枢神经系统症状发病，诊断时 CSF 细胞核型有 t(1;19)(q23;p13) 易位，骨髓标本中该核型阴性（图 6-3-3A\B）。融合基因筛查发现 CSF 中 E2A-PBX1 阳性（图 6-3-3C）并且高表达，而骨髓和外周血标本中该融合基因阳性但表达量很低。脑脊液和骨髓标本的流式和细胞形态学检查也支持病灶主要位于 CNS。淋巴母细胞性淋巴瘤发生于髓外，但肿瘤细胞形态学和分子遗传学特征等多类似于 ALL。因此对于怀疑淋巴母细胞性淋巴瘤的患者，应注意做 ALL 中常见的融合基因等遗传学检查，以辅助诊断和鉴别诊断。

CNVs 是另一类常见的基因异常形式，可以是全部或部分基因序列发生拷贝数扩增或缺失。多数情况下基因扩增导致基因过表达而促进肿瘤发生，如 *MYC*、*BCL-2* 等除易位外，也可因为发生扩增而导致过表达。基因拷贝数缺失常导致抑癌基因失活，如肿瘤蛋白 p53（tumor protein p53，TP53）缺失或免疫逃避，如人白细胞抗原（human leukocyte antigen，HLA）缺失，也是淋巴瘤中常见的分子异常。一项基因组分析的研究报道 43% 的 PCNSL 患者有 *BCL-2* 和 *MALT1* 基因所在的 18q21.33-23 区域的扩增，26% 有 12 号染色体的扩增，21% 有 10q23.21 的扩增；而 52% 的患者有 6q21、6p21、8q12.1-12.2 和 10q23.1 的缺失；73% 的患者有 MHC Ⅱ类抗原所在的 6p21.32 区域的杂合缺失、纯合缺失或拷贝数中性的杂合性缺失。HLA Ⅰ类和Ⅱ类抗原表达减低或缺失，可帮助肿瘤细胞逃避免疫攻击。另有研究报道原发于睾丸的 DLBCL 和 PCNSL 都常有 HLA-DR 和膜表面 IG 表达缺失，以及 9q24.2 区域扩增导致的 PD-L1 和 PD-L2 扩增，与肿瘤细胞的免疫逃逸有关。

检测 CNVs 的实验室方法包括 FISH 探针、比较基因组杂交和基因芯片法。FISH 探针可通过检测细胞核内所标记基因的信号点数判断该基因是否发生了缺失或扩增（图 6-3-2B），具有实验易开展、检测灵敏度高（0.1%）等优势，但每次只能检测特定的目的基因。比较基因组杂交法可以检测全基因组范围的 CNVs，但由于实验流程烦琐且分辨率有限，现已很少使用。用微阵列基因芯片可以分析全基因组范围的 CNVs，现已有成熟使用的商业化检测和分析系统。其分辨率受所用芯片的探针位点数决定，越高密度的基因芯片对 CNVs 的分辨精度越高。但基因芯片分析对待测样本需求量较大，多数情况下脑脊液或活检标本中肿瘤细胞数常难以满足要求。近年来，随着 WGS 成本的减低和分析流程的成熟，低覆盖度（3 × 或10 × ）WGS 提供了较低成本和高分辨率的全基因组范围的 CNVs 分析工具。当前的 NGS 技术仅需很少量样本（甚至单个细胞）即可进行高质量的 WGS 测序，但仍缺乏全自动和可视化的分析工具，数据分析的门槛仍高。

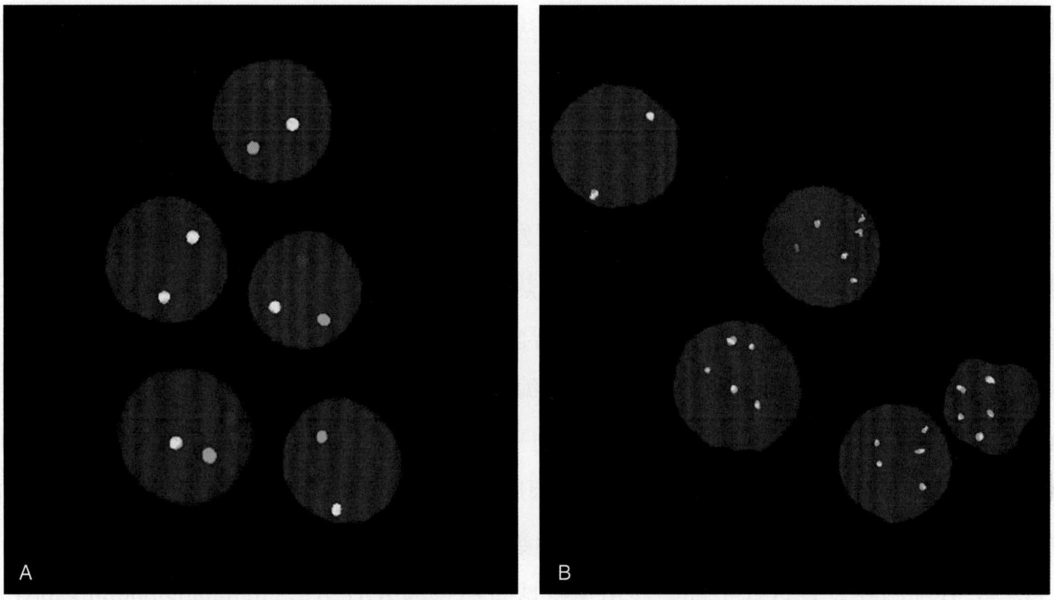

图 6-3-2　FISH 探针通过检测细胞核内所标记基因的信号点数判断该基因是否发生缺失或扩增

二、基因突变

狭义上的基因突变主要指单碱基变异（SNV）和基因短片段的插入和缺失（insertion-deletion, INDEL）型突变。NGS 分析显示，超过 80% 的 PCNSL 患者有 *MYD88*（MYD88 innate immune signal transduction adaptor）、*CD79B*、*ATM*（ATM serine/threonine kinase）、*TP53*、*PTEN*（phosphatase and tensin homolog）、*PIK3CA*（phosphatidylinositol-4，5-bisphosphate 3-kinase catalytic subunit alpha）、*JAK3*（Janus kinase 3）、*CTNNB1*（catenin beta 1）、*PTPN11*（protein tyrosine phosphatase non-receptor type 11）和 *KRAS*（KRAS proto-oncogene，GTPase）基因突变，并且具有各自的预后和靶向治疗意义。一项用 NGS 对 PCNSL 样本进行 406 个肿瘤相关的基因突变分析的研究显示，最常发生突变的基因是 *MYD88*（33.3%）、*CDKN2A*/*B*（cyclin dependent kinase inhibitor 2A/B，33.3%）和 *TP53*（26.7%）。PCNSL 中常因 *CD79B*、*INPP5D*（inositol polyphosphate-5-phosphatase D）、*CBL*（Cbl proto-oncogene）、*BLNK*（B cell linker）、*CARD11*（caspase recruitment domain family member 11）、*MALT1* 和 *BCL-2* 等基因的异常导致 BCR、TLR 和 NF-κB（nuclear factor kappa B subunit 1）信号通路活化，从而起到促增殖和凋亡阻滞的作用。在另一项研究中，最常突变的基因是 *PIM1*（pim-1 proto-oncogene，serine/threonine kinase，77%）、*MYD88*（64%）、*CD79B*（69%） 和 *KMT2D*（lysine methyltransferase 2D，50%）。*CD79B* 和 *GNA13*（G protein subunit alpha 13）基因突变的患者更易发生疾病进展。总体来说，PCNSL 与 ABC

型 DLBCL 等遗传学异常相似，但也有所差异。如 TOX（thymocyte selection associated high mobility group box）和 PRKCD（protein kinase C delta）双等位基因失活见于 PCNSL，而不见于系统性 DLBCL。

MYD88 c.794T>C/p.L265P 是 PCNSL 中最常见的基因突变之一（33.3%~79%），该突变由 *MYD88* 基因编码区低 794 位碱基发生了 T>C 突变所致，相对多见于高龄患者。研究发现 *MYD88 L265* 突变的患者，外周血单核细胞中也有很低比例的 *MYD88* 突变。多项研究都提示该突变发生于肿瘤起源的早期，可作为肿瘤微小残留灶监测的分子指标。由于 *MYD88 L265P* 突变阳性率高，突变位点和基因序列固定，可用位点特异性 PCR 或 dPCR 进行高灵敏度的检测，实验简单、快速、易开展，并且对检测样本量要求低。大多数位点特异性 PCR 方法对 *MYD88 L265P* 突变的检测灵敏度可达 1%，而 dPCR 的检测灵敏度甚至可达 0.01%。

三、克隆性分析

每一个 B 细胞在发育为 PCNSL 的过程中可发生突变的基因众多，并且多数基因的突变位点或序列并不固定，如 *TP53* 突变并没有显著的突变热点。NGS 技术的普及使同时筛查数十甚至上千种基因突变成为可能，也为更全面和精准地解析血液肿瘤中的遗传学变异提供了有效工具。基于 NGS 技术对数十至数百个基因的突变热点或全编码区检测在血液肿瘤已有很多应用，在脑脊液标本的基因突变检测中也有应用。一般要求测序的平均覆盖度>1 000×，对突变检测的灵敏度可做到 2%~5%。基于 NGS 的多基因筛查时，对目的基因序列的富集主要有 PCR 靶向扩增和探针靶向捕获两种方式，其中靶向扩增法所需的 DNA 最低可达数纳克，更适合于样本量较少时的检测需求。

每一个 B 细胞在发育过程中都会经历免疫球蛋白基因 *IGH*、*IGK*（immunoglobulin kappa locus）和 *IGL*（immunoglobulin lambda locus）的基因重排，每一个 T 细胞在发育过程中都会经历 T 细胞受体（*TCRγ*、*TCRδ*、*TCRα* 和 *TCRβ*）的重排。人类 *IG* 及 *TCR* 基因的胚系结构由相互分离、不连续的 DNA 片段 V（D）、J、C 构成（图 6-3-3）。由于 IG/TCR 基因重排时丰富的 V（D）J 组合多样性，正常人体内每一个 B 细胞或 T 细胞重排后的 IG/TCR V 区基因序列几乎都不相同，称为克隆多样性。V（D）J 重排后，*IG* 及 *TCR* 基因即可转录，先形成前体 mRNA，然后通过 RNA 剪切与 C 片段拼接，形成成熟的 mRNA，之后翻译成肽链（图 6-3-4）。发生肿瘤时，经历过 *IG*/*TCR* 重排的肿瘤细胞都携带有相同的 IG/TCRV 区基因序列，是克隆性体现。而感染刺激的 B、T 细胞反应性增生时，IG/TCRV 区基因序列常呈多克隆或寡克隆性。尤其对于病理学难以诊断的患者，IG/TCRV 区基因序列的克隆性分析已经被广泛用于辅助淋巴瘤的诊断和鉴别诊断。在前述诊断的原发 CNS 的 *E2A-PBX1* 融合基因阳性的患者中，其脑脊液标本中的 *IGHV* 区基因序列即呈显著的单克隆性，而骨髓中的 IGHV 区基因序列呈现近乎完全的多样性，强烈提示 CSF 中的细胞为单克隆性（图 6-3-5）。

在 PCNSL 中，IG/TCRV 区基因序列的克隆性分析同样具有辅助诊断意义，尤其是与发生于 CNS 的感染性疾病进行鉴别诊断时。另外，肿瘤细胞携带的标签 IG/TCRV 区基因序列具有高度的稳定性，可用作微小残留病灶（minimal residual disease，MRD）监测的分子标志。有文献报道一例女性患者在患结节型滤泡性淋巴瘤（FL）9 年后又发生了 PCNSL，基因分析发现患者两次肿瘤细胞的 IGHV 区序列来源一致，并且两次病理组织中的 13 个突变基因相同。这说明患者的两次发病起源于共同的肿瘤前体细胞。但该患者 FL 标本中的 IGHV 区序列与胚系基因的同源性为 91.9%，而 PCNSL 标本中 IGHV 区序列的胚系同源性为 82.2%，提示在两次发病期间肿瘤细胞发生了继发的体细胞超突变（somatic hypermutation，SHM）。

SHM 是 B 细胞受到抗原刺激增殖时经历的特殊遗传学机制，正常情况下有利于增加 B 细胞产生的抗体与抗原的亲和力。经历过 SHM 的细胞，由于继发突变的累积，其 IGHV 区基因序列出现与对应的胚系基因序列的非同源性。B 细胞 IGHV 区的 SHM 突变率提供了一个反映 B 细胞增殖和分化程度的“分子时钟”。非同源序列比例越高，提示肿瘤发生的阶段越成熟。在慢性淋巴细胞白血病中，SHM 突变率越高的患者，总体预后较好。但在 PCNSL 中，尚未有研究报道。

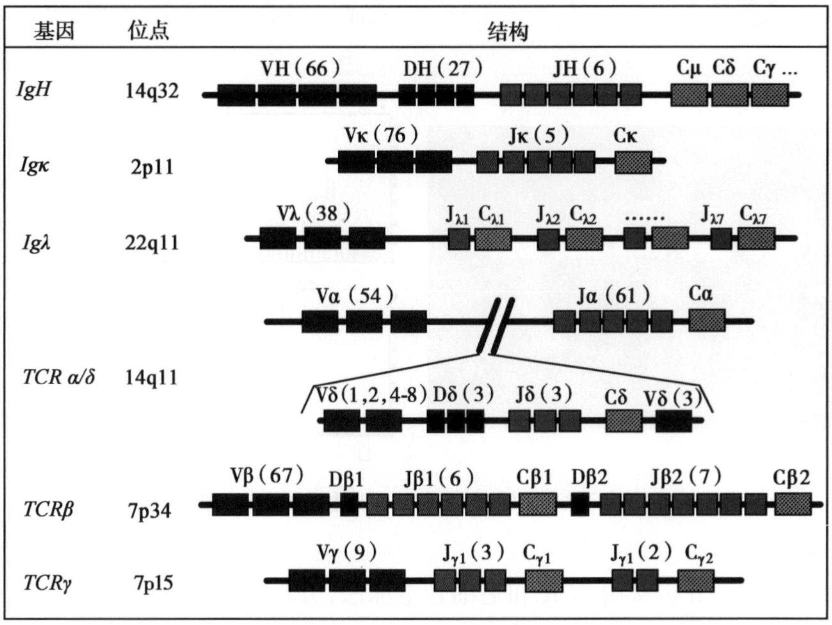

图 6-3-3　IG 和 TCR 各基因的分布位点及胚系结构

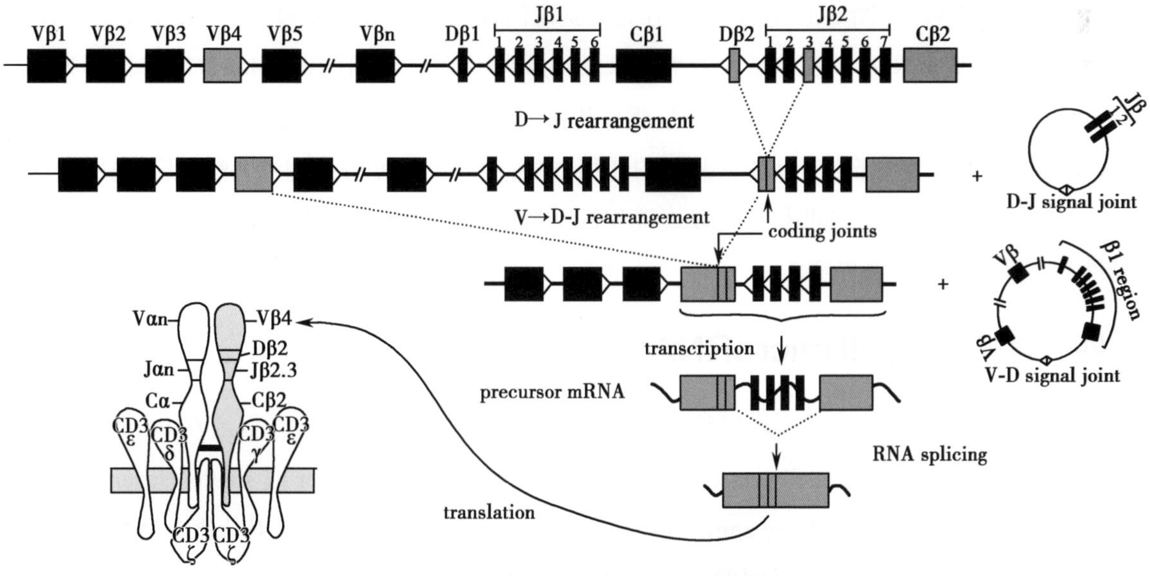

图 6-3-4　TCRβ 基因序列重排、转录及翻译模式图

首先 Dβ2 与 Jβ2.3 重排（连接），之后 Vβ4 与 Dβ2-Jβ2.3 重排（连接），形成 Vβ4-Dβ2-Jβ2.3 编码连接产物。重排后的 TCRβ 基因转录成前体 mRNA，并通过 RNA 剪切形成成熟 mRNA。之后，翻译成 TCRβ 肽链。

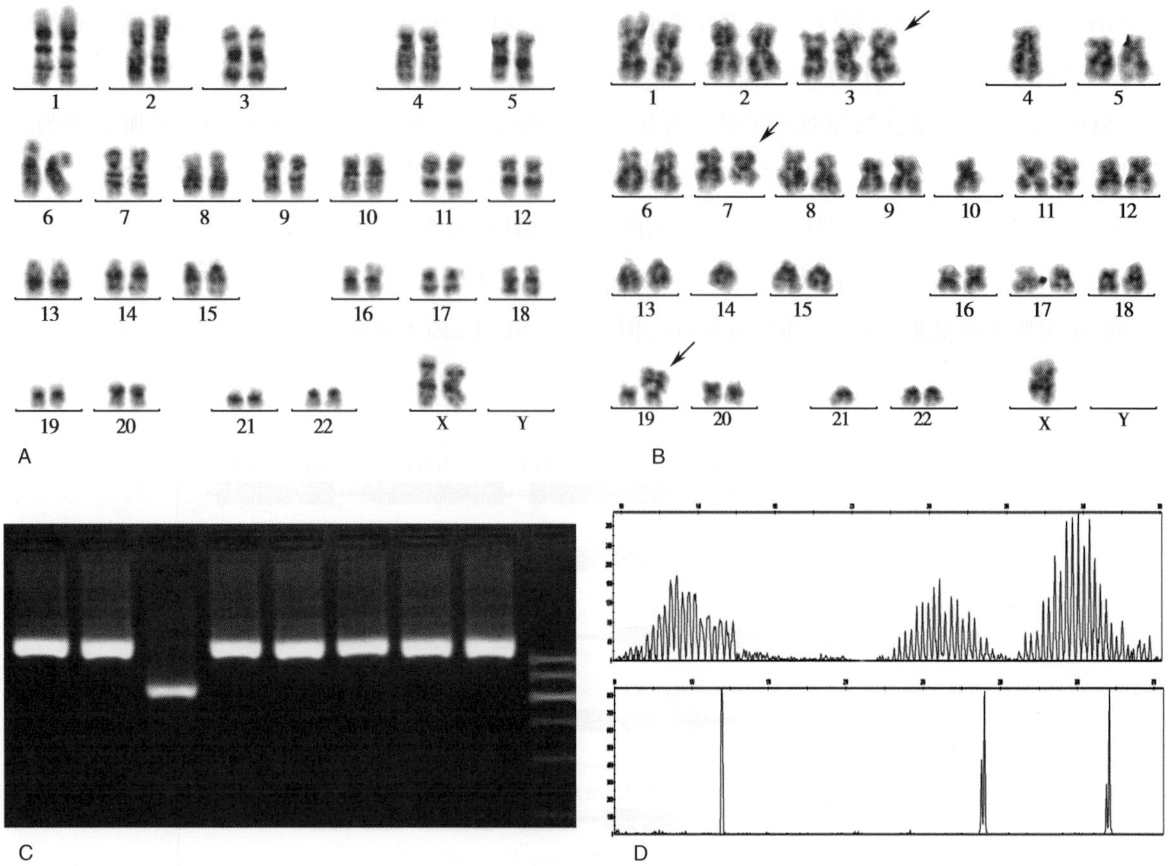

图 6-3-5　原发于 CNS 的 E2A-PBX1 阳性的淋巴母细胞性淋巴瘤

当前 *IG*/*TCR* 克隆性分析常用 PCR 和毛细管电泳法，分析的是 PCR 扩增后扩增产物的片段长度。当标本中的 B 细胞具有丰富的多克隆性时，IGHV 区基因的 PCR 扩增产物长度不一，电泳时呈现出近似高斯分布的峰图；而肿瘤性单克隆细胞，由于 IGHV 区基因的 PCR 扩增产物长度一样，电泳时呈现为单一的峰图（图 6-3-5）。标本中肿瘤细胞比例较低时，由于背景峰的干扰，导致鉴别困难。新近发展起来的基于 NGS 的免疫组库分析技术，是对标本中每一个抽样到的 IG/TCR V 区序列进行测序分析，显著提高了分析能力。由于免疫组库检测时，可以直接分析是否存在肿瘤细胞的标签序列，提供了对 B/T 细胞肿瘤进行 MRD 监测的通用方法，检测灵敏度可达约 0.01%，但需先用初诊时的肿瘤标本确定标签序列。同时，还可以直接分析克隆性的 IGHV 区基因序列的 SHM 突变率，反映克隆性 B 细胞的分化成熟程度。

四、表观遗传学和 microRNA

表观遗传学失调控也是促进淋巴瘤和 PCNSL 发生的重要分子机制，已报道在 PCNSL 中常见 *CDKN2A*、*DAPK*（death associated protein kinase）、*RFC*（reduced folate carrier 或 solute carrier family 19 member 1）和 *MGMT*（O-6-methylguanine-DNA methyltransferase）等基因的超甲基化。另一项研究报道 84% 的 PCNSL 患者 *DAPK1* 基因发生了超甲基化，其他甲基化异常的基因还有 *CDKN2A*（75%）、*MGMT*（52%）和 *RFC*（10%），超甲基化使这些基因表达减低或表达沉默。研究还发现 PCNSL 具有与 non-CNS-DLBCL 不同的甲基化特征，但在 78 例非 CNS DLBCL 患者中检测到 6 例具有 PCNSL 特

征的甲基化谱。这部分患者甲基化谱与 PCNSL 相近的患者更易发生 CNS 的复发，提示甲基化模式对肿瘤发生部位也有影响。

miRNA 是一类新发现的非编码的、具有转录调节功能的小分子 RNA，它们在细胞和血浆中都具有很好的稳定性。研究发现，microRNA 在 PCNSL 发病中也起着重要作用，已有多个指标被报道。相对于 DLBCL 患者，靶向作用于凋亡基因 *E2F1*（E2F transcription factor 1）的 MiR-17-5p 在 PCNSL 中高表达。与炎症细胞因子相关的 miR-155、阻滞 B 细胞终末分化的 miR-30b/c 和 miR-9、MYC 信号通路的 miR-92、miR-17-5p、miR-20a 也在 PCNSL 中过表达。PSCNL 患者的 CSF 中 miR-19、miR-21 和 miR-92 表达显著增高，可作为鉴别肿瘤性和感染性增生的分子指标。数据显示，这三种 miRs 的检测对 PCNSL 诊断的特异性超过 95%。另一项报道发现联合检测 miR-19b、miR-21 和 miR-92a 对于 PCNSL 和感染性疾病的鉴别诊断具有很好的特异性（96.7%）和灵敏度（95.7%）。而且，CSF 中的 miRNA 比血浆中的更加稳定，具有很好的诊断优势。有些淋巴瘤可能原发于非 CNS 部位，但患者出现中枢神经系统相关症状就诊。研究发现，miR-30c 在继发中枢神经系统淋巴瘤中常显著高表达，可用于 PCNSL 与继发中枢神经系统淋巴瘤的鉴别。miR-30c 可能通过与调控室管膜纤毛功能的 *CELSR3*（cadherin EGF LAG seven-pass G-type receptor 3）基因相互作用，从而帮助淋巴瘤细胞定植于 CNS。miRNA 在细胞、血浆和 CSF 中都具有很好的稳定性，并且可以游离于肿瘤细胞存在。目前常用 Q-PCR 方法定量检测一种或多种 miRNA 的表达。

五、CSF 中 cfDNA 基因突变检测

PCNSL 实验室诊断的一大难题是病变标本难以获得。病理活检仍是 PCNSL 诊断的“金标准”，但作为一种侵入性操作，具有一定的风险，并且可能影响及时的治疗。只有少数 PCNSL 患者的 CSF 中有肿瘤细胞，因此 CSF 细胞学分析只能发现一少部分患者。CSF 中的细胞很脆弱，需要采集标本后即时检测或放置于保存液中，标本的保存方式和采样后的检测时间都会对结果产生显著影响。在一篇对 27 项研究的综述中，用流式和细胞学检测 PCNSL 患者的 CSF 标本时，两者均阳性的阳性率差异很大（0.3%~42.9%），并且细胞学和流式检测的结果经常不一致。在其中一项研究中，流式检测阳性率 23.3%，而细胞病理学阳性率 13.3%。

基因检测，尤其 DNA、cfDNA 和 miRNA 的检测不需要保证细胞的完整性。研究显示，即使在没有肿瘤细胞的 CSF 中，也常含有丰富的 cfDNA 和 miRNA。由于大多数 PCNSL 患者有序列固定的 *MYD88 L265P* 突变，为利用 CNS-cfDNA 进行疾病诊断和治疗监测提供了良好的基因标志物。在一项对 11 例 PCNSL 患者的研究中，有 8 例在 CNS-cfDNA 中检测出 *MYD88 L265P* 突变，仅 3 例样本在 CSF 的细胞 DNA 中检测出阳性（均 cfDNA 阳性，其中两例流式检测阳性）。在另一项用 dPCR 检测 PCNSL 患者 *MYD88 L265P* 突变的研究中，CSF-cfDNA 中 *MYD88 L265P* 中位突变比例为 7%（2.6%~92.9%），超过淋巴瘤患者血浆中的基因突变比例。而且在 7 例患者中，有 6 例 CSF-cfDNA 中 *MYD88 L265P* 突变比例比脑脊液细胞 DNA 中的比例还高。甚至在 3 例患者中，仅在 cfDNA 中检测到突变阳性。而且在 3 例细胞学和流式检查均阴性的样本中，CSF-cfDNA 检测呈阳性。以上多项研究提示 CSF-cfDNA 可作为 PCNSL 诊断的检测样本，并且具有独特优势。结合检测灵敏度更高的 dPCR 技术，有望以 *MYD88 L265P* 为标志物进行 MRD 检测。即使在 CSF 中无肿瘤细胞时，也可通

过 dPCR 检测 CSF-ctDNA 中的 *MYD88 L265P* 或其他热点突变来获得诊断。

六、预后和靶向治疗指导意义

基因指标在不同程度上反映了肿瘤发病的本质病因，基因变异常有各自的预后和靶向治疗指导意义。超过 90% 的 PCNSL 患者有 BCR、TLR 和 NF-κB 信号通路的突变，可作为潜在的治疗靶标。*MYD88 L265P* 是 PCNSL 中最常见的突变之一，主要见于 65 岁以上的高龄患者，且预后显著较差。BTK 抑制剂伊布替尼（ibrutinib）可进入血脑屏障，已有报道 PCNSL 患者可获益于该药物。在一项 Ⅰb 期的临床试验中，纳入的大多为难治及复发的患者，单药应用伊布替尼 2 周以后联合包括地塞米松在内的常规化疗，患者 CR 率可达 86%。但 *CD79* 突变的患者多对伊布替尼耐药，联合应用 PI3Kα/δ 和 mTOR 抑制剂可改进对伊布替尼的治疗反应。而单独的 mTOR 抑制剂坦罗莫司（temsirolimus）对难治及复发的 PCNSL 有效，但有持续的不良反应。新近的研究显示，联合应用 HDAC 抑制剂帕比司他（panobinostat）和伊布替尼可帮助 *MYD88* 突变的 DLBCL 患者获得更好的治疗效果。

而另一种常见的突变——*CD79b* 突变的患者其无进展生存期（progression free survival，PFS）和总生存期（overall survival，OS）都较好。*GRB2*（growth factor receptor bound protein 2）突变阳性的肿瘤细胞对 MAP2K1 和 MAP2K2 抑制剂治疗有反应。基因甲基化指标对预后也可能有意义，如 *MGMT* 基因启动子区的甲基化与高剂量化疗的较好预后有关。多项研究均提示 HLA 区域缺失的患者预后差。PD-L1 和 PD-L2 区域扩增多发生于 PCNSL，在免疫正常的小鼠模型中，PD-1 抑制剂的有效率可达 50%。在一项 PD-1 抑制剂纳武单抗的试验性临床研究中，4 例难治或复发的 PCNSL 患者均持续临床反应超过 1 年。一些Ⅱ期 PD-1 抑制剂的临床试验正在进行中。

（刘红星　王 彤　董格红）

参考文献

[1] AHN Y, AHN H J, YOON D H, et al. Primary central nervous system lymphoma: A new prognostic model for patients with diffuse large B-cell histology [J]. Blood Res, 2017, 52 (4): 285-292.
[2] ARBER D A, ORAZI A, HASSERJIAN R, et al. The 2016 revision to the World Health Organization classification of myeloid neoplasms and acute leukemia [J]. Blood, 2016, 127 (20): 2391-2405.
[3] BARANISKIN A, CHOMIAK M, AHLE G, et al. MicroRNA-30c as a novel diagnostic biomarker for primary and secondary B-cell lymphoma of the CNS [J]. J Neurooncol, 2018, 137 (3): 463-468.
[4] BARANISKIN A, DECKERT M, SCHULTE-ALTEDORNEBURG G, et al. Current strategies in the diagnosis of diffuse large B-cell lymphoma of the central nervous system [J]. Br J Haematol, 2012, 156 (4): 421-432.
[5] BARANISKIN A, SCHROERS R. Modern cerebrospinal fluid analyses for the diagnosis of diffuse large B-cell lymphoma of the CNS [J]. CNS Oncol, 2014, 3 (1): 77-85.
[6] BARRANCO G I, FERNÁNDEZ S, OÑA R, et al. Branched clonal evolution: nodal follicular lymphoma and primary diffuse large B-cell lymphoma of the central nervous system [J]. Haematologica, 2019, 104 (7): e326-e329.
[7] BENTO L C, CORREIA R P, ALEXANDRE A M, et al. Detection of central nervous system infiltration by myeloid

and lymphoid hematologic neoplasms using flow cytometry analysis: Diagnostic accuracy study [J]. Front Med (Lausanne), 2018, 5: 70.
[8] BHATT V R, SHRESTHA R, SHONKA N, et al. Near misdiagnosis of glioblastoma as primary central nervous system lymphoma [J]. J Clin Med Res, 2014, 6 (4): 299-301.
[9] BOMMER M, KULL M, TELEANU V, et al. Leptomeningeal Myelomatosis: A rare but devastating manifestation of multiple myeloma diagnosed using cytology, flow cytometry, and fluorescent in situ hybridization [J]. Acta Haematol, 2018, 139 (4): 247-254.
[10] BRAGGIO E, VAN WIER S, OJHA J, et al. Genome-wide analysis uncovers novel recurrent alterations in primary central nervous system lymphomas [J]. Clin Cancer Res, 2015, 21 (17): 3986-3994.
[11] CAI Q, FANG Y, YOUNG K H. Primary central nervous system lymphoma: molecular pathogenesis and advances in treatment [J]. Transl Oncol, 2019, 12 (3): 523-538.
[12] CHEN X, WANG F, ZHANG Y, et al. A novel NPM1-RARG-NPM1 chimeric fusion in acute myeloid leukaemia resembling acute promyelocytic leukaemia but resistant to all-trans retinoic acid and arsenic trioxide [J]. Br J Cancer, 2019, 120 (11): 1023-1025.
[13] CHEN X, WANG F, ZHANG Y, et al. Retrospective analysis of 36 fusion genes in 2479 Chinese patients of de novo acute lymphoblastic leukemia [J]. Leuk Res, 2018, 72: 99-104.
[14] CHIAVAZZA C, PELLERINO A, FERRIO F, et al. Primary CNS lymphomas: Challenges in diagnosis and monitoring [J]. Biomed Res Int, 2018, 2018: 3606970.
[15] CONNOLLY I D, LI Y, PAN W, et al. A pilot study on the use of cerebrospinal fluid cell-free DNA in intramedullary spinal ependymoma [J]. J Neurooncol, 2017, 135 (1): 29-36.
[16] DEBLIQUIS A, VOIRIN J, HARZALLAH I, et al. Cytomorphology and flow cytometry of brain biopsy rinse fluid enables faster and multidisciplinary diagnosis of large B-cell lymphoma of the central nervous system [J]. Cytometry B Clin Cytom, 2018, 94 (1): 182-188.
[17] FENG L, CHEN D, ZHOU H, et al. Spinal primary central nervous system lymphoma: Case report and literature review [J]. J Clin Neurosci, 2018, 50: 16-19.
[18] FERRERI A J. Risk of CNS dissemination in extranodal lymphomas [J]. Lancet Oncol, 2014, 15 (4): e159-e169.
[19] FOX C P, PHILLIPS E H, SMITH J, et al. Guidelines for the diagnosis and management of primary central nervous system diffuse large B-cell lymphoma [J]. Br J Haematol, 2019, 184 (3): 348-363.
[20] FUKUMURA K, KAWAZU M, KOJIMA S, et al. Genomic characterization of primary central nervous system lymphoma [J]. Acta Neuropathol, 2016, 131 (6): 865-875.
[21] GONZÁLEZ-BARCA E, CORONADO M, MARTÍN A, et al. Spanish Lymphoma Group (GELTAMO) guidelines for the diagnosis, staging, treatment, and follow-up of diffuse large B-cell lymphoma [J]. Oncotarget, 2018, 9 (64): 32383-32399.
[22] GRAHAM M S, DEANGELIS L M. Improving outcomes in primary CNS lymphoma [J]. Best Pract Res Clin Haematol, 2018, 31 (3): 262-269.
[23] HIEMCKE-JIWA L S, LEGUIT R J, SNIJDERS T J, et al. MYD88 p.(L265P) detection on cell-free DNA in liquid biopsies of patients with primary central nervous system lymphoma [J]. Br J Haematol, 2019, 185 (5): 974-977.
[24] HUNT A M, SHALLENBERGER W, TEN EYCK S P, et al. Use of internal control T-cell populations in the flow cytometric evaluation for T-cell neoplasms [J]. Cytometry B Clin Cytom, 2016, 90 (5): 404-414.
[25] JOHANSSON U, BLOXHAM D, COUZENS S, et al. Guidelines on the use of multicolour flow cytometry in the diagnosis of haematological neoplasms: British Committee for Standards in Haematology [J]. Br J Haematol, 2014, 165 (4): 455-488.
[26] KALINA T, FLORES-MONTERO J, VAN DER VELDEN V H, et al. EuroFlow standardization of flow cytometer instrument settings and immunophenotyping protocols [J]. Leukemia, 2012, 26 (9): 1986-2010.
[27] LABRECHE K, DANIAU M, SUD A, et al. A genome-wide association study identifies susceptibility loci for primary central nervous system lymphoma at 6p25. 3 and 3p22. 1: a LOC Network study [J]. Neuro Oncol, 2019, 21 (8): 1039-1048.
[28] MARCHESI F, MASI S, SUMMA V, et al. Flow cytometry characterization in central nervous system and pleural

effusion multiple myeloma infiltration: an Italian national cancer institute experience [J]. Br J Haematol, 2016, 172 (6): 980-982.

[29] MARINI A, CARULLI G, LARI T, et al. Myelomatous meningitis evaluated by multiparameter flow cytometry: Report of a case and review of the literature [J]. J Clin Exp Hematop, 2014, 54 (2): 129-136.

[30] MONDELLO P, BREA E J, DE STANCHINA E, et al. Panobinostat acts synergistically with ibrutinib in diffuse large B cell lymphoma cells with MyD88 L265P mutations [J]. JCI Insight, 2017, 2 (6): e90196.

[31] NAYYAR N, WHITE M D, GILL C M, et al. MYD88 L265P mutation and CDKN2A loss are early mutational events in primary central nervous system diffuse large B-cell lymphomas [J]. Blood Adv, 2019, 3 (3): 375-383.

[32] PEÑALVER F J, SANCHO J M, DE LA FUENTE A, et al. Guidelines for diagnosis, prevention and management of central nervous system involvement in diffuse large B-cell lymphoma patients by the Spanish Lymphoma Group (GELTAMO)[J]. Haematologica, 2017, 102 (2): 235-245.

[33] PENTSOVA E I, SHAH R H, TANG J, et al. Evaluating cancer of the central nervous system through next-generation sequencing of cerebrospinal fluid [J]. J Clin Oncol, 2016, 34 (20): 2404-2415.

[34] QUALLS D, ABRAMSON J S. Advances in risk assessment and prophylaxis for central nervous system relapse in diffuse large B-cell lymphoma [J]. Haematologica, 2019, 104 (1): 25-34.

[35] RIMELEN V, AHLE G, PENCREACH E, et al. Tumor cell-free DNA detection in CSF for primary CNS lymphoma diagnosis [J]. Acta Neuropathol Commun, 2019, 7 (1): 43.

[36] SHIN S Y, LEE S T, KIM H J, et al. Usefulness of flow cytometric analysis for detecting leptomeningeal diseases in non-Hodgkin lymphoma [J]. Ann Lab Med, 2016, 36 (3): 209-214.

[37] SUBIRÁ D, SIMÓ M, ILLÁN J, et al. Leptomeningel carcinomatosis vs leptomeningeal lymphomatosis: comparison of the cerebrospinal fluid inflammatory cells [J]. Neuro Oncol, 2014, 16 (Suppl 2): ii51.

[38] SWERDLOW S H, CAMPO E, HARRIS N L, et al. WHO Classification of Tumours of Haematopoietic and Lymphoid TissuesRevised [M]. 4th ed. Lyon: IARC Press, 2017.

[39] SWERDLOW S H, CAMPO E, PILERI S A, et al. The 2016 revision of the World Health Organization classification of lymphoid neoplasms [J]. Blood, 2016, 127 (20): 2375-2390.

[40] TAKANO S, HATTORI K, ISHIKAWA E, et al. MyD88 mutation in elderly predicts poor prognosis in primary central nervous system lymphoma: Multi-institutional analysis [J]. World Neurosurg, 2018, 112: e69-e73.

[41] VAN DER MEULEN M, BROMBERG J, LAM K H, et al. Flow cytometry shows added value in diagnosing lymphoma in brain biopsies [J]. Cytometry B Clin Cytom, 2018, 94 (6): 928-934.

[42] VAN DONGEN J J, LHERMITTE L, BÖTTCHER S, et al. EuroFlow antibody panels for standardized n-dimensional flow cytometric immunophenotyping of normal, reactive and malignant leukocytes [J]. Leukemia, 2012, 26 (9): 1908-1975.

[43] VOGT J, WAGENER R, MONTESINOS-RONGEN M, et al. Array-based profiling of the lymphoma cell DNA methylome does not unequivocally distinguish primary lymphomas of the central nervous system from non-CNS diffuse large B-cell lymphomas [J]. Genes Chromosomes Cancer, 2019, 58 (1): 66-69.

[44] YONESE I, TAKASE H, YOSHIMORI M, et al. CD79B mutations in primary vitreoretinal lymphoma: Diagnostic and prognostic potential [J]. Eur J Haematol, 2019, 102 (2): 191-196.

[45] ZHANG Y, WANG F, CHEN X, et al. CSF3R Mutations are frequently associated with abnormalities of RUNX1, CBFB, CEBPA, and NPM1 genes in acute myeloid leukemia [J]. Cancer, 2018, 124 (16): 3329-3338.

[46] ZHAO H, MA M, ZHANG L, et al. Diagnosis of central nervous system lymphoma via cerebrospinal fluid cytology: A case report [J]. BMC Neurol, 2019, 19 (1): 90.

[47] ZHOU Y, LIU W, XU Z, et al. Analysis of genomic alteration in primary central nervous system lymphoma and the expression of some related genes [J]. Neoplasia, 2018, 20 (10): 1059-1069.

[48] ZOROFCHIAN S, EL-ACHI H, YAN Y, et al. Characterization of genomic alterations in primary central nervous system lymphomas [J]. J Neurooncol, 2018, 140 (3): 509-517.

[49] ZOROFCHIAN S, LU G, ZHU J J, et al. Detection of the MYD88 p. L265P mutation in the CSF of a patient with secondary central nervous system lymphoma [J]. Front Oncol, 2018, 8: 382.

[50] 康熙雄, 张国军, 张在强, 等. 脑脊液临床实验室检查策略 [M]. 北京: 人民卫生出版社, 2018.

[51] 李扬, 刘福生, 刘元波, 等. 原发中枢神经系统淋巴瘤的诊断与治疗 [J]. 中华血液学杂志, 2014, 35 (5): 771-773.

[52] 刘红星, 陈雪, 王芳. 免疫组库分析在血液肿瘤中的研究和应用进展 [J]. 白血病·淋巴瘤, 2017, 26 (2): 68-70.

[53] 石远凯, 孙燕, 刘彤华. 中国恶性淋巴瘤诊疗规范 (2015 年版)[J]. 中华肿瘤杂志, 2015(2): 148-158.

[54] 王芳, 房建成, 许媛丽, 等. 三种统计指标在 IGH 免疫组库分析中的应用 [J]. 中国免疫学杂志, 2018, 34 (11): 1720-1723.

[55] 中国医师协会血液科医师分会, 中华医学会血液学分会, 中国医师协会多发性骨髓瘤专业委员会. 中国多发性骨髓瘤诊治指南 (2015 年修订)[J]. 中华内科杂志, 2015, 54 (12): 1066-1070.

[56] 中华医学会血液学分会, 中国抗癌协会血液肿瘤专业委员会. 中国慢性淋巴细胞白血病/ 小淋巴细胞性淋巴瘤的诊断与治疗指南 (2015 年版)[J]. 中华血液学杂志, 2015, 37 (10): 809-813.

第七章
原发中枢神经系统淋巴瘤手术治疗的地位及其演变

最近20年来，原发中枢神经系统淋巴瘤（primary central nervous system lymphoma，PCNSL）的发生率逐年增高，无免疫缺陷的PCNSL患者的平均发病年龄为55岁，合并免疫缺陷的PCNSL患者平均年龄为31岁。对于无免疫缺陷的PCNSL的外科处理策略早已经有很大变化。由原来的外科切除为主、放化疗为辅的治疗，变为外科处理的唯一目的就是取得病理学标本以明确诊断，确诊后采取以化疗为主的综合治疗策略。

目前认为PCNSL的手术切除并不能使患者受益，穿刺活检可获得病理学诊断，肿瘤切除减压术仅在急性颅内压增高产生的快速神经功能恶化或即将发生脑疝时才予以实施。切除范围并不影响无进展生存期（PFS）及总生存期（OS）。因此，手术的意义在于获得病理诊断，脑立体定位活检被公认为“金标准”。然而2014德国的一项大型随机对照试验研究中，526例PCNSL患者被随机分为活检组、次全切组及全切组。试验结果表明，活检组患者PFS及OS明显短于次全切组及全切组，即使调整患者功能状态及年龄后，该试验结果依然成立，而同样的结果也见于少数个案报道中。例如，Davies等描述了一例行手术全切的PCNSL患者，术后未接受任何皮质类固醇、甲氨蝶呤化疗或随后的放射治疗，其PFS长达20年。Sonstein等描述了1例类似的患者，该PCNSL患者行手术全切后已超过5年，术后患者接受短期糖皮质激素治疗，但未接受其他的化疗或放疗。Berry等描述的PCNSL患者，在手术后44个月复发，然后在第二次切除和放疗后又存活了21个月。此外还有一些回顾性研究也支持开颅手术在PCNSL患者中的安全性。例如，Hayakawa等描述了1997年日本中枢神经系统淋巴瘤（CNSL）研究小组的回顾性分析，结果显示接受次全切除或全切除的PCNSL患者与仅进行活检的患者相比，总体生存率有显著改善。然而，多变量分析表明，如果患者接受随后的放疗，手术切除并不影响生存。Yun和Yang等描述了95例接受活检的PCNSL患者和34例接受切除手术的患者，发现两者术后并发症发生率差异无统计学意义（23.16%对比20.59%）。并发症的类型在各组之间有所不同，开颅手术组主要合并手术相关并发症，而活检组主要合并神经系统并发症。这些发现支持PCNSL中开颅手术的安全性，并有助于为未来的前瞻性研究提供理论依据，以评估切除术对该疾病的安全性和有效性。

然而最新 2020 年 NCCN 中枢神经系统肿瘤指南中仍然把活检作为手术的“金标准”，且目前仍不推荐任何形式的微创手术治疗，仅在急性颅内压增高产生的快速神经功能恶化或即将发生脑疝时才予以外科手术切除。

临床上需要注意的是，少数患者的病灶并不增强。另外使用肾上腺皮质激素后，约 16% 的肿瘤或瘤周水肿常常缩小甚至消失。特别需要注意的是，如果 CT 和磁共振成像提示中枢神经系统淋巴瘤可能，在没有确诊或取得病理学证据以前，千万不要为缓解症状而盲目地应用肾上腺皮质激素来缓解瘤周水肿，以免延误诊断，甚至造成不良后果。即使是影像评估需要开颅手术切除急症减压的，对于用过激素治疗患者，手术前也一定需要慎重地重新做近期影像评估检查，避免病灶因为激素效应快速消退或位置变化导致术中找不到病灶的尴尬，这种状况在临床实践中并不少见。如果高颅压和影像检查中线结构移位不明显，经过评估腰椎穿刺安全的情况下，可以腰穿取得脑脊液做细胞学或流式细胞学检查，部分患者可以获得诊断，但是多数情况很难发现恶性淋巴细胞。如果脑脊液检查阴性或不能腰椎穿刺获得脑脊液检查的患者，可以考虑采取立体定向组织病理学活检获得确诊。偶尔活检也会出现阴性结果，此时不能开始任何所谓的诊断性治疗或试验性治疗，之前使用过肾上腺皮质激素治疗的患者应该停用，等待临床和影像学检查证实疾病二次进展后，再次进行活检，部分患者由于长期大剂量使用激素，逐渐停用激素需要较长时间才能进行活检。

与胶质瘤手术不同，PCNSL 位置深在，且多涉及重要神经结构，如丘脑、基底核、胼胝体、脑干；手术目的比较保守，以最小的损伤获取诊断性组织而不进行常规的大范围切除。目前，大多数医师推荐以立体定向活检作为外科诊断的首选，这种选择的依据来自大量临床研究。这些研究表明，完全切除肿瘤或广泛次全切除与仅仅进行立体定向活检后化疗比较，患者并没有明显的生存获益，而且因为位置关系，广泛的切除有相当大的术后神经功能缺失的风险，况且患者开颅术后的恢复期往往会延迟综合化疗开始的时间。因此手术切除肿瘤只在以下情况下进行：①患者疾病晚期，肿瘤巨大，占位效应明显，已经出现脑疝前期表现，不能等待化疗和放疗来快速获得减压效果缓解病情。②影像学表现完全不能支持 CNSL 的可能性，以胶质瘤或转移瘤为临床诊断行手术，术后病理学证实是淋巴瘤的病例。③ CNSL 已经引起严重的脑积水，虽然脑室腹腔分流可能出现肿瘤细胞腹腔内种植的可能性，但鉴于此时脑积水症状严重，且目前还没有出现腹腔淋巴瘤种植转移的报道，必要时也可以行脑室腹腔分流手术。④脑室内壁、透明隔或丘脑基底核靠近中线的淋巴瘤、脑脊液检查证实恶性淋巴瘤细胞的病例，常规放化疗无效的病例，也可以尝试利用立体定向手术植入 Ommaya 储液囊，向脑室内注射甲氨蝶呤、利妥昔单抗等局部药物治疗。特别需要强调的是，并不是所有的甲氨蝶呤都可以脑室内注射，只有药物说明书标明可以脑室注射的甲氨蝶呤才能脑室注射。

第一节　立体定向脑组织活检术

一、立体定向脑组织活检术的意义

明确的组织病理学诊断是神经内科医师及神经外科医师判断脑内病灶是否需要手术以及后继治疗（放射治疗或化疗）的先决条件。虽然先进的影像学技术的发展使脑内病灶的诊断率明显提高，但很多情况下脑内病灶的影像学特征并不典型，脑内病变“同病异像、异病同像”现象广泛存在，特别是早期病变或神经变性病灶，由于病灶界限不清、影像特征不典型，与正常脑组织或周围水肿带难以区分，单纯凭借影像学特征来决定脑内病灶的病理性质和治疗方案往往失之偏颇。

Alesch（1995 年）对比一组 195 例颅内病灶术前影像诊断和术后活检病理学结果，发现 CT 对胶质瘤的诊断符合率仅 33%，误诊率达 28%；非肿瘤性病变诊断符合率为 30%，误诊率为 40%。Sanai 等（2003 年）报道 13 例脑干活检病例，影像学诊断同活检病理诊断符合率仅为 42%，认为脑干病变应当定位活检明确诊断来指导后期治疗。Goncalves-Ferreira 等（2003 年）报道了 30 例怀疑脑干胶质瘤的立体定向活检，也仅一半证实为星形细胞瘤，且大多数（8/14）是小结节性非浸润性肿瘤。综上所述，组织神经病理学检查仍然是脑内病灶诊断的“金标准”。

近 10 年来，随着脑肿瘤分子标志物的发现，使得基因检测逐渐迈入脑肿瘤诊疗舞台。从 2014 年至今，欧洲、美国和中国也陆续将基因检测纳入脑肿瘤临床诊疗指南中，WHO 更是在 2016 年首次推出了整合组织学表型和基因表型的中枢神经系统肿瘤病理学分类，认为组织学和分子特征出现不一致时，基因型胜过组织学诊断。在脑肿瘤的病理学命名方面，也增加基因突变的描述，例如“弥漫性星形细胞瘤，*IDH* 突变”“胶质母细胞瘤，*IDH* 野生型”，并要求根据 *IDH*、*1p19q*、*ATRX*、*TP53* 突变对弥漫性胶质瘤（少突胶质细胞瘤、星形胶质瘤、少突星形胶质瘤和胶质母细胞瘤）进行分级，明确了分子病理学分型及预后指导的重要地位。同时指南也强调了基因检测虽然重要，但不可以单独执行，必须结合组织病理诊断同时进行。2021 年第 5 版 WHO 分类中更加强调了分子病理的重要性。

虽然分子病理学取得巨大进步，但是这些结果的获得仍旧需要通过临床医师手术取得病变检材来完成。脑深部病灶标本可以通过导航开颅手术切除、钻孔穿刺、神经内镜钳取和立体定向穿刺 4 种外科技术获得。前三种方法由于手术创伤大、精准定位问题，并不适合颅内多发病变、脑深部中线以及重要功能区病变的取材，对于以上区域病变，立体定向活检是获取病变检材的最佳方式。先进的影像技术引导的立体定向活检术较开颅手术在取材上有以下优点：对体积很小的脑内病灶（<5mm）能够做到精确定位取材；对脑组织深部、开颅手术难以达到的部位病灶能微创取材。立体定向脑组织活检术灵敏度、精确性和安全性高，特别适合鞍区、松果体区及脑干中线区和重要功能区病变活检，靶点误差可以控制在 1.0mm 以下，神经外科医师可以在微小创伤下，准确获得深部病变的病变组织，从而完成对病灶性质和分子病理学的判断。

微创立体定向活检术取得的小块标本能精准、安全地完成脑深部病灶的病理学诊断，Benabed 等分析的 3 052 例脑瘤活检中，获得正确的组织学诊断率为 84%，死亡率为 0.6%，暂时性并发症 4.5%，永久性神经功能缺失 1%。Can 等（2017 年）总结了 512 例 CT 引导的有框架立体定向活检结果，诊断阳性率为 96.7%，出现并发症 10 例（1.6%），死亡 2 例（0.4%）。Kickingerede 等（2013 年）对 38 项研究中 1480 脑干肿瘤活检的诊断阳性率和手术并发症进行 meta 分析，诊断率为 94.5%~97.6%，并发症发生率为 5.6%~10.6%，病死率为 0.5%~1.4%。Hamisch 等（2017 年）对 735 例儿童脑干肿瘤活检结果分析，其诊断阳性率为 93.5%~98.1%，并发症发生率为 4.2%~9.6%，病死率为 0.2%~1.3%。Regis 等（1996 年）报道了 370 例松果体区肿瘤的立体定位活检，总病死率为 1.3%，神经系统严重合并症为 0.8%，认为松果体区病灶活检是明确肿瘤性质的重要手段，为后期治疗提供循证医学证据。Zacharia 等（2011 年）对既往松果体区肿瘤活检的文献进行了总结，诊断阳性率为 94%，致残率为 1.3%，病死率为 8.1%。由此可见，脑内病变立体定向活检技术可以到达颅内任何部位，特别是脑干中线部位，而且操作安全、精准和微创，能提供个体化治疗依据，具有十分重要的临床意义，作为诊疗常规逐渐受到神经内、外科医师的重视。脑内病变活检技术除了能帮助临床完成诊断，还能更深入地理解和描述肿瘤的生物学特征，大量的活检数据也有利于发现新的靶向治疗潜在的靶点。

目前多数神经外科医师也基本达成统一认识：单纯依靠影像诊断和医师个人经验，对颅内病灶采取开颅探查或无病理诊断的外放射治疗是没有循证医学证据的，对于颅内诊断不明确的病灶（特别是多发或脑组织深部、功能区病灶），应当首选立体定向活检确定诊断，再制订下一步的治疗方案。对活检取得的病变检材，应当进行系统、规范地组织和分子遗传学检测，这对于探索病变的发病机制和个体化治疗都具有重要意义。

二、立体定向脑活检术的历史沿革

立体定向术自 1947 年由 Spiegel 和 Wycis 首先应用于人脑内结构的定位以来，其后 10 余年，主要的治疗对象是锥体外系疾病和精神病，直到 20 世纪 50 年代末期和 60 年代初，才由 Mundinger 等用于脑内病灶活检。在该技术发展的早期阶段，主要是应用普通 X 线摄片来定位，但因颅内组织在 X 线片上不显影，对颅内病变靶点的定位仅能靠脑内的生理性钙化点、骨性结构及气脑造影或脑血管造影所见的脑室血管受压变形或移位情况，间接性推断其病变位置与大小，活检靶点定位误差很大，活检阳性率低，而且没有影像引导的脑内病灶盲目性穿刺活检，常会引起脑的损伤、脑出血、活检区脑组织肿胀，并发症多且严重，制约了立体定向脑活检术的发展与临床应用。

自 20 世纪 60 年代以来，随着计算机技术的进步，神经影像学技术迅速兴起和发展，使得颅内病变定位达到了可视性解剖学定位，从而推动了立体定向脑组织活检技术的迅速发展。1972 年 Haunsfield 设计制造了首台头颅 CT（computed tomography）扫描机，CT 将颅内不同组织的 X 线吸收值转化成数字信号，并用大量不同密度点（像素）以灰阶形式显示，这些像素信号经计算机加工处理和重新排列，重建出断层扫描组织结构图像。CT 扫描除了可以把颅腔内普通 X 线片不能显示的组织结构以不同密度显示出来，还可以将这些颅内结构和颅骨表面的定位点之间的空间位置关系以几何模型方式描述出来，这奠定了 CT 图像引导颅内病变定位的基础。1976 年 Bergstorm 首先将 CT 应用于立体定向手术的影像定位，随后 Marshall、Shetter、Maroon（1977 年），Lewander（1978 年），Pecker、Moran、Hahn、Piskun（1979 年）相继报道 CT 引导立体定向对各部位各类肿瘤的活检的经验与结果。

1979 年 Brown 设计出 CT 适配器，不久各类型立体定向仪适配器相继出现。20 世纪 80 年代以来，CT 引导立体定向已成为颅内深部或一些疑难病例术前活检定性最重要的手段。Thomas（1989 年）报道了 300 例 CT 引导立体定向脑活检的经验，使颅内病变的诊断获得了显著的提高，把神经系统疾病的诊断学推向一个的新台阶。同期各种立体定向框架和活检取材器械也得到显著的改进，研发出各种各样新型的立体定向框架和闭合式活检针，在 CT 图像引导下活检针能安全地到达颅内任何部位，明显提高了活检的阳性率，减少了并发症。

继 CT 应用于引导脑组织活检后，20 世纪 80 年代初，医学影像技术发展出现了无辐射、无骨伪迹和具有优良的软组织分辨率、可以多方位扫描的脑磁共振成像（MRI）。MRI 的高清晰成像特点使得颅内脑组织解剖结构与病变组织特征得以精确、分层次、三维立体、无创显示，既可以准确定位靶点，又能识别病灶周围血管和神经等重要结构，进一步保证了手术的精准性和安全性。随着 MRI 成像方法的出现，在技术上很快就完成了立体定向仪和 MRI 扫描机的适配，促使了立体定向脑组织活检术进一步的发展。1986 年 Themas 在 MRI 引导下完成了脑干肿瘤的立体定向活检。1989 年 Abernathy 进行了 MRI 引导的枕下入路脑桥肿瘤的活检。MRI 引导立体定向活检较 CT 更具有优势：①影像对比明显，没有后颅窝伪影；②可发现 CT 扫描不易显示的小病变；③同时显示病灶周围脑血管结构，可以多方位（冠轴矢）三维显示病灶；④ MRI 定位框架形成的伪影较 CT 框架小。在均一性磁场、线性磁场梯度、没有金属异物干扰的情况下，MRI 引导的立体定向活检相当准确。

20 世纪 90 年代后期，计算机图像后处理技术不断发展，使得脑内病灶立体定向活检方法学也日臻完善，既往的立体定向操作系统只能对靶点坐标进行精确计算，而入颅点和穿刺路径需要依靠手术医师个人经验确定，而且不具备可视性。计算机辅助立体定向手术（CPAN）计划系统的开发使定向活检靶点路径的设计完全自动化，对颅内病变的定位精确，图像显示清晰，反映病灶与周围脑结构受压变形、移位关系更真实、直观，可精确地测算靶点、设计路径，使活检手术的方案更合理和科学。三维可视化图像处理技术的发展，使得活检手术前对所采集的影像资料进行三维重建，对穿刺路径的每个断层映射点和周围结构关系清晰显示；穿刺前，术者可以在计算机屏幕上虚拟演示已选择穿刺路径，图像叠加技术可以使术者了解穿刺针经过每个层面的具体位置，避开脑室、侧裂、静脉窦等重要结构，防止穿刺副损伤。手术路径“三维立体”可视性规划，也能让术者更好地设计取材轴位，设计穿刺针从病灶的长轴穿过，通过调整穿刺深度，能够完成“病灶周边—病灶中心—对侧周边”的取材方式，有助于提高活检病理阳性率（图 7-1-1、图 7-1-2）。手术规划软件还具有定位标记点自动探测和定位误差的自动评估及报警提示功能，有效地降低了人为目测误差。Ulm（2001 年）报道 200 例计划软件系统辅助下立体定位脑病变活检，尽管大部分活检取材位置是松果体区和脑干，但病死率为 0，出血率为 2%，而活检阳性率为 98.5%。

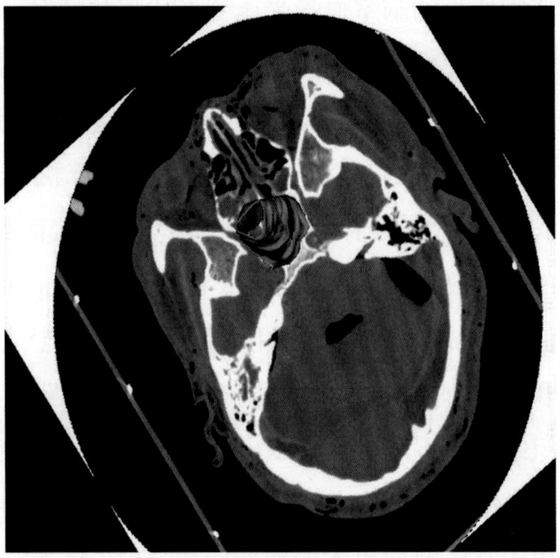

图 7-1-1　CT 图像引导的鞍区病灶立体定向定位，病灶行图像三维重建

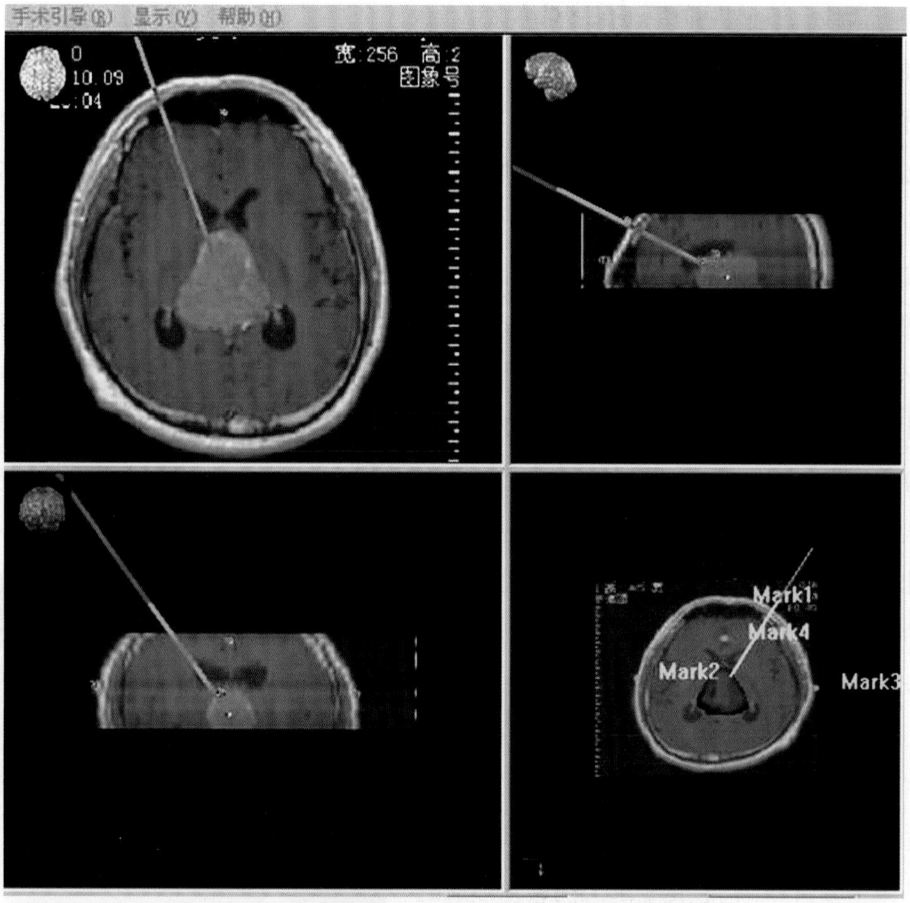

图 7-1-2 磁共振成像引导的松果体区病灶活检

目前临床实践中也完成了立体定向仪与 DSA 的适配，为防止活检损伤颅内血管，国外一些神经外科中心同时施行立体定向数字减影血管造影术（stereotactic DSA），Kelly 将血管造影与 CT 两种定位图像进行计算机融合。为选择靶点和穿刺轨迹提供了更多的帮助，认为有下列情况之一者应当行立体定向血管造影检查：①病变有血管性病变的可能；②病变比邻重要的血管结构，如松果体、鞍区肿瘤；③病灶包绕重要血管或位于血管丛中。Barnett 等（1999 年）采用无创性立体定向磁共振血管造影（stereotactic MRA）代替 DSA，但 MRA 有终末级血管显影不佳的缺点，且病灶有出血时影响显影的质量。随着显微超声探头制造工艺的发展，也有学者尝试将彩色超声血管成像技术结合立体定向脑活检手术，以减少活检穿刺出血的发生。Hertel 等（2005 年）在 153 例脑内病灶框架立体定向活检穿刺过程中，用直径 1mm（DWL）16MHz 的显微超声多普勒探头开路检测血管信号，63% 的病例没有穿刺路径没有检测到血管；14% 的病例检测到动脉血管；23% 的病例检测到静脉血管；对于检测到血管信号的病例，采取更换活检位点以规避出血并发症的发生，活检获得病理诊断阳性率 98%，活检相关死亡率为 0，仅 1 例（0.6%）黑色素瘤因多普勒未检测到血流活检后出血。以上各项技术进步都从不同方面大大丰富了脑组织活检术的内涵。

三、功能成像、多模态图像融合技术在立体定向脑活检中的应用

（一）功能成像技术在活检靶区和路径规划中的指导意义

医学影像引导的立体定向脑深部病变活检的系统定位误差范围在 1.0mm 以内，故对 5mm 以上

病变均可进行活检。但是目前图像引导方法（CT、MRI）多是解剖学的空间位置的定位，对于与正常脑组织界限不清或信号特征不典型的早期病变、多发病变、内部异质性病变，病灶范围的界定和靶点的选取，多依赖手术医师的个人经验，存在着不同的主观选择性差异，这可能会影响活检的阳性率。先进的 MRI 功能成像技术（Blod 功能区定位、DTI 弥散张量神经传导束成像、灌注成像）、磁共振波谱定量分析、正电子发射断层显像（PET/CT）、彩色超声数据采集三维成像导航技术都取得了巨大的发展，如何将这些生化，功能成像技术应用于指导颅内病灶靶点和路径等是目前脑活检的研究方向。

1. **氢质子磁共振波谱成像（proton magnetic resonance spetroscopy，^{1}H-MRS）技术** MRS 通过测定感兴趣区氢质子波谱变化，定性、半定量地测定靶区内部多种重要代谢物质浓度，波谱变化反映的功能性代谢异常往往早于病理形态学改变，因此可以根据不同感兴趣区组织代谢特征来研判病灶内部成分和边界，指导活检靶点选取和取材范围的界定。而且 ^{1}H-MRS 的数据采集不受颅外定位框架或体表标志点的干扰，波谱分析过程中也不需要附加特殊的条件，不会影响解剖结构空间定位信息的“同轴、同时”采集，定位标志点可以和测定的感兴趣区在同一序列图像上“同时”显示，靶目标轮廓的勾勒就可以将“感兴趣区”划定的轮廓作为基础来界定，靶点选择以代谢参数差异最强区域中心作为目标，这样能大大提高活检的目的性和阳性率。近年来，MRS 技术的进一步发展已经能把感兴趣区内部进行多体素的微量分析和“伪彩化显示”，伪彩化形成的测量值不同颜色和灰阶分布差异性显示，使得我们在做路径规划时能够使得穿刺轨迹通过不同体素分布伪彩化区域，可以完成单针道多靶点的取材（图 7-1-3、图 7-1-4）。

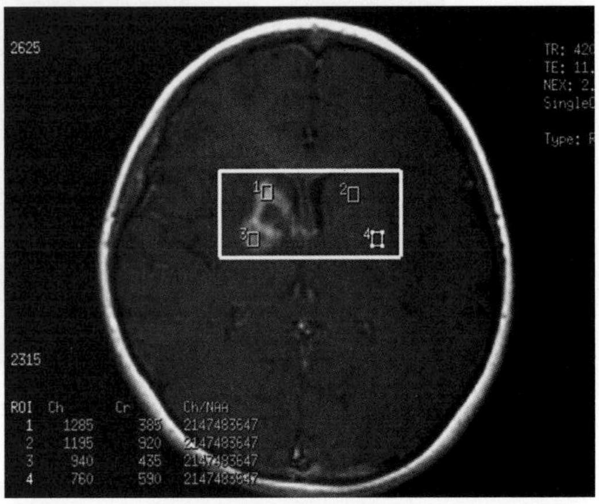

图 7-1-3 氢质子磁共振波谱成像（^{1}H-MRS）多体素分析法引导的脑活检靶区选择勾画

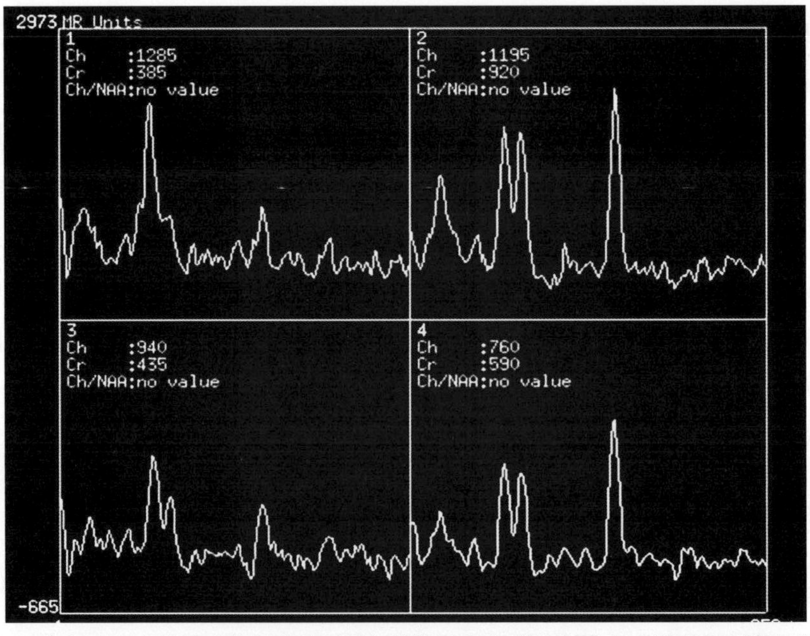

图 7-1-4 ^{1}H-MRS 多体素分析测定的不同备选靶区内化学位移图，用于指导不同靶区的设定

Bendszus 等研究发现 Cho/Cr 和 Cho/NAA 的比值上升的程度有助于肿瘤的分级，认为 Cho/Cr 增高和 NAA/Cr 降低区肿瘤细胞成分多，有丝分裂增加，细胞不典型变明显，而 Lac 增高区域为肿瘤的坏死，将具有最大 Cho/NAA 上升的区域作为评价整个病变级别依据和穿刺活检目标区，取得了很好的活检阳性率，1H-MRS 获得的代谢信息与病理组织学检测一致。但 1H-MRS 受到诸多因素的干扰，如：①肿瘤常为非均质性，其波谱来源于多种组织成分；②肿瘤细胞多样性，存在坏死和囊变组织，在高度浸润胶质瘤中含有正常脑组织；③肿瘤生长速度、细胞代谢和细胞密度不一致，部分肿瘤可能含有不同级别的恶性肿瘤细胞；④由于小块活检的病理组织学诊断不一定代表整个肿瘤的特征。因此，活体内 $4cm^3$ 或以上体积大小的波谱并不能同肿瘤的组织病理学诊断完全相关，要客观地分析不同肿瘤个体的 MRS 波谱特征，并将其应用到指导立体定向脑活检术中，以提高诊断准确性。

2. **磁共振灌注成像（PWI）** 即动态磁敏感对比增强技术，顺磁性造影剂通过病变反映的局部磁场变化可以用信号的强弱来显示，这种信号的变化与局部脑血流量成正比，反映了病变内部血流动力学参数的差异。肿瘤内部的血管数量、增殖能力、恶性程度可以通过灌注成像上的局部组织脑血流量（rCBV）、微血管密度（MVD）来反映。高 rCBV 区域代表肿瘤有丝分裂代谢活跃和富毛细血管网，对于内部不均质性病变的活检（如有中心坏死）来说，靶点和路径的选择可以融合病变区域灌注 rCRV 成像的高低来设计。

3. **BOLD-fMRI 和 DTI 成像技术** BOLD 的主要原理是通过刺激功能区引起相应区域神经元兴奋，局部血流增加导致去氧血红蛋白相对减少，出现信号增强，BOLD 不仅可准确定位皮质运动区，还可显示病变与皮质运动区毗邻关系；MRI-DTI 原理是基于脑白质内水分子的弥散，重建后的纤维束成像可以直观地显示纤维束与病灶之间的位置关系；基于这两种模态的功能成像，利用图像融合叠加技术，在活检靶点选择和穿刺路径设计中可以尽量避免功能区和神经传导纤维束，减少活检的副损伤。

4. **术中磁共振成像（intraoperative MRI，IMRI）技术** 利用术中磁共振影像定位引导立体定向脑病变活检，优点是可实时显示穿刺点位置和周围结构，实时反馈与术前活检计划的耦合度；可术中更新计划、纠正脑移位；还可以及时发现术中出血，降低穿刺风险；但也存在设备费用投入多、需多次检查、费时且易增加感染率等缺陷。

5. **正电子发射体层成像（positron emission computed tomography，PET）** 反映脑部标记核素的分布信息影像，通过病灶对示踪剂的摄取可以分析病灶及其内部组织的功能代谢状态，是一种“生化显像”和“分子成像”技术。PET/CT 采集图像指导立体定向活检，一方面通过 CT 获得解剖结构的空间位置和定位基准点信息；另一方面，PET 扫描获得组织生化代谢信息，并将这些功能信息融合叠加在 CT 解剖图像之上，来完成“功能图像”引导的脑立体定向活检术。PET/CT 融合技术在活检中的运用，在一定程度上改变了传统的以解剖图像来定义靶区范围的概念，为靶区的确定提供了更多有价值的活体生物信息，使得生物功能靶区和解剖结构靶区能有机地结合和直观展示，更加便捷地用于活检靶区的精确勾画，有助于提高活检的阳性率（图 7-1-5、图 7-1-6）。

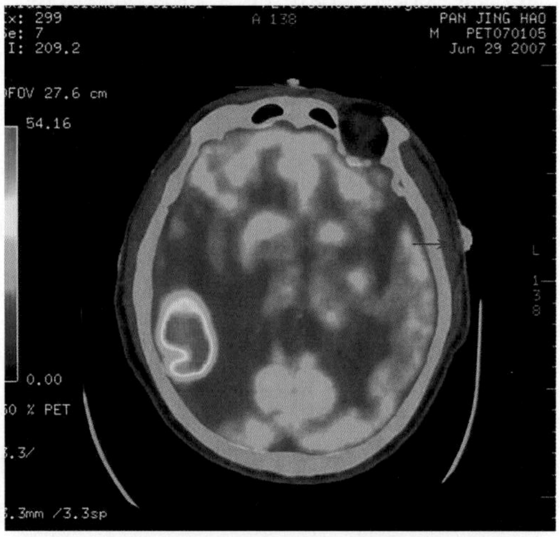

图 7-1-5 正电子发射体层成像（PET/CT）引导的脑组织活检扫描定位图

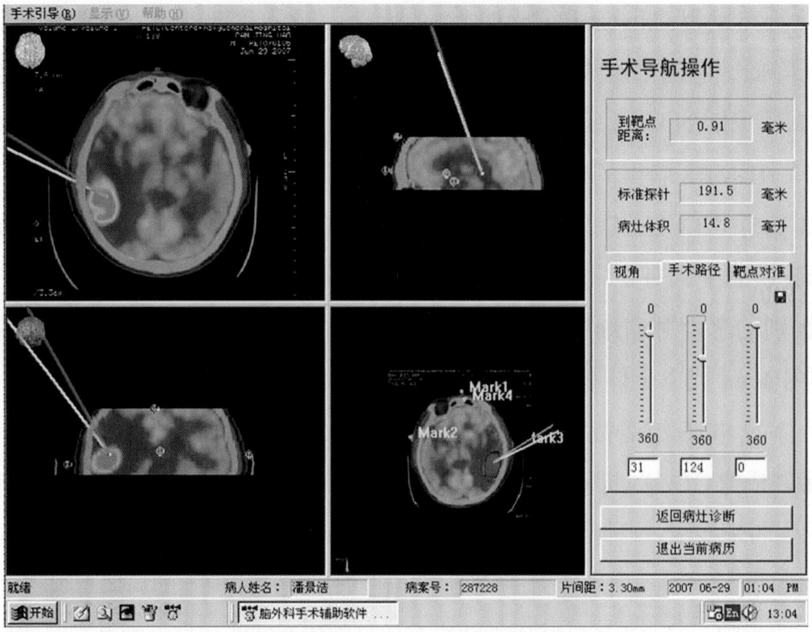

图 7-1-6 正电子发射体层成像(PET/CT)引导的脑组织活检三维手术规划路径

(二) 多模态图像融合技术和立体定向脑活检的有机结合

由于立体定向活检穿刺本身带有一定的盲目性,防止穿刺出血和重要核团损伤至关重要,而且脑组织表面沟回纵横,含有丰富的动静脉血管网,脑深部病变区域的前后循环动脉系统、脑深部静脉引流系统都是活检穿刺路径不可逾越的禁区。利用图像融合技术,将活检靶点空间位置解剖信息和各种血管图像做精确地"一对一"融合,并将其"三维可视化地模拟"显示,使得术者术前在选择穿刺路径时能避开重要血管和神经结构,减少出血并发症,是立体定向脑组织活检术的重要研究方向。

近年来,在如何减少出血并发症方面,各国学者也在做一些有益的探索。传统立体定向活检手术中只能对病灶的位置、形态提供定位信息,但不能显示术区脑组织表面动脉、桥静脉变异走行,深部引流静脉与穿刺通道之间的关系,以及病灶周围血管、神经核团的分布,即颅内重要结构在穿刺轨迹上的空间分布与排列关系。随着多模态图像融合技术在手术设计中的应用,术前可以将多种影像源(如 CTA、MRA、MRV、DSA 以及皮质渲染技术等)叠加融合到手术靶点和路径设计中去,通过对不同源的图像的融合,显示皮质入颅点脑沟及动静脉的走行、穿刺路径经过血管结构的细节,活检手术轨迹变成直观可视,微调导向路径可以精确地控制手术器械入路,避免脑重要血管和神经功能结构的损害(图 7-1-7)。在立体定向活检手术中,这种对多种影像资源进行的有目的地多源融合,能使术者精细地看到用单一成像无法看到的解剖细节与区域生理功能,把多源影像在空间或时间上的互补信息数据协同应用,将弥补单一影像采集信息的不完整以及部分信息不精确或不确定造成的成像缺陷,获得多源影像有机组合所蕴含的新信息,为立体定向手术提供更直观、更多元的指导,这些都为精细化的活检手术设计提供了有益的帮助。

(三) 立体定向仪和神经内镜结合在活检中的意义

立体定向引导神经内镜脑内病灶活检兼备立体定向的准确性和内镜的微侵袭性、直观性和止血可操作性。应用立体定向引导内镜直视下取材,有利于正常脑组织和病理组织的肉眼鉴别,使得取材更有针对性，提高病理诊断的阳性率；对于病变周围血管、神经密集处，内镜下操作能够保护正常结构，直视肿瘤表面血管分布区，减少出血率。对于钳取病变后的出血，也容易应用激光或电凝止血控制。此种活检方式更适合脑深部血供丰富的病变、脑室内或脑室旁的病变（如脑囊虫病）、室管膜下肿瘤、突入三脑室或侧脑室的松果体区、丘脑区病灶、脑实质内囊性病变（如囊性转移瘤壁结节）的活检（图 7-1-8）。

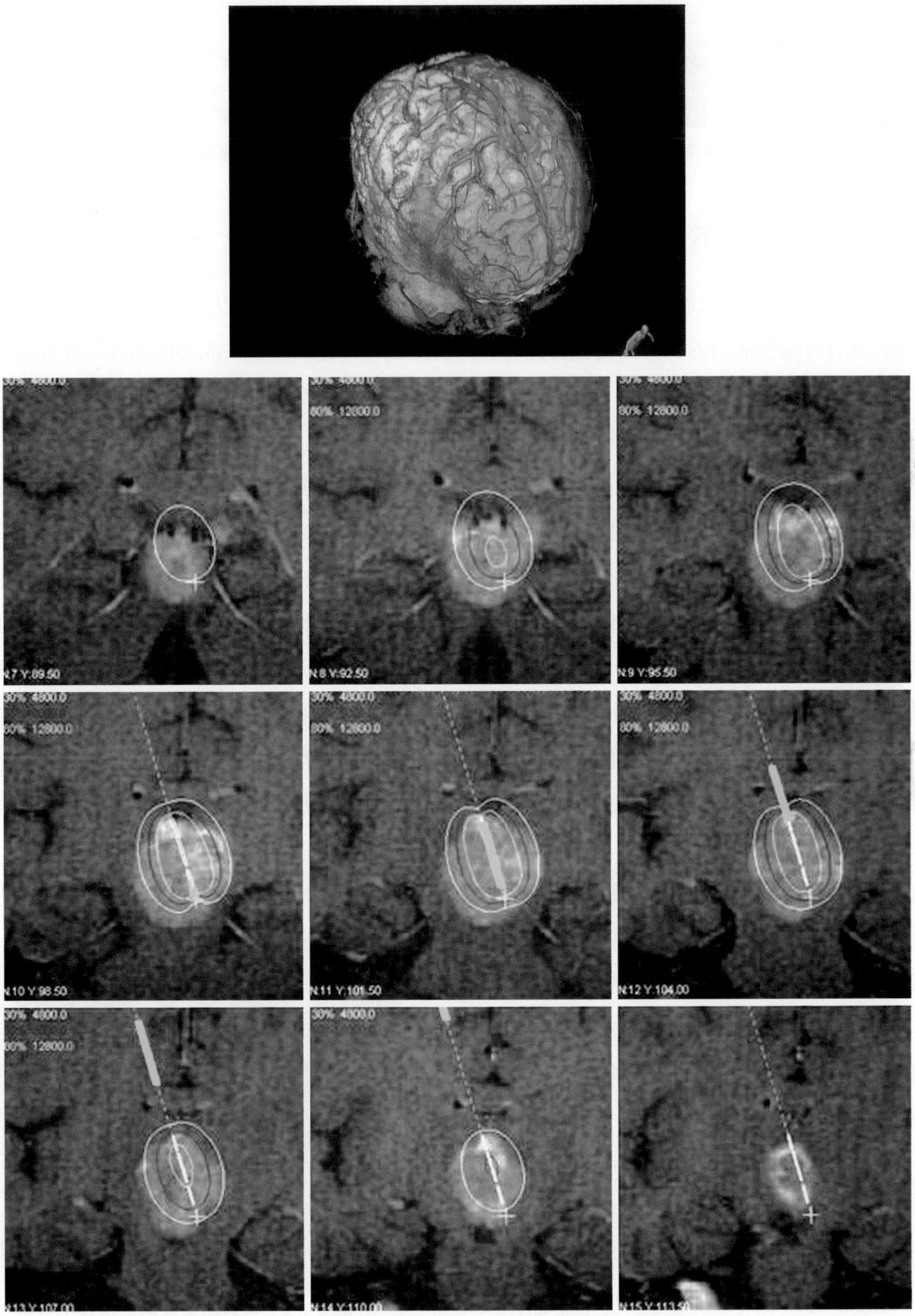

图 7-1-7　多模态图像融合技术显示大脑皮质表面血管

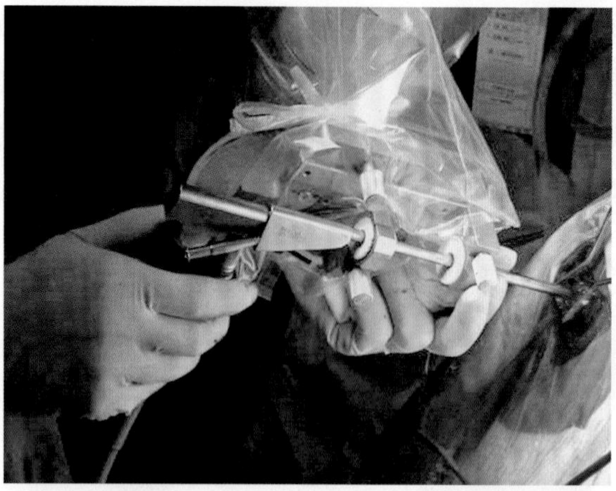

图 7-1-8　无框架立体定向机器人辅助的内镜下病灶活检术

四、人工智能技术在立体定向脑病变活检中的应用

最近 10 年,人工智能机器人辅助技术在立体定向手术中的应用方兴未艾。机器人是一种自动的、位置可控的、具有可编程能力的多功能机械臂,机械臂具有数个自由度的关节,能够借助可编程程序操作驱动各个关节的方向,执行各种定向操作任务。图像处理和图像空间定向引导技术是机器人的基础要素。

它的工作原理:通过头颅图像扫描和各种体表标记点注册配准,在一定的物理空间范围内建立手术区域结构的三维空间坐标,并将其实时反映在计算机屏幕的图像空间里,术者通过观察病变的空间位置和周围结构,可以设计不同角度、不同方向的手术操作规划,并通过映射关节臂的空间位置和角度,来完成实时导向定位操作,目前在神经外科领域主要应用在精准定位上,担当立体定向导航的作用。机器人定向技术的先进性不但体现在无框架定位上,在注册多样性、软件集成功能强大性上也具有无可比拟的优势。常用的注册和配准方式有体表 Marker 点注册、颅骨植入标记点注册、框架标记点注册、非接触式激光自动扫描注册。集成功能强大软件具有多模态图像相互配准融合的功能,能将 PET/CT、DTI、PWI、MRS 伪彩图像、大脑皮质渲染图像及大脑电子图谱、核团图谱融合叠加,并实施三维可视化实时导航定位,还可以和各种手术器械(如内镜、微电极)融合使用。目前国内常用的机器人设备有北京华志 CARS-2 型、ROSA、睿米(Rembot)、华科精准等立体定向机器人。

立体定向机器人辅助的脑组织活检主要实现了无框架手术操作过程。机器人应用不但使患者免除了传统框架定位的痛苦和束缚,而且可简化手术操作步骤,提高手术效率;还能够规划从不同方向对目标(病灶)穿刺的轨迹,克服传统框架基环和立柱对穿刺路径阻挡的局限性。靶点选择直接映射了智能机械臂的方向及位置,通过建立三维结构的图像模型,术者在计算机屏幕上可观察不同颜色显示的脑内各异的解剖结构,从脑的三维模型上选择穿刺针插至靶点的最佳直线轨迹,并可观察手术入路可能对颅内重要结构的影响,从不同角度对预行手术操作及结果进行虚拟演示(图 7-1-9,图 7-1-10)。

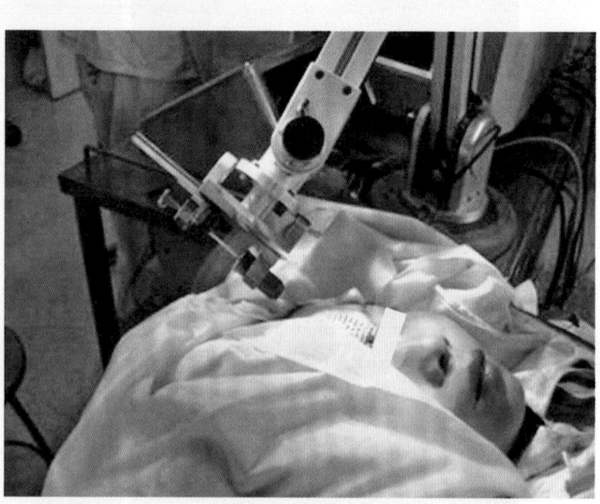

图 7-1-9　无框架立体定向机器人引导的脑内病灶穿刺活检术

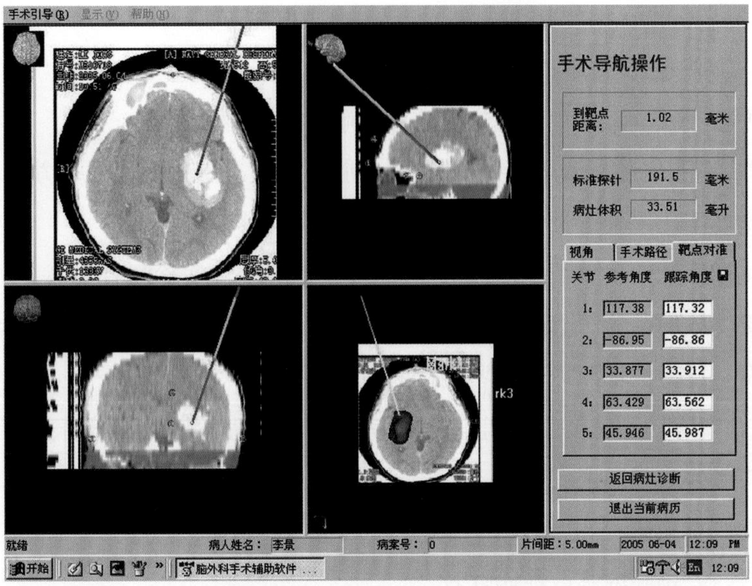

图 7-1-10　无框架立体定向机器人设计的三维立体穿刺路径显示

无框架定向活检较传统框架定向活检的优点：①无须上框架，儿童、昏迷不配合者、有颅骨缺损或头皮感染者最适合；②减轻患者痛苦，减少手术操作和术前准备时间；③图像三维建模，可以通过冠、轴、矢位三维立体地观察病灶；④屏幕直接选取靶点，靶点直接映射智能机械臂方位，无须测量和计算坐标值；⑤可规划最佳穿刺路径和入颅点（如选择病灶长轴，避开重要血管和神经结构）；⑥手术操作结果虚拟演示；⑦直接精确地计算病灶体积；⑧对于后颅窝（小脑和脑干）病灶穿刺，没有框架阻挡，无手术死角，操作便利；⑨可以灵活配合脑室镜做脑室内病灶的定位。Dorward（2002 年）对比了无框架和有框架定向活检的两组病例，发现无框架定向活检患者痛苦小、手术与麻醉时间明显缩短，并发症发生率和住院费用明显降低，其病死率<1%，并发症发生率为 3%~4%，活检阳性率>95%。Jain（2006 年）比较了无框架、框架立体定向和超声引导的脑活检的效果，发现无框架立体定向活检组织学诊断正确率为 87%；框架立体定向诊断正确率为 84.21%；引导活检正确率为 80%。Lefranc（2011 年）利用机器人辅助立体定位对 88 例松果体区病灶进行活检，活检正确诊断率 99%，没有死亡病例，1 例患者脑实质内少量出血但没有相关临床症状，5 例（6%）患者出现短期神经功能障碍，强调人工智能机器人定位技术对活检的帮助。

随着人工智能软件和新型机械臂的研发应用，以及虚拟 - 现实技术（V-R 技术）、混合现实技术和仿真内镜等多种人工智能技术的有机结合，可以预测未来立体定向活检手术将会更加微创，应用也更加广泛。

五、立体定向脑组织活检的适应证和禁忌证

脑内病变立体定向活检术可以到达颅内任何部位，定位精准，损伤小，完全可以替代开颅探查诊断性手术，除了能够明确颅内肿瘤的病理性质、分级和分子遗传性特征，同时对全身疾病或神经内科疾病在脑内形成的病损作排除诊断，为脑内病变的后期治疗提供更多的选择与指导。

（一）立体定向活检的适应证

1. 脑组织深部（胼胝体、基底核、鞍区、松果体区、脑干中线等部位）病变性质不明确，不能除外内科疾病颅内浸润者。

2. 脑内多发病灶、弥漫性半球分布病变，不能明确病理性质者。

3. 性质不能明确肿瘤，位置不适合用开颅切除完成诊断者。

4. 可疑为各种脑炎或者自身免疫性疾病合并的脑内病灶者。

5. 患者体质差、不能耐受开颅切除手术，欲明确肿瘤性质决定化疗或放疗方案者。

6. 脑内多发病灶需要鉴别是炎性病灶、原发肿瘤或者转移性肿瘤者。

7. 怀疑是放化疗敏感的生殖细胞瘤或淋巴瘤，需要治疗前证实诊断者。

8. 准备直接接受放射治疗、化疗或γ刀的颅内病变，治疗前需得到病理学支持者。

9. 脑肿瘤复发与放射性坏死需做出鉴别诊断者。

10. 颅内不适合切除肿瘤需要获得组织检材，完成分子病理学诊断，制订靶向治疗方案者。

（二）立体定向活检的禁忌证

1. 出凝血功能严重障碍者。

2. 低位脑干、延髓、颈髓内弥散性病灶者。

3. 疑为血管性病变或血供极其丰富病灶者（动静脉畸形、动脉瘤、血管网织细胞瘤），估计活检易产生严重出血。

4. 怀疑细菌性炎症、感染性脓肿或寄生虫，病变有可能通过活检扩散者。

5. 病变位于海绵窦内或者颅底硬膜外病变者。

6. CT/MRI 等影像学检查不能完全明确靶点目标者。

7. 手术区域头皮弥漫感染者。

六、立体定向脑内病灶活检手术方法和步骤

（一）活检的术前准备

1. 血常规、血小板、凝血功能和免疫学检查。术晨禁食水、术区剃头或者灭菌溶液洗头、局部剃发。

2. **麻醉与体位**　一般采用局部麻醉，小儿及不配合患者可加用基础麻醉或全身麻醉。根据脑内病变活检部位决定患者的体位：额叶、前颞叶、中央沟前、鞍区、三脑室及基底核丘脑病变、松果体区病变活检采取仰卧位；顶叶后部、颞叶后、枕叶及后颅凹病变活检采取半坐位、侧卧或俯卧位。

（二）框架立体定向活检步骤

1. **安装框架**　患者头部应置于立体定向框架（或基环）的中心，局部麻醉后加以固定。安装框架时要设法将固定钉置于靶点平面的上方或下方，避免在同一个层面；尽量保证靶点位于框架的中心原点周围。

2. **影像扫描**　将定位板固定于框架基环上，基环水平固定于适配器，平行基环线行薄层连续无间距 MRI 扫描，可采用增强扫描。目前手术软件功能强大，可以术前一天行多模态 MRI 多序列扫描，手术当日快速框架 CT 定位扫描，然后在软件中做多模态图像融合定位。

3. **手术计划**　将扫描定位获得的多序列影像导入计划软件中，通过标记点配准、轮廓勾画、靶点路径三维可视化设计获得靶点三维坐标值，并据此安装好定向仪导向装置。

4. **钻透颅骨**　单纯病变活检可不用头皮切开，仅用细颅钻（直径 3~4mm）在钻套深度保护下直接钻透颅骨内板，入颅点的位置根据计划而定。一般幕上额颞前、基底核病变，入颅点在冠状缝前、矢

状缝旁开 3cm 处行钻；顶枕后方病变，多采用顶骨结节处前后钻孔；经枕下后颅窝经小脑入路者，则多在枕外隆突横窦下 2~4cm、中线旁 5cm 钻颅。根据病变质地选择合适的活检器械包括穿刺抽吸活检针、螺旋套管活检器（Backlund 活检器）、侧方切割型活检器（Kalyanaraman 型、Sedan 活检针）和钳勺型活检器，通常取出的组织检材大小为 2mm × 10mm 或 2mm × 5mm。

5. **穿刺靶点** 根据导向弓引导的方向和深度，确定活检靶点和取材路径，切开或刺透硬脑膜，将活检针深入至靶点。

6. **留取病变检材** 将活检针经导向器深入至病变靶点及靶点上下各 5mm 处，向四个方向旋转，分别采取组织。穿刺及采集病变组织时，操作要缓慢、轻柔，退出活检针时若阻力明显，应缓缓放开活检组织，不可用力撕拉，以免伤及周围血管结构。

7. **闭合创口** 取下立体定向仪，缝合头皮切口。

（三）无框架立体定向的手术步骤

手术当日头部体表贴标记点（markers），行 CT/MRI 扫描；图像经网络或磁盘输入计算机，作好穿刺规划；固定头部，机械臂清零注册并锁定进针方向；在锁定机械臂的操作平台上安装导向装置，按照穿刺轨迹计划取材。

七、特殊部位病变立体定向活检的技术要点

（一）鞍区病变活检技术要点

鞍上池或第三脑室前下部病灶活检，因为病灶周围比邻视神经、视交叉、颈内动脉 Willis 环、下丘脑等重要结构，虽然入颅点均定位在前额叶，但个体化的路径和靶点选择尤为重要。一般来说，病灶占位效应将血管和神经推移，增大了操作空间。通常在手术计划软件辅助下，设计经过基底核—第三脑室侧壁，在脑血管 Willis 环内侧进入鞍区病变靶点的轨迹，微调整穿刺角度，从冠、轴、矢三个断层上确保穿刺轨迹均走行在脑实质内，而不是脑池或脑室内，在每一个横断层面上验证轨迹"映射点"和周围结构的距离和关系，确保安全后再行操作。还要充分考虑活检针侧切孔的开口长度，如果超过病变大小进入鞍上池，将有脑脊液进入针道，失去负压无法取材；微调退或进针深度，无脑脊液后很小负压取材，避免细小穿支血管损伤（图 7-1-11）。

（二）松果体区、中脑病灶活检的技术要点

松果体区病变多位于小脑幕裂孔下方，双侧基底静脉、枕叶内侧静脉环绕病变侧方，大脑内静脉、大脑大静脉匍行于病变后上方，中脑小脑裂静脉和脉络膜后内侧动脉位于病变后下方，所有脑深部血管呈"抱球样"覆盖在肿瘤的后上方；加上小脑幕对病灶外侧翼的遮挡及小脑幕夹层中有丰富的"幕间窦"等因素，因此一直作为活检的"禁区"。

解剖研究发现，病变生长会将血管向后上方推移，因此额前经小脑幕裂孔前上方进入、贯穿丘脑枕部、完全走行在脑实质的穿刺轨迹应当是相对安全的。入颅点的选择在额前内侧中线旁开安全区域，路径尽量居中，平行矢状面脑干纵轴，避免外侧小脑幕缘阻挡沿小脑幕缘内侧进入靶区。利用软件三维可视化图像重建功能，建立病灶三维空间构型，设计"自上而下贯穿中线的脑实质内"路径，避开小脑幕或经过脑池、脉络裂，并在每个序列断层上验证路径映射点所经过的结构，微调环弧角，确保路径安全，同时在经过侧脑室过程中尽量避免活检针侧口开放，减少脑脊液流失导致脑组织移位误差（图 7-1-12）。

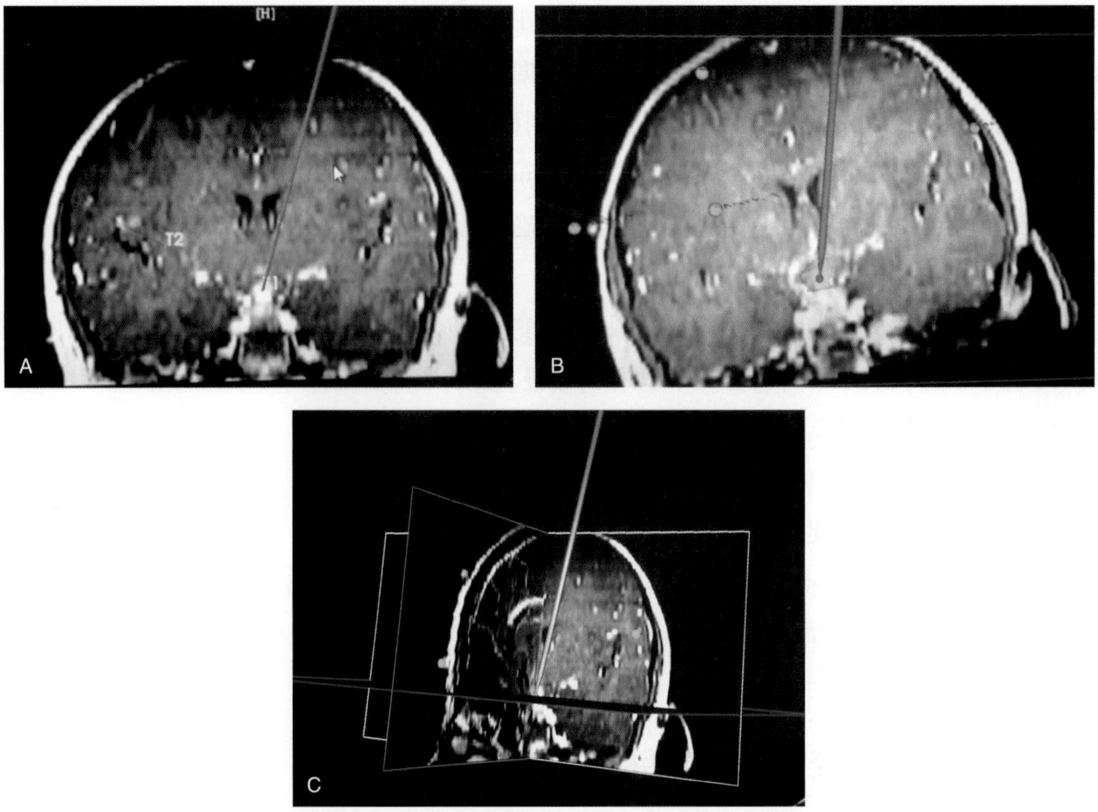

图 7-1-11　无框架立体定向机器人引导鞍区立体定向活检，三维视图

A. 鞍区结节病灶活检路径设计，轨迹穿过基底节尾状核沿着三脑室侧壁到达鞍区；B. 穿刺靶路径视图，沿三脑室侧壁在脑血管 Willis 环内侧进入鞍区病变靶点，微调整穿刺角度，避开各血管结构；C. 分层叠加冠状、轴位、矢状面不同断层影像在靶穿刺轨迹上，并动态显示验证安全性。

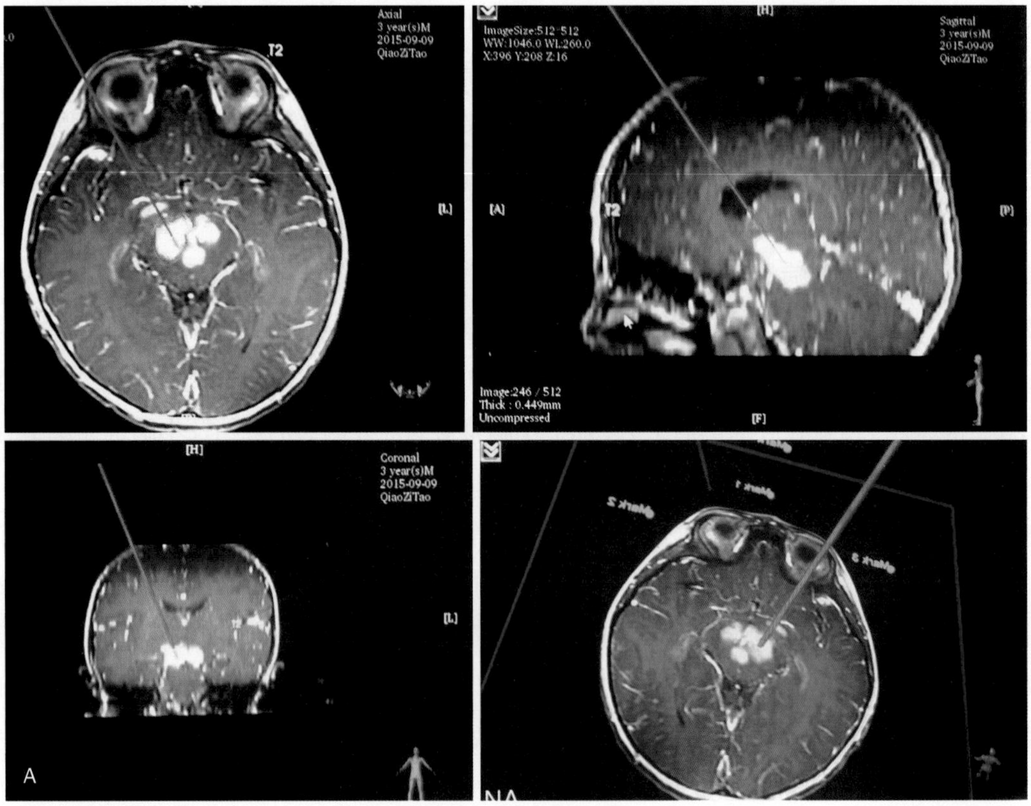

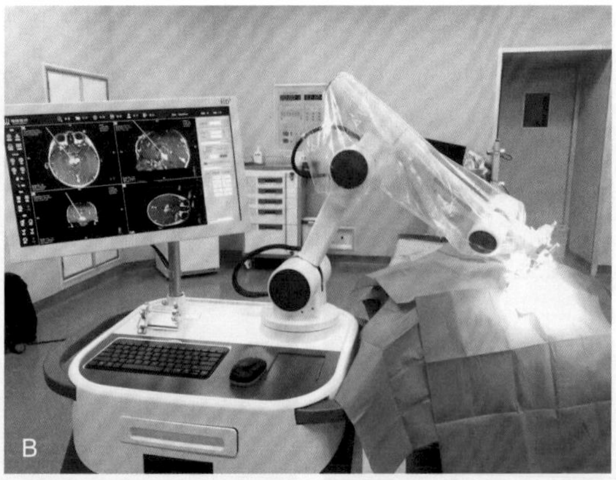

图 7-1-12　无框架立体定向机器人设计的松果体区、中脑病灶三维立体穿刺路径显示

A. 中脑淋巴瘤穿刺靶点及路径的轴位、冠状、矢状位显示，及路径的三维立体可视化；B. 中脑病灶无框架机器人辅助定位穿刺的实景图。

（三）脑桥 / 延髓上部病变的活检要点

对脑桥桥臂，小脑中脚平面以下或延髓区域的病灶，多采取坐位或者卧位，在枕后横窦下方钻孔，沿着小脑半球至桥臂方向，路径稍偏向外侧，入颅点避开横窦乙状窦，轨迹避开第四脑室底、绒球小结叶及桥橄榄沟等结构，脑干病变体积较小，活检标本采集不能很多，可应用细针抽吸的方法取材（图 7-1-13）。

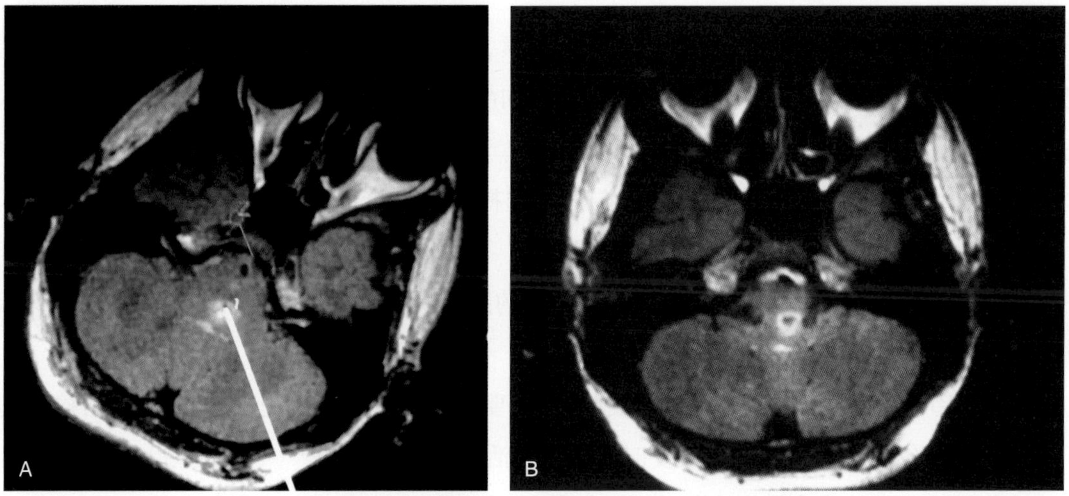

图 7-1-13　框架立体定向脑桥 / 延髓上部病变轴位穿刺路径显示

A. 桥延交界病灶穿刺，设计枕下经小脑半球—桥臂路径，轨迹稍偏向外侧，避开四脑室结构和延髓背外侧脑池，走行在脑实质内；B. 桥脑下部和延髓上部的结节样病灶，亦用细针侧切吸取方法取材，术中注意呼吸、心率的监测。

（四）脑室侧壁、透明隔病变的活检要点

该部位病变血供丰富，且邻近脑室空腔区没有组织压迫，活检取材时相对脑实质内病灶容易出血，术中一定要设计好取材路径，使针道尽量多走行在脑实质内，尽量避免贯穿通过脑室壁进入脑室内；即使不能完全避免脑室，要将靶点选在肿瘤靠近脑实质交界区，靶点宜设在病变深部，不宜在浅表部位取材，改用细针取材，活检后放入针芯留置压迫数分钟，防止出血渗入脑室。必要时可以定向结合内镜直视取材（图 7-1-14）。

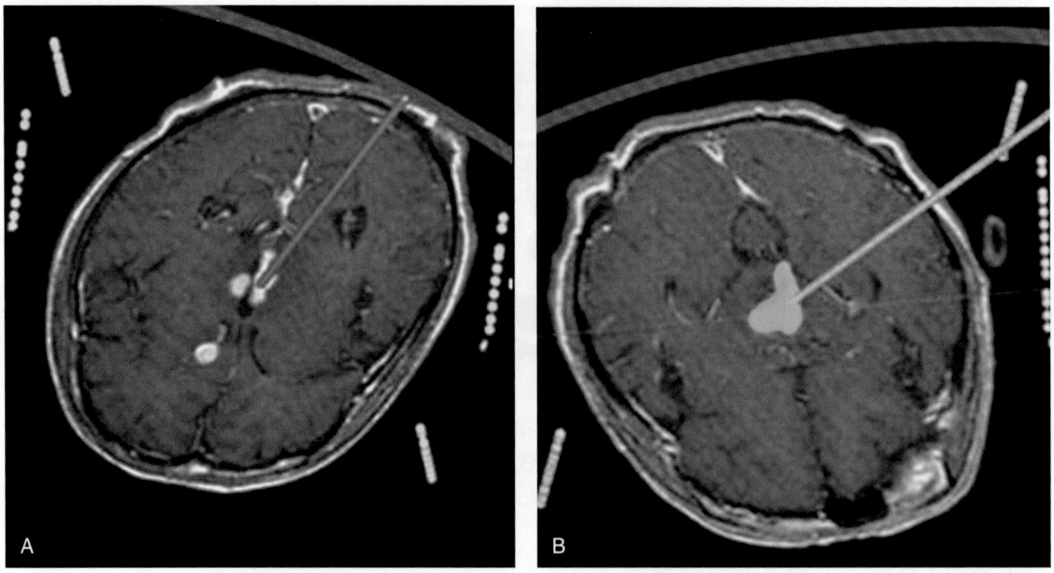

图 7-1-14　框架立体定向脑室侧壁、透明隔病变穿刺路径显示

A. 三脑室侧壁淋巴瘤穿刺靶点和路径设计：穿刺轨迹完全走行在脑实质内，从肿瘤和脑实质交界区穿入肿瘤深部到达靶点，避免轨迹穿过脑室，不宜在脑室内肿瘤的浅表部位取材；B. 三脑室内病灶三维轮廓勾画及穿刺路径的立体化显示。

八、如何提高立体定向脑病变活检的阳性率

立体定向活检术取样小是确定诊断潜在不利因素，标本 $<1mm^3$ 时，对于确定同性质肿瘤（如星形细胞瘤）并不困难；但对于确定不均质成分的病变（如颅咽管瘤、畸胎瘤、转移癌等），则容易误诊。为了提高脑内病变活检的阳性率，需要注意以下方面。

1. 对于多发的或不均质成分的病变，在靶点选择上尽量借助先进的医学影像技术（如 MRS、PWI、PET/CT 等）来辅助确定，可以多靶点设计取样。

2. 三维容积重建病变体积，设计贯通病变长轴的路径，沿穿刺道多靶点、多方向采取组织标本，取材要包括病灶中心坏死区、周边异常区和交界区。

3. 对于组织坚韧的病变，穿刺手感有反弹时，需要先换尖针开到达靶点后，再更换活检针具，避免盲目用钝头活检针推移病变移位，必要时应用螺旋活检针。

4. 术中冰冻病理检查未做出诊断时，及时更换靶点。

5. 囊性病变除留取囊壁外，抽取的囊液要做脱落细胞学检查。

九、立体定向活检术后出血并发症的防治

颅内出血是立体定向活检的严重并发症，发生率为 0.5%~3%。国内刘宗惠等（1996 年）和田增民等（2010 年）分别报道立体定向活检手术 241 例和 1 187 例，出血率分别为 1.24% 和 0.6%。Mundinger 报道立体定向活检 1551 例脑瘤中，活检部出血 21 例（1.3%），无死亡与严重并发症。

颅内出血的种类涉及穿刺道的部位：硬膜外血肿、硬膜下血肿、脑实质血肿、脑室内出血等。出血的原因：①穿刺道出血，因活检穿刺本身就带有一定的盲目性，即使选入颅点时尽可能避开皮质静脉走行部位，但遇有走行异常或因某因素存在静脉多分支者也难以估计，而深部的一些小血管则无法

避开,损伤后引起出血。②取材点出血,恶性肿瘤生长速度快,多含有丰富的新生毛细血管网和异常的血管结构,活检时可能损伤瘤内的血管而引起出血。

定向活检出血的预防和处理:①术前依据影像学检查,充分评判脑内病变血液供应情况。根据病变情况个体化设计入颅点、靶点和路径,有目的地避开可能存在的血管结构。活检过程中操作轻柔,遇有阻力时要轻柔地反复旋转方向,慢速进针剂退针,不要暴力操作,避免损伤脑组织和撕破血管,必要时改换穿刺点或活检靶点。②术中若发现活检针尾端有动脉血或静脉血涌出时,立刻停止操作,固定外套管不移位以促进向外引流血液,及时清理拖出针道内血凝柱,保持引流通畅,避免形成脑内血肿;小的出血一般可以自凝,局部注入凝血酶原冻干粉,也可将流体凝胶海绵从外套管内注入靶点压迫止血,必要时穿刺道同轴放置引流管压迫并外引流,一般经上述处理均可在短时间内达到止血目的。③活检区的少量(3~5ml)出血无须任何特殊治疗,一般在3~5d就能自行吸收。④为防止术后出血或水肿加重引起脑疝,活检后即时复查CT,一旦发现血肿形成,应立刻开颅或立体定向清除血肿,也可以立体定向引导神经内镜到达靶点,电凝止血。

(王亚明)

第二节　立体定向活检在中枢神经系统淋巴瘤诊断中的应用

一、概述

PCNSL影像学上多表现脑室旁、基底核或胼胝体等处占位性病变,绝大多数占位性病变明显均一强化,有时会出现典型的“脐凹征”或“指压切迹”特征,部分少见的淋巴瘤也会有弥漫浸润不强化的表现,有时容易和颅内胶质瘤、转移癌、变性病混淆,出现“异病同像”的现象。所以立体定向获得深部或多发病变的检材来明确病理诊断至关重要。

二、中枢神经系统淋巴瘤立体定向活检的意义

尽管手术切除能获得病理诊断,但因为PCNSL常以多灶性进展为特征,又表现为浸润性生长,而且病变往往位于脑深部实质内,边界不清,血运丰富;手术切除十分困难,且创伤性大;以切除方式来获得病理诊断得不偿失。况且肿瘤对放射治疗和激素治疗十分敏感,部分肿瘤可在治疗短时期内完全消失,号称“鬼影瘤”。因此对于没有引起脑疝前兆的怀疑病例,立体定向活检应当作为首选诊疗措施。活检明确病变性质同时可以对外照射难以达到的深部区域采取核素籽粒定向植入内放疗,多发浅表的病灶,活检明确诊断后配合全脑外放疗、激素和全身或鞘内化疗(甲氨蝶呤),均能达到良好的治疗效果,文献报道单纯手术切除治疗与仅作脑活检的患者生存率无明显差别。由于皮质类固醇治疗可以使肿瘤迅速缩小,并引起组织学上的破坏,使得立体定向活检不但技术上难度增加,还影响活检后病理诊断,使得组织学改变不典型,因此,在影像学上怀疑CNSL时,不应在活检前应用皮质类固醇治疗。

三、立体定向活检在中枢神经系统淋巴瘤诊断中的应用

我科从 2000 年 1 月—2019 年 1 月共立体定向活检明确脑内原发性淋巴瘤 784 例，而且近几年病例数量逐年增多，肿瘤的影像特征变化多端，术前容易误诊，选取典型病例展示如下。

病例 1，颅内多发 T 细胞型淋巴瘤定向活检（图 7-2-1）。病例 2，颅内多发弥漫性大 B 细胞型淋巴瘤定向活检（图 7-2-2）。病例 3，左侧丘脑淋巴瘤定向活检（图 7-2-3）。病例 4，左侧中脑外侧淋巴瘤定向活检（图 7-2-4）。病例 5，双侧丘脑、胼胝体多发淋巴瘤定向活检（图 7-2-5）。病例 6，双侧脑室旁、胼胝体多发淋巴瘤定向活检（图 7-2-6）。病例 7，右侧额叶胼胝体侵犯淋巴瘤定向活检（图 7-2-7）。病例 8，双侧侧脑室旁多发淋巴瘤定向活检（图 7-2-8）。病例 9，右侧侧脑室旁、额顶脑膜侵犯增厚的淋巴瘤定向活检（图 7-2-9）。病例 10，左侧额叶、脑室旁多发单针道多靶点取材的淋巴瘤活检（图 7-2-10、图 7-2-11）。

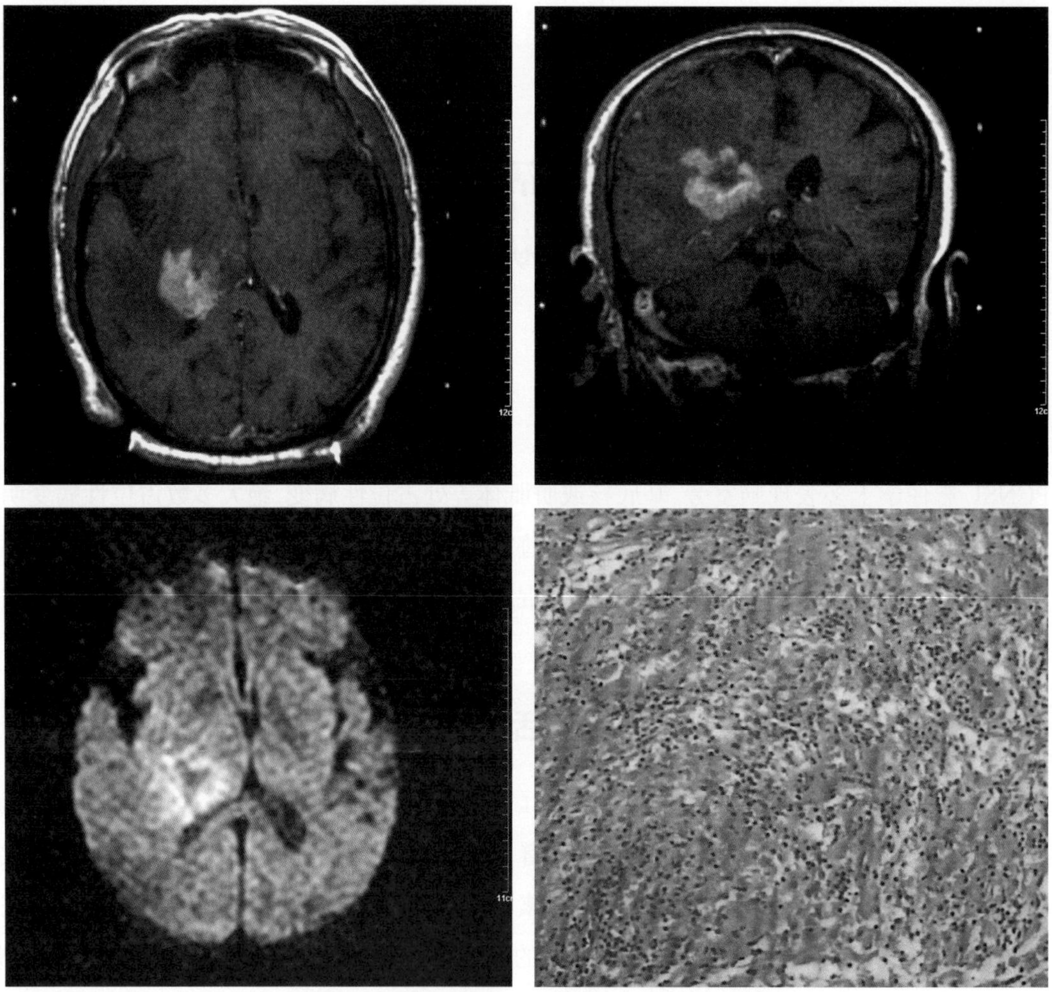

图 7-2-1　颅内多发 T 细胞型淋巴瘤定向活检

男性，74 岁，主诉：左侧面部无汗半年，左侧肢体力弱 3 个月。左上图、右上图：右侧丘脑及右侧侧脑室旁异常信号，强化明显；左下图：DWI 环形高信号强化；右下图：病理组织切片结果：T 细胞淋巴瘤，异型淋巴细胞 LCA（+++）、CD43（++）、CD45R0（++），Ki-67 标记指数 10%~30%，组织细胞 CD68（+++）。

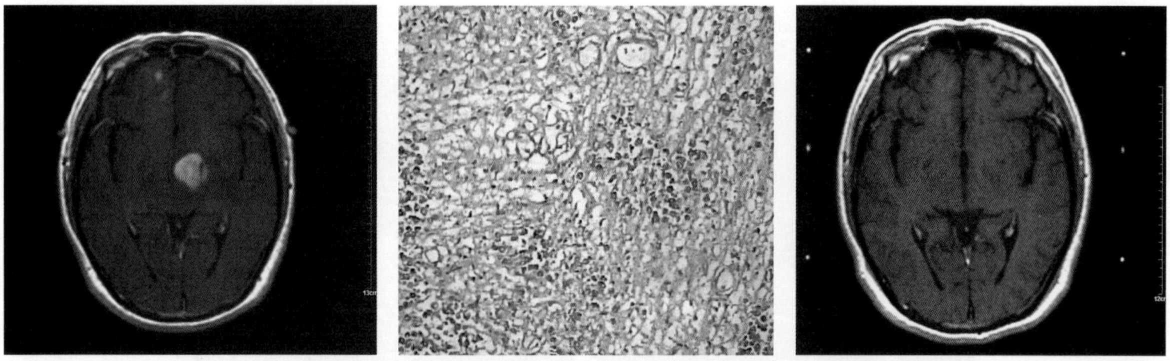

图 7-2-2　颅内多发弥漫性大 B 细胞型淋巴瘤定向活检

男性，62 岁，主诉：头晕、行走不稳半个月余，活检明确诊断后行化疗。左图：左侧脑干、丘脑及右侧额叶多发占位病变，周围水肿明显，强化后呈“握雪团”改变；中图：病理组织切片结果：弥漫大 B 细胞淋巴瘤，异型淋巴细胞 LCA（+++）、PAX（+++），CD20（+++）、CD79a（+++），Ki-67 标记指数>90%；右图：化疗后复查头颅 MRI，病变部分消失。

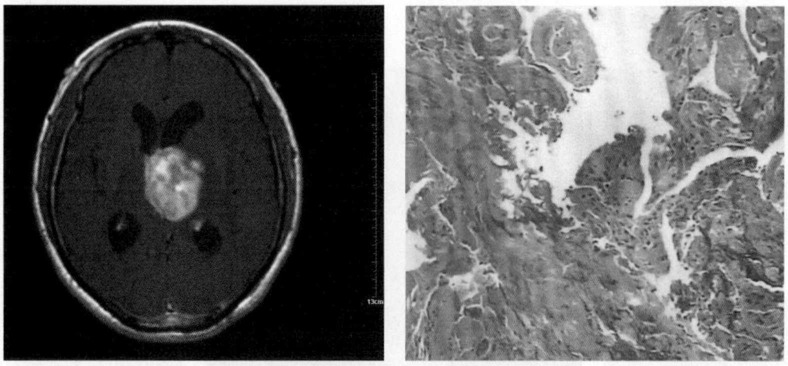

图 7-2-3　左侧丘脑淋巴瘤定向活检

男性，42 岁，主诉：头痛 2 年，加重半年，无明显阳性体征。左图：丘脑占位性病变，周围水肿明显，强化后呈“握雪团”改变；右图：病理组织切片结果：可见挤压变形的淋巴细胞浸润，异型淋巴细胞 LCA（+）、CD20（+）、CD79a（+），CD（+），Ki-67（±）。

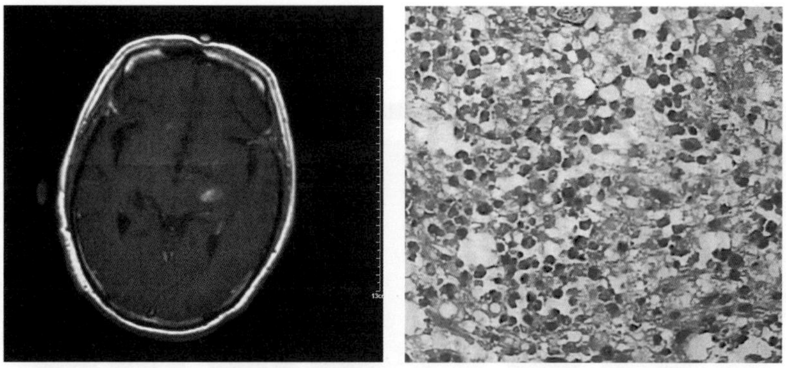

图 7-2-4　左侧中脑外侧淋巴瘤定向活检

女性，63 岁，主诉：右侧肢体无力 1 个月余。查体：右侧肢体肌力Ⅳ级，右下肢病理反射阳性。左图：左侧大脑脚及右侧额叶多发占位病变，强化明显；右图：病理组织切片结果：可见少许变性的异型淋巴细胞，异型淋巴细胞 LCA（+++）、CD20（+++）、CD79a（++），BCL-2（+），Ki-67 标记指数 30%~40%；组织细胞 CD68×2（++）。

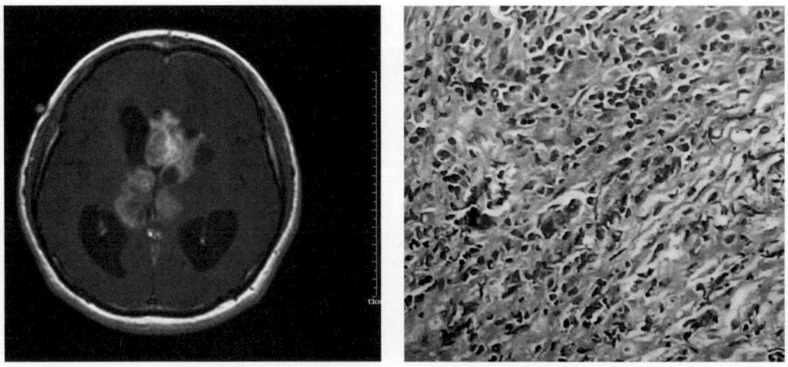

图 7-2-5　双侧丘脑、胼胝体多发淋巴瘤定向活检

男性，18 岁，主诉：斜视 19 个月，视物模糊伴嗜睡 6 个月。左图：双侧丘脑混杂信号占位，不规则状，内有囊性变，增强呈明显不均匀强化，侵犯第三脑室及室间孔，双侧脑室扩张明显；右图：病理组织切片结果：恶性淋巴瘤，异型淋巴细胞 LCA（+++）、CD79a（++）、CD3（++）、CD43（++）、CD45R0（-），CD10（+）、MUM-1（±）、GFAP（±）、Ki-67 标记指数约 10%。

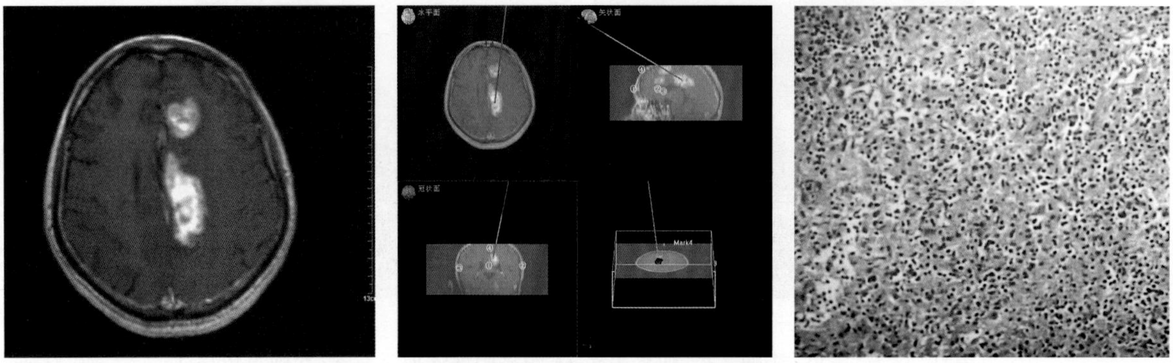

图 7-2-6　双侧脑室旁、胼胝体多发淋巴瘤定向活检

男性，58 岁，主诉：头痛、头晕 3 周余，加重伴行走乏力 2 周。查体：右侧下肢体肌力Ⅳ级，右侧病理征阳性。左图：双侧脑室旁、胼胝体多发占位，均一显著增强；周围水肿不明显；中图：立体定向活检手术路径，图中分别显示活检针在三个面的不同角度，活检部位是左额顶叶占位病变；右图：病理组织切片结果：非霍奇金恶性淋巴瘤，异型淋巴细胞 LCA（+++）、CD20（+）、CD79a（-）、CD3（++）、BCL-2（+）、BCL-6（+）、CD45R0（++），CD68（++）、NeuN（-）、GFAP（-）、Ki-67 标记指数约 50%。

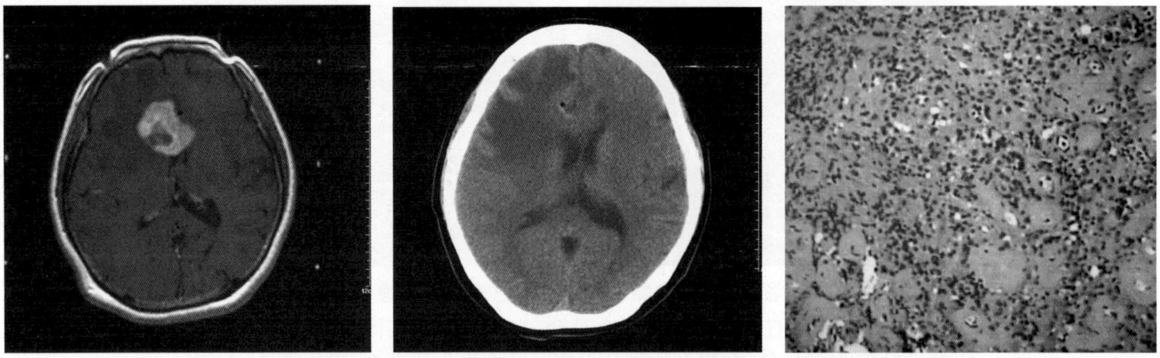

图 7-2-7　右侧额叶胼胝体侵犯淋巴瘤定向活检

女性，62 岁，主诉：头痛呕吐伴右侧肢体无力 1 个月余。查体：右侧肢体肌力Ⅳ级，右侧病理征阳性。左图：额叶中线附近及左侧枕叶，可见类圆形囊性占位，周围环形增强，周围水肿明显；中图：术后复查头颅 CT，活检部位位于右额叶病变中心；右图：病理组织切片结果：弥漫大 B 细胞淋巴瘤，异型淋巴细胞 LCA（+++）、CD20（+++）、CD79a（±）、CD3（-）、BCL-2（+）、BCL-6（±）、CD45R0（-），CD68（-）、NeuN（++）、Ki-67 标记指数大于 90%。

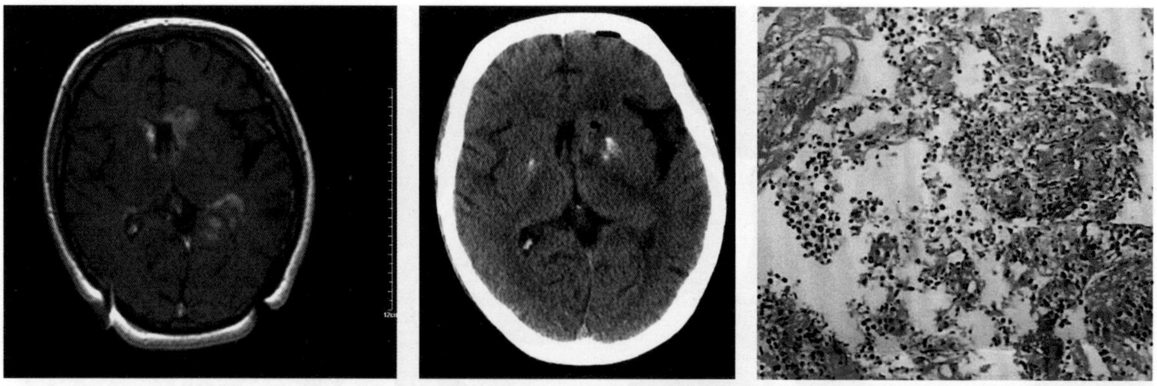

图 7-2-8　双侧脑室旁多发淋巴瘤定向活检

男性，28 岁，主诉：进行性言语不清，步态不稳半个月。查体：左侧肢体肌力Ⅳ级，右侧肢体肌力Ⅴ级，四肢和躯干痛温浅感觉正常，左侧肱二头肌、肱三头肌、桡骨膜、膝腱、跟腱反射亢进，左巴宾斯基征阳性，左戈登征阳性。左图：沿室管膜下分布较多形态不规则的稍长 TI 稍长 T2 信号影，平扫边界欠清，增强扫描呈高强化，周围脑实质未见明显水肿征象。两侧大脑半球、小脑及脑干实质内未见明显异常信号影。左侧侧脑室较右侧稍浅。脑沟、脑裂不宽，中线结构居中；中图：术后复查头颅 CT，活检部位位于左额叶病变中心；右图：病理组织切片结果：弥漫大 B 细胞淋巴瘤，异型淋巴细胞 LCA（+++）、CD20（++）、CD79a（++）、CD3（-）、BCL-6（++）、CD45R0（-），CD10（+）、NeuN（-）、Ki-67 标记指数大于 90%。

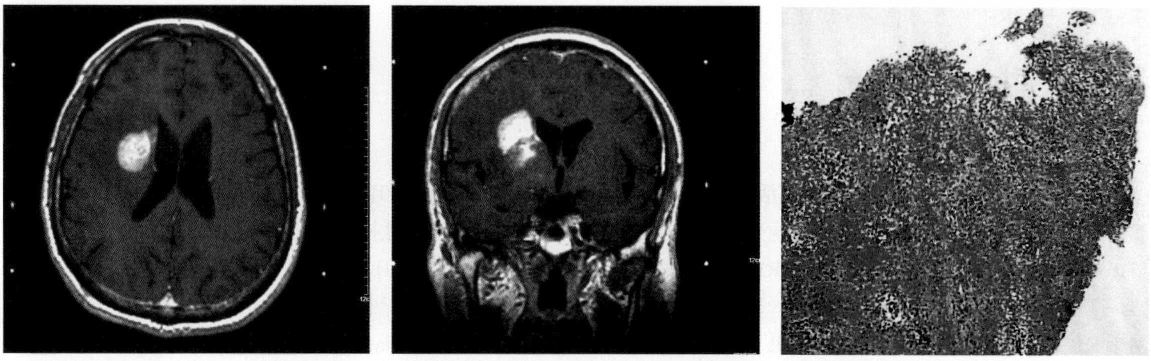

图 7-2-9　右侧侧脑室旁、额顶脑膜侵犯增厚的淋巴瘤定向活检

男性，60 岁，主诉：左侧肢体无力 1 年，加重伴运动障碍 10 余天。查体：左侧肌力Ⅲ级，肌张力低，右侧肢体肌力及肌张力正常，左侧感觉减退，右侧感觉正常，各生理反射存在，左侧病理反射可疑阳性。左图、中图：颅内可见多发（右侧额叶、基底核区，左侧额叶）不规则形病灶，边界欠清楚，周围水肿明显，增强均匀强化；右图：病理组织切片结果：非霍奇金恶性淋巴瘤，异型淋巴细胞 LCA（++）、CD20（++）、CD79a（++）、CD3（-）、BCL-6（+）、CD45R0（-），NeuN（-）、Ki-67 标记指数大于 80%。

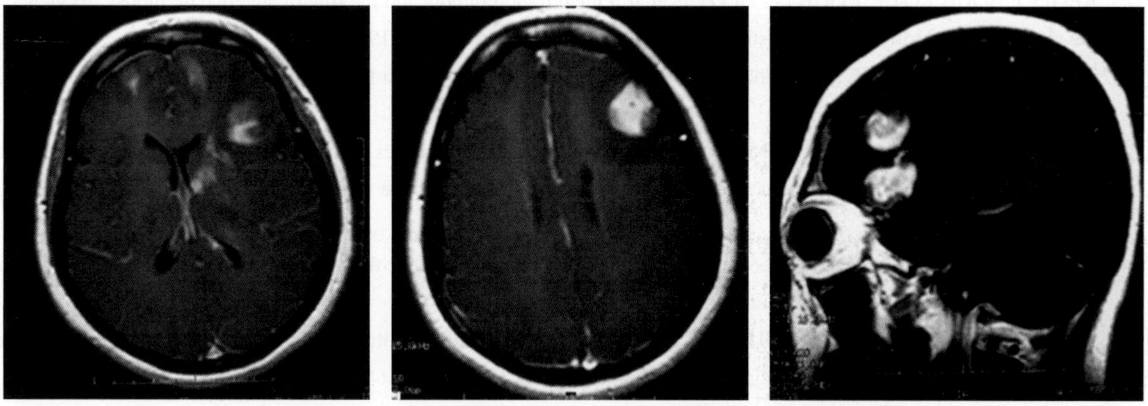

图 7-2-10　左侧额叶、脑室旁多发单针道多靶点取材的淋巴瘤活检

女性，46 岁，以“头痛、恶心、呕吐、四肢无力 2 个月”就诊。头颅 MRI 显示：左侧额叶皮质下、脑室旁多发长 T1 长 T2 信号病灶，边界不清楚，呈中度均一“淡片”样强化，影像诊断：淋巴瘤可能。

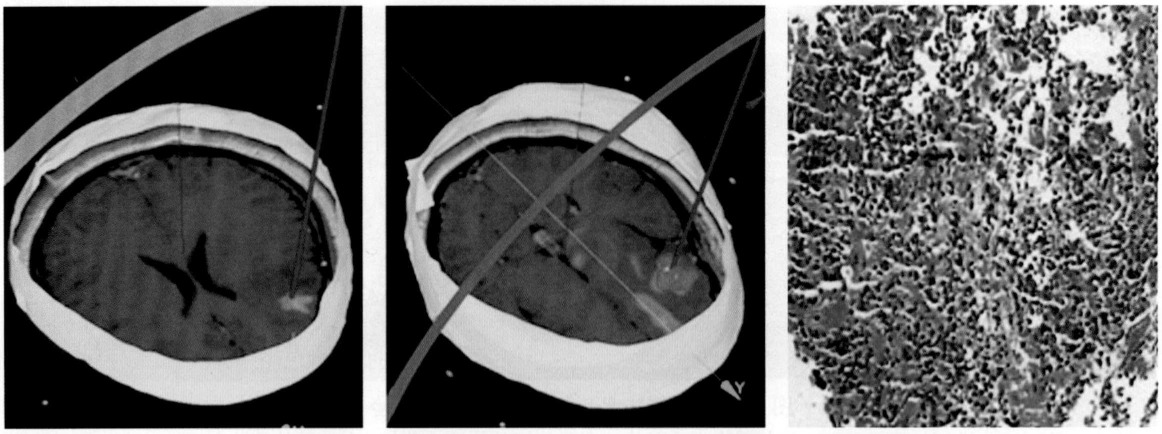

图 7-2-11　左侧额叶、脑室旁多发单针道多靶点取材的淋巴瘤活检

女性，46 岁，以“头痛、恶心、呕吐、四肢无力 2 个月”就诊。行立体定向单针道多靶点（“穿糖葫芦”式）活检取材，多块病理均证实：弥漫性 B 细胞型淋巴瘤。

（王亚明）

参考文献

[1] 田增民，王亚明. 立体定向脑组织活检技术 [M]. 北京：人民军医出版社，2012.

[2] 杨春春. 立体定向活检术在脑干病变中的应用价值 [J]. 立体定向和功能性神经外科杂志，2011, 24 (4): 253-256.

[3] 于新，刘宗惠，田增民，等. CT、MRI 引导立体定向脑活检术的临床研究 [J]. 中国神经精神疾病杂志，2001, 27 (5): 352-354.

[4] KICKINGEREDER P, WILLEIT P, SIMON T, et al. Diagnostic value and safety of stereotactic biopsy for brainstem tumors: A systematic review and meta-analysis of 1480 cases [J]. Neurosurgery, 2013, 72 (6): 873-882.

[5] HAMISCH C, KICKINGEREDER P, FISCHER M, et al. Update on the diagnostic value and safety of stereotactic biopsy for pediatric brainstem tumors: A systematic review and meta-analysis of 735 cases [J]. J Neurosurg Pediatr, 2017, 20 (3): 261-268.

[6] RAJSHEKHAR V, MOORTHY R K. Status of stereotactic biopsy in children with brain stem masses: Insights from a series of 106 patients [J]. Stereotact Funct Neurosurg, 2010, 88 (6): 360-366.

[7] REGIS J, BOUILLOT P, ROUBY-VOLOT F, et al. Pineal region tumors and the role of stereotactic biopsy: Review of the mortality, morbidity, and diagnostic rates in 370 cases [J]. Neurosurgery, 1996, 39 (5): 907-914.

[8] ZACHARIA B E, BRUCE J N. Stereotactic biopsy considerations for pineal tumors [J]. Neurosurg Clin N Am, 2011, 22 (3): 359-366.

[9] LEFRANC M, TOUZET G, CARON S, et al. Are stereotactic sample biopsies still of value in the modern management of pineal region tumours ?: Lessons from a single-department, retrospective series [J]. Acta Neurochir (Wien), 2011, 153 (5): 1111-1122.

[10] SAMADANI U, JUDY K D. Stereotactic brainstem biopsy is indicated for the diagnosis of a vast array of brainstem pathology [J]. Stereotact Funct Neurosurg, 2003, 81 (1-4): 5-9.

[11] SANAI N, WACHHORST S P, GUPTA N M, et al. Transcerebellar stereotactic biopsy for lesions of the brainstem and peduncles under local anesthesia [J]. Neurosurgery, 2008, 63 (3): 460-468.

[12] ULM A J, BOVA F J, FRIEDMAN W A. Stereotactic biopsy aided by a computer graphics workstation: Experience with 200 consecutive cases [J]. Surg Neurol, 2001, 56 (6): 366-372.

[13] AMUNDSON E W, MCGIRT M J, OLIVI A. A contralateral, transfrontal, extraventricular approach to stereotactic

brainstem biopsy procedures: Technical note [J]. J Neurosurg, 2005, 102 (3): 565-570.
[14] HERTEL F, FEIDEN W, BETTAG M. The value of micro-Doppler in stereotactic brain biopsy [J]. Minim Invasive Neurosurg, 2005, 48 (3): 165-168.
[15] KRACHT L W, MILETIC H, BUSCH S, et al. Delineation of brain tumor extent with [11C] L-methionine positron emission tomography: Local comparison with stereotactic histopathology [J]. Clin Cancer Res, 2004, 10 (21): 7163-7170.
[16] PIROTTE B, GOLDMAN S, MASSAGER N, et al. Comparison of ^{18}F-FDG and ^{11}C-methionine for PET-guided stereotactic brain biopsy of gliomas [J]. J Nucl Med, 2004, 45 (8): 1293-1298.
[17] JAIN D, SHARMA M C, SARKAR C, et al. Comparative analysis of diagnostic accuracy of different brain biopsy procedures [J]. Neurol India, 2006, 54 (4): 394-398.
[18] ROSENFELD M R, PRUITT A A. Management of malignant gliomas and primary CNS lymphoma: Standard of care and future directions [J]. Continuum (Minneap Minn), 2012, 18 (2): 406-415.
[19] BIERMAN P J. Surgery for primary central nervous system lymphoma: Is it time for reevaluation? [J]. Oncology (Williston Park), 2014, 28 (7): 632-637.
[20] SONSTEIN W, TABADDOR K, LLENA J F. Solitary primary CNS lymphoma: Long term survival following total resection [J]. Med Oncol, 1998, 15 (1): 61-65.
[21] DAVIES K G, COLE G C, WEEKS R D. Twenty-year survival following excision of primary CNS lymphoma without radiation therapy: Case report [J]. Br J Neurosurg, 1994, 8 (4): 487-491.
[22] SONSTEIN W, TABADDOR K, LLENA J F. Solitary primary CNS lymphoma: Long term survival following total resection [J]. Med Oncol, 1998, 15 (1): 61-65.
[23] BERRY M P, SIMPSON W J. Radiation therapy in the management of primary malignant lymphoma of the brain [J]. Int J Radiat Oncol Biol Phys, 1981, 7 (1): 55-59.
[24] HAYAKAWA T, TAKAKURA K, ABE H, et al. Primary central nervous system lymphoma in Japan: A retrospective, co-operative study by CNS-Lymphoma Study Group in Japan [J]. J Neurooncol, 1994, 19 (3): 197-215.
[25] YUN J, YANG J, CLONEY M, et al. Assessing the safety of craniotomy for resection of primary central nervous system lymphoma: A nationwide inpatient sample analysis [J]. Front Neurol, 2017, 8: 478.

第八章 原发中枢神经系统淋巴瘤的化学治疗

第一节　原发中枢神经系统淋巴瘤化学药物治疗

大剂量甲氨蝶呤（high-dose methotrexate，HD-MTX）是原发中枢神经系统淋巴瘤（PCNSL）诱导化疗的基石，也是目前为止治疗 PCNSL 最有效的一线治疗药物。大量研究结果显示，HD-MTX 方案较单纯放疗或不含 HD-MTX 的化疗方案效果更显著。诱导化疗的主要目标是影像学的完全缓解（complete response，CR），但是即使达到 CR，仅靠诱导化疗很难达到长期的缓解和生存，因此需要继续巩固治疗，以减少肿瘤的进展和复发。目前常用的巩固治疗包括大剂量化疗联合自体干细胞移植、非骨髓抑制的化疗和减剂量全脑放疗（whole brain radiotherapy，WBRT）。老年患者最佳巩固治疗方案尚未确定。治疗系统淋巴瘤的标准联合化疗方案[如 CHOP 方案，环磷酰胺（cyclophosphamide）、长春新碱（vincristine）、多柔比星（阿霉素，adriamycin）、泼尼松（prednisone）]治疗 PCNSL 无效，不推荐应用。尽管 MTX 治疗系统非霍奇金淋巴瘤有效，但由于其多次应用后可产生耐药性，因此不推荐用于治疗非霍奇金淋巴瘤。

一、大剂量甲氨蝶呤治疗方案

1. 甲氨蝶呤耐药和毒性反应相关基因

（1）DHFR 与 MTX 耐药：MTX 是一种二氢叶酸还原酶抑制剂，抑制二氢叶酸被还原成四氢叶酸，从而抑制 DNA 的生物合成。二氢叶酸还原酶（dihydrofolate reductase，DHFR）是细胞内叶酸代谢的关键酶，可以催化二氢叶酸还原成四氢叶酸，参与核酸合成和氨基酸、血红蛋白、肌酸及胆碱的合成等，对体内新陈代谢有重要作用，是肿瘤化疗、抗感染治疗和抗疟疾治疗的重要靶点。研究表明，DHFR 可作为肿瘤治疗疗效监测和预后指标，可以预测患者对 MTX 化疗的敏感性和耐受程度。DHFR 是 MTX 作用的靶目标，MTX 抗肿瘤作用基本原理是竞争性结合 DHFR，使二氢叶酸不能被还原成四氢叶酸，从而抑制肿瘤增殖。*DHFR* 基因扩增和碱基突变都是 MTX 耐药的重要原因。DHFR 酶活性中心一些位点（如第 22 位 Leu、第 34 位 Phe、第 62 位 Leu、第 81 位 Ala、第 102 位 Ile、第 106 位 Phe 等）和非直接与酶活性相关的一些位点（如第 42 位 Met、第 67 位 Gly、第 145 位 Ala 等）的改变对酶活性影响较大。不同位点氨基酸变化的 DHFR 突变体与 MTX 的结合能力有明显差异，且不同突变体之间的 Ki 值变化很大，如第 34 位 Phe Ser 突变体的 Ki 值是野生型的 6 万倍以上，这时酶对 MTX 的催化效率大大降低。不仅编码区的碱基突变会影响酶活性，非编码区碱基突变也影响酶活性。Mishra 等发现 miR-24 在二氢叶酸还原酶的结合位点发生单核苷酸多态性（single nucleotide polymorphism，SNP）即 DHFR 非编码区 829C-T，它发生在 miRNA 靶基因 DHFR 3′ 端非翻译区的结合位点或附近或发生在 miRNA 上，通过干扰 miR-24 功能影响 DHFR 的表达，导致 DHFR 过度表达和 MTX 耐药。

（2）*MTHFR* 基因多态性与 MTX 毒性反应相关性：过去多认为 MTX 浓度高、亚叶酸钙解救不彻底是 MTX 引起肝肾损害、口腔黏膜溃疡的主要原因。近年来，叶酸代谢相关的药物代谢酶基因多态性与 MTX 毒性之间的关系逐渐成为研究热点。亚甲基四氢叶酸还原酶（methylenetetrahydrofolate reductase，MTHFR）是叶酸代谢中的限速酶，是参与 DNA 合成和甲基化的一个关键调节酶，对 MTX 进入细胞代谢有重要作用。*MTHFR* 基因多态性与 MTX 在治疗急性淋巴细胞白血病过程中相关毒性反应的研究很多，但在 MTX 治疗 PCNSL 过程中相关毒性反应的研究非常少。*MTHFR* 677C>T 突变降低酶活性，叶酸合成减少。尽管许多研究探索评价了 *MTHFR* 677C>T 与 MTX 毒性的关系，但是结果尚不一致，韩国 Choi 等认为这种不一致的原因可能与人种有关，他们分析了 111 例经过共 402 次化疗的亚洲 PCNSL 患者的 *MTHFR* 677C>T 基因多态性与 MTX 化疗毒性反应相关性。结果显示，MTX 化疗后肝毒性、肾毒性、需要治疗的口腔黏膜炎的发生率分别为 18.9%、5.4% 及 4.5%。*MTHFR* 杂合突变的患者更容易发生血液毒性（57 例，29.1%）和肾毒性（7 例，3.6%），*MTHFR* 野生型肝毒性和口腔黏膜炎的发生率最高，分别为 7.3% 和 4.1%，说明 MTX 的血药浓度升高是其引起的肝毒性和黏膜损害的独立危险因素。*MTHFR* 纯合突变的患者无 1 例发生口腔黏膜炎。MTX 排泄延迟常发生于携带 28.6%*MTHFR* 纯合突变的患者（3.6%），28.6% 的肾毒性发生于排泄延迟。*MTHFR 677C>T* 基因多态性是 MTX 相关血液毒性反应的独立危险因素（*OR*=2.60；95% *CI* 1.32~5.09，*P*=0.005 5）。有的发生肾毒性的患者并没有发生延迟排泄，说明毒性反应并不是由于 MTX 血药浓度升高引起的。

2018 年 Yao 纳入 17 项临床研究进行 meta 分析结果显示 *MTHFR* C677T/A1298C 基因多态性与 MTX 化疗引起的毒性反应及患者生存期和复发没有显著关联性（*P*>0.05）。但是，发现急性淋巴细胞白血病患者 *MTHFR677* 杂合突变型较野生型肝毒性风险增加（CT/TT 对比 CC：*RR*=1.92，95% *CI* 1.01~3.67；*P*=0.05）。

2. HD-MTX **单药化疗方案** HD-MTX 化疗前需要评估肝肾功能和心脏功能，如果左室射血分数<45% 或者肌酐清除率<50ml/min，需要进行剂量调整。对于重度肾损害的患者（CrCL<30ml/min），不宜选用 MTX，可以选择可通过血脑屏障的大剂量阿糖胞苷（cytarabine，Ara-C）、依托泊苷或替莫唑胺（temozolomide，TMZ）等其他化疗药物。MTX 进入中枢神经系统的药量主要受药物总剂量和输注速度的影响，大多数研究采用 3~8g/m^2 进行输注，但是最佳剂量尚无定论，输注速度一般是指 2~4h

内快速输注，输注后 4~6h 可达最高治疗浓度，CSF 中最低治疗浓度可达 24h。给药间隔为 10~21d，一般给药 4~8 次，最佳的诱导给药次数主要取决于肿瘤对药物的反应性、剂量密集度、合并使用的抗肿瘤药物和预计巩固化疗的方案，目前尚无对照研究确定最佳的诱导次数。与小剂量 MTX 相比，PCNSL 患者使用 HD-MTX 的治疗缓解率更高，生存期更长。因此诱导化疗一般使用 HD-MTX（3.5~8g/m^2），一般建议在有 MTX 使用经验和 MTX 浓度监测实验室支持条件的医疗机构进行 HD-MTX 化疗。一项包含 19 个研究 357 例患者的回顾性研究结果显示，患者接受 MTX ≥ 3g/m^2 化疗的中位生存期较 MTX<3g/m^2 生存期明显延长；在 144 例可获得结局指标的患者中，高剂量和低剂量的 CR 分别为 64% 和 38%。MTX 单药治疗 PCNSL 的回顾性Ⅱ期临床试验静脉滴注 MTX 8g/m^2，之后使用亚叶酸钙解救，14d 为一个疗程，最多化疗 8 次。如果 MRI 显示达到部分缓解（partial response，PR），继续静脉输注 MTX 8g/m^2，每个月 1 次，化疗 11 个周期直到出现难以处理的毒性反应或者疾病进展。23 例可评估的报告结果显示：12 例 CR，5 例 PR，总缓解率 74%。中位无进展生存期（PFS）和总生存期（OS）分别为 12.8 个月和 23 个月，毒性反应为中度，在 287 个化疗周期中，有 4 例患者发生 4 级毒性反应。19 个患者至少进行一次简易精神状态检查（mini-mental state examination，MMSE），只有 1 例患者评分降低，从 29 分下降到 27 分。中位随访时间 6.8 年，随访结果显示 12 例 CR 的患者中，5 例（40%）仍然存活。联合化疗可明显延长 PCNSL 患者的 PFS 和 OS。单纯放疗的中位生存期约为 12 个月，如果治疗方案中加入化疗，患者的中位生存期可明显延长至 30~51 个月。这些研究中，放疗前给予化疗，患者可以得到 CR 或 PR。MTX 是目前最有效的化疗药物，可以通过静脉或动脉给药。Gabbai 等报道了 13 例患者在放疗前静脉给予高剂量 MTX，其中 9 例 CR，4 例 PR，平均中位生存时间获益超过 9 个月。DeAngelis 等在放疗前用 MTX 和阿糖胞苷治疗 31 例 PCNSL，平均生存期为 42.5 个月，其中 17 例 PR，5 例病情稳定。Neuwelt 等通过动脉给药途径给予 MTX 联用渗透性血脑屏障破坏药物环磷酰胺（cyclophosphamide，CTX）及丙卡巴肼（procarbazine，PCZ）治疗 16 例患者，在所有患者中，在疾病进展前不做放疗（最终 16 例中有 9 例接受放疗）。化疗后 13 例患者 CR，3 例 PR，中位生存期为 44.5 个月。对未做放疗的患者进行神经心理随访，结果显示其认知能力稳定。Gavrilovic 等放疗前给予 HD-MTX（静脉或动脉），与长春新碱（vincristine，VCR）、PCZ 联用，阿糖胞苷巩固治疗 57 例患者，中位生存期为 51 个月，60 岁以下确诊的患者平均生存期更长一些。

MTX 单独使用或与其他药物合用，再联合全脑放疗（whole brain radiotherapy，WBRT），中位生存期为 33~60 个月。MTX 与阿糖胞苷、塞替派及 PCZ 合用，再联合 WBRT，患者生存期比单独 WBRT 组明显延长。目前许多化疗方案采用更高剂量的 MTX 来保证其更多地通过血脑屏障，避免早期就产生耐药性，但是通常中等剂量的 MTX 就非常有效。许多老年患者不能耐受高剂量的 MTX，但是 1g/m^2 的 MTX 就可以起效。BCSH 指南推荐（B 类证据，Ⅱa 级推荐）：MTX 为基础的化疗方案达到 CR 后可考虑 WBRT 巩固治疗。小于 60 岁的 PCNSL 患者，如果化疗后发生神经认知功能障碍，可考虑做 WBRT；大于 60 岁的患者，WBRT 引起的神经认知功能可能弊大于利。

放疗前与放疗后化疗比较：一旦 PCNSL 的诊断明确，应尽早开始治疗。与放疗后化疗相比，许多理论依据更强调放疗前化疗。有证据表明一些化疗药物，如 MTX 和顺铂（cis-platinum，CDDP）放疗前应用比放疗后应用神经毒性小。此外，因为肿瘤最大程度破坏血脑屏障，而放疗后肿瘤体积萎缩，部分修复并关闭血脑屏障，因此化疗药物在放疗前比放疗后更容易进入中枢神经系统。此外，放疗前化疗可以排除因放疗导致的对化疗效果的影响。先采用 WBRT 治疗并且最终复发的患者，可以再次放疗或进行支持疗法，也可以考虑做化疗（系统或者鞘内）。先采用 HD-MTX 化疗而未做 RT 的患者，复发后选择继续化疗还是放疗取决于最初化疗的反应。如果患者对最初治疗方案有相对长时间的反应（ >1 年），用同样的或者另外一种以 MTX 为基础的治疗方案都是合理的。但是，如果系统化疗后无反应或者短期内复发患者，推荐进行 WBRT 或病灶部位的 RT，可以联合或不联合化疗。化疗可作为不适合 WBRT 患者的备选方案。利妥昔单抗（rituximab）是一种抗 CD20 单抗，和 TMZ 对复发的 PCNSL 都有活性，这些药物可以在老年患者中应用。托泊替康也可以在 MTX 治疗失败的患者中有效。CDDP、阿糖胞苷和地塞米松（dexamethasone，DXM）联合方案也是有效的。最终，最优的化疗和 RT 方案依赖于临床研究结果。因此，应鼓励所有患者参与临床研究改善疾病的治疗。

MTX 为基础化疗治疗失败的患者，如果先前未做过 WBRT，可以接受 WBRT 作为解救治疗。Nguyen 等在 27 例 MTX 化疗失败的患者中采用 WBRT 治疗，中位放疗剂量 36Gy，7 例患者同时接受 19~40Gy 增强放疗，37% 患者达到 CR，37% 患者 PR，CR 患者中位 PFS 是 57 个月，PR 患者的 PFS 是 9 个月。中位生存时间 10.9 个月。这项研究结果表明 MTX 耐药与放疗耐药无显著相关性。其他研究显示，MTX、高剂量阿糖胞苷或 PCV（procarbazine，lomustine，vincristine）方案等补救化疗也有一定的疗效。Reni 等研究表明 TMZ、拓普替康和动脉注射卡铂在一些患者中应用可达 26%~37% 的缓解率。Arellano-Rodrigo 等在 16 例使用 CHOD/BVAM 方案后复发的患者中使用依托泊苷、异环磷酰胺和阿糖胞苷进行解救治疗，6 例患者 CR，12 个月生存率达 41%。

由于系统性化疗药物难以透过葡萄膜，如果患者有恶性葡萄膜炎，眼球的放疗是标准的治疗手段。然而，有文献报道 HD-MTX 可以治疗患者的眼淋巴瘤。因此，无症状的眼球侵犯的 PCNSL 患者，合理的治疗方案是延迟进行眼球放疗，检测 HD-MTX 是否有效。眼球内注射化疗也是一种治疗手段。如果患者脑脊液中发现恶性淋巴细胞增多，可以直接鞘内（可以通过 SRVC 或腰穿）注射给药。对于 KPS 评分低（ <40）或者严重肾功能不全的患者（肌酐清除率 ≤ 50ml/min），建议先 WBRT 快速缓解病情，减轻神经症状，提高患者生存质量，化疗可作为备选方案。对 WBRT 反应良好并且 KPS 评分提高的患者，如果腰穿或脊髓 MRI 结果阳性，可考虑做鞘内化疗加局部脊髓 RT；如果肿瘤复发，可以作全身或鞘内化疗，也可以考虑再次放疗。对于 RT 治疗无明显获益并且疾病进展的患者，建议进行保守治疗。

3. **多药联合化疗方案** MTX 单药治疗或联合其他方案治疗可以达到 30%~60%CR，多药联合的化疗方案主要用于治疗复发或难治性 PCNSL。对于大多数活动能力好（例如 ECOG 评分 ≤ 3 分）的患者，我们建议采用 MTX 联合方案。例如 MTX 可联合阿糖胞苷、TMZ、PCZ 或 VCR 等。多种治疗方案联合可明显改善 PCNSL 患者的预后，但是仍有相当比例的患者不能治愈，其他一部分发生严重的神经毒性。PCNSL 的新治疗方案主要从两个主要方面考虑：一是使用直接杀伤淋巴细胞的新药、化疗与免疫治疗、密集化疗等；二是提高药物血脑屏障通过率。50% 以上的 PCNSL 患者最终会复发，复发后应该对患者重新评估，特别是对脑脊液和眼睛再次检查。多达 10% 的患者在 CNS 以外复发，复发后生存期短于新诊断疾病。35%~60% 复发的患者会在数个月内死亡，但一部分患者可以通过化疗缓解多年。大部分复发的 PCNSL 仍对化疗敏感，此时给予 HD-MTX 可能仍然有效，一般复发后 MTX 可联合其他药物进行化疗,包括阿糖胞苷、TMZ、PCZ 和 VCR、培美曲塞等。一项研究使用依托泊苷、异环磷酰胺和阿糖胞苷联合化疗,37% 的患者再次 CR,1 年生存率是 41%。TMZ 联合利妥昔单抗治疗,缓解率达 57%,中位生存期达 14 个月,患者能够很好地耐受这种方案。

(1)MTX 联合阿糖胞苷:该联合治疗方案的依据主要来源于一个国际Ⅱ期临床研究,79 例年龄 18~75 岁的 PCNSL 患者被随机分为 2 组,每 3 周为 1 个化疗周期,一组接受 4 个周期的 MTX(第 1 天 $3.5g/m^2$),另一组接受同样剂量的 MTX 联合阿糖胞苷(第 2 天和第 3 天,每天 2 次,$2g/m^2$)。两组化疗结束后都接受 WBRT。MTX 联合阿糖胞苷化疗组较单纯 MTX 化疗组的疗效更好,CR 率分别为 46% 和 18%,总缓解率分别为 69% 和 40%。MTX 联合阿糖胞苷化疗组较单纯 MTX 化疗组的不良反应更大,严重血液毒性反应(3/4 级)的发生率分别为 92% 和 15%。联合化疗组的感染并发症发生率达 32%,强烈推荐此组患者预防性使用粒细胞集落刺激因子和抗菌药物预防感染。联合化疗组有 3 例死亡,单独 MTX 化疗组有 1 例死亡。

(2)MTX 联合 TMZ:MTX 联合 TMZ 的治疗在纳入 44 例 PCNSL 的Ⅱ期多中心临床研究中进行。患者接受大剂量的 MTX($8g/m^2$)联合 TMZ 和利妥昔单抗的诱导化疗,达到 CR 后,接受阿糖胞苷和依托泊苷巩固化疗。中位随访 4.9 年后,中位 PFS 2.4 年,1 年、2 年和 4 年的无进展生存率分别为 64%、57% 和 47%。发生 1 例巩固治疗相关的死亡(脓毒症)。研究提示,在密集巩固治疗过程中或治疗后,当预计会发生白细胞和血小板减少时,应监测血常规变化。

(3)MTX 联合 PCZ 和 VCR:在一个单中心研究中,52 例 PCNSL 患者接受 MTX 联合 PCZ 和 VCR(MPV,MTX $3.5g/m^2$)方案,随后进行 WBRT 和大剂量阿糖胞苷,87% 的患者达到 CR,中位生存期 60 个月,其中大于 60 岁的患者,联合或不联合 WBRT 患者的中位生存期分别为 32 个月、33 个月;老年患者接受放疗更容易发生迟发性神经毒性反应。当对老年患者进行延迟的 WBRT,OS 并没有减少,但是治疗相关的神经毒经减少。

4. 老年患者化疗 对于老年患者,由于 WBRT 引起严重的神经损伤,单独化疗是更好的选择。然而,老年患者对 HD-MTX 及联合化疗方案的耐受能力仍是需要我们关注的问题,目前针对这个问题的许多前瞻性临床研究正在进行。一项 154 例老年患者参与的多中心临床研究中,>60 岁患者 89 例,>70 岁患者 21 例,根据肾小球滤过率计算,不分年龄,MTX $4g/m^2$,每 2 周一次进行静脉滴注,结果显示很安全。另一项单中心研究纳入 31 例年龄大于 70 岁新诊断的 PCNSL 患者,每 2 周给予 $3.5\sim8g/m^2$ 的 MTX,大部分患者耐受良好,发生 3 或 4 级肾功能不全(0%),胃肠毒性(3.2%),血液毒性(6.5%)。然而 87.9% 的患者由于肌酐清除率下降,需要减少 MTX 的剂量。60% 患者达到 CR,36.7% 患者达到 PR。中位 PFS 和 OS 分别为 7.1 个月和 30 个月。在一项Ⅱ期临床研究中,23 例 60 岁以上的 PCNSL 患者接受 MTX($3g/m^2$,第 1、10、20 天)给药,TMZ($100mg/m^2$,第 1~5 天)治疗,当患者达到 PR 或 CR 后,每 5 个月进行一次 MTX 联合 TMZ 的巩固化疗,3 例患者发生 3 级或 4 级肾毒性,5 例患者发生血液毒性,无患者发生神经毒性。放疗缓解率 55%,PFS 和 OS 分别为 8 个月和 35 个月。一项有 30 例老年新诊断 PCNSL 患者Ⅱ期临床研究中,中位年龄 70 岁的老年患者接受密集化疗方案,包括 MTX、PCZ 和洛莫司汀(lomustine,CCNU),每 45d 一次,共 3 个周期化疗。12 例(44%)患者达到 CR,8 例(29.6%,8/27)患者达到 PR,发生 2 例治疗相关的死亡。5 年 OS 为 33%,6 例长期生存的患者未发生治疗相关的神经毒性。

一项Ⅱ期临床研究中新诊断的 PCNSL 患者接受 MTX（$3.5g/m^2$）,VCR 和 PCZ 化疗，化疗后进行 WBRT。然而在研究中点，60 岁以上的患者 WBRT 被取消。在临床试验终点，老年患者接受单独化疗组与接受化疗及 WBRT 联合治疗组生存期相同，都是 29 个月。尽管生存期相同，仅接受化疗组患者肿瘤更容易进展并死于肿瘤，而联合 WBRT 组患者肿瘤进展发生率比较低，患者更容易死于神经毒性。

这些临床研究结果表明，对于老年 PCNSL 患者，化疗是可行的、缓解率比较高、神经毒性发生率低、相对安全的治疗方案。然而，入组临床研究的患者只代表特定人群，并不代表所有老年患者。

5. 水化、碱化及解毒药物亚叶酸钙的合理适时使用

（1）MTX 化疗前水化、碱化

水化：MTX 化疗前 1d 至化疗结束后 2d，持续水化，补液量 3 000mg/m^2，补液速度 125ml/（m^2·h）。

碱化尿液：MTX 化疗前静脉滴注 5% 的碳酸氢钠 250ml，之后每日口服碳酸氢钠片 1g，每日 3 次，使尿 pH>7。记录尿量，尿量少可给予呋塞米利尿。密切监测血常规和肝肾功能。

（2）亚叶酸钙解救：所有大规模临床研究结果都表明，HD-MTX 是治疗 PCNSL 最重要的药物，所有含有 MTX 的方案在应用时需要谨慎的解救治疗。足量的水化、碱化尿液及亚叶酸钙（calcium folinate，CF）或甲酰四氢叶酸的解救非常重要，可以减少 MTX 不良反应的发生率。甲酰四氢叶酸是叶酸的类似物，可拮抗神经系统以外的 MTX 的不良反应，特别是减少血液系统和胃肠道毒性反应。MTX 输注后 72h 内，每日测定 MTX 的血药浓度。这种解救方法是多次重复使用 MTX 的关键，MTX 剂量越大，潜在发生肝、肾等毒性的危险性越大。HD-MTX（3~8g/m^2）治疗 PCNSL 的疗效已经非常确切，MTX 通过抑制 DNA 和 RNA 的合成抑制肿瘤细胞增殖，主要作用于增殖旺盛的细胞周期内的细胞，MTX 是周期特异性药物，对 S 期有较强的作用，不影响休止期细胞，呈时程依赖性，但选择性差，在杀灭肿瘤细胞的同时，不可避免地干扰正常细胞的代谢，尤其是口腔和胃黏膜等生长活跃的组织。因而临床表现不同程度的不良反应，常见的不良反应是骨髓抑制、黏膜溃疡、胃肠道反应、肝肾功能受损等，严重的不良反应有时可致死，血药浓度>0.1μmol/L 持续 48h 以上更容易发生不良反应，因此，HD-MTX 的解毒也需要特别关注。MTX 使用之前应进行水化和碱化尿液，使尿 pH>7.0，防止肾功能受损。化疗前后连续监测患者的血常规、尿常规、肝肾功能等。亚叶酸钙作为 HD-MTX 解救剂，常与 HD-MTX 联合应用。亚叶酸钙进入体内后转变为亚甲基四氢叶酸和 N- 甲酰四氢叶酸，可以从旁路越过 MTX 所阻断的代谢途径而起解救作用，在降低 HD-MTX 不良反应的同时，还可增加机体对 HD-MTX 的耐受性。应注意的是，不能为了减轻不良反应随意增加亚叶酸钙解救剂量及次数，因为亚叶酸钙解救 HD-MTX 引起的不良反应同时也可解救肿瘤细胞，拮抗 MTX 的抗肿瘤作用。一般亚叶酸钙总量是 MTX 的 4% 左右，分 6~8 次肌内注射，每 6 小时 1 次，直至 MTX 的血药浓度低于 0.05μmol/L，方可停止解毒。大多数文献报道解毒应从 MTX 输完 24~36h 开始，本研究中心通过长期治疗经验发现 24h 后解毒，患者口腔溃疡、肝功能损害等不良反应发生率增加，因此建议可以提前至 MTX 输注结束后 16~20h 开始解毒，减少不良反应发生率。3mg 亚叶酸钙化疗后每日漱口 2 次，可以明显减少口腔溃疡的发生率。HD-MTX 在人体内的吸收、分布、生物转化和排泄等存在着很大的个体差异，MTX 血药浓度过高和持续时间过长是导致某些患者发生不良反应的主要原因。MTX 高浓度维持时间越长，其毒性发生率越高。因此监测 MTX 的血药浓度，调整解毒药亚叶酸钙的剂量是防止不良反应发生的必要手段。

根据 MTX 血药浓度调整 CF 解救量：

MTX 血药浓度<1μmo/L，CF 解救剂量为 15mg；MTX=2μmo/L，CF=30mg；MTX=3μmo/L，CF=45mg；MTX=4μmo/L，CF=60mg；MTX>5μmo/L，（假设为 n×μmol/L）则 CF= 患者体重（kg）×n。

二、复发或难治性 PCNSL 治疗

尽管 PCNSL 对 MTX 化疗敏感，大多数患者最初化疗后即使达到 CR，最终都会进展或复发，需要进行补救性化疗。复发或难治性 PCNSL 的最佳化疗方案尚未确定，目前许多临床研究和病例系列报道了一些补救化疗方案的效果，结果显示，复发或难治性 PCNSL 预后很差，中位生存期约 4.5 个月。最初确诊后用 MTX 化疗达到 CR 的患者复发后再用 MTX 化疗，一般仍然有效，MTX 单药或联合化疗方案详见本节第一部分。用于补救性治疗的方案包括 MTX、大剂量化疗联合自体干细胞移植、TMZ、TMZ 联合利妥昔单抗、PCV（PCZ+CCNU+VCR）、托泊替康、VIA（依托泊苷 + 异环磷酰胺 + 阿糖胞苷）等。各种化疗方案的效果见表 8-1-1。

表 8-1-1　补救化疗方案的效果

研究者	补救化疗方案	总病例数	PR/CR 人数 / 人	OS/ 个月
Jahnke	MTX	22	20	61.9
Soussain	HDT/ASCT	27	26	58.6
Reni	TMZ	23	6	3.5
Enting	TMZ+ 利妥昔单抗	15	8	14
Herrlinger	PCV	7	6	>16
Fischer	托泊替康	27	9	8.4
Arellano-Rodrigo E	VIA	16	6	12（41%）
Han S	培美曲塞	12	10	19.5

1. **托泊替康**　托泊替康（topotecan）是拓扑异构酶 I 抑制剂，血脑屏障通透性良好，在一项临床研究中用于治疗 27 例复发或难治性 PCNSL 患者，9 例缓解，总有效率 33%，OS 为 8.4 个月。但是治疗 6 个月 8 例患者发生神经毒性。另一项研究中，15 例复发或难治患者接受托泊替康治疗，3 例 CR，3 例 PR，中位 PFS 为 2 个月，中位 OS 为 35 个月。毒性反应主要是血液毒性。

2. **PCV 方案和 VIA 方案**　联合化疗方案包括 PCV 和 VIA 方案等，PCV 方案包括 PCZ、CCNU 和 VCR；VIA 方案包括依托泊苷、异环磷酰胺和阿糖胞苷。临床研究用两个联合方案治疗复发或难治性 PCNSL，结果显示 VIA 方案和 PCV 方案治疗后 12 个月 OS 分别为 41% 和 57%。

3. **培美曲塞**　培美曲塞具有多靶点的抗叶酸活性，与 MTX 相似，也可以进入中枢神经系统，通过抑制胸苷酸合成酶、二氢叶酸还原酶和甘氨酰核苷酸甲酰转移酶活性发挥作用。一般用于治疗复发和难治性 PCNSL。Raizer 等用培美曲塞治疗 11 例复发的 PCNSL，患者平均年龄 69.8 岁，每 3 周静脉输注培美曲塞 900mg/m^2 和小剂量地塞米松，叶酸及维生素 B_{12}，总缓解率 55%，疾病控制率 91%。6 个月 PFS 率为 45%，中位 PFS 为 5.7 个月，mOS 为 10.1 个月。主要毒性反应是血液系统毒性和感染。山东肿瘤医院肿瘤科评估老年人使用培美曲塞治疗 PCNSL 的有效性和安全性，入组 12

例>65 岁新诊断 PCNSL 的老年患者，培美曲塞 600mg/m^2，每 3 周 1 次，共 6 个疗程。4 例患者 CR，6 例患者 PR，2 例患者疾病进展。中位 PFS 为 9 个月，中位生存期为 19.5 个月。1 年和 2 年生存率分别为 66.7%、41.7%。不良反应包括白细胞减少、贫血、疲劳、皮疹和呕吐。未发生治疗相关神经毒性和死亡。首都医科大学三博脑科医院张俊平等回顾性分析了用培美曲塞治疗 18 例 PCNSL 和 12 例继发中枢神经系统淋巴瘤（SCNSL），PCNSL 总有效率 64.7%；部分患者全部达到 CR，中位 PFS 为 5.8 个月。SCNSL 总有效率 58.3%，2 例 CR，中位 PFS 为 2.5 个月。3 级以上的不良事件包括 5 例白细胞减少，1 例中性粒细胞减少，3 例疲劳。3 例患者治疗期间死亡，2 例死于感染，1 例死于肺栓塞。

三、鞘内 MTX 化疗

BCSH 指南推荐（推荐等级 B，证据级别 Ⅱb）鞘内化疗（intrathecal chemotherapy，IT）作为 PCNSL 患者 HD-MTX 静脉化疗的辅助治疗尚无临床依据支持。鞘内 MTX 化疗主要用于难治及复发性中枢神经系统白血病或 PCNSL 累及脑膜。许多包括鞘内化疗的治疗方案已经报道，如果全身应用足够剂量的 MTX，鞘内化疗患者无受益，Glantz 等测定全身给药和鞘内给药两种给药途经患者 CSF 中的 MTX 浓度，结果发现两者药物峰浓度相同，但静脉给药患者药物作用时间更长一些。Ferreri 等分析了 370 例患者的队列研究，包括 CSF 有或无累及的患者，接受系统 MTX 化疗的患者，合并 IT 给药并未提高疗效。目前尚无明确证据支持 IT 化疗作为 HD-MTX 静脉化疗的辅助治疗。鞘内化疗仅对脑膜淋巴瘤和脊髓淋巴瘤患者有效，尽管给药剂量非常小（12mg 或 15mg），但是鞘内注射 MTX 的毒性反应较口服和静脉注射都更严重，使用此方法治疗可引起白质脑病。

鞘内注射 MTX 后，脑脊液双相终末清除半衰期为 4.5h 和 14h。腰穿脑脊液中 MTX 水平 6h 超过 10mmol/L，48h 超过 0.1mmol/L。脑室脑脊液中 MTX 浓度变动很大，大约是腰穿脑脊液浓度的 10%。脑室内直接给药较鞘内注射可以使脑室脑脊液中 MTX 浓度更高。鞘内注射 MTX 全身的毒性反应非常小，因为血液中浓度只有脑脊液浓度的 1/100。

鞘内注射潜在的神经毒性分为急性、亚急性和迟发性 3 种。急性毒性反应一般发生于注射药物当日，表现为化学性蛛网膜炎，主要症状为头痛、颈项强直、背痛、呕吐、发热和脑脊液淋巴细胞异常增多。亚急性毒性反应比较少见，一般发生于鞘内注射几天或数周内，可逆性或不可逆性截瘫、脊髓病或脑病，主要症状为肢端麻木、共济失调、脑瘫、视觉障碍、癫痫或昏迷。迟发性神经毒性反应或脑白质病可以发生于治疗后数个月至数年，一般发生于鞘内化疗联合脑或脊髓的放疗。

MTX 引起的神经毒性反应的病理生理学机制主要是 MTX 抑制叶酸代谢途径，包括腺苷在中枢神经系统聚集，多巴胺和 5- 羟色胺合成受阻等。了解 MTX 介导的毒性反应机制有利于开发拮抗剂和制订预防策略。最初有研究利用氨茶碱作为腺苷介导的毒性反应的拮抗剂取得比较好的结果。鞘内注射 MTX 过量会引起危及生命的毒性反应。主要治疗方法包括脑脊液引流、脑室引流、亚叶酸钙解救、输注糖皮质激素等，这些方法效果并不显著。羧肽酶 -G2 是一种特异性拮抗剂，可以将 MTX 水解为无活性代谢产物。在动物实验中，注射羧肽酶 -G2 5min 后可以将脑脊液中 MTX 降解到 1/400。美国已经上市羧肽酶 -G2 可以用于处理这种 MTX 过量的紧急情况。

四、化疗相关的不良反应

HD-MTX 临床中常见的药物不良反应包括骨髓抑制、黏膜损伤、胃肠道反应、肝功能损伤及急性肾损伤。不良反应的发生与药物浓度密切相关，因此监测 MTX 血药浓度可以减少不良反应的发生率。首都医科大学附属北京天坛医院林松等研究 19 例 PCNSL 患者，共接受 HD-MTX 化疗 50 次，发生轻度口腔溃疡的有 4 例次，5 例次化疗后 3~5d 出现皮疹，主要分布于胸部，给予氯雷他定等口服抗过敏药及炉甘石洗剂外用后，皮疹均消失；3 例次发生恶心、呕吐等胃肠道反应，主要发生在化疗后 24h 内；5 例次肝功能受损，主要表现为谷丙转氨酶(GPT)和谷草转氨酶(GOT)轻度升高，停药后可自动恢复。仅有 1 例发生肾功能损害，尿素氮和肌酐升高，给予尿毒清治疗 1 周后，肾功能恢复正常；2 例次发生骨髓抑制，主要表现为血小板减少，给予白介素 -11 皮下注射治疗 2d 后恢复正常。新疆医科大学第一附属医院徐蕊等对血液病中心及儿科中心 147 例淋巴系统恶性肿瘤使用 HD-MTX 化疗的临床病例进行不良反应分析，骨髓抑制发生率为 62.59%。研究发现化疗前血小板异常的患者骨髓抑制发生率显著高于化疗前血小板正常的患者，体表面积大的患者易发生骨髓抑制。因此对化疗前血常规异常的患者或体表面积大的患者应密切观察化疗前与化疗期间的血常规，防止化疗后骨髓抑制的发生。肝功能损伤发生率为 46.94%，儿童患者(67.92%)显著高于成人患者(35.11%)，单用 HD-MTX 化疗的患者(51.82%)显著高于联合化疗的患者(32.43%)，化疗前 GPT 或 GOT 异常的患者(77.78% 和 92.31%)高于化疗前 GPT 或 GOT 正常患者(40.00% 和 42.54%)，进行 3 次以上 HD-MTX 化疗的患者(63.33%)远高于化疗 1 次(38.67%)或化疗 2 次的患者(39.13%)，体表面积小或 MTX 给药剂量大的患者易发生肝功能损伤。

引起神经毒性的风险因素包括脑膜疾病、化疗的时机、放疗剂量增加及 HD-MTX。放疗后给予 MTX 增加放疗引起脑白质病变的风险。一些化疗药物，特别是 HD-MTX 和大剂量阿糖胞苷可引起脑室周围白质病变。MTX 治疗可使血浆中同型半胱氨酸浓度升高，可以造成血管损伤。与放疗联合可引起 CNS 损害的药物有尼莫司汀、阿糖胞苷和 VCR 等。

目前，HD-MTX 和 WBRT 是 PCNSL 的标准治疗方法，尽管这些治疗方法可以延长患者的生存期，但是同时增加了老年患者和无病生存期延长的患者的神经毒性，在 PCNSL 患者治疗过程中进行神经毒性的前瞻性评估已被高度推荐。化疗与 WBRT 联合治疗，不同临床研究报道的毒性发生率为 8%~50%，迟发性神经毒性是大于 60 岁长期生存患者的重要问题。疾病本身和多种治疗模式对神经功能和认知后遗症影响的发展仍有待进一步阐明。1 年后累积神经毒性的发生率是 5%~10%，5 年神经毒性发生率是 25%~35%。年龄大于 60 岁，放疗后化疗及高剂量放疗都是发生神经毒性的风险因素。已经有关于年龄和严重神经毒性的关联性报道，≥60 岁、<60 岁和<40 岁患者 5 年发生神经毒性的风险分别为 48%、25% 和 9%。迟发神经毒性的临床表现通常与淋巴瘤原发部位的血管损伤相关，通常 50% 以上的患者出现最初症状复发，但并无诊断依据。另外有 1/3 患者死于神经毒性相关并发症。

提高 PCNSL 患者的疗效未来将面临两大挑战：第一个挑战是提高长期疗效并减少毒性反应；第二个挑战是对发生治疗相关神经毒性的患者进行治疗。总之，目前治疗相关神经毒性的治疗正在进行中，在前瞻性临床研究的长期随访中，不仅需要报道肿瘤控制情况，还需要报道不良反应发生的情况。许多研究者目前致力于研究将不良反应最小化的 PCNSL 治疗方法，其中大部分研究集中在单依靠化疗，避免选用放疗。目前，治疗相关的神经毒性的尚无有效的治疗方法，预防仍是最好的策略。特定的认知和精神症状可以通过药物进行控制，目前进行的一些临床研究在部分 PCNSL 患者中研究胆碱酯酶抑制剂和 N- 甲基 -D- 天冬氨酸（N-methyl-D-aspartate，NMDA）受体拮抗剂对神经毒性的作用。未来研究中，利用神经干细胞或其他新的治疗方案将提高患者的认知功能。临床使用 HD-MTX 时，应对患者的民族、年龄、体表面积、BMI、联合化疗、疗程数、给药剂量、化疗前肝肾功能和血常规等影响因素多加关注，以降低药物不良反应的发生率。

五、治疗常见误区（如 CHOP 方案）

系统性非霍奇金淋巴瘤（NHL）的标准治疗方案，如 CHOP（CTX+ADM+VCR+Pred）方案或 CHOD（CTX+ADM +VCR +DXM）方案用于 PCNSL 时，可短暂缓解，但经常复发，累及软脑膜。有 4 项前瞻性随机对照临床研究结果表明，CHOP 或 CHOD 方案合并 WBRT 与单独 WBRT 相比，差异无统计学意义。此外，化疗患者有显著的骨髓抑制、神经病变、心脏毒性及激素相关的不良反应。许多研究表明，CHOP 方案治疗 PCNSL 无效，主要由于 CTX、ADM、VCR 血脑屏障通过率非常低，此外，也说明 PCNSL 与系统性 NHL 的生物学特性不同，PCNSL 比系统性 NHL 的敏感性低。MACOP（MTX+ADM+CTX+VCR+Pred）方案与 WBRT 联合与单纯 WBRT 相比，有部分缓解性，初次治疗缓解率是 69%，中位生存期是 23 个月。大约 50% 的患者发生败血症和严重的骨髓抑制，因此这种治疗方案不再推荐用于 PCNSL 治疗。

我国在 2010 年以前有部分报道 CHOP 方案治疗 PCNSL 的文章，报道了以 CHOP 方案治疗 PCNSL 的效果，2010 年以后国内 PCNSL 治疗逐步开始采用 HD-MTX 作为一线规范治疗方案。

六、对症支持治疗

1. **糖皮质激素**　激素是颅内肿瘤常规用药，具有强大、迅速的溶瘤作用，PCNSL 对初始使用激素的反应率可达 70%。这种现象被称为“幽灵”（ghost）或“消失的肿瘤”（vanishing），这种情况强烈提示 PCNSL。除了 PCNSL，其他疾病，如结节病、多发性硬化症、急性播散性脑脊髓膜炎及其他恶性肿瘤对激素反应明显。然而，临床和影像学显示，激素对于 PCNSL 的这种改善是临时的，停用激素后几个月肿瘤会复发。因为使用激素会改变肿瘤的组织病理学，干扰并延长病理诊断的真实结果。因此在病理确诊前停用激素非常重要。如果有症状性水肿或颅内压增高，可以先用甘露醇减轻水肿。激素对控制颅内高压有效，审慎地使用激素可防止活检的假阴性结果和不良反应。激素的剂量应该快速逐渐减少至能控制神经症状的最低剂量，许多患者在明确治疗前可停用激素。

2. **抗癫痫药物**　PCNSL 患者有癫痫发作的风险，但是其癫痫发生率较低级别胶质瘤患者低，因为前者位置比较表浅。但是预防性使用抗癫痫药物不影响癫痫发作频率，与其他脑肿瘤一样，如果患者没有癫痫发作病史，不推荐常规使用抗癫痫药物进行预防。联合应用抗癫痫药物治疗可以控制癫痫，然而，许多化疗药物是被肝药酶 P450 代谢，与具有酶诱导作用的抗癫痫药物合用时，可导致癫痫发作和肿瘤控制能力减弱。具有酶诱导作用的抗癫痫药物（如卡马西平、苯妥英钠）与 MTX 合用时，MTX 的血药浓度会降低，从而抗肿瘤的作用减弱。因此，如果有癫痫发作推荐使用无肝药酶诱导作用的抗癫痫药物,如左乙拉西坦、托吡酯或丙戊酸钠。因为多种药物的副作用相叠加,抗癫痫药物(特别是苯妥英钠和苯巴比妥)引起的神经毒性应与肿瘤进展或化疗引起的毒性相鉴别。

3. **破坏血脑屏障** 通过动脉内输注高渗的甘露醇可逆性地破坏血脑屏障(blood brain barrier disruption,BBBD),然后进行动脉内化疗,可以增加达到脑淋巴瘤的药物浓度,改善生存期。在有足够化疗经验的机构中,BBBD+HD-MTX 与可接受的发病率、高肿瘤反应率和较好的生存率相关,仅有 14% 的患者在 1 年内丧失认知功能。在最近一项回顾性研究中,4 家医疗机构中 149 例新诊断的 PCNSL 患者接受这种治疗,CRR 为 58%,5 年 PFS 为 31%,中位 OS 为 3 年。复发患者中,以卡铂为基础的化疗加 BBBD 有 36% 的反应率,中位持续时间为 7 个月。对于难以通过完整血脑屏障的药物来说,BBBD 是一种最有效的给药方式。然而,这项治疗策略是一种程序性的强化的治疗方法,需要在全身麻醉下进行 1 年以上的每个月动脉内插管。

(崔向丽)

第二节 血药浓度监测在原发中枢神经系统淋巴瘤化疗中的应用

HD-MTX 是 PCNSL 治疗的基石,但该方案不良反应多(如急性及慢性肾毒性、肝毒性、骨髓抑制、神经功能损伤、皮肤黏膜炎、出血和感染等,严重时可致死)且个体差异大(很大程度上源于其药代动力学个体差异)。MTX 的体内药代动力学是非线性的(给药剂量与药物浓度不成正比),其代谢、转运和排泄过程十分复杂(体内通路如图 8-2-1 所示),且其分布和消除的个体差异很大(表观分布容积与体重有关;清除率与肝肾功能、性别、年龄、体重、体表面积、合并用药、基因多态性、化疗次数及血细胞比容有关)。临床研究发现,MTX 及其代谢物 7- 羟基 MTX(7-hydroxy methotrexate,7-OH MTX)的血浆浓度、MTX 药时曲线下面积与其血液毒性、肝毒性和肾毒性有关,而剂量密集型化疗在保持疗效的同时可显著降低毒性。临床应用 HD-MTX 化疗时需密切监测 MTX 血药浓度,结合临床信息,及时调整解毒方案,以降低不良反应发生率及严重程度。没有条件监测 MTX 浓度时,可通过延长水化、适当碱化、适当增加亚叶酸钙剂量和监测肾功能等替代。

一、血药浓度测定的靶标

MTX 在人体内的主要代谢产物是 7-OH MTX,主要在肝脏和脂肪细胞中通过乙醛氧化酶(aldehyde oxidase 1)合成,其活性大约是 MTX 的 1/100,并与延迟排泄和多种毒性有关。在酸性条件下(pH 5~7),MTX 和 7-OH MTX 在水中的溶解度都很低,且 7-OH MTX 的溶解度比 MTX 还要低 3~5 倍。在碱性条件下,这两个化合物结构中的谷氨酸残基形成羧酸负离子,水溶性均极大增加。静脉给药时,MTX 给药剂量的 80%~90% 以原形从肾脏排泄,约 10% 剂量从胆汁排泄,在肠道菌群的作用下,水解谷氨酸基团,形成无活性的 2,4- 二氨基 -N10- 甲基蝶酸(2,4-diamino-N10-methylpteroic acid)。

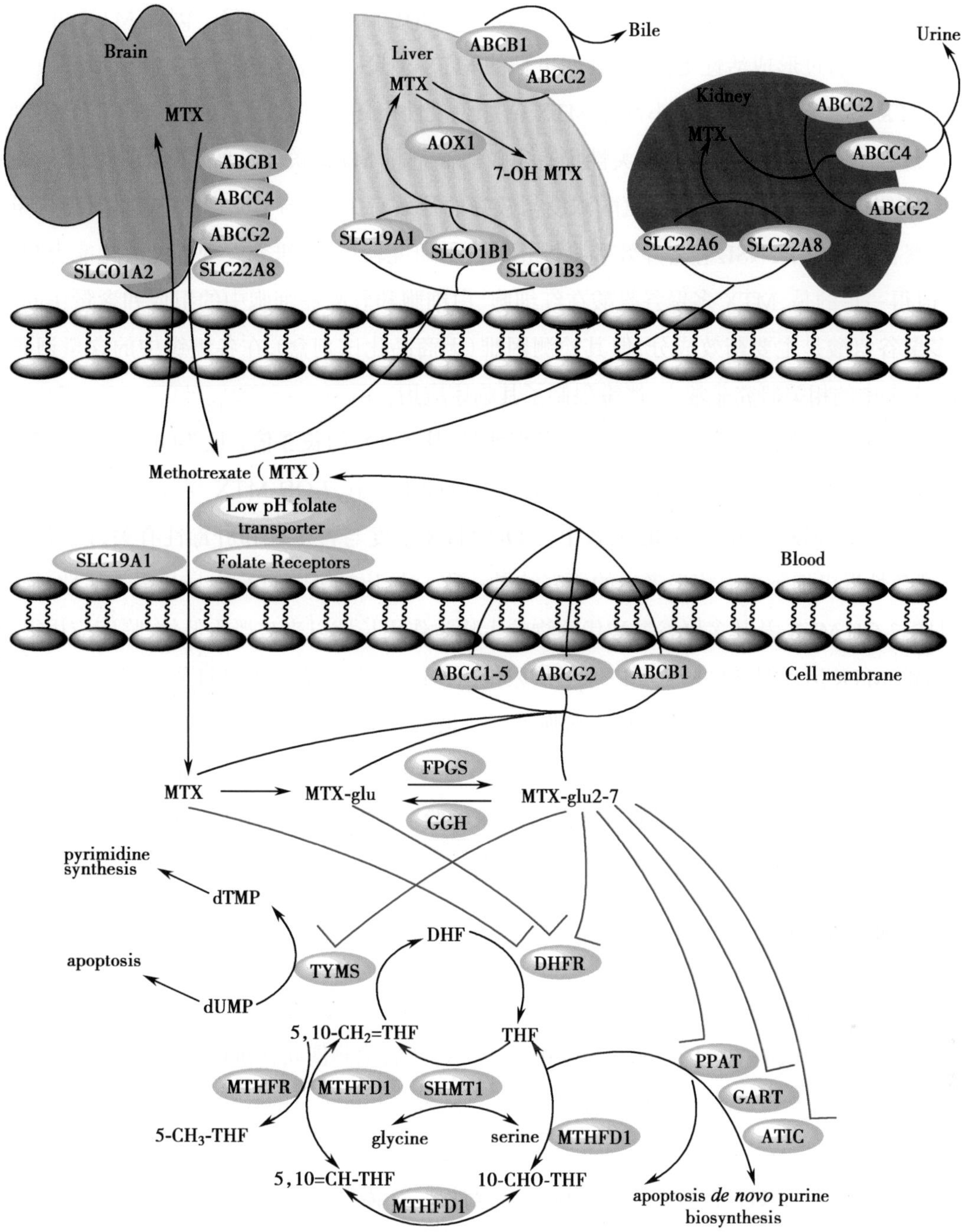

图 8-2-1　MTX 人体代谢通路

大剂量给药时，肾脏中的高浓度 MTX 和 7-OH MTX 在酸性条件下易形成结晶导致肾损伤。而碱化尿液可极大增加 MTX 和 7-OH MTX 的水溶性，防止结晶形成，降低毒性。因此，正常肾功能和碱化尿液对 MTX 和 7-OH MTX 的排泄至关重要。在细胞内，MTX 和 7-OH MTX 可通过叶酰多聚谷氨酸合成酶（folypolyglutamate synthase），在其谷氨酸残基上添加 1~6 个谷氨酸基团，形成 MTX-$Glu_{(1\text{-}6)}$ 和 7-OH MTX-$Glu_{(1\text{-}6)}$。这些多聚谷氨酸代谢物在溶酶体中可被 γ 谷氨酰胺水解酶（gamma-glutamyl hydrolase）水解掉谷氨酸残基，变回 MTX 和 7-OH MTX（图 8-2-1）。

MTX 多聚谷氨酸保留了对二氢叶酸还原酶（dihydrofolate reductase）的亲和力，对胸苷酸合成酶（thymidylate synthetase）和甘氨酰胺核糖核苷酸甲酰基转移酶（glycinamide ribonucleotide transformylase)的亲和力比MTX约高100倍，且半衰期比MTX约长4倍。因此MTX可看成是前药，其在细胞内通过形成活性更高、半衰期更长的MTX多聚谷氨酸发挥药效。临床研究发现，红细胞中的MTX多聚谷氨酸浓度与小剂量MTX治疗免疫性疾病（风湿性关节炎、银屑病和肠克罗恩病等）的疗效和不良反应相关，但其相关性仍有争议。高剂量MTX联合硫鸟嘌呤治疗白血病患者时，淋巴母细胞中较高的MTX多聚谷氨酸浓度与较好的疗效有关，且与DNA中的硫鸟嘌呤含量相关。MTX多聚谷氨酸与PCNSL患者疗效和毒性相关性的研究较少，有研究发现谷氨酸化能力与其疗效相关。值得一提的是，MTX多聚谷氨酸在红细胞、白细胞和乳腺癌细胞中的组成和含量不同。虽然MTX多聚谷氨酸是主要药效成分，但其检测困难（无商品化试剂盒），在各组织中的含量迥异，且在PCNSL患者中的相关研究非常少，严重限制了其临床应用。

7-OH MTX虽然活性很低，但浓度高，半衰期长（比MTX约长3倍），且7-OH MTX多聚谷氨酸与MTX多聚谷氨酸活性相当。在急性淋巴细胞白血病儿童中，7-OH MTX与肾毒性有关，且呈剂量依赖性。笔者研究发现，在PCNSL患者中，7-OH MTX浓度与肾毒性和肝毒性有关，该结论与骨肉瘤及儿童急性淋巴细胞白血病患者中的研究结果一致。由于7-OH MTX本身几乎无活性，加上检测比较困难，7-OH MTX及其多聚谷氨酸代谢物的生物学作用长期以来被严重低估，临床应用很少。

在HD-MTX治疗时，MTX主要以原形从尿排出，且其本身具有活性，MTX血浆浓度可间接反映其主要活性代谢物MTX多聚谷氨酸的细胞浓度。虽然MTX血浆浓度与PCNSL疗效的关系尚不明确，但在多种疾病中MTX血浆浓度与肾毒性、肝毒性和血液毒性相关。MTX浓度检测有商品化试剂盒，已广泛开展并积累了大量研究成果和临床经验。PCNSL患者用HDMTX治疗时，需密切监测MTX血浆浓度和肾功能以调整解毒方案。

二、测定方法

血浆MTX浓度检测方法主要包括免疫法、色谱法和液质联用法。免疫法的检测原理是基于抗原抗体结合反应，用试剂中的抗体捕获血浆中的MTX，然后检测偶联在抗体上的发光基团的光信号；色谱法的检测原理主要是基于色谱分离后MTX对紫外光（306nm）的吸收进行检测；液质联用法则是色谱分离后用质谱仪检测，一般采用正离子模式，选择质荷比455-308离子对定量。三种方法各有其优缺点（表8-2-1）。MTX浓度检测有很强的时效性要求，需尽快获得检测结果，以便及时调整解毒方案。因此，分析方法的检测速度和通量很重要，在样本量较大时尤为突出。一般来说，免疫法和液质联用法的通量都很高，而色谱法的通量较低。此外，MTX解毒一般要持续到血浆MTX浓度低于0.05~0.1μmol/L，这就要求检测方法足够灵敏，其最低定量下限必须低于0.05~0.1μmol/L。色谱-紫外法的灵敏度只能勉强达到定量下限的要求；免疫法虽然可以达到该要求，但在低浓度时MTX代谢物对检测的干扰作用显著增加，影响检测准确性；MTX在质谱中的响应非常高，液质联用法很容易就能达到该定量下限的1/50，且特异性高，抗干扰能力强。

不同检测方法的灵敏度和抗干扰能力各不相同，其检测结果的一致性需引起重视。笔者曾比较荧光偏振免疫法和液质联用法测定MTX浓度的一致性，发现在低浓度时（0.01~1μmol/L，样本数140），免疫法比液质联用法测定值约高10%；在高浓度时（1~100μmol/L，样本数32），两种方法测定结果相当（图8-2-2）；研究样本量较小，结果需更大样本量研究的验证。如果条件允许，尽量采用液质联用法进行测定，反之用液相色谱或免疫法也可满足一般检测需求。需特别注意的是，在使用羧肽酶G2解毒的患者中，血浆中约95%的MTX会在15min内水解为2,4-二氨基-N10-甲基蝶酸，该水解产物与MTX结构类似，用免疫法检测时可与MTX竞争抗体，导致结果偏高（交叉反应），这类患者应选用色谱法或液质联用法检测。

表8-2-1　MTX主要测定方法优缺点比较

项目	免疫法	色谱法	色谱串联质谱法
通量	高；约30min/样，可多通道同时进行	低；取决于色谱方法，一般10min/样	较高；取决于色谱方法，一般3~5min/样
仪器价格	20万元~80万元	10万元~100万元	350万元~500万元
人员素质	一般	较高	高
线性范围	对于HD-MTX治疗，范围较窄需稀释	对于HD-MTX治疗，范围较窄需稀释	对于HD-MTX治疗，范围较窄需稀释
特异性	较高，容易受代谢物影响，导致测定浓度偏高	高，不会被MTX代谢物影响	很高，不会被MTX代谢物影响
灵敏度	较高	较高	非常高

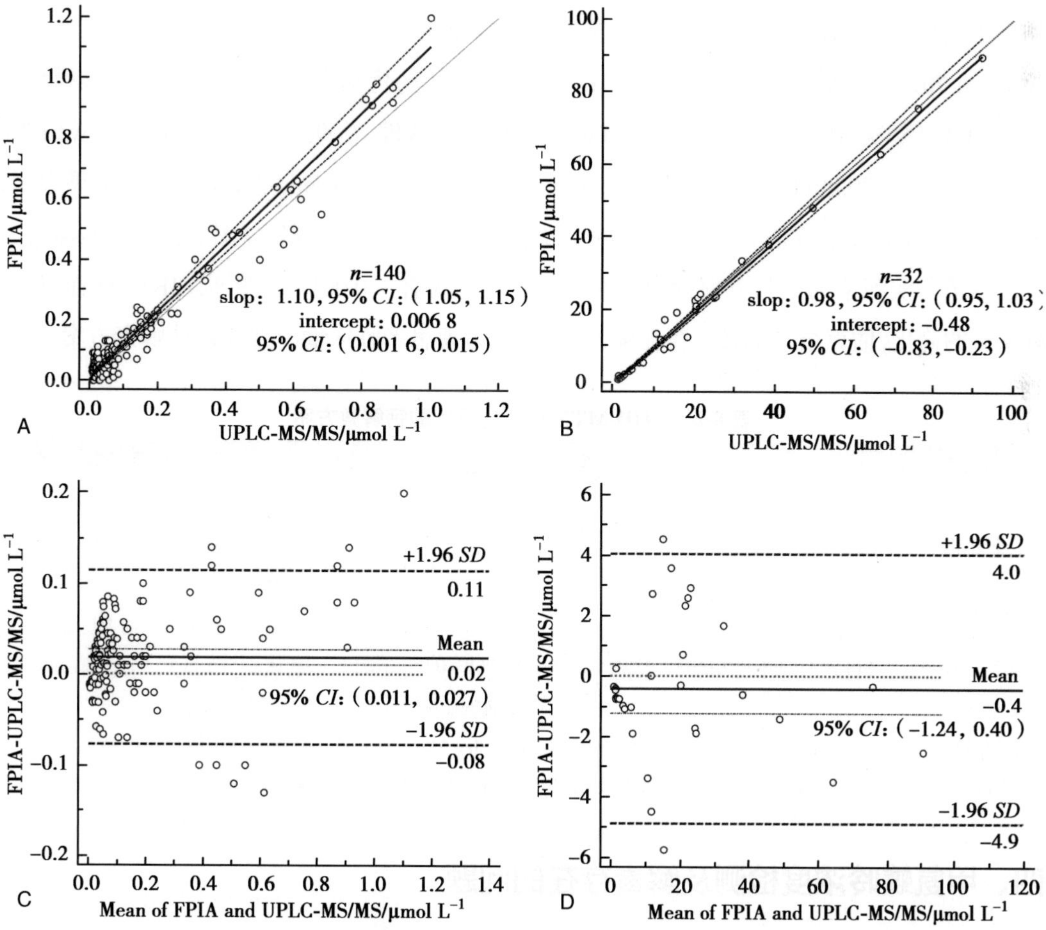

图8-2-2　荧光偏振免疫法和液质联用法测定MTX血浆浓度的Passing-Bablok回归和Bland-Altman散点图

A. Passing-Bablok回归，0.01~1.0μmol/L；B. Passing-Bablok回归，1.0~100μmol/L；C. Bland-Altman散点图，0.01~1.0μmol/L；D. Bland-Altman散点图，1.0~100μmol/L。缩写：FPIA. 荧光偏振免疫分析（fluorescence polarization immunoassay）；UPLC-MS/MS. ultra performance liquid chromatography tandem mass spectrometry；95% *CI*. 95%置区间信；*SD*. 标准差。

三、测定结果与解毒方案

通过测定 MTX 血浆浓度，可反映体内药物暴露量并用于解毒方案调整（表 8-2-2）。除 MTX 血浆浓度外，血肌酐、ALT/AST、血常规、尿量和尿 pH 等也是临床常规监测指标，须综合考虑，以判断中毒情况，调整解毒方案。对于轻中度中毒患者，解毒方案包括增加亚叶酸钙剂量和频次、加强补液、碱化尿液等；对于严重中毒且病情危重的患者，在水化和碱化基础上，需继续增加亚叶酸钙剂量和频次，必要时使用羧肽酶 G2 或血液透析。笔者在临床工作中发现，中毒判定时所用的 MTX 浓度必须是准点浓度（给药后 24h、48h、72h 和 96h），但临床实际采样时并非准点，有时差别还很大，这就需要先把非准点采样的浓度换算成准点浓度后，再判定中毒情况。实现浓度换算可用群体药代动力学模型（可自建也可来源于文献），根据患者的 MTX 浓度及相关信息，先计算患者的药代动力学参数，再用这些参数估算任意时间点的浓度（NONMEM 或 Phoenix NLME 软件）。若使用文献中的模型，需挑选人种、疾病类型、生理状态和用药方案与目标，估算人群最接近且样本量最大的模型，以提高估算准确性。任何模型，其估算准确性都必须经过实测数据的验证后（建议大于 100 例次）才能用于临床。估算时一定要获得患者准确的相关信息和至少一次浓度检测结果，估算才会比较准确。需注意的是，患者生理状态在时刻变化，这会显著影响 MTX 的体内药代动力学参数。因此，估算时间与实际采样时间越接近，估算越准确，反之越不准确。笔者根据首都医科大学附属北京天坛医院患者监测数据（98 个患者的 701 例次 MTX 浓度）建立了 HD-MTX 的群体药代动力学模型，为了验证该模型估算的准确性，用 1 417 例次 MTX 浓度进行验证（Phoenix NLME 软件，估算方法参考 http://www.tri-ibiotech.com.cn/Appofcase/n770.html），并评估了估算值与实测值的一致性（Bland-Altman 法）。结果表明，估算值是实测值的 81.1%，估算值 / 实测值的 95% 置信区间为 54.3%~119.7%（图 8-2-3A）；Passing-Bablok 回归得估算值与实测值的回归方程：估算值 =0.746 × 实测值 + 0.001 84（图 8-2-3B）。然而，任何模型都是对现实的简化，估算结果也必定存在偏差，应综合考虑患者临床情况选择最佳解毒方案。

表 8-2-2 HD-MTX 化疗的亚叶酸钙解救方案

临床状态	实验室检查	亚叶酸钙解救方案
MTX 正常排泄	MTX 血浆浓度给药后 24h<10μmol/L；48h<1μmol/L；72h>0.2μmol/L	15mg 每 6h 一次口服、肌内注射或静脉滴注（从给药后 24h 开始连续给 10 次）
MTX 排泄延迟	MTX 血浆浓度给药后 72h>0.2μmol/L；96h>0.05 μmol/L	15mg 每 6h 一次口服、肌内注射或静脉滴注，直到 MTX 血浆浓度低于 0.05μmol/L
MTX 早期排泄延迟或急性肾毒性	MTX 血浆浓度给药后 24h>50μmol/L；48h>5μmol/L；或 MTX 给药后 24h 的血肌酐比给药前上升 1 倍或更多	150mg 每 3h 一次静脉滴注，直到 MTX 血浆浓度低于 0.05μmol/L

四、甲氨蝶呤浓度检测及解毒存在的问题

1. 免疫法的灵敏度和特异度较差，在低浓度时会导致结果偏高，且不能用于羧肽酶 G2 解毒的患者。而液质联用法价格昂贵且对人员技术要求高，难以大规模推广，可用分散采样（干血片）集中检测的办法解决。

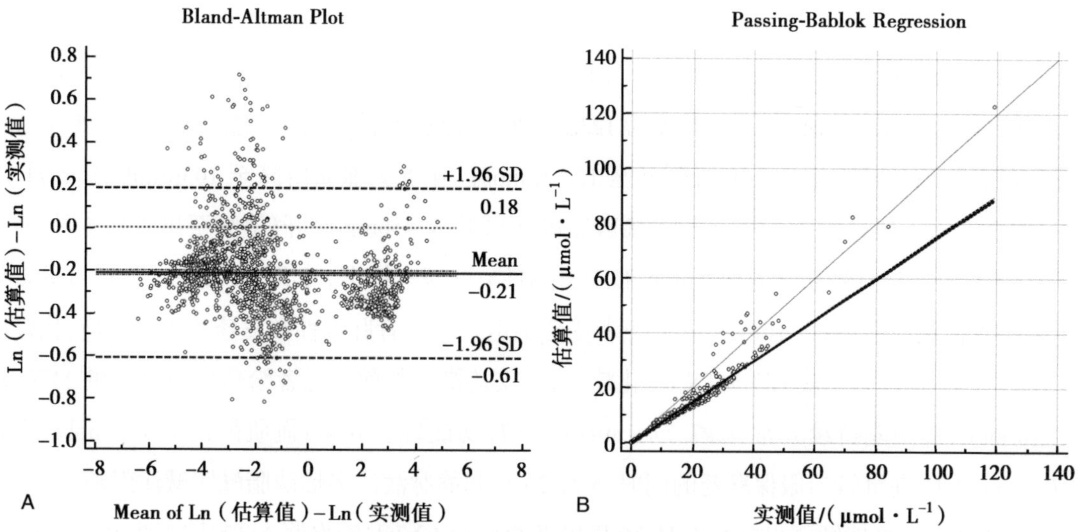

图 8-2-3　MTX 估算值与实测值的一致性比较（Phoenix NLME 软件）

A. Bland-Altman 一致性评估；B. Passing-Bablok 回归。

2. 不同医院治疗 PCNSL 的 HD-MTX 化疗方案不尽相同，这会显著影响 MTX 的药代动力学行为。但是，对于不同 HD-MTX 治疗方案，MTX 的中毒判定标准都一样，有待细化。

3. 亚叶酸钙解毒方案比较粗糙，如 24h 浓度为 60μmol/L 和 160μmol/L 的患者，推荐亚叶酸钙解毒方案相同，这显然不妥。在临床实际工作时，会在标准亚叶酸钙解毒方案的基础上加减，但加减的量以及加减后对预后和不良反应的影响有待深入研究。

4. MTX 需监测准点浓度来判定中毒情况，但临床很难实现准点采样。虽然可以用换算来解决，但换算软件价格昂贵，操作复杂且需要很强的药代动力学专业知识，换算时还需有已建立的群体药代动力学模型支撑，且建模所用患者的生理状况及治疗方式须与估算人群类似，否则估算准确性难以保证。建立或找到适合本医疗机构的群体药代动力学模型，将换算公式内置于医院信息系统，实现自动换算并结合患者病理状态制订个体化解毒方案是临床的迫切需求，也是相关从业人员的工作重点。

5. 目前 HD-MTX 毒性预防和应对是事后模式，先用药，出现毒性后再想办法解决。更好的模式应该是事前模式，即在用药前就筛选出高风险患者并制订合适的治疗策略。这种事前模式可通过研究 MTX 转运、代谢和靶点通路上的基因多态性与 MTX 毒性和疗效的相关性，以及建立基于基因组学的群体药代动力学 - 药效动力学模型来实现。

五、根据甲氨蝶呤血药浓度指导亚叶酸钙解毒剂量的典型病例

患者男性，60 岁，因“双眼视物模糊伴走路不稳 3 个月”于 2017 年 5 月 12 日收入院，通过活检病理诊断为原发性中枢神经系统弥漫大 B 细胞淋巴瘤。患者有高血压病史 10 年余，控制尚可。入院后完善化疗前检查，未见明显化疗禁忌。5 月 16 日下肢静脉超声：右侧小腿间静脉血栓形成（可能患者长期卧床所致），皮下注射低分子肝素 0.4ml，每 12h 一次。住院期间常规给予坎地沙坦酯分散片和马尼地平片控制血压。5 月 16 日行第一次 HD-MTX 8g 化疗，化疗当日先静脉滴注 0.9% 氯化钠注射液 100ml，随后静脉滴注 MTX，再静脉滴注 0.9% 氯化钠注射液 200ml 水化；每 8h 口服碳酸氢钠 1 000mg 碱化尿液；亚叶酸钙 25mg 溶于 20ml 的 0.9% 氯化钠注射液，每 6h 漱口 1 次（预防口腔黏膜炎）；嘱患

者多饮水；化疗当日静脉滴注盐酸昂丹司琼 8mg 镇吐，甘露醇脱水；化疗后第 1 天静脉滴注亚叶酸钙 260mg 或 280mg，随后每 8h 肌内注射亚叶酸钙 80mg，共 3 次，之后根据 MTX 血药浓度调整解毒方案。患者给药后 12.89h 的血浆 MTX 浓度为 123μmol/L，化疗后患者出现肝功能异常（GPT 65~89U/L）和肾功能轻度异常（化疗后第 3 天血肌酐升至 123.4μmol/L，第 5 天血肌酐降至 103μmol/L）。5 月 18 日每日口服 3 次水飞蓟素胶囊 140mg 及多烯磷脂酰胆碱胶囊 456mg 保肝（持续至出院）。5 月 19 日患者给药后 60.84h 的 MTX 浓度为 0.15μmol/L，体内 MTX 已基本排出。5 月 20 日患者胸口可见多处皮疹，予以氯雷他定治疗（每日 10mg），3d 后患者皮疹消退。因患者肝毒性和皮疹等不良反应，化疗间隔延长，至 5 月 23 日行第二次 HD-MTX 8g 化疗，对症支持措施如前。患者给药后 14.76h 的 MTX 浓度为 83.5μmol/L，肝功能持续异常（GPT 77~180U/L）且肾功能轻度异常（血肌酐由 116.7μmol/L 逐渐降至 100.8μmol/L）。在继续口服保肝药的同时，5 月 26 日起静脉滴注多烯磷脂酰胆碱注射液 10ml，每日一次，加强保肝治疗（持续至出院）。5 月 26 日患者给药后 62.76h 的血浆 MTX 浓度为 0.14μmol/L，体内 MTX 已基本排出。鉴于患者受损的肝肾功能，MTX 剂量降低。5 月 29 日行第三次 HD-MTX 7g 化疗，患者肾功能轻度异常（血肌酐由 110.9μmol/L 逐渐降至 99.1μmol/L），肝功能逐渐好转，并于 6 月 2 日恢复正常。给药后 84.70h，MTX 浓度为 0.04μmol/L，提示 MTX 已完全排出，各项指标无明显异常（表 8-2-3）。6 月 3 日行第 4 次 HD-MTX 7g 化疗。化疗后未见明显不适，6 月 5 日 MTX 浓度达标后出院，出院带药水飞蓟素胶囊 140mg，每日 3 次和多烯磷脂酰胆碱胶囊 456mg，每日 3 次，继续保肝治疗。

表 8-2-3　典型案例的实验室检查和 MTX 浓度检测结果

日期	白细胞计数 / ($\times 10^9$/L)	血小板计数 / ($\times 10^9$/L)	GPT/ ($U \cdot L^{-1}$)	GOT/ ($U \cdot L^{-1}$)	血肌酐 / ($\mu mol \cdot L^{-1}$)	静脉滴注后时间 /h	MTX 浓度 / ($\mu mol \cdot L^{-1}$)
5 月 15 日	14.9	181	26	15	80.4		
5 月 16 日	行 MTX 化疗						
5 月 17 日	24.51	204	65	37	112.9	12.89	123
5 月 18 日	13.25	219	75	36	123.4	37.66	2.22
5 月 19 日	9.07	228	89	41	113.2	60.84	0.15
5 月 22 日	7.15	232	93	37	103		
5 月 23 日	行 MTX 化疗						
5 月 24 日	10.08	148	77	37	116.7	14.76	83.5
5 月 25 日	7.88	215	127	69	112.6	38.01	1.07
5 月 26 日	5.41	228	180	101	100.8	62.76	0.14
5 月 28 日	4.89	226	103	29	101.5		
5 月 29 日	行 MTX 化疗						
5 月 30 日	6.85	194	63	24	110.5		
5 月 31 日	6.45	194	58	21	110.9	37.28	1.28
6 月 1 日	4.54	215	47	21	103.6	60.71	0.75
6 月 2 日	4.28	228	40	20	99.1	84.70	0.04
6 月 3 日	行 MTX 化疗						
6 月 4 日	4.66	227	44	31	103		
6 月 5 日	5.53	201	43	26	103	36.67	0.08

（梅升辉）

第三节　原发中枢神经系统淋巴瘤化疗的疗效分析

一、化疗的疗效分析

作为系统性淋巴瘤的一线化疗方案，CHOP 在 PCNSL 中的治疗效果较差，不能明显延长患者的生存期。联合应用 CHOP 方案与 WBRT，患者的生存期甚至短于单纯 WBRT。原因可能与化疗药物不能通过血脑屏障有关。基于 HD-MTX 的化疗是目前 PCNSL 的一线治疗。由于 PCNSL 瘤细胞广泛分布于脑内，化疗药物需要能够通过血脑屏障才能取得良好的效果。静脉应用 MTX 的稳定血液：脑脊液浓度比约为 30：1，静脉应用 HD-MTX（>3.0g/m^2）时，脑脊液中的药物浓度可以达到有效杀灭肿瘤细胞的水平。将药物在 3h 内静脉输入，脑脊液中药物浓度较高。大剂量甲氨蝶呤化疗可反复进行，间隔 2~3 周。

一项随机对照试验结果显示在 HD-MTX 基础上增加阿糖胞苷可以显著提高反应率及 PFS，但是不能显著延长 OS，而且明显增加 3~4 级不良反应的发生率。提示多药治疗 PCNSL 可能有较好的效果，但是需要注意不良反应的发生。另一项随机对照试验比较了在 HD-MTX 化疗基础上加或不加利妥昔单抗的治疗效果，结果显示加用利妥昔单抗并不能延长患者生存期。该研究结果不支持在 HD-MTX 化疗基础上加用利妥昔单抗。一项在老年人（>60 岁）中进行的单独的 HD-MTX 治疗 PCNSL 的研究结果表明 48% 的患者取得 CR，平均 OS 为 14.3 个月，优于单纯的 WBRT，且患者出现认知功能障碍较少。在 HD-MTX 化疗基础上加用 WBRT 可以延长 PCNSL 患者的生存期至 36 个月。HD-MTX 加用其他能够通过血脑屏障的药物，如阿糖胞苷、替尼泊苷等药物化疗，联合 WBRT 的综合治疗也取得了令人满意的效果，中位生存期可延长至 46~60 个月。表 8-3-1 对近年来的一些研究结果进行了总结。对于 HD-MTX 化疗后复发的肿瘤，如果化疗前没有接受放疗，可行 WBRT，中位生存期为 11~19 个月。如果已进行放疗，可选用其他化疗药物，如托泊替康、TMZ 或者利妥昔单抗治疗，中位生存期 4.0~10.5 个月。

表 8-3-1　基于 HD-MTX 的综合治疗效果总结

作者	年份	例数	方案	MTX 剂量	ORR	中位 PFS/个月	中位 OS/个月	神经毒性	3~4 级毒性
HD-MTX 单药									
Glass	1994	25	MTX +WBRT（30Gy）	3.5g/（m^2·21d）	88%	32	33	8%	NR
Batchelor	2003	25	MTX	8g/（m^2·14d）	74%	13	>23	5%	48%
Herrlinger	2005	37	MTX +WBRT（45Gy）	8g/（m^2·14d）	35%	10	25	20%	NR
O'Brien	2006	46	MTX+WBRT（45Gy）	1g/（m^2·7d）	95%	20	36	22%	NR
Ferreri	2009	40	MTX +WBRT（36~45Gy）	3.5g/（m^2·21d）	41%	4	10	0%	15%
Seung-Ho Yang	2009	16	MTX	8g/（m^2·10d）	57%	NR	50	NR	13%

第八章 原发中枢神经系统淋巴瘤的化学治疗

续表

作者	年份	例数	方案	MTX 剂量	ORR	中位PFS/个月	中位OS/个月	神经毒性	3~4级毒性
多药化疗									
Shah	2007	30	R-MPV+HD-AC+WBRT(23Gy)	3.5g/(m^2·14d)	93%	40.0	>37	NR	43%
Ferreri	2009	39	MTX+HD-AC +WBRT(36~45Gy)	3.5g/(m^2·21d)	69%	8	32	8%	92%
James	2013	44	MTX+T+R+E+HD-AC	8g/(m^2·14d)	77%	29	>48	0%	55%
Maher	2013	40	MTX+T+HD-AC	3g/(m^2·30d)	100%	37	64	NR	13%
Patrick	2013	52	R-MPV+WBRT(23.4Gy)+HD-AC	3.5g/(m^2·14d)	95%	40	79	NR	10%
Liren Qian	2016	19	R-IDARAM	2g/(m^2·21d)	94%	NR	NR	5%	NR
天坛医院患者	2019	110	MTX+deferred WBRT(36Gy)	5g/(m^2/4~5d)	76%	36	80	3.6%	41%

注：NR. 未报告；HD-AC. 大剂量阿糖胞苷；IT. 鞘内注射；MPV. MTX+PCZ+VCR；MT. MTX+TMZ；R. 利妥昔单抗；WBRT. 全脑放疗；R-IDARAM. 利妥昔单抗 + 柔红霉素 + 地塞米松 + 阿糖胞苷 +MTX。

二、化疗对认知功能的影响

PCNSL 患者在诊断之初，认知功能低于健康同龄人群。在多项临床研究中，表明诱导化疗可以在短期内改善患者的认知功能。在大部分未接受放疗的患者中，这种改善效果具有持续性。一项持续 12 年的回顾性研究中，仅接受化疗的患者认知功能好于治疗之前。一项关于鞘内注射 MTX 的回顾性研究结果表明，短期内患者认知功能明显改善，随访 2 年未见患者认知功能明显下降。关于大剂量化疗后行造血干细胞移植的临床研究得到了类似的结果，即短期内患者认知功能明显改善，长期随访未见认知功能的恶化。上述研究表明，PCNSL 患者中，肿瘤本身对患者的认知功能造成明显损害，化疗短期内控制肿瘤后，患者的认知功能可能得到一定程度的恢复。

三、天坛医院治疗 PCNSL 患者疗效分析

为了在患者所能耐受的情况下取得最好的疗效，我们提出了密度增强型诱导化疗方案，不增加每次剂量的情况下缩短了化疗间隔，减少化疗相关的毒性，提高患者对化疗的耐受性。2008 年 1 月至 2017 年 1 月在北京天坛医院神经外科使用该方案治疗 PCNSL 患者共 109 例。所有患者均通过立体定向活检、开颅活检或手术切除后获取病理结果进行确诊。

（一）化疗方案

109 例患者均接受了至少 1 个周期 HD-MTX 化疗。标准的化疗方案包括密度增强型诱导期、巩固期和维持期。密度增强型诱导期：每次化疗间期为 4~5d，初次给药剂量为 3.5g/m²，如果患者耐受良好，以后每次 MTX 给药剂量为 5g/m²，直到患者 CR 或者达到最大诱导化疗次数（4 次）。巩固期：每次化疗间期为 1 个月，每次的 MTX 给药剂量为 5g/m²，直到 CR，并在患者 CR 后再行巩固化疗 1

次，巩固期患者最少接受 4 次化疗。维持期：第 1 年，每次化疗间期为 3 个月，MTX 给药剂量为每次 $5g/m^2$，化疗 4 次，此后，患者每半年接受一次剂量为 $5g/m^2$ 的单药 MTX 化疗。MTX 的剂量可根据肌酐清除率进行调整，当出现 3 级以上的化疗相关毒性时，可适当延迟再次化疗至患者各项化验指标合格。对于复发的 PCNSL 患者，首先考虑再次进行密度增强型诱导化疗。

患者每次化疗均需要住院。在静脉滴注 MTX 前，需要先进行水化并且静脉滴注碳酸氢钠碱化尿液。之后患者在 4h 以内完成 MTX 输注。输注 MTX 后，患者需持续水化并维持尿液碱化 3d。化疗期间每天查血尿素氮（BUN）、肌酐、ALT、血常规和血清 MTX 浓度，监测化疗相关毒性。在输注 MTX 完成后 24h 开始亚叶酸钙解毒，一直持续到血清 MTX 浓度低于 0.05μmol/L，此时诱导期患者开始下一次的 HD-MTX 化疗，而巩固期和维护期患者则可准予出院。

（二）放疗

患者出现以下情况可以考虑放疗：①密度增强型诱导化疗后肿瘤稳定或者进展；②在巩固期进行 4 个周期化疗后肿瘤稳定或者进展；③不能耐受的化疗相关毒性。出现以上情况的患者采取总剂量为 36Gy 的 WBRT，分割成 20 次，每次剂量 1.8Gy。放射治疗前后进行增强 MRI 评估疗效。

（三）治疗效果

所有患者中位随访时间为 35 个月（3~90 个月）。109 例患者均接受至少 1 个周期的 HD-MTX 化疗。有 4 例患者由于化疗相关毒性提前终止了密度增强型诱导化疗并接受了放疗。105 例（96%）患者完成密度增强型诱导化疗，其中有 40 例患者达到 CR，44 例患者达到 PR，总反应率达 76%。密度增强型诱导化疗后有 18 例患者为 SD 或 PD，考虑这些患者对化疗敏感性较差，因此推荐进行放疗。在密度增强型诱导化疗后达到 PR 的 44 例患者中，有 24 例在巩固化疗阶段实现 CR，因此，共有 64 例患者（59%）仅通过化疗达到 CR。92 例（84%）患者通过放化疗最终达到 CR。

预后及相关因素：在随访终止时，有 28 例患者死亡，除 1 例患者死于脑积水外，其余患者均死于疾病的进展。3 年和 5 年的生存率分别为 69.8% 和 57.6%。中位 OS 和 PFS 分别为 80 个月（95% *CI* 未达到）和 36 个月（95% *CI* 20.8~51.2 个月）。Kaplan-Meier 单因素分析显示，通过化疗后达到 CR 的患者与化疗后未达到 CR 的相比预后更佳（P=0.001）。中位 OS 分别为 81 个月（95% *CI* 39.6~122.4 个月）和 44 个月（95% *CI* 20.0~68.1 个月），中位 PFS 分别为 43 个月（95% *CI* 21.4~64.6 个月）和 19 个月（95% *CI* 6.2~31.7 个月）。年龄小于 60 岁者较 60 岁以上者预后更佳（P=0.03），其中位 OS 分别为未达到和 36 个月（95% *CI* 18.6~53.6 个月），中位 PFS 分别为 56.2 个月（95% *CI* 30.0~83.4 个月）和 20 个月（95% *CI* 12.0~27.9 个月）（表 8-2-4）。在多因素分析中通过化疗后达到 CR 仍是预后较佳的相关因素，风险比为 3.314（95% *CI* 1.382~6.476，P=0.002）。在 88 例达到 CR 的患者当中，有 34 例出现肿瘤复发。对于复发患者，可再次应用密度增强型诱导化疗方案进行拯救性化疗。在拯救性化疗后，有 11 例患者再次获得 CR，9 例患者带病生存，14 例患者死于肿瘤进展。对于出现复发的患者。中位 PFS 为 16 个月（95% *CI* 9.8~22.2 个月）。

（四）放化疗相关毒性反应

患者对密度增强型诱导化疗一般耐受性良好。共 45 例患者（41%）出现 3 级以上化疗相关毒性反应，其中白细胞减少、中性粒细胞减少、血小板减少、贫血分别为 10 例（9.2%）、10 例（9.2%）、11 例（10%）、3 例（2.8%）。有 7 例（6.4%）患者在化疗过程当中出现 3 级以上的 GPT 升高，1 例（0.9%）患者出现严重肺部感染。化疗相关的毒性可耐受。共有 50 例(45%)患者接受放疗,4 例出现了放疗相关的白质脑病。白质脑病患者的生活质量明显下降,生活不能自理。

由于 PCNSL 的低发病率以及化疗方案的多样性,使得 PCNSL 的标准治疗方案目前尚未确定。外周淋巴瘤的标准治疗 CHOP 方案已被证实在 PCNSL 患者当中无效。MTX 目前已被用作 PCNSL 患者治疗的最主要用药。为了提高对患者的治疗效果,通常将 MTX 与其他化疗药物联合应用,其中包括利妥昔单抗、阿糖胞苷、TMZ 等。然而,多药的联合化疗方案与 HD-MTX 单药化疗相比并未明显延长患者 OS,反而多药联合化疗的化疗相关的毒性会明显增加。同时,由于 MTX 给药剂量以及给药间隔的不同,患者治疗的效果以及化疗的耐受性各异,所以目前最佳的 MTX 给药剂量和给药间隔仍有待进一步研究。相关的药代动力学研究已经表明 MTX 血药浓度 - 时间曲线下面积(AUC)是影响 PCNSL 患者对治疗的反应性的重要因素。因此,在短时间内给予密集的化疗可以减少化疗间期肿瘤生长,并且增加 AUC,提高患者对化疗的反应性。基于这一假说,我们对 PCNSL 患者进行密度增强型诱导化疗。在诱导期,只要患者耐受良好,一般化疗间隔为 4~5d,相对于其他机构的化疗方案明显缩短了化疗间隔。HD-MTX 的密度增强型化疗后有 36% 的 PCNSL 患者可以达到 CR,总有效率可达 76%。有 53% 的患者可以通过单纯化疗达到 CR。长期随访观察过程当中,所有患者的中位 OS 为 80 个月,中位 PFS 为 36 个月,明显长于其他机构的不同治疗方案的效果。

对化疗的安全性的顾虑一直限制着人们对 MTX 的使用过程中剂量的提高。各机构 MTX 的给药剂量各异(1~8g/m^2)。在本项研究当中,在进行密度增强型诱导化疗期间,我们首先采取 3.5g/m^2 的剂量,以观察患者对化疗的耐受性,如果患者耐受良好,则 MTX 的剂量增加至 5g/m^2。由于谨慎地逐步增加剂量,本研究中患者一般具有较好耐受性。在化疗过程当中出现的 3 级或 4 级化疗相关毒性主要为骨髓抑制和 GPT 升高,化疗相关毒性一般是可以耐受的,并且停药后可逆转。所有患者在治疗过程中未观察到化疗相关毒性反应引起的死亡。

虽然 PCNSL 患者对放疗具有较高的反应率,但是考虑到放疗的疗效往往不能持久并且放疗容易导致放疗相关神经毒性,放疗的应用一般被延迟,特别是对于老年患者。

Matthias 等报道了对 81 例 PCNSL 患者进行 MTX 联合利妥昔单抗进行化疗的治疗效果,化疗过程中达到 CR 的患者具有较长的中位 PFS 和 OS。这一结果表明,对化疗的反应性是影响患者预后的重要因素,与我们的经验一致。这些研究表明 PCNSL 患者之间存在异质性,不同患者对相同药物的反应性存在差异。将来,随着人们认识的不断深入,对 PCNSL 患者的遗传和药物代谢基础相关研究的深入,可能有助于对患者进行个性化治疗。

尽管 PCNSL 患者对化疗反应较好,但是仍有相当比例的患者可出现肿瘤复发。目前复发的 PCNSL 患者的治疗选择十分有限,尚无标准的二线治疗方案。TMZ、培美曲塞、苯达莫司汀等药物的应用也仅能使患者获得 2~7 个月的 PFS。我们的经验表明,对于复发的 PCNSL 患者,仍然考虑再次进行 HD-MTX 的密度增强型诱导化疗,复发患者的中位 PFS 可达 16 个月。这一结果表明,复发的 PCNSL 患者仍可以从 HD-MTX 的密度增强型诱导化疗中获益,HD-MTX 的密度增强型化疗并未使敏感患者产生耐药性,其对 MTX 仍然具有较高的敏感性,而一些二线化疗药物可以作为重复 MTX 治疗失败后的用药。

(曾 春)

参考文献

[1] 崔向丽, 林松, 朱乐亭, 等. 大剂量甲氨蝶呤治疗原发性中枢神经系统淋巴瘤的血药浓度监测及不良反应分析 [J]. 中国临床药理学杂志, 2011, 137 (3): 218-222.

[2] 徐蕊, 王捷, 李静, 等. 大剂量甲氨蝶呤治疗淋巴系统肿瘤的药物不良反应影响因素分析 [J]. 中国临床药理学杂志, 2017, 33 (22): 2239-2242.

[3] 王轶睿, 王捷, 安琳娜, 等. 甲氨蝶呤化疗常见不良反应的影响因素分析 [J]. 中国临床药理学杂志, 2016, 32 (2): 138-140.

[4] CHOI Y J, PARK H, LEE J S, et al. Methotrexate elimination and toxicity: MTHFR 677C>T polymorphism in patients with primary CNS lymphoma treated with high-dose methotrexate [J]. Hemat Oncol, 2017, 35(4): 504-509.

[5] 陈洋, 夏江宝, 何晓东, 等. MTHFR 基因多态性在 MTX 治疗急性淋巴细胞白血病过程中毒性反应的 Meta 分析 [J]. 中华疾病控制杂志, 2015, 19 (8): 811-814.

[6] LOPEZ-LOPEZ E, MARTINGUERRERO I, BALLESTEROS J, et al. A systematic review and meta-analysis of MTHFR poly-morphisms in methotrexate toxicity prediction in pediatric acute lymphoblastic leukemia [J]. Pharmacogenomics J, 2013, 13 (6): 498-506.

[7] YAO P L, HE X, ZHANG R, et al. The influence of MTHFR genetic polymorphisms on adverse reactions after methotrexate in patients with hematological malignancies: A meta-analysis [J]. Hematology, 2019, 24 (1): 10-19.

[8] FISCHER L, THIEL E, KLASEN H, et al. Prospective trial on topotecan salvage therapy in primary CNS lymphoma [J]. Ann Oncol, 2006, 17(7): 1141-1145.

[9] VOLOSCHIN A D, BETENSKY R, WEN P Y, et al. Topotecan as salvage therapy for relapsed or refractory primary central nervous system lymphoma [J]. J Neurooncol, 2008, 86(2): 211-215.

[10] ARELLANO-RODRIGO E, LOPEZ-GUILLERMO A, BESSELL E M, et al. Salvage treatment with etoposide (VP-16), ifosfamide and cytarabine (Ara-C) for patients with recurrent primary central nervous system lymphoma [J]. Eur J Haematol, 2003, 70(4): 219-224.

[11] HERRLINGER U, BRUGGER W, BAMBERG M. PCV salvage chemotherapy for recurrent primary CNS lymphoma [J]. Neurology, 2000, 54(8): 1707-1708.

[12] SOUSSAIN C, HOANG-XUAN K, TAILLANDER L, et al. Intensive chemotherapy followed by hematopoietic stem-cell rescue for refractory and recurrent primary CNS and intraocular lymphoma: Societe Francaise de Greffe de Moelle Osseuse-Therapie Cellulaire [J]. J Clin Oncol, 2008, 26 (15): 2512-2518.

[13] HAN S, WANG M, LIU B, et al. Pemetrexed for primary central nervous system lymphoma in the elderly [J]. Clin Transl Oncol, 2015, 18 (2): 138-143.

[14] WHIRL-CARRILLO M, MCDONAGH E M, HEBERT J M, et al. Pharmacogenomics knowledge for personalized medicine [J]. Clin Pharmacol Ther, 2012, 92 (4): 414-417.

[15] MIKKELSEN T S, THORN C F, YANG J J, et al. PharmGKB summary: Methotrexate pathway [J]. Pharmacogenet Genomics, 2011, 21 (10): 679-686.

[16] MAZALEUSKAYA L L, THEKEN K N, GONG L, et al. PharmGKB summary: Ibuprofen pathways [J]. Pharmacogenet Genomics, 2015, 25 (2): 96-106.

[17] ZHANG W, ZHANG Q, TIAN X, et al. Population pharmacokinetics of high-dose methotrexate after intravenous administration in Chinese osteosarcoma patients from a single institution [J]. Chin Med J (Engl), 2015, 128 (1): 111-118.

[18] MIN Y, QIANG F, PENG L, et al. High dose methotrexate population pharmacokinetics and Bayesian estimation in patients with lymphoid malignancy [J]. Biopharm Drug Dispos, 2009, 30 (8): 437-447.

[19] FUKUHARA K, IKAWA K, MORIKAWA N, et al. Population pharmacokinetics of high-dose methotrexate in Japanese adult patients with malignancies: A concurrent analysis of the serum and urine concentration data [J]. J Clin

Pharm Ther, 2008, 33 (6): 677-684.

[20] DUPUIS C, MERCIER C, YANG C, et al. High-dose methotrexate in adults with osteosarcoma: A population pharmacokinetics study and validation of a new limited sampling strategy [J]. Anticancer Drugs, 2008, 19 (3): 267-273.

[21] COLOM H, FARRE R, SOY D, et al. Population pharmacokinetics of high-dose methotrexate after intravenous administration in pediatric patients with osteosarcoma [J]. Ther Drug Monit, 2009, 31 (1): 76-85.

[22] KIM I W, YUN H Y, CHOI B, et al. ABCB1 C3435T genetic polymorphism on population pharmacokinetics of methotrexate after hematopoietic stem cell transplantation in Korean patients: A prospective analysis [J]. Clin Ther, 2012, 34 (8): 1816-1826.

[23] NADER A, ZAHRAN N, ALSHAMMAA A, et al. Population pharmacokinetics of intravenous methotrexate in patients with hematological malignancies: Utilization of routine clinical monitoring parameters [J]. Eur J Drug Metab Pharmacokinet, 2017, 42 (2): 221-228.

[24] MEI S, LI X, JIANG X, et al. Population pharmacokinetics of high-dose methotrexate in patients with primary central nervous system lymphoma [J]. J Pharm Sci, 2018, 107 (5): 1454-1460.

[25] REISS S N, BUIE L W, ADEL N, et al. Hypoalbuminemia is significantly associated with increased clearance time of high dose methotrexate in patients being treated for lymphoma or leukemia [J]. Ann Hematol, 2016, 95 (12): 2009-2015.

[26] JOERGER M, HUITEMA A D, KRAHENBUHL S, et al. Methotrexate area under the curve is an important outcome predictor in patients with primary CNS lymphoma: A pharmacokinetic-pharmacodynamic analysis from the IELSG no. 20 trial [J]. Br J Cancer, 2010, 102 (4): 673-677.

[27] HEGYI M, GULACSI A, CSAGOLY E, et al. Clinical relations of methotrexate pharmacokinetics in the treatment for pediatric osteosarcoma [J]. J Cancer Res Clin Oncol, 2012, 138 (10): 1697-1702.

[28] HOLMBOE L, ANDERSEN A M, MORKRID L, et al. High dose methotrexate chemotherapy: Pharmacokinetics, folate and toxicity in osteosarcoma patients [J]. Br J Clin Pharmacol, 2012, 73 (1): 106-114.

[29] YANG Y, WANG X, TIAN J, et al. Renal function and plasma methotrexate concentrations predict toxicities in adults receiving high-dose methotrexate [J]. Med Sci Monit, 2018, 24: 7719-7726.

[30] TSURUSAWA M, GOSHO M, MORI T, et al. Statistical analysis of relation between plasma methotrexate concentration and toxicity in high-dose methotrexate therapy of childhood non Hodgkin lymphoma [J]. Pediatr Blood Cancer, 2015, 62 (2): 279-284.

[31] PARK J A, SHIN H Y. Influence of genetic polymorphisms in the folate pathway on toxicity after high-dose methotrexate treatment in pediatric osteosarcoma [J]. Blood Res, 2016, 51 (1): 50-57.

[32] CSORDAS K, HEGYI M, EIPEL O T, et al. Comparison of pharmacokinetics and toxicity after high-dose methotrexate treatments in children with acute lymphoblastic leukemia [J]. Anticancer Drugs, 2013, 24 (2): 189-197.

[33] FABRESSE N, DEVICTOR B, PISSIER C, et al. Plasma 7-hydroxymethotrexate levels versus methotrexate to predict delayed elimination in children receiving high-dose methotrexate [J]. Ther Drug Monit, 2018, 40 (1): 76-83.

[34] SHKALIM-ZEMER V, ASH S, TOLEDANO H, et al. Highly effective reduced toxicity dose-intensive pilot protocol for non-metastatic limb osteogenic sarcoma (SCOS 89)[J]. Cancer Chemother Pharmacol, 2015, 76 (5): 909-916.

[35] KIRKWOOD J M, CANELLOS G P, ERVIN T J, et al. Increased therapeutic index using moderate dose methotrexate and leucovorin twice weekly vs. weekly high dose methotrexate-leucovorin in patients with advanced squamous carcinoma of the head and neck: A safe new effective regimen [J]. Cancer, 1981, 47 (10): 2414-2421.

[36] VAISHNAVI K, BANSAL D, TREHAN A, et al. Improving the safety of high-dose methotrexate for children with hematologic cancers in settings without access to MTX levels using extended hydration and additional leucovorin [J]. Pediatr Blood Cancer, 2018, 65 (12): e27241.

[37] BEHERA D, PATTEM RGUDI G. Effect of commonly used organic solvents on aldehyde oxidase-mediated vanillin, phthalazine and methotrexate oxidation in human, rat and mouse liver subcellular fractions [J]. Xenobiotica, 2014, 44 (8): 722-733.

[38] WEIGERT J, NEUMEIER M, BAUER S, et al. Small-interference RNA-mediated knock-down of aldehyde oxidase 1 in 3T3-L1 cells impairs adipogenesis and adiponectin release [J]. FEBS Lett, 2008, 582 (19): 2965-2972.

[39] FOTOOHI A K, ALBERTIONI F. Mechanisms of antifolate resistance and methotrexate efficacy in leukemia

cells [J]. Leuk Lymphoma, 2008, 49 (3): 410-426.

[40] MEI S, SHI X, DU Y, et al. Simultaneous determination of plasma methotrexate and 7-hydroxy methotrexate by UHPLC-MS/MS in patients receiving high-dose methotrexate therapy [J]. J Pharm Biomed Anal, 2018, 158: 300-306.

[41] SCHOFIELD R C, RAMANATHAN L V, MURATA K, et al. Development and validation of a turbulent flow chromatography and tandem mass spectrometry method for the quantitation of methotrexate and its metabolites 7-hydroxy methotrexate and DAMPA in serum [J]. J Chromatogr B Analyt Technol Biomed Life Sci, 2015, 1002: 169-175.

[42] KLAPKOVA E, KUKACKA J, KOTASKA K, et al. The influence of 7-OH methotrexate metabolite on clinical relevance of methotrexate determination [J]. Clin Lab, 2011, 57 (7-8): 599-606.

[43] JACOBS S A, STOLLER R G, CHABNER B A, et al. 7-Hydroxymethotrexate as a urinary metabolite in human subjects and rhesus monkeys receiving high dose methotrexate [J]. J Clin Invest, 1976, 57 (2): 534-538.

[44] ASSARAF Y G. Molecular basis of antifolate resistance [J]. Cancer Metastasis Rev, 2007, 26 (1): 153-181.

[45] GORLICK R, GOKER E, TRIPPETT T, et al. Intrinsic and acquired resistance to methotrexate in acute leukemia [J]. N Engl J Med, 1996, 335 (14): 1041-1048.

[46] TAKAHASHI C, KANEKO Y, OKANO Y, et al. Association of erythrocyte methotrexate-polyglutamate levels with the efficacy and hepatotoxicity of methotrexate in patients with rheumatoid arthritis: A 76-week prospective study [J]. RMD Open, 2017, 3 (1): e000363.

[47] FISCHER M, SIVA S, COOK G K, et al. Methotrexate polyglutamate monitoring in patients with Crohn's disease [J]. Clin Pharmacol Drug Dev, 2017, 6 (3): 240-245.

[48] SANDHU A, DHIR V, BHATNAGAR A, et al. High methotrexate triglutamate level is an independent predictor of adverse effects in asian Indian Rheumatoid Arthritis Patients: A preliminary study [J]. Ther Drug Monit, 2017, 39 (2): 157-163.

[49] MOHAMED H J, SORICH M J, KOWALSKI S M, et al. The role and utility of measuring red blood cell methotrexate polyglutamate concentrations in inflammatory arthropathies: A systematic review [J]. Eur J Clin Pharmacol, 2015, 71 (4): 411-423.

[50] GOODMAN S. Measuring methotrexate polyglutamates [J]. Clin Exp Rheumatol, 2010, 28 (5): S24-S26.

[51] MASSON E, RELLING M V, SYNOLD T W, et al. Accumulation of methotrexate polyglutamates in lymphoblasts is a determinant of antileukemic effects in vivo: A rationale for high-dose methotrexate [J]. J Clin Invest, 1996, 97 (1): 73-80.

[52] NERSTING J, NIELSEN S N, GRELL K, et al. Methotrexate polyglutamate levels and co-distributions in childhood acute lymphoblastic leukemia maintenance therapy [J]. Cancer Chemother Pharmacol, 2019, 83 (1): 53-60.

[53] SHINOJIMA N, FUJIMOTO K, MAKINO K, et al. Clinical significance of polyglutamylation in primary central nervous system lymphoma [J]. Acta Neuropathologica Communications, 2018, 6: 15.

[54] KORELL J, DUFFULL S B, DALRYMPLE J M, et al. Comparison of intracellular methotrexate kinetics in red blood cells with the kinetics in other cell types [J]. Br J Clin Pharmacol, 2014, 77 (3): 493-497.

[55] MEI S, ZHU L, LI X, et al. UPLC-MS/MS analysis of methotrexate in human plasma and comparison with the fluorescence polarization immunoassay [J]. Anal Sci, 2017, 33 (6): 665-670.

[56] KUMAR V S, LAW T, KELLOGG M. Liquid chromatography-tandem mass spectrometry (LC-MS-MS) method for monitoring methotrexate in the setting of carboxypeptidase-G2 therapy [J]. Methods Mol Biol, 2010, 603: 359-363.

[57] OUDART J B, MARQUET B, FELIU C, et al. Analytical interference in the therapeutic drug monitoring of methotrexate [J]. Ann Biol Clin (Paris), 2016, 74 (3): 333-337.

[58] BOUQUIÉ R, DESLANDES G, BERNÁLDEZ B N, et al. A fast LC-MS/MS assay for methotrexate monitoring in plasma: Validation, comparison to FPIA and application in the setting of carboxypeptidase therapy [J]. Analytical Methods, 2013, 6 (1): 178-186.

[59] HOWARD S C, MCCORMICK J, PUI C H, et al. Preventing and managing toxicities of high-dose methotrexate [J]. Oncologist, 2016, 21 (12): 1471-1482.

[60] RA E, MEHTA A, CLONEY M, et al. Craniotomy and survival for primary central nervous system lymphoma [J]. Neurosuegery, 2019, 84: 1-9.

[61] ABREY L E, BATCHELOR T T, FERRERIA J M, et al. Report of an international workshop to standardize baseline

evaluation and response criteria for primary central nervous system lymphoma [J]. J Clin Oncol, 2005, 23: 5034-5043.

[62] ELDER J B, CHEN T C. Surgical interventions for primary central nervous system lymphoma [J]. Neurosurg Focus, 2006, 21: E13.

[63] WELLER M. Glucocorticoid treatment of primary CNS lymphoma [J]. Journal of Neuro-Oncology, 1999, 43 (3): 237-239.

[64] NELSON D F. Radiotherapy in treatment of primary cerebral lymphoma [J]. J Neuro-oncol, 1999, 43: 241-247.

[65] MEAD G M, BLEEHEN N M, GREGOR A, et al. A medical research council randomized trial in patients with primary cerebral non-Hodgkin lymphoma: Cerebral radiotherapy with and without cyclophosphamide, doxorubicin, vincristine, and prednisone chemotherapy [J]. Cancer, 2000, 89 (6): 1359-1370.

[66] HIRAGA S, ARITA N, OHNISHI T, et al. Rapid infusion of high dose methotrexate resulting in enhanced penetration into CSF and intensified tumour response in PCNSL [J]. J Neurosurgery, 1999, 91 (2): 221-230.

[67] HOANG-XUAN K, TAILLANDIER L, CHINOT O, et al. Chemotherapy alone as initial treatment for primary CNS lymphoma in patients older than 60 years: A multicenter phase Ⅱ study (26952) of the European Organization for Research and Treatment of Cancer Brain Tumor Group [J]. J Clin Oncol, 2003, 21(14): 2726-2731.

[68] O'BRIEN P, ROOS D, PRATT G, et al. Phase Ⅱ multicentre study of brief single agent methotrexate followed by irradiation in primary CNS lymphoma [J]. J Clin Oncol, 2000, 18 (3): 519-526.

[69] POORTMANS P M, KLUIN-NELEMANS H C, HAAXMA-REICHE H, et al. European Organization for Research and Treatment of Cancer Lymphoma Group. High-dose methotrexate-based chemotherapy followed by consolidating radiotherapy in non-AIDS-related primary central nervous system lymphoma: European Organization for Research and Treatment of Cancer Lymphoma Group Phase Ⅱ Trial 20962 [J]. J Clin Oncol, 2003, 21 (4): 4483-4488.

[70] HERRLINGER U, KUKER W, UHI M, et al. NOA-03 trial of high-dose MTX in primary central nervous system lymphoma: Final report [J]. Ann Neurol, 2005, 57 (6): 843-847.

[71] RENI M, ZAJA F, MASON W, et al. Temozolomide as salvage treatment in primary brain lymphomas [J]. Br J Cancer, 2007, 96 (6): 864-867.

[72] MATHEW B S, CARSON K A, GROSSMAN S A. Initial response to glucocorticoids: A potentially important prognostic factor in patients with primary CNS lymphoma [J]. Cancer, 2006, 16: 383-387.

[73] BESSELL E M, LOPEZ-GUILLERMO A, VILLA S, et al. Importance of radiotherapy in the outcome of patients with primary CNS lymphoma: An analysis of the CHOD/BVAM regimen followed by two different radiotherapy treatments [J]. J Clin Oncol, 2002, 20 (1): 231-236.

[74] PELS H, SCHMIDT-WOLF I G, GLASMACHER A, et al. Primary central nervous system lymphoma: Results of a pilot and phase Ⅱ study of systemic and intraventricular chemotherapy with deferred radiotherapy [J]. J Clin Oncol, 2003, 21 (4): 4489-4495.

[75] GAVRILOVIC I T, HORMIGO A, YAHALOM J, et al. Long-term follow-up of high-dose methotrexate-based therapy with and without whole brain irradiation for newly diagnosed primary CNS lymphoma [J]. J Clin Oncol, 2006, 24 (28): 4570-4574.

[76] GERSTNER E R, CARSON K A, GROSSMAN S A, et al. Long-term outcome in PCNSL patients treated with high-dose methotrexate and deferred radiation [J]. Neurology, 2008, 70 (5): 401-402.

第九章 原发中枢神经系统淋巴瘤的靶向免疫治疗

第一节 概 述

20 世纪 90 年代以来以大剂量甲氨蝶呤（high-dose methotrexate，HD-MTX）为基础的化疗方案使原发中枢神经系统淋巴瘤（primary central nervous system lymphoma，PCNSL）患者的中位生存期达到 21~51 个月。但是，在 PCNSL 确诊后的 2 年内有 35%~60% 的患者复发，复发患者的预后差，尽管经过积极的二线治疗，其中位生存期只有 8~18 个月。在存活超过 5 年的患者中，大约 50% 的病例在确诊后的 5~13 年内仍可能出现复发。并且，在接受 MTX 为基础的标准治疗的患者中，有 10%~15% 出现耐药成为难治者。目前在复发或难治性 PCNSL（recurrence/refractory PCNSL，R/R PCNSL）挽救治疗中，单药治疗或联合治疗已应用于临床研究，虽然疗效各有不同，但大部分患者并未从中明显获益，目前尚无标准的挽救治疗方案。

R/R PCNSL 患者的治疗仍然具有挑战性。随着对 PCNSL 的病理生理学理解的深入，靶向治疗、免疫治疗逐渐被用于挽救治疗的临床试验中，均显示了良好的临床反应。其中一些药物已经被纳入 NCCN 治疗 R/R PCNSL 的指南中，结合靶向治疗、免疫治疗的个性化治疗具有较好的临床应用前景，对于不能耐受化疗方案毒性反应的老年或虚弱患者也是很好的选择。

靶向治疗是指在细胞分子水平上，针对已经明确的致癌位点来设计相应的治疗药物。该致癌位点可以是肿瘤细胞内部的一个蛋白分子，也可以是一个基因片段。当药物进入体内后，会特异性地选择性结合致癌位点，产生特异性杀伤肿瘤的效果，而不会对肿瘤周围正常组织细胞产生杀伤作用。目前针对 PCNSL 肿瘤生物学的靶向治疗主要包括抗 CD20 的嵌合单克隆抗体、布鲁顿酪氨酸激酶（Brutons's tyrosine kinase，BTK）小分子抑制剂、磷酸肌醇 -3 激酶 / 蛋白激酶 B/ 西罗莫司（雷帕霉素）信号通路（PI3K/AKT/mTOR）抑制剂及 BCL-6 和 BCL-2 抑制剂等。

免疫治疗是通过恢复机体的抗肿瘤免疫反应，从而控制及清除肿瘤的一种治疗方法。针对

PCNSL 的免疫疗法主要包括免疫检查点抑制剂、免疫调节剂(immunomodulatory drugs,IMiDs)、嵌合抗原受体 T 细胞(chimeric antigen receptor T-cell immunotherapy,CAR-T)治疗等。

(林 松 崔 勇 杨传维)

第二节 原发中枢神经系统淋巴瘤靶向治疗

一、第一代 CD20 单抗——利妥昔单抗

1. **药物基本特征** 利妥昔单抗是一种抗 CD20 的嵌合单克隆抗体,可以明显提高 CD20 阳性的系统性非霍奇金淋巴瘤和 PCNSL 患者的生存期。静脉滴注利妥昔单抗的清除半衰期为 14~21d。由于分子量大,比较难通过血脑屏障,研究显示,静脉滴注结束后 24h 脑脊液中药物浓度为血液中的 0.1%。利妥昔单抗可与 MTX 联合用于 PCNSL 的初始诱导治疗,也可以与替莫唑胺等化疗药物联合用于巩固化疗或 R/R PCNSL 的治疗。

2. **作用机制** 利妥昔单抗能特异性地与跨膜抗原 CD20 结合。CD20 抗原位于前 B 和成熟 B 淋巴细胞的表面,而造血干细胞、正常浆细胞或其他正常组织不表达 CD20。95% 以上的 B 细胞性非霍奇金淋巴瘤细胞表达 CD20。抗原抗体结合后,CD20 不会发生内在化或从细胞膜上脱落进入周围的环境。CD20 不以游离抗原的形式在血浆中循环,因此不可能与抗体竞争性结合。利妥昔单抗与 B 细胞上的 CD20 抗原结合后,启动介导 B 细胞溶解的免疫反应。B 细胞溶解的可能机制包括:补体依赖的细胞毒作用(CDC),抗体依赖细胞的细胞毒作用(ADCC)。

3. **基因多态性与耐药性的关系** 基于遗传同源性,存在 3 类 FcgR(FcgR1/CD64、FcgR2/CD32 和 FcgR3/CD16)。每种类型均由位于 1 号染色体长臂相同区域的特定基因编码。每种 FcgR 具有数种紧密相关的基因,它们具有不同的细胞类型特异性表达模式:*FCGR1A*、*FCGR1B*、*FCGR1C*,以及 *FCGR2A*、*FCGR2B1*、*FCGR2B2*、*FCGR2B3*、*FCGR2C*、*FCGR3A* 和 *FCGR3B*。在一项对 87 例接受利妥昔单抗治疗的滤泡性淋巴瘤患者的研究中,*FCGR3A 158 V/V* 患者对利妥昔单抗治疗的反应率更高。这项研究发现,不同表达模式患者的 2 年无进展生存期(progression free survival,PFS)有显著差异,*FCGR3A 158 V/V* 患者为 45%,*FCGR3A 158 V/F* 或 *F/F* 患者为 14%(*V/F* 为 12%,*F/F* 为 16%)。也就是说,对 *FCGR3A* 的 V 等位基因纯合的患者对利妥昔单抗治疗的反应率更高。此外,对利妥昔单抗联合化疗治疗的滤泡性淋巴瘤患者的回顾性研究发现,FCGR3A 158 V/V 基因型患者的总生存期得到改善。与 *F/F* 基因型相比,具有至少一个 *FCGR3A V* 等位基因的患者与总体生存期的改善相关(P=0.042)。但是并非所有研究都显示 FcgR 的单核酸多态性(SNP)与利妥昔单抗治疗的临床反应之间存在显著相关性。尽管一些针对淋巴瘤的小型研究表明 FcgR 多态性可用于预测对单药利妥昔单抗的反应,并且均显示出相同的有利基因型,但所有分析均未显示基于 FcgR 基因型的研究在统计学上具有不同的 PFS。一些较大的研究考察了 FcgR 基因多态性对滤泡性淋巴瘤和利妥昔单抗联合化学疗法治疗的慢性淋巴细胞白血病(chronic lymphocytic leukemia,CLL)患者结局的影响,结果表

明 FcgR 基因型与反应率或结果之间无关联。有证据表明，影响 CDC 的 SNP 也可以通过对 CDC 的直接影响或通过干扰 ADCC 间接预测利妥昔单抗反应。在一项回顾性研究中，C1qA276 中的纯合 A SNP 也与 R-CHOP 治疗的弥漫大 B 细胞淋巴瘤患者的总体生存率改善相关。但效应器机制尚不清楚，需要进一步验证。最近的一项研究发现，与补体调节蛋白（如 CFHR1 和 CFHR3）的表达减少相关的 SNP 与患者预后相关。

4. **不良反应** 严重的不良反应主要包括以下几种。

（1）输液反应：注射利妥昔单抗注射液（美罗华）可能导致严重的输液反应，包括致命性反应。注射利妥昔单抗注射液后 24h 内曾发生死亡事件。大约 80% 的致命性输液反应与首次输注有关。应对患者进行密切监测。发生严重反应者应停止利妥昔单抗注射液输液并对 3 级或 4 级输液反应提供药物治疗。

（2）严重的皮肤反应：接受利妥昔单抗注射液治疗的患者可能发生严重，甚至致命性皮肤反应。

（3）乙型肝炎病毒（HBV）再激活：接受利妥昔单抗注射液治疗的患者可能发生乙型肝炎病毒再激活，在某些情况下导致急性重型肝炎、肝衰竭和死亡。治疗开始前，应对患者进行乙型肝炎病毒的筛选，治疗期间和治疗后进行监测。当出现乙型肝炎病毒再激活时，应停止利妥昔单抗注射液及伴随药物的治疗。

（4）进行性多灶性白质脑病（progressive multifocal leukoencephalopathy，PML）：接受利妥昔单抗注射液治疗的患者可能发生致命性 PML。常见的不良反应还有感染、骨髓移植、免疫系统疾病、精神疾病、耳鸣、耳痛、心脏毒性等。

5. **利妥昔单抗与其他药物的相互作用** 目前，有关利妥昔单抗与其他药物可能发生的相互作用的资料十分有限。35 种可能与利妥昔单抗发生相互作用的药物及其处理列于表 9-2-1。

表 9-2-1 35 种可能与利妥昔单抗发生相互作用的药物

合并用药	相互作用	处理
阿达木单抗 赛妥珠单抗 地诺单抗	增加严重的潜在的危及生命的感染风险	如果出现感染的体征和症状，如发热、发冷、腹泻、喉咙痛、肌肉疼痛、呼吸急促、痰中有血、体重减轻、皮肤发红或发炎、身体酸痛、排尿时疼痛，请立即联系医生
卡介苗	可能会继发卡介苗感染或者疫苗效力下降	如果近期接种卡介苗，利妥昔单抗治疗时间延迟至几周后
贝利尤单抗	可能会增强生物疾病修饰抗风湿药（DMARD）的免疫抑制作用	避免合并
改变生物疾病的抗风湿药（DMARD）	可能会增强其他改变生物疾病的抗风湿药（DMARD）的免疫抑制作用	避免合并
氯霉素（眼科）	可能增强本药骨髓抑制的不良反应 / 毒性作用	监测治疗
克拉屈滨	可能会增强本药免疫抑制和骨髓移植的不良反应	避免合并

续表

合并用药	相互作用	处理
氯氮平	骨髓抑制药可能会增强氯氮平不良反应和毒性作用。具体而言，中性白细胞减少症的风险可能会增加	监测治疗
球虫科皮肤炎测试	本药可能会降低球虫科皮肤炎测试的诊断作用	监测治疗
去铁酮	本药可增强去铁酮的中性粒细胞减少作用。管理：尽可能避免同时使用去铁酮和骨髓抑制药。如果无法避免这种组合，则应更密切地监测中性粒细胞的绝对计数	考虑调整方案
地吡酮	可能增强本药的不良反应和毒性作用。具体而言，粒细胞缺乏症和全血细胞减少的风险可能增加	避免合用
紫锥菊	可能会降低本药的治疗效果。管理：考虑在接受治疗性免疫抑制药的患者中避免紫锥菊。如果同时使用，请在同时使用时监测免疫抑制药的药效降低	考虑修改疗法
芬戈莫德	本药可能会增强芬戈莫德的免疫抑制作用。处理：尽可能避免同时将芬戈莫德和其他免疫抑制药同时使用。如果联合使用，请密切监测患者的免疫抑制作用（例如感染）	考虑修改方案
依尼珠单抗	可能会增强本药的免疫抑制作用	监测治疗
来氟米特	本药可能会增强来氟米特的不良反应/毒性作用。具体地，血液毒性例如全血细胞减少症、粒细胞缺乏症和/或血小板减少症的风险可能增加。管理：考虑在接受其他免疫抑制药的患者中不使用来氟米特负荷剂量。同时接受来氟米特和另一种免疫抑制药的患者应每月至少监测一次骨髓抑制	考虑修改方案
美沙拉敏	可能会增强本药的骨髓抑制作用	监测治疗
那他珠单抗	本药可能会增强那他珠单抗的不良反应。并发感染的风险可能会增加	避免合并
纳武利尤单抗	本药可能会削弱纳武利尤单抗的治疗效果。处理：在开始尼古拉单抗之前，避免使用免疫抑制药（包括全身性皮质类固醇）。给予纳武利尤单抗后使用免疫抑制药（例如，用于免疫相关毒性）不太可能影响纳武利尤单抗的疗效	考虑修改方案
奥瑞珠单抗	可能会增强本药的免疫抑制作用	监测治疗
奥扎莫德	本药可能会增强奥扎莫德的免疫抑制作用	监测治疗
吡多莫德	本药可能会降低吡多莫德的治疗效果	监测治疗
吡美莫司	可能会增强本药的不良反应/毒性作用	避免合并
丙嗪	可能增强本药的骨髓抑制作用	监测治疗
罗氟司特	可能会增强本药的免疫抑制作用。推荐同时使用罗氟司特和免疫抑制药。吸入或短期服用皮质类固醇不太可能出现问题	考虑修改疗法
西尼莫德	本药可能会增强西尼莫德的免疫抑制作用	监测治疗
天花和猴痘疫苗（实时）	本药可能会削弱天花和猴痘疫苗（实时）的预防治疗效果	监测治疗
他克莫司（局部用药）	可能会增强本药的不良反应/毒性作用	避免合并
特莫替德	本药可能会削弱特莫替米的治疗作用	监测治疗
曲妥珠单抗	可能增强本药的中性粒细胞减少作用	监测治疗

续表

合并用药	相互作用	处理
灭活疫苗	本药可能会降低灭活疫苗的预防效果。处理：疫苗功效可能降低。在开始使用本药之前至少 2 周完成所有适合年龄的疫苗接种。如果在本药治疗期间进行了疫苗接种，请在本药停用后至少 3 个月重新接种疫苗	考虑修改方案
活疫苗	本药可能会增强活疫苗的不良反应和毒性作用。本药可能会削弱活疫苗的治疗效果。管理：避免将活疫苗与本药一起使用；本药输注后至少 3 个月内不应给予减毒活疫苗。例外：天花和猴痘疫苗（活疫苗）	避免同时使用

6. **临床应用**（表 9-2-2）

表 9-2-2　NCCN2020 推荐 PCNSL 含利妥昔单抗的治疗方案

诱导治疗	复发或难治性 PCNSL	脑膜淋巴瘤或脊髓淋巴瘤
系统治疗	再次大剂量 MTX	• 鞘内注射
大剂量 MTX（$8g/m^2$）联合如下药物：	联合或不联合利妥昔单抗	如果脑脊液阳性或脊髓 MRI 阳性
◊利妥昔单抗	联合利妥昔单抗和伊布替尼	◊ MTX
◊利妥昔单抗和替莫唑胺（TMZ）	• 伊布替尼	◊阿糖胞苷
大剂量 MTX（$3.5g/m^2$）联合如下药物，考虑联合 WBRT：	• TMZ	◊利妥昔单抗
◊长春新碱，丙卡巴肼，利妥昔单抗（R-MPV）	• 利妥昔单抗 ± TMZ	• 患者不耐受大剂量 MTX
◊ TMZ + 利妥昔单抗，随后放疗后 TMZ 化疗	• 来那度胺 ± 利妥昔单抗	
	• 大剂量阿糖胞苷	
	• 培美曲塞	
	• 泊马度胺	

由于 PCNSL 罕见，难以开展大规模的随机对照临床研究。PCNSL 患者能否从利妥昔单抗治疗中获益目前仍存在争议。美国许多研究中心将利妥昔单抗用于 PCNSL 的初始治疗。欧洲神经肿瘤协会指南建议利妥昔单抗仅用于临床研究。NCCN 指南推荐的含利妥昔单抗的治疗方案见表 9-2-2。经典的利妥昔单抗与化疗药物合用的方案一般是最初 6 周每周 1 次的诱导治疗或者在每 28d 一个周期中第 1 天和第 15 天用药，共用 8 剂。许多临床研究结果表明利妥昔单抗对复发 PCNSL 有效，此外，MTX 为基础的治疗方案与利妥昔单抗联用相对于无利妥昔单抗的方案耐受良好并改善预后，研究显示 MTX 联合利妥昔单抗进行诱导治疗总有效率为 58%~95%。一项纳入 2 项随机对照临床研究和 6 项回顾性随机对照临床研究的 meta 分析比较了联合利妥昔单抗和无利妥昔单抗的治疗方案治疗 PCNSL 的效果，结果显示含利妥昔单抗的化疗方案较不含利妥昔单抗的方案患者预后更好：完全缓解率（complete response，CR）更高（OR=1.7，95% CI 1.17~2.46，P=0.005），2 年 PFS 率（OR=2.11，95% CI 1.08~4.11，P=0.03）及 5 年 PFS 率（OR=2.54，95% CI 1.64~3.93，P<0.000 1）均更高，2 年总生存（overall survival，OS）率（OR=2.4，95% CI 1.73~3.34，P<0.000 01）及 5 年 OS 率（OR=2.87，95% CI 2.02~4.08，P<0.000 01）也均更高。1 项包含 81 例 PCNSL 患者的单中心研究，所有患者接受大剂量 MTX 治疗，其中 27 例联合应用利妥昔单抗后 CR 率较单用 MTX 组明显升高（76% 对比 36%），PFS 也显著延长（27 个月对比 5 个月）。含利妥昔单抗的治疗方案的结果汇总见表 9-2-3。

表 9-2-3 含利妥昔单抗的治疗方案效果

研究者 / 年	PCNSL 类型	治疗方案	人数	总缓解率 /%	中位无进展生存期(mPFS)	中位生存期(mOS)
Wieduwilt/2012	初发	R-M-TMZ, E-A	31	58	NA	66 个月
Gregory/2013	初发	R-M-A-P-V	18	66.7	NA	15 个月生存率 66.7%
Holdhoff/2014	初发	R-M	27	89	26.7 个月	NR
Inaly/2016	初发	R-M	12	91	22 个月	NR
Kansara/2015	初发	R-M	25	48		38 个月
Nayak2013	复发或难治	R-TMZ	16	14	11 周	NR
Zhao/2015	复发或难治	R- 培美曲塞	27	62. 9	69 个月	11.2 个月
Entering/2004	复发或难治	R-TMZ	15	53	7.7 个月	14 个月

注:R. 利妥昔单抗(rituximab);A. 阿糖胞苷(cytarabine);M. 甲氨蝶呤(methotrexate);P. 丙卡巴肼(procarbazine);V. 长春新碱(vincristine);TMZ. 替莫唑胺(temozolomide);NR. 未达到(not reached);NA. 未获取(not available)。

7. **临床研究进展** 临床研究数据来源于 clinicaltrial.gov,共有 50 项利妥昔单抗治疗 PCNSL 的临床试验,其中已经报道相关研究结果的临床试验列于表 9-2-4。与利妥昔单抗联合应用的药物包括替莫唑胺、阿糖胞苷、来那度胺、纳武利尤单抗等药物。

表 9-2-4 已经完成的临床研究方案

注册号	临床研究类型	研究方案	周期	人数	起止时间	主要结局指标
NCT03558750	Ⅰ期 / Ⅱ期	d1、d15 : 纳武单抗,静脉滴注,60min d1 : 利妥昔单抗, d1~21 : 来那度胺每日口服	每 21d 一个周期,共 8~12 个周期	6	2018 年 7 月—2019 年 4 月	剂量限定毒性反应(Ⅰ期); 总有效率(Ⅱ期)
NCT02113007	Ⅱ期	d1、d3、d5 : 利妥昔单抗:375mg/m^2 静脉注射 d1~5 : 替莫唑胺:150mg/m^2 口服	每 28d 一个周期,共 12 个周期	2	2014 年 7 月—2016 年 2 月	1. 6~12 个月 PFS 2. 严重或非严重不良事件
NCT01973062	Ⅱ期	d1: 利妥昔单抗,静脉注射 d7~9 : 利妥昔单抗,静脉注射,联合 yttrium Y 90 替伊莫单抗,静脉注射		1	2013 年 10 月—2018 年 7 月	MRI/FDG-PET(2 年): 肿瘤体积减少 50% 或 MRI 扫描稳定或减少激素使用剂量

二、新一代 CD20 单抗——奥妥珠单抗

1. **药物基本特征** 奥妥珠单抗注射液是由中国仓鼠卵巢(CHO)细胞表达制备的人源化、糖基工程化抗 CD20 单克隆抗体(IgG1/κ 型)。最早于 2013 年 11 月于美国上市,是美国食品和药物监督管理局(Food and Drug Administration,FDA)批准的第一个糖基化修饰单抗。2021 年 6 月正式获

NMPA 批准与化疗联合,用于初治的Ⅱ期伴有巨大肿块、Ⅲ期或Ⅳ期滤泡性淋巴瘤成人患者,以及达到至少部分缓解的患者的维持治疗。根据建立的群体药代动力学模型,分析了Ⅰ期、Ⅱ期和Ⅲ期研究中接受奥妥珠单抗的 469 例惰性非霍奇金淋巴瘤(indolent non-Hodgkin's lymphoma,iNHL)患者、342 例 CLL 患者和 130 例弥漫大 B 细胞淋巴瘤(diffuse large B cell lymphoma,DLBCL)患者的 PK 数据,静脉滴注奥妥珠单抗的中位消除时间(t½)在 iNHL 患者中为 36.8d。

2. **作用机制** 奥妥珠单抗为单克隆抗体,靶向于前 B 淋巴细胞和成熟 B 淋巴细胞表面表达的 CD20 抗原。与 CD20 抗原结合后,奥妥珠单抗通过以下机制介导 B 细胞溶解:①募集免疫效应细胞;②直接激活细胞内死亡信号通路(直接细胞死亡)和 / 或③补体激活级联反应。免疫效应细胞机制包括 ADCC 和抗体依赖性细胞吞噬(ADCP)。

作为一种岩藻糖含量减少的抗体,奥妥珠单抗在人肿瘤细胞系体外试验中可诱导产生较利妥昔单抗更强的 ADCC 效应。奥妥珠单抗诱导细胞直接死亡的活性也比利妥昔单抗更强。奥妥珠单抗对 FcγRⅢ受体蛋白的亲和力较利妥昔单抗更强。奥妥珠单抗和利妥昔单抗对 CD20 上的重叠表位具有相似的亲和力。

3. **不良反应** 在多种血液学恶性肿瘤患者中进行了奥妥珠单抗的临床试验,研究所采用的方案以奥妥珠单抗联合化疗药物治疗为主。约纳入 4 900 例患者的临床试验人群中的安全性特征报告显示,最为严重的药物不良反应有以下 3 种。①输液相关反应:主要发生在首个 1 000mg 的输注期间,必须遵循减少输液相关反应的缓解措施。应在整个输注期间及输注后对伴有心脏病或肺病的患者进行密切监测。奥妥珠单抗静脉输注过程中可能会出现低血压,因此在每次奥妥珠单抗输注前 12h 以及输注期间和输注后 1h 内,应考虑暂停使用抗高血压药。对于有急性高血压危象风险的患者,应评价其停用抗高血压药的获益和风险。②肿瘤溶解综合征:在肿瘤负荷高和 / 或肾功能受损的患者中更为常见,被认为有肿瘤溶解综合征风险的患者应接受预防性治疗。预防治疗应在奥妥珠单抗给药前的 12~24h 内开始,包括充分水化和给予抑制尿酸的药物(例如别嘌醇)或尿酸氧化物(例如拉布立酶)等适用的替代药物。③血小板减少症。在奥妥珠单抗相关的临床试验中所观察到的发生频率最高的药物不良反应有输液相关反应、中性粒细胞减少症、腹泻、便秘和咳嗽。

4. **奥妥珠单抗与其他药物的相互作用** 尽管已经对奥妥珠单抗与苯达莫司汀、CHOP(环磷酰胺、多柔比星、长春新碱、泼尼松龙)、FC(氟达拉滨、环磷酰胺)和苯丁酸氮芥进行了有限的药物相互作用子研究,但尚未进行正式的药物 - 药物相互作用研究。与奥妥珠单抗合并给药对苯达莫司汀、FC 或 CHOP 的每种化疗药物药代动力学没有影响;此外,苯达莫司汀、FC、苯丁酸氮芥或 CHOP 对奥妥珠单抗的药代动力学没有明显影响。不能排除与伴随使用的药物发生相互作用的风险。

5. **临床应用** 尚未获得批准或指南推荐用于 PCNSL,目前暂时未见奥妥珠单抗治疗 PCNSL 的相关报道。

6. **临床研究进展** 目前有 2 项奥妥珠单抗治疗 PCNSL 的临床试验正在开展(表 9-2-5),与奥妥珠单抗联合应用的药物有维奈克拉(venetoclax),临床研究数据来源于 clinicaltrial.gov。

表 9-2-5　正在开展的奥妥珠单抗临床研究

注册号	临床研究类型	研究方案	周期	人数/人	起止时间	主要结局指标
NCT02498951	Ⅱ期	C1：d1、d2：奥托珠单抗，静脉滴注，C2 开始 d1：奥托珠单抗，静脉滴注；观察	60d 一个周期，共 2 年	60	2016 年 7 月—2024 年 1 月	1. DOR 2. CR 后总生存期、神经认知功能、QOL、PFS、OS
NCT04073147	Ⅰb 期	维奈克拉 600mg + 奥托珠单抗 1 000mg； 维奈克拉 800mg + 奥托珠单抗 1 000mg；维奈克拉 1 000mg + 奥托珠单抗 1 000mg	—	4	2020 年 5 月—2023 年 7 月	1. d3、d15、d28 的维奈克拉和奥托珠单抗的药代动力学； 2. 剂量限制性毒性等

注：DOR. 缓解持续时间；CR. 完全缓解；QOL. 生活质量；PFS. 无进展生存期；OS. 总生存期。

三、第一代 BTK 抑制剂——伊布替尼

1. **药物基本特征**　BTK 是非受体型酪氨酸激酶 Tec 家族的一员，主要表达在 B 细胞生长的各个阶段，BTK 是 B 细胞受体（B-cell receptor，BCR）信号通路及 Toll 样受体（Toll-like receptor，TLR）信号通路的关键激酶。BTK 促进下游核因子 κB（nuclear factor-kappa B，NF-κB）信号通路的异常激活，调控 B 细胞增殖、存活、分化和细胞因子表达，BTK 相关信号通路的异常激活可介导 B 细胞淋巴瘤的发生和发展，可以引导恶性 B 细胞进入淋巴组织，使肿瘤细胞能够接触必要的微环境而得以生存。BTK 是 PCNSL 肿瘤细胞发生、发展的重要节点，因此 BTK 成为 PCNSL 靶向治疗中理想的靶点。伊布替尼（ibrutinib）是一种靶向制剂，可选择性地抑制 BTK。研究表明，伊布替尼能够在 0.29h 左右迅速渗透血脑屏障到达中枢病灶。临床前小鼠实验表明，口服药物后，脑和血浆的浓度比为 0.7。

2. **作用机制**　伊布替尼为小分子 BTK 抑制剂，与 BTK 活性位点的半胱氨酸残基形成共价键，从而抑制 BTK 的活性。BTK 通过 BCR 活化的信号通路为 B 细胞迁徙、趋化和黏附的必需途径。非临床研究结果显示，伊布替尼抑制了恶性 B 细胞的体内增殖和存活以及体外细胞迁徙和基底黏附。

3. **不良反应**　常见的不良反应主要有出血、感染、血细胞减少、间质性肺疾病、心律失常、白细胞淤滞、高血压、继发恶性肿瘤、肿瘤溶解综合征、乙肝病毒再激活、对驾驶及操作机械能力的影响等。

4. **伊布替尼与其他药物的相互作用**

（1）CYP3A 抑制剂：伊布替尼主要通过细胞色素 P450 3A（CYP3A）酶代谢，应避免本品与 CYP3A 强效或中效抑制剂合用。短期使用强效 CYP3A 抑制剂时（例如，给予抗真菌药和抗生素 7d 或更短时间），应考虑在使用抑制剂期间中断本品治疗。避免合并使用需长期用药的强效 CYP3A 抑制剂。如果必须使用中效 CYP3A 抑制剂，在抑制剂使用期间减少本品剂量至 140mg。合并使用强效或中效 CYP3A 抑制剂时，应该更密切地监测本品的毒性体征。与轻度抑制剂合用时无须进行剂量调整。避免在本品治疗期间食用葡萄柚和塞维利亚橙，这些食物含有 CYP3A 中效抑制剂的成分。

（2）CYP3A 诱导剂：本品与强效 CYP3A 诱导剂利福平同时给药时，伊布替尼的药峰浓度和 AUC

值分别降低约 13 倍和 10 倍。应避免与强效 CYP3A 诱导剂(例如卡马西平、利福平、苯妥英和贯叶连翘)合并用药。考虑使用 CYP3A 诱导作用较弱的替代药物。

(3)可能因伊布替尼改变血浆浓度的药物:为尽可能降低在胃肠道内发生相互作用的可能性,本品给药前后至少 6h 内不应使用治疗指数窄的 P-gp 或 BCRP 底物类药物(如地高辛或甲氨蝶呤)。伊布替尼亦可全身性抑制 BCRP,增加经 BCRP 介导的肝脏外排代谢药物的暴露量,如瑞舒伐他汀。

5. 临床应用 目前关于伊布替尼治疗 PCNSL 的研究结果多来自Ⅰ期临床试验及回顾性研究。在一项Ⅰb 期研究中,18 例新诊断和 R/R PCNSL 患者中,包括 *CD79B* 和 / 或 *MYD88* 突变在内的 94% 的 PCNSL 患者接受伊布替尼单药治疗后肿瘤体积缩小,并且 86% 的可评估患者接受伊布替尼 + 利妥昔单抗 + 替莫唑胺 + 依托泊苷 + 多柔比星(脂质体阿霉素)+ 地塞米松联合化疗方案治疗后完全缓解。在该研究中,存在 *CD79B* 突变的肿瘤,尤其是同时存在 *CD79B* 和 *MYD88 L265P* 突变的肿瘤,对伊布替尼的反应率更高,表明存在这些突变的肿瘤可能过度依赖 BCR 信号的传导。值得注意的是,在一项伊布替尼联合化疗的研究中,产生了严重的肺部和中枢神经系统曲霉病病例,原因可能是伊布替尼联合化疗加剧了伊布替尼诱导的真菌免疫监视障碍。Grommes 等对 R/R PCNSL 或继发中枢神经系统淋巴瘤(SCNSL)患者进行了伊布替尼剂量递增研究,剂量从 560mg/d 逐步增加至 840mg/d,直至疾病进展;在 13 例 PCNSL 患者中,其中 5 例 CR,5 例部分缓解(PR),客观缓解率(objective remission rate,ORR)为 77%。中位 PFS 为 4.6 个月,OS 为 5 个月。并且,研究显示,伊布替尼治疗 R/R PCNSL 的 ORR 高于系统性的 R/R DLBCL(77% 对 25%)。在治疗期间,该联合用药方案具有可接受的安全性,无 5 级不良事件发生,未观察到剂量限制性毒性。这表明伊布替尼(560mg 或 840mg)与 HD-MTX 和利妥昔单抗的序贯联合用药继而维持伊布替尼有效且耐受性良好。Chamoun 等回顾性分析 14 例 R/R PCNSL 和 SCNSL 患者的临床资料,所有患者既往均接受过基于 HD-MTX 的联合化疗,伊布替尼单药治疗 PCNSL 患者显示 50% 的总体缓解率,其中 2 例患者 CR 的持续时间超过 8 个月,且不良反应发生率适中。

6. 临床研究进展 NCCN 中枢神经系统肿瘤诊疗治疗指南推荐伊布替尼可用于 R/R PCNSL 的治疗。目前正在进行的伊布替尼相关的临床试验列于表 9-2-6。

表 9-2-6 尚未结束的伊布替尼单药及联合化疗治疗 PCNSL 的临床试验

注册号	临床研究类型	研究方案	周期	人数 / 人	起止时间	主要结局指标
NCT02315326	Ⅰ/Ⅱ期	Arm A:伊布替尼每天服用 1 次。起始剂量组(1 级)560mg/d。分组增加每日口服伊布替尼剂量(560mg、840mg);Arm B:伊布替尼服用剂量将在 Arm A 中定义的 MTD 中给出	每天服用 1 次,直到疾病进展、无法忍受的毒性或死亡	63	2014 年 12 月—2021 年 5 月	1. 确定单用伊布替尼(Ⅰ期)的最大耐受剂量(MTD) 2. 无进展生存期 3. 结合大剂量甲氨蝶呤(HD-MTX)定义伊布替尼的最大耐受剂量(MTD)

续表

注册号	临床研究类型	研究方案	周期	人数/人	起止时间	主要结局指标
NCT03703167	ⅠB期	在每个28d周期的第1天和第28天给予口服伊布替尼，并在完成利妥昔单抗和来那度胺后继续每日服用。伊布替尼的起始剂量为560mg/d（level 1）和840mg/d（level 2）	28d为一个周期，持续使用，直至疾病进展、无法忍受的毒性或死亡	40	2018年10月—2021年11月	伊布替尼最大耐受剂量（MTD）
NCT03581942	ⅠB/Ⅱ期	剂量level 1：伊布替尼560mg/d，level 2：伊布替尼840mg/d	没有不可接受的毒性作用，将持续接受治疗直到肿瘤进展	45	2018年7月—2021年7月	1. 最大耐受剂量（MTD）（Ⅰb期） 2. 客观缓解率（ORR）（Ⅱ期）
NCT03581942	ⅠB/Ⅱ期	ⅠB期：剂量从560mg/d，递增至840mg/d Ⅱ期：服用剂量是ⅠB期能够接受的最大剂量		37	2020年6月—2024年3月	6个月无进展生存率（PFS6）
NCT04066920	Ⅱ期	d1~21：伊布替尼560mg/d	服用6个月	30	2019年10月—2023年9月	总缓解率
NCT02203526	Ⅰ期	Arm 1：第1周期d1~14给予依鲁替尼 Arm 2/Arm 3：在第1周期的d1~3给予依鲁替尼	21d为一个周期，共6个周期	52	2014年8月—2023年6月	替莫唑胺+依托泊苷+多西汀+地塞米松+伊布替尼联合化疗方案中伊布替尼的最大耐受剂量（MTD）
NCT04129710	Ⅱ期	伊布替尼每天560mg/d（起始剂量）在每个周期的d4~28，共6个周期。然后持续用药	持续用药到疾病进展，无法忍受的毒性，死亡或长达2年	120	2020年1月—2025年12月	无进展生存期（PFS）
NCT02623010	Ⅱ期	伊布替尼口服560mg，每日1次，28d为一个周期	持续用药，直到复发或疾病进展或出现限制毒性	30	2016年10月—2022年12月	无进展生存期（PFS）
NCT03770416	Ⅱ期	d1~28每天口服伊布替尼，28d为一个周期，共6个周期	如果肿瘤对治疗有反应，持续用药至2年	40	2019年2月—2023年6月	总缓解率（ORR）
NCT04446962	ⅠB/Ⅱ期	4个周期的可耐受最大剂量的来那度胺+伊布替尼联合利妥昔单抗、甲氨蝶呤、丙卡嗪、长春新碱	共4个周期	128	2020年7月—2031年1月	1. 剂量限制毒性（DLT） 2. 完全缓解率（CR）

续表

注册号	临床研究类型	研究方案	周期	人数/人	起止时间	主要结局指标
NCT03964090	Ⅱ期	在1~4个周期每个周期给予其他化疗药前1~14d给予伊布替尼	21d为一个周期，总4周期	32	2019年6月—2025年7月	无进展生存期(PFS)
ChiCTR1900027811	Ⅱ期	伊布替尼560g/dx-d28(dx MTX血药浓度<0.1μmol/L)4周(28d)为一个周期	伊布替尼560mg/d维持2年	31	2020年1月—2022年1月	在PCNSL初治患者中，探索以伊布替尼和大剂量甲氨蝶呤(HD-MTX)及利妥昔单抗治疗方案的有效性

四、新一代BTK抑制剂——奥布替尼

1. **药物基本特征** 第一代BTK抑制剂伊布替尼在抑制BTK的同时，由于其具有多激酶选择性，还可以抑制EGFR、ITK、JAK3、HER2和TEC等其他重要信号通路的蛋白，导致脱靶效应，容易产生出血、心房颤动（房颤）等较大的不良反应，在一定程度上降低了疗效。针对这些弱点，新一代BTK抑制剂不断被开发，旨在提高选择性、降低毒性以及克服耐药性。目前，新一代BTK抑制剂主要有替拉鲁替尼（tirabrutinib）、阿卡替尼（acalabrutinib）、泽布替尼（zanubrutinib）以及奥布替尼。奥布替尼是由诺诚健华自主研发的一种新一代、强效的BTK抑制剂，对BTK具有更高的选择性和接近100%的BTK占有率，因此在套细胞淋巴瘤（mantle cell lymphoma，MCL）治疗中具有良好的理论基础。在一项澳大利亚健康受试者中的临床Ⅰ期研究中证明其具有良好的安全性、耐受性以及良好的药代动力学和药效动力学特征。研究表明，奥布替尼的血脑屏障透过率达到32.33%，是每日仅需口服一次的新一代BTK抑制剂，已于2020年12月25日获批上市，适应证是既往至少接受过一种治疗的CLL/SLL（small lymphocytic lymphoma）/MCL，但目前尚未获批PCNSL适应证。

2. **作用机制** 奥布替尼是一种高选择性的BTK抑制剂，奥布替尼通过共价结合于BTK活性位点，不可逆地抑制BTK活性，阻断BTK相关信号转导，抑制B细胞的过度活化和增殖，在体外细胞及动物体内肿瘤移植瘤模型中，对B细胞淋巴瘤均表现出选择性抗肿瘤效应。奥布替尼对BTK具有高效抑制活性（IC50为1.6nmol/L）和高度选择性，在456种激酶的体外筛选试验中，1μmol/L下仅对BTK具有显著抑制作用（>90%）。

3. **不良反应** 在接受奥布替尼治疗的淋巴瘤患者中，最常发生的不良反应（发生率≥10%）包括血小板计数降低、中性粒细胞计数降低、白细胞计数降低、皮疹、贫血、上呼吸道感染和尿中带血。发生率≥2%的3级及以上的药物不良反应为中性粒细胞计数降低、血小板计数降低、贫血、低钾血症、肺部感染、肺部炎症、γ-谷氨酰转移酶升高、高血压和淋巴细胞计数升高。

4. **奥布替尼与其他药物的相互作用** 奥布替尼目前尚未开展正式的药物相互作用临床研究。肝脏代谢是奥布替尼消除的主要途径。体外研究表明奥布替尼主要通过CYP3A4代谢成多种代谢产物，没有代谢产物超过总体药物系统暴露量的10%。应避免与强和中度CYP3A4抑制剂或诱导剂联用。在临床推荐剂量下，奥布替尼不太可能抑制任何一种主要CYP450酶的活性，包括CYP1A2、

CYP2B6、CYP2D6、CYP2C8、CYP2C9、CYP2C19 及 CYP3A4。

5. **临床应用及研究进展** 一项由北京大学肿瘤医院朱军教授、宋玉琴教授团队主持的开放性、多中心、Ⅱ期的相关临床试验取得了令人瞩目的成绩，其研究报告于 2019 年的 ASH 年会报道。该研究纳入了 106 例 R/R MCL 患者，中位年龄 62 岁，中位随访时间为 10.5 个月。由 IRC 基于 CT 评估的总体 ORR 为 85.9%，其中 CR 率为 27.3%，PR 率为 58.6%，疾病控制率（disease control rate，DCR）为 90.9%，PET/CT 评估的 CR 率为 53.6%。奥布替尼在患者中可快速应答，中位起效时间为 1.9 个月，6 个月的应答率为 90.1%。最常见（>15%）的治疗期间出现的不良事件主要是血液学毒性，包括血小板计数减少、中性粒细胞计数减少、贫血等，大多数为 1~2 级；未发生 2 级以上的出血事件；未发生 3 级及以上房颤；未发生治疗相关性死亡。在另外一项 R/R SLL/CLL 的单臂多中心临床试验中，当中位随访 8.7 个月时，患者中位 PFS 尚未达到，6 个月 PFS 率为 88.7%，ORR 达到了 88.8%，且随着治疗时间的延长，疗效数据将会不断提高。并且奥布替尼针对细胞遗传学高危的亚组患者疗效也十分突出，对于 17p- 的患者，ORR 高达 100%；对于 *p53* 突变的患者，ORR 高达 94.4%；对于 11q- 的患者，ORR 高达 94.7%；对于 *IGHV* 未突变的患者，ORR 高达 87.9%。此外，奥布替尼安全性良好，也未发生房颤等严重的不良事件。综合看来，新一代 BTK 抑制剂奥布替尼治疗 R/R CLL/SLL，疗效与安全性俱佳。一项由北京天坛医院林松教授团队进行的回顾性分析纳入了 15 例 R/R PCNSL 患者，采用利妥昔单抗、高剂量甲氨蝶呤、替莫唑胺的挽救治疗后，进行奥布替尼、来那度胺长期维持治疗。最终结果表明，客观缓解率（ORR）为 86.7%，CR 率为 73.3%。并且该方案的安全性良好，未出现治疗相关的 4 级或 5 级不良反应。通过回顾性总结分析，比较了奥布替尼治疗有效与无效的患者的基因突变特征，结果发现奥布替尼治疗有效的患者主要存在 NF-κB 信号通路的异常激活，而无效的患者主要存在转录因子的异常调控。并且，结果发现存在 BCR 信号通路、TLR 信号通路以及 NF-κB 信号通路的基因突变的患者对奥布替尼为基础的联合治疗有效，部分患者达到并长期维持 CR。这些分析结果与 BTK 抑制剂的作用机制高度吻合，可以指导筛选可能对 BTK 抑制剂有效的患者人群，避免盲目用药。

五、新一代 BTK 抑制剂——泽布替尼

1. **药物基本特征** 由于第一代 BTK 抑制剂伊布替尼表现出的脱靶效应以及耐药现象，人们开始研发新一代、更具特异性的 BTK 抑制剂。针对伊布替尼的不足，泽布替尼的分子结构得到了两处优化：①重新构环，结构更立体，产生更优的体内药代动力学数据，带来完全且持久的 BTK 抑制作用；②打开结构中的一个嘧啶环，减少与其他激酶结合的可能，带来更佳的靶点选择性。动物研究显示，单剂口服泽布替尼后，外周血的 BTK 蛋白被迅速占据（接近 100% 的 BTK 占有率），达到最大占领比例的时间为 0.5h，与血浆浓度的达峰时间一致。研究显示，泽布替尼的血脑屏障透过率达到 47%。在相同剂量水平下，泽布替尼的 $AUC_{0\text{-}8h}$ 和 C_{max} 高于伊布替尼。2019 年 11 月 15 日，泽布替尼获美国 FDA 批准用于 R/R MCL 及成人 CLL/SLL 患者的治疗，推荐剂量为每次 160mg，每日 2 次。2020 年 6 月泽布替尼在中国获批上市，虽迄今尚未获批 CNSL 适应证，但动物实验的初步结果表明，泽布替尼与伊布替尼相比拥有更好的血脑屏障透过率和脑组织蛋白结合率，提示该药物在 CNSL 的治疗中具有较为乐观的应用前景。

2. **作用机制** PCNSL 中常见 BCR 通路相关的 *CD79B* 和 *MYD88* 突变，而 BTK 介导了 *MYD88* 和 *CD79B* 相关的上下游信号通路，根据 Schmitz 等提出 DLBCL 的新基因分型，其中 MCD 亚型（同时出现 *MYD88 L265P* 和 *CD79B* 突变）约占所有 DLBCL 的 8.7%，但在原发结外淋巴瘤，尤其 PCNSL 等类型中，MCD 亚型的患者比例高。MCD 亚型 DLBCL 依赖 BCR 信号的长期激活，对抑制 BCR 信号通路的 BTK 抑制剂敏感。因此，BTK 成为治疗 PCNSL 的重要的潜在靶标。泽布替尼通过共价结合 BTK 蛋白 481 位点半胱氨酸，从而抑制其 223 位点酪氨酸磷酸化，进而抑制 BTK 活性。体内试验显示，泽布替尼呈剂量依赖性地抑制 TMD-8DLBCL 细胞的生长。泽布替尼对 BTK 具有高效抑制活性和高选择性，在生化及细胞分析中，泽布替尼的 IC_{50} 分别为 0.3nmol/L 和 1.8nmol/L。

3. **不良反应** 常见的不良反应包括出血、血细胞减少症、感染、乙肝病毒再激活、第二原发恶性肿瘤、心律失常以及肿瘤溶解综合征等。该药物在重度肝损伤、严重肾损伤及需要透析的肾损伤患者中尚未评估安全性。

4. **泽布替尼与其他药物的相互作用**

（1）CYP3A 抑制剂：当泽布替尼与多次给药的强效 CYP3A 抑制剂伊曲康唑（200mg）联合使用时，泽布替尼的 C_{max} 升高 2.6 倍，AUC 升高 3.8 倍。基于生理药代动力学模型（PBPK）模拟结果，当泽布替尼与多次给药的中小 CYP3A 抑制剂氟康唑（200mg）、地尔硫䓬（60mg）、红霉素（500mg）联合使用时，泽布替尼的 C_{max} 分别升高 2 倍、1.3 倍、3.2 倍。应避免本品与 CYP3A 强效或中效抑制剂合用。

（2）CYP3A 诱导剂：当泽布替尼与多次给药的强效 CYP3A 诱导剂伊利福平（60mg）联合使用时，泽布替尼的 C_{max} 降低约 92%，AUC 降低约 93%。PBPK 模拟结果表明，当泽布替尼与多次给药的中小 CYP3A 诱导剂衣非韦伦（600mg）联合使用时，泽布替尼的 C_{max} 降低约 57%，AUC 降低约 65%。应避免与强效 CYP3A 诱导剂（例如卡马西平、利福平、苯妥英钠和贯叶连翘等）合并用药。考虑使用 CYP3A 诱导作用较弱的替代药物。

（3）可能因泽布替尼改变血浆浓度的药物：体外研究表明，泽布替尼不是 BCRP 底物，是 P-gp 转运蛋白的弱底物。但泽布替尼在临床剂量下可能抑制 BCRP 和 P-gp。当泽布替尼与治疗指数窄的 P-gp 或 BCRP 底物类药物（如地高辛、甲氨蝶呤）联合给药时，可能会升高它们的浓度。

5. **临床应用及研究进展** 目前泽布替尼治疗 PCNSL 的临床研究尚未见报道。一项由北京天坛医院主持的前瞻性、单中心关于泽布替尼治疗 R/R PCNSL 的临床研究正在进行。一项由 Song 等开展的多中心、Ⅱ期单臂临床试验（BGB-3111-206）共纳入 86 例 R/R MCL 患者，使用泽布替尼单药口服治疗，CR 可达 68.9%，中位缓解持续时间（duration of remission，DOR）和 PFS 分别为 19.5 个月和 22.1 个月（中位随访时间为 18.4 个月），常见的 3~4 级毒性反应为中性粒细胞减少症（19.8%）和肺部感染（9.3%）。上述结果表明，泽布替尼在 R/R MCL 患者中表现出普遍良好的耐受性和安全性以及较高的有效性。另一项在中国开展的多中心、单臂Ⅱ期临床试验（BGB-3111-205），对泽布替尼单药治疗复发或难治性 CLL/SLL 患者的安全性和有效性进行了评估。共纳入 91 例 R/R CLL/SLL 患者，总反应率达 84.6%，1 年无事件发生率为 92.9%，1 年总生存率为 96%，未出现致死性不良反应。由此可见，泽布替尼对 R/R CLL/SLL 具有显著的单药活性。泽布替尼在 MCL 和 CLL/SLL 患者中显示出的疗效及安全性为 PCNSL 的治疗提供了一定的理论依据。目前，多项泽布替尼治疗 DLBCL 的临床试验正在进行中(NCT04436107、NCT04460248、NCT04668365)。泽布替尼治疗 PCNSL 的疗效有待更多的相关临床研究证实。

六、PI3K/AKT/mTOR 信号通路抑制剂

PI3K/AKT/mTOR 通路通过整合来自生长因子、激素、营养素和能量代谢的信号,调节蛋白质合成以调节细胞生长和增殖。PI3K/AKT 通路的激活已在大量的 PCNSL 样本中检测到。激活的 PI3K 的亚型会磷酸化为 PIP3,进一步激活 AKT,而 PI3K/AKT 的主要负调节因子肿瘤抑制因子 PTEN,又会使 PIP3 去磷酸化。PI3K/AKT 信号在介导成熟 B 细胞存活中起着重要作用。PI3K 活化和下游激酶 PDK1 对 *CD79B* 突变的细胞系的存活至关重要。通过对 B 细胞中 BCR 信号阻断的研究表明,BCR 缺陷的成熟 B 细胞可以通过下游的 PI3K 信号通路存活下来。mTOR 是一种丝氨酸苏氨酸蛋白激酶,属于 PI3K 相关激酶家族,也是 BCR 信号传导的一个重要下游靶点。因而,PI3K/AKT/mTOR 也是一个治疗 PCNSL 的潜在靶点。

Grommes 等报道了一项Ⅱ期试验,该试验招募了 R/R PCNSL 患者接受 buparlisib(一种 PI3K 的抑制剂)单药治疗。有效率只有 25%。4 例患者的结果显示,中枢神经系统中的 buparlisib 水平明显低于体外诱导淋巴瘤细胞死亡的 IC50;此外,只有 1 例患者出现 PR,但后来出现精神症状,并在研究开始后 8 周内停止研究。buparlisib 有限的血脑屏障穿透可能是低反应率和缺乏临床反应的可能原因。血液和脑脊液中的药代动力学评估显示血浆浓度与文献中报道的相似,而脑脊液中的药物浓度低于诱导淋巴瘤细胞系细胞死亡所需的半数最大抑制浓度。

fimepinostat(CUDC-907)是一种口服的组蛋白去乙酰化酶(histone deacetylase,HDAC),它是一种 PI3K 的小分子抑制剂,在实体瘤和血液系统肿瘤细胞模型中都可以通过抑制 PI3K 介导的泛素化下调 myc 蛋白水平,从而抑制 *myc* 及其相关基因的转录。在一项Ⅰ期和Ⅱ期临床研究中,在 R/R DLBCL 患者中评估了使用 CUDC-907 的治疗效果,治疗 1 个周期后,所有患者客 ORR 为 18.1%,CR 率为 8.6%,PR 率为 9.5%,而 *myc* 突变患者的 ORR 率为 23.3%,CR 率为 13.3%,PR 率为 10%。上述结果均表明,CUDC-907 在 *myc* 突变的 R/R DLBCL 患者中有良好的治疗前景。

在德国的一项多中心Ⅱ期研究中,评估了 mTOR 抑制剂替西罗莫司治疗 R/R PCNSL 患者的有效性和安全性。研究者观察到 54% 的患者有反应,但平均 PFS 中位数仅限于 2.1 个月,OS 中位数为 3.7 个月。37 例患者(中位年龄 70 岁)每周接受替西罗莫司治疗(6 例患者 25mg,31 例患者 75mg)。8 例患者(包括 3 例未证实的 CR)出现 CR,12 例 PR(总有效率 54%)。最常见的毒性反应是高血糖、骨髓抑制、感染(主要是肺炎)和疲劳。5 例患者死于治疗相关并发症,占治疗相关死亡率的 13%。

七、*BCL-6* 及 *BCL-2* 抑制剂

原癌基因 *BCL-6* 属于抗细胞凋亡家族,*BCL-6* 的主要功能是转录抑制作用,受 *BCL-6* 调控的靶基因主要与细胞活化、分化和增生相关。*BCL-6* 的功能是抑制转录,进而抑制细胞凋亡。*BCL-2* 基因是一种癌基因,它具有抑制凋亡的作用,并且近年来的一些研究已开始揭示这一作用的机制。*BCL-6* 在正常活化的 B 细胞中高表达,是产生高亲和力抗体所必需的。一项研究表明,PCNSL 中 *BCL-2* 的

高表达与预后不良相关。

BCL-6 的小分子抑制剂(如化合物 79-6)与 *BCL-6* 结合的亲和力明显弱于内源性共加压蛋白,从而限制其临床应用。*BCL-2* 可以被小分子维奈克拉靶向,这是一种高选择性的 *BCL-2* 抑制剂,已被 FDA 批准用于治疗 CLL。值得注意的是,患者对维奈克拉的反应并不一定取决于 *BCL-2* 的表达程度。一项美国的 I 期临床研究,使用维奈克拉联合利妥昔单抗治疗 18 例 R/R DLBCL 患者。13 例患者可评价治疗疗效,其 ORR 为 84.6%,CR 为 69.2%,PR 为 15.4%。其中 1 例患者出现剂量限制性毒性并死亡,最常见的超过 3 级血液学不良事件为贫血(33%)、中性粒细胞减少(78%)和血小板减少(55%)。最常见的非血液学不良事件为疲乏(38%)、恶心(33%)和腹泻(27%)。

八、组蛋白去乙酰化酶(HDAC)抑制剂——西达本胺

1. **药物基本特征** 西达本胺是我国自主研发的口服亚型选择性 HDAC 抑制剂,属 1.1 类新药,2014 年获国家食品药品监督管理总局(CFDA)批准治疗复发或难治性外周 T 细胞淋巴瘤(peripheral T-cell lymphoma,PTCL)。2019 年西达本胺联合芳香化酶抑制剂获得国家药品监督管理局(NMPA)批准,用于激素受体阳性、人表皮生长因子受体 2 阴性、绝经后、经内分泌治疗复发或进展的局部晚期或转移性乳腺癌患者。T 细胞淋巴瘤患者餐后单次口服 30mg 西达本胺片后,终末消除半衰期($t_{1/2\_z}$)平均约为 17h,在人体内具有较大的表观分布容积(Vd/F),提示药物在体内具有较为广泛的分布。体外研究结果表明,在 20~150ng/ml 浓度范围,西达本胺与人血浆蛋白结合率为 89.1%~99.3%。临床前研究结果提示,西达本胺服药后在中枢神经系统有一定的分布。大鼠动物模型研究显示,西达本胺可穿过血脑屏障,穿透率为 0.19%~0.67%,所以可能用于累及中枢神经系统的 PTCL。临床研究报道,10 例无中枢神经系统累及的淋巴瘤患者,口服西达本胺 4h 后,脑脊液药物浓度 / 血浆药物浓度比例为 2.51% ± 2.66%(0.15%~8.82%),提示西达本胺可以一定程度上穿过血脑屏障。

2. **作用机制** 西达本胺为苯酰胺类 HDAC 亚型选择性抑制剂,主要针对第 I 类 HDAC 中的 1、2、3 亚型和第 IIb 类的 10 亚型,具有对肿瘤异常表观遗传功能的调控作用。西达本胺通过选择性抑制相关 HDAC 亚型,产生针对多条信号传递通路基因表达的改变(即表观遗传改变),进而抑制肿瘤细胞周期、诱导肿瘤细胞凋亡,同时对机体细胞免疫具有整体调节活性,诱导和增强自然杀伤(natural killer,NK)细胞和抗原特异性细胞毒 T 细胞(cytotoxic T cell,CTL)介导的肿瘤杀伤作用。与抗雌激素治疗药物具有抑制肿瘤生长的协同作用。西达本胺还通过表观遗传调控机制,诱导肿瘤干细胞分化,逆转肿瘤细胞的上皮间充质表型转化(EMT),进而在恢复耐药肿瘤细胞对药物的敏感性和抑制肿瘤转移、复发等方面发挥潜在作用。

3. **不良反应** 西达本胺常见的不良反应有血液学异常,包括血小板减少、白细胞计数减少、中性粒细胞减少、血红蛋白降低;全身异常表现,包括乏力、发热;胃肠道异常,包括腹泻、恶心和呕吐;代谢及营养系统异常,包括食欲减退、低钾血症和低钙血症等。西达本胺严重的不良反应主要包括在西达本胺片关键性 II 期临床试验的 83 例患者中,有 7 例(8.4%)发生 8 件严重不良事件,其中 1 例血小板计数降低被判定与西达本胺用药有关;1 例心脏性猝死与西达本胺用药的关系无法判断;右足趾坏疽、肠穿孔、白细胞计数增加、乳酸酸中毒各 1 例,被判定与西达本胺用药无关或可能无关;1 例患者先后发生左肺肺炎、右侧腋窝淋巴结肿大,被判定与西达本胺用药无关或可能无关。

4. **西达本胺与其他药物的相互作用** 体外研究显示，西达本胺对人肝微粒体 CYP450 酶各主要亚型均无明显的直接抑制作用。对 CYP1A2、CYP2B6、CYP2C9、CYP2C19、CYP2E1 的直接抑制作用 IC50 值均大于 30μmol/L，对 CYP2C8、CYP2D6、CYP3A4（睾酮作为底物）和 CYP3A4（咪达唑仑作为底物）的直接抑制作用 IC50 值分别为 4.33、14.9、6.27 和 2.8μmol/L，高于本品临床推荐剂量下的稳态峰浓度（0.14μmol/L）。体外采用人肝细胞进行 CYP450 酶诱导试验结果显示，在 0.1μmol/L 浓度下，西达本胺对肝细胞 CYP3A4 和 CYP1A2 均无诱导作用。在 0.5μmol/L 和 3μmol/L 浓度下，对 CYP1A2 的诱导作用分别约为阳性对照的 30.2%~41.7% 和 67.74%~84.9%，对 CYP3A4 无影响。在本品联合紫杉醇和卡铂以非小细胞肺癌为适应证的 Ⅰb 期临床研究中观察到，西达本胺对紫杉醇（CYP3A4 的底物）的体内药代动力学参数无明显影响，紫杉醇或卡铂对西达本胺的体内动力学参数也无明显影响。西达本胺和依西美坦单次联合用药的药代动力学研究以及 Ⅲ 期临床试验两药联合多次给药的药代动力学研究结果显示，西达本胺对依西美坦的体内暴露水平基本无影响，而联合依西美坦后，西达本胺在受试者体内暴露水平有所增加，这可能与西达本胺本身即存在多次给药蓄积以及试验未设计清洗期等因素相关。

5. **临床应用** 尚未获得批准或指南推荐用于 CNSL。

6. **临床研究进展** 临床研究数据来源于 clinicaltrial.gov，有 1 项西达本胺治疗 PCNSL 的临床试验正在开展，与西达本胺联合应用的药物包括利妥昔单抗和甲氨蝶呤（表 9-2-7）。

表 9-2-7 正在开展的西达本胺临床研究

注册号	临床研究类型	研究方案	周期	例数	起止时间	主要结局指标
NCT04516655	Ⅱ期	d1~14：西达本胺 20mg，每周 2 次，口服； d1：利妥昔单抗，375mg/m^2 静脉注射； d2：甲氨蝶呤 3.5g/m^2 静脉注射	21d 为 1 个周期，共 6 个周期	51	2020 年 9 月 — 2023 年 8 月	完全缓解率

（崔向丽 陈 峰 杨传维 李 明）

第三节 原发中枢神经系统淋巴瘤免疫治疗

目前，基于生物科技的肿瘤免疫疗法已经展现出强大的治疗效果。在多项难治性肿瘤中展现出了远高于标准治疗的疗效，这使得免疫疗法成为当今医疗界最受关注的研究对象。肿瘤免疫疗法的历史悠久，最早于 1868 年由威廉·布什（Wilhelm Busch）第一次报道，使用丹毒感染癌症患者后肿瘤显著缩小。1891 年，美国纽约纪念医院骨科医师威廉·科利（William B.Coley）开始以注射细菌进入肿瘤的方法治疗癌症，得到了一定的效果，但由于 20 世纪初更加安全有效的放射疗法已经开始普及，此疗法没有得到大众的认可。随着对免疫学的深入研究，人们对肿瘤的免疫治疗也有了一定的认识，也取得了一系列的成果。2006 年 6 月美国 FDA 批准宫颈癌疫苗 Gardasil 在美国上市，这是第一种人类研制成功的癌症疫苗；2010 年 4 月 29 日，美国 FDA 正式批准 Provenge（DC 疫苗）用于治疗无症状或具有轻微症状的转移性去势抵抗性（激素难治性）前列腺癌，成为首个被美国 FDA 批准上市的前列腺癌自体免疫细胞疗法，也是目前治疗晚期前列腺癌的唯一细胞免疫疗法。2013 年癌症免疫疗法被《科学》评为年度最重要的科学突破。2018 年诺贝尔生理学或医学奖授予了美国免疫学家詹姆斯·艾利森（James Allison）和日本免疫学家本庶佑（Tasuku Honjo），以表彰两位科学家在肿瘤免疫学的贡献。到目前为止，免疫治疗已经发展出了多种形式：靶向抗体、癌症疫苗、过继细胞疗法、溶瘤病毒、免疫检查点抑制剂、细胞因子和免疫佐剂等。

一、免疫检查点抑制剂

免疫检查点抑制剂（immune checkpoint inhibitors）通过抑制免疫检查点（免疫细胞产生的抑制自身免疫活性的蛋白小分子）解除肿瘤细胞的逃逸机制，让免疫细胞重新激活，从而消灭肿瘤细胞。传统的抑制剂包括多肽、核酸以及小分子化合物等；而近期兴起的抑制剂主要是单克隆抗体，如抗 PD-1/PD-L1 抗体，在肿瘤免疫治疗中起着重要作用。免疫检查点抑制剂主要机制是增强 T 淋巴细胞的增殖、迁移以及细胞杀伤活性，尤其是 T 细胞的肿瘤浸润活性。目前已经成药的靶点有 3 个：CTLA-4、PD-1 和 PD-L1。

1. CTLA-4　全称为细胞毒性 T 淋巴细胞相关抗原 4（cytotoxic T-lymphocyte associated protein 4，CTLA-4），采用针对性的抗体治疗抑制 CTLA-4 可促进 T 细胞的增殖和活化。在基因敲除小鼠模型上，CTLA-4 缺失可导致大量淋巴细胞增殖、器官损伤甚至死亡。目前，上市的 CTLA-4 单克隆抗体药物只有百时美施贵宝（BMS）2011 年推出的 Yervoy。目前尚无有关 CTLA-4 单抗治疗 PCNSL 的报道，也没有正在进行的临床试验。

2. PD-1　又称 CD279，为程序性细胞死亡蛋白，是一类表达在 T 细胞表面的免疫球蛋白超家族受体，可作为免疫检查点蛋白，通过结合配体 PD-L1 或 PD-L2 以抑制 T 细胞激活，因此抗 PD-1 抗体可通过抑制其与配体的结合，从而增强 T 细胞活性。PD-1 主要限制慢性炎症、感染或癌症中的 T 细胞活性，从而限制自身免疫。目前 PD-1 已成为肿瘤治疗领域的明星靶点，在国外已经有两个针对 PD-1 的单克隆抗体药物获批上市，分别是施贵宝公司的纳武利尤单抗与默沙东公司的帕博利珠单抗。其中帕博利珠单抗是全球适应证最广的免疫检查点抑制剂，截至 2019 年 4 月，已经在 11 个瘤种中获得 17 个适应证，且适应证还在不断扩大。虽然纳武利尤单抗目前获得的适应证没有帕博利珠单抗多，但是也在逐渐扩大适应证。因此，免疫检查点抑制剂在肿瘤免疫治疗方面的前景是很广阔的。在免疫治疗方面，国内的医药研发公司也在积极努力，不断缩小与国际上的差距，甚至在有些方面超越了国外的产品。截至 2019 年 12 月，国家药品监督管理局总共批准了 5 款 PD-1 产品，其中 2 款是百时美施贵宝的纳武利尤单抗与默沙东的帕博利珠单抗，另外 3 款为国内的产品，其厂家分别为恒瑞、君实和信达药业。在短短 2 年时间内批准了 5 款 PD-1 产品，说明国家对免疫治疗也是非常重视的。5 款 PD-1 产品信息列于表 9-3-1。

表 9-3-1 国内上市的 PD-1 产品

产品名	欧狄沃	可瑞达	拓益	达伯舒	艾瑞卡
化学名	纳武利尤单抗	帕博利珠单抗	特瑞普利单抗	信迪利单抗	卡瑞利珠单抗
批准日期	2018/06/15	2018/07/25	2018/12/17	2018/12/24	2019/05/05
规格	100mg/10ml & 40mg/4ml	100mg/4ml	240mg	100mg/10ml	200mg
生产企业	百时美施贵宝	默沙东	君实生物	信达生物	江苏恒瑞
适应证	1. 单药适用于治疗表皮生长因子受体(*EGFR*)基因突变阴性和间变性淋巴瘤激酶(ALK)阴性、既往接受过含铂方案化疗后疾病进展或不可耐受的局部晚期或转移性非小细胞肺癌(NSCLC)成人患者 2. 单药适用于治疗接受含铂类方案治疗期间或之后出现疾病进展且肿瘤 PD-L1 表达阳性(定义为表达 PD-L1 的肿瘤细胞>1%)的复发或转移性头颈部鳞状细胞癌患者	1. 适用于治疗失败的不可切除或转移性黑色素瘤的治疗 2. 一线联合培美曲塞和铂类化疗治疗 *EGFR* 突变阴性或 ALK 阴性的转移性非鳞状非小细胞肺癌 3. 一线单药治疗 PD-L1 表达阳性 *EGFR* 突变阴性或 ALK 阴性的局部晚期或转移性非小细胞肺癌 4. 单药联合卡铂和紫杉醇适用于转移性鳞状非小细胞肺癌患者的一线治疗	用于治疗既往标准失败的局部进展或转移性黑色素瘤	用于治疗至少经过二线系统化疗的复发或难治性经典型霍奇金淋巴瘤	1. 本品用于至少经过二线系统化疗的复发或难治性经典型霍奇金淋巴瘤患者的治疗 2. 本品用于既往接受过索拉非尼治疗和 / 或含奥沙利铂系统化疗的晚期肝细胞癌患者的治疗。 3. 本品联合培美曲塞和卡铂适用于表皮生长因子受体(*EGFR*)基因突变阴性和间变性淋巴瘤激酶(ALK)阴性的、不可手术切除的局部晚期或转移性非鳞非小细胞肺癌(NSCLC)的一线治疗 4. 本品用于既往接受过一线化疗后疾病进展或不可耐受的局部晚期或转移性食管鳞癌患者的治疗

3. PD-L1　全称为细胞程序性死亡受体配体 1，是表达在癌细胞表面 PD-1 相应的配体。针对 PD-L1，目前有 3 种药物已经通过 FDA 审批，分别是罗氏的 Tecentriq、辉瑞的 Bavercio 以及阿斯利康的 Imfinzi。至 2019 年 12 月，国内上市了阿斯利康的第一款 PD-L1［度伐利尤单抗注射液(durvalumab)］，用于治疗同步放化疗后未进展的、不可切除的、Ⅲ期非小细胞肺癌。目前尚无有关 PD-L1 单抗治疗 PCNSL 的报道。

Four 等对 32 例 PCNSL 标本进行研究，发现 PD-1 在肿瘤浸润性淋巴细胞中的表达率为 58%，PD-L1 在肿瘤细胞中的表达率为 37%，同时 PD-1 表达高的患者其总生存期明显低于 PD-1 低表达的患者。Berghoff 等同样发现 PD-1 和 PD-L1 在 PCNSL 细胞及肿瘤微环境中有表达。除此之外，遗传学研究显示，*9p24.1/PD-L1/PD-L2* 基因片段在 PCNSL 中存在高频的拷贝数改变。这就为 PD-1 或 PD-L1 治疗 PCNSL 提供了一定的依据。目前有多项关于 PD-1 治疗 PCNSL 的临床试验。

PD-1 单抗治疗常见不良反应有反应性皮肤毛细血管增生症(reactive cutaneous capillaryendothelial proliferation，RCCEP)、疲劳、皮疹、瘙痒、腹泻、中性粒细胞减少、恶心、贫血、食欲减退、关节痛及肺炎等。RCCEP 是 PD-1 单抗单药治疗患者中常见的、特殊的不良反应。RCCEP 按形态学表现可分为红痣型、珍珠型、桑椹型、斑片型及瘤样型 5 种，以红痣型和珍珠型最为多见。RCCEP 初始多表现为体表鲜红色点状物，直径 ≤ 2mm，随着用药次数增加，病变范围可逐渐增大、增多，部分部位可能由于摩擦发生出血，有的可并发感染。RCCEP 绝大多数发生在体表皮肤，少数可见于口腔黏膜、鼻腔黏膜以及眼睑结膜，没有因 RCCEP 引起内脏出血或死亡的报道，RCCEP 多数为 1~2 级。RCCEP 与 ORR 存在显著正相关。RCCEP 多数不需要特殊处理，RCCEP 出血可用云南白药粉止血，必要时给予莫匹罗星软膏预防感染。少数患者可根据实际情况采取小范围切除术、激光或冷冻治疗。针对瘤样型等 RCCEP，可用细线绑在 RCCEP 根部，阻断血供，RCCEP 会慢慢萎缩脱落不留瘢痕。

目前 PD-1 单抗治疗 PCNSL 正处于临床研究阶段，包括默沙东公司的帕博利珠单抗和施贵宝公司的纳武利尤单抗。基于帕博利珠单抗开展的Ⅱ期临床试验（NCT02779101）拟入选 21 例复发的 PCNSL 患者，以 ORR 为主要终点，试验处于招募中，尚无试验结果报道。基于纳武利尤单抗开展的Ⅱ期临床试验（NCT02857426）拟入选 65 例 R/R PCNSL 和复发或难治的原发性睾丸淋巴瘤患者，该研究为单臂、开放、队列研究，以 ORR 为主要终点，试验处于招募中。Nayak 等报道了应用纳武利尤单抗开展的 NCT02857426 研究中 5 例受试者的结果，CT 影像学显示其中 4 例 R/R PCNSL 患者 3 例 CR、1 例 PR，1 例复发的原发性睾丸淋巴瘤患者也达到 CR，PFS 均超过 13 个月。试验过程 1 例患者出现瘙痒（2 级），1 例患者出现疲劳（2 级），认为与药物相关。1 例基线为肾功能不全（4 级）患者在给药 3 次后出现疾病进展，血液透析后停用纳武利尤单抗，肾活检显示慢性肾功能衰竭（肾小管萎缩、间质纤维化和严重动脉硬化）的晚期改变，免疫治疗未见间质性肾炎。以上数据表明，纳武利尤单抗在 R/R PCNSL 和原发性睾丸淋巴瘤中具有较好的疗效，支持进一步研究 PD-1 对这些疾病的作用。

二、免疫调节剂

IMiDs 是一类具有多效免疫调节效应的药物，有多种效应机制。IMiDs 可以通过多种作用机制干扰侵袭性淋巴瘤的生长和生存，包括改变淋巴瘤细胞微环境和刺激效应细胞，如细胞毒性 T 细胞和自然杀伤细胞，从而杀伤肿瘤细胞。另外，IMiDs 还可以抑制 NF-κB，进而阻断 PI3K/AKT 通路，因此是一种有前途的药物。沙利度胺是第一代 IMiDs 药物，已被 FDA 批准用于一些血液和非血液系统的疾病，来那度胺和泊马度胺分别是第二代和第三代 IMiDs。沙利度胺是一种小分子谷氨酸衍生物，可以增强患者免疫功能并抑制肿瘤血管生成，在 R/R 淋巴瘤的治疗中表现出了良好的疗效。

来那度胺是第二代免疫调节性酰亚胺药物，是沙利度胺的衍生物，有多种抗肿瘤作用，包括刺激 T 细胞和自然杀伤细胞扩增，通过多种机制干扰侵袭性淋巴瘤的生长和生存。来那度胺还具有与 PCNSL 相关的细胞毒作用，包括拮抗 IRF4 和 MYC 促生存信号。在法国进行的一项多中心单臂Ⅱ期试验中，对 R/R PCNSL（包括眼部淋巴瘤）患者进行来那度胺与利妥昔单抗联合治疗，缓解率可达 70%，中位 PFS 约 8 个月，总生存期约 19 个月。另一项来那度胺增强剂量研究中，9 例 R/R CNSL 患者接受了治疗（PCNSL 7 例，SCNSL 2 例），来那度胺单药治疗 1 个月后，8 例可评价患者获得缓解（CR 4 例，PR 4 例）。在同样一个复发或难治性 PCNSL 研究中，包含 10 例患者（PCNSL 8 例，SCNSL 2

例),采用来那度胺 5~10mg 作为一线挽救治疗后的维持治疗,5 例患者持久效应>2 年,提示来那度胺应作为潜在维持或巩固治疗药物进一步研究。

泊马度胺作为第三代的免疫调节剂,于 2013 年 3 月被美国 FDA 批准上市,其批准的适应证为接受过至少两种药物(包括来那度胺、硼替佐米)且在治疗进行中或治疗完成 60d 内疾病进展的多发性骨髓瘤(multiple myeloma,MM)患者。泊马度胺在中国上市时间为 2020 年 11 月,此药于 2021 年进入中国国家医保目录。泊马度胺作为一种小分子,能够透过血脑屏障。有研究报道,泊马度胺的血脑屏障通透率为 40%,而来那度胺为 11%。三种度胺类免疫调节剂原研厂家均为新基公司,泊马度胺则是新基公司在前两代药物(沙利度胺、来那度胺)的基础上,开发出的更具优势的同类第三代品种。相对于前面两代的度胺类药物,虽然化学结构上相似,作用机制也相似,但泊马度胺具有疗效更强、安全性更好的特点,与来那度胺无交叉耐药,更少发生皮疹,更少从肾脏代谢,骨髓瘤伴肾损的患者无须调整剂量(需透析患者除外),更重要的是,泊马度胺对经来那度胺、沙利度胺治疗无效以及其他新药耐药的骨髓瘤患者仍然有效。另外,泊马度胺也是唯一一个治疗卡波西肉瘤的口服药物,是近 20 年第一个治疗卡波西肉瘤的新药。

泊马度胺作用机制广泛,通过 clinicaltrial 检索到的临床研究就有 227 项,这些临床研究涉及骨髓瘤、脑瘤、卡波西肉瘤、血液肿瘤等。相信随着研究的深入,泊马度胺能够用于更多的瘤种的治疗。泊马度胺在中国虽然上市的时间比较晚,但目前已经开展了 29 项相关的临床试验,大部分针对的是多发性骨髓瘤的治疗。关于泊马度胺治疗 PCNSL 的临床试验相对较少,目前只有 3 项,临床试验号分别为 NCT01722305、NCT03798314、NCT01421524。其中,NCT01722305 研究了泊马度胺联合地塞米松治疗 PCNSL 的安全性和有效性,共纳入 25 例受试者。ORR 为 48%(12/25),其中 6 例患者达到 CR,2 例患者达到未证实的 CR(unconfirmed CR,CRu),4 例患者达到 PR。患者的中位 PFS 为 5.3 个月。泊马度胺治疗出现的 3 级或 4 级药物毒性反应包括血液学事件(中性粒细胞减少 21%,血小板减少 8%)和非血液学事件(肺部感染 12%、疲劳 8%、晕厥 4%、败血症 4%、呼吸衰竭 8%、皮疹 4%)。

三、CAR-T 治疗

当前以 CAR-T 为主的过继免疫疗法(adoptive immunotherapy)在复发或难治性血液系统肿瘤治疗中取得了令人瞩目的进展。将从患者体内分离到的 T 细胞经病毒转染后,使 T 细胞表面表达嵌合抗原受体(CARs),CARs 的作用是引导具有杀伤作用的自体 T 细胞群对具有某种抗原的肿瘤细胞进行杀伤。

大量临床试验研究表明,针对泛 B 细胞抗原 CD19 的 CAR-T 细胞在 DLBCL,急性 B 淋巴细胞白血病以及 MCL 的治疗中均有显著的治疗效果。目前在美国和欧盟已上市了 5 种 CAR-T 细胞产品可供商业使用,可以说,CAR-T 已成为血液系统癌症治疗的新星。

在 CAR-T 治疗相关的临床试验中,PCNSL 患者通常被排除在外,主要顾虑是 CAR-T 治疗后可能发生的严重不良反应,如细胞因子释放综合征(CRS),CAR-T 相关脑病综合征(CRES),在中枢神经系统病变中应用可能产生更致命的不可控的不良反应。但随着人们对 CAR-T 治疗经验的积累及 CAR-T 制备技术、设计方案等的改进,近几年也有医疗中心尝试将 PCNSL 纳入 CAR-T 治疗的临床试验中。鉴于几乎所有 CNSL 均有 CD19 表达，并且前期已有研究表明静脉用靶向 CD19 的 CAR-T（CD19CAR）细胞可以从外周迁移进入中枢神经系统，并且能够在脑脊液中检测到 CD19CAR 细胞，这为将 CAR-T 纳入 CNSL 的治疗提供了依据。目前已有一些相关研究结果的报道，包括动物实验及临床试验结果。

（一）CAR-T 治疗 CNSL 的临床前及临床数据

1. **临床前实验及数据** CD19CAR 对 PCNSL 肿瘤细胞具有有效的杀伤作用，这在体外细胞试验及体内动物实验中都已得到验证。Mulazzani 团队设计了一个动态观察 PCNSL 变化的小鼠原位肿瘤模型（通过长期保留的颅骨窗和双光子显微镜实现），给予单剂 CD19CAR 颅内注射。长期观察结果显示：肿瘤逐渐消退，约 2/3 动物中 PCNSL 甚至完全消失，这种抗肿瘤作用可以持续半年之久，直至实验终止。在整个观察期间，CAR-T 细胞一直存在于脑实质以及引流 / 非引流的淋巴结中。此外，他们还观察到静脉用 CD19CAR 后，肿瘤微环境中也有浸润的 CAR-T 细胞，但数量较少，因此不能完全控制 PCNSL 肿瘤的生长，作者推测可能与血脑屏障有关，但具体机制未阐明。另一项动物实验也证实了局部应用（脑室内注射）CAR-T 对 PCNSL 肿瘤生长有明显的抑制作用，CAR-T 细胞具有更显著的抗肿瘤和免疫记忆效果。

总体来说，这些临床前期的实验结果显示 CAR-T 在 PCNSL 的治疗中还是很有前景的。但需要指出的是，PCNSL 肿瘤动物模型目前使用的多是免疫缺陷动物，使得体内功能性 T 细胞（及 B 细胞）缺乏，可能对实验结果造成影响，是目前动物实验的局限性之一，而且相关的研究比其他同类研究数量尚少，这些都是后续研究需要进一步完善之处。

2. **临床数据** 目前，CAR-T 治疗 CNSL 的临床数据较少，仅有 4 项研究报道了 CAR-T 治疗 PCNSL/SCNSL 的临床效果，均采用的是 CD19CAR（表 9-3-2）。最早的一项研究是 2017 年 Abramson 等报道的 CAR-T 治疗 SCNSL 的病例。他们在进行 TRANSCEND-NHL-001 的临床试验过程中，纳入了 1 例难治性 DLBCL 的 68 岁老年女性患者，试验药物为 CAR-T 产品 lisocabtagenemaraleucel（原名 JCAR017），在 T 细胞分离完成之后，淋巴细胞耗竭及 CAR-T 治疗之前，研究人员对患者病变分期进行重新评估，此时在头部影像上发现一个新发的右侧颞部肿块，符合 SCNSL 诊断。但患者仍按照原计划进行淋巴细胞耗竭处理及静脉 CAR-T 输注治疗（NCT02631044），输注结束后 1 个月脑部病 CR，在病例报告发表时，该患者持续 CR12 个月，其间未发生 CRS 及 CRES 等不良反应。

2017 年 FDA 批准了另一种 CD19CAR 产品 tisagenlecleucel（原名 CTL019），适应证显示可用于 SCNSL（非原发）。据此，Frigault 团队报道了他们的一项回顾性试验研究，其中包括 8 例 SCNSL（涉及脑、脊髓、脑膜）的患者，接受淋巴细胞耗竭处理以及单剂量静脉 CAR-T（tisagenlecleucel）输注。这些患者仅出现轻微的神经毒性或系统性的不良反应，均不需要进行药物干预。治疗后 28d 效果评估显示 2 例患者为 CR，2 例患者为 PR，4 例患者出现疾病进展（包括 2 例因疾病进展死亡）；90d 效果评估时显示，最初对 CAR-T 产生应答的 4 例患者中有 3 例患者病变得到持续控制，另 1 例则为持续 CR，第 180 天时，该例患者仍然是 CR 状态。

表 9-3-2　CAR-T 治疗 PCNSL/SCNSL 的研究结果汇总

	试验设计	研究对象	给药	抗原选择	不良反应	试验结果	NCT/ ChiCTR
Abramson 等	纳入Ⅰ期临床试验的 1 例患者的病例报告	SCNSL（n=1） LBCL	静脉	Lisocabtagenemaraleucel（原称 JCAR017）：CD19CAR	未出现	1 个月后显示为 CR	NCT02631044
Frigault 等	回顾性队列研究	SCNSL（n=8） LBCL（n=5） 高级别 B 细胞淋巴瘤（n=2） 纵隔 B 细胞淋巴瘤（n=1）	静脉	Tisagenlecleucel：CD19CAR	1 级 CRS（n=7） 无神经毒性 不需要 tocilizumab 单抗或类固醇治疗	3d PD（n=4）以及 25d PD（n=2） PR 并持续控制（n=2）达 90d（n=1）和 180d（n=1） CR 并持续控制（n=2）达 90d（n=1）和 180d（n=1）	NCT04134117
Siddiqi 等	一项正在进行的Ⅰ期临床试验前期结果	PCNSL（n=3） SCNSL（n=4）	静脉（n=7）； 脑室内（待评估）	经改造表达截短的 eGFR 的 CD19CAR	出现 1~2 级 CRS 以及神经毒性，类固醇干预（n=2）或 tocilizumab 单抗干预（n=3）	CR（n=1） PR（n=3）	NCT02153580
Li 等	Ⅰ期临床试验	PCNSL（n=1） SCNSL（n=4）	静脉	CD19CAR 及 CD22CAR 联合应用	出现 1 级（n=4）和 2 级（n=1）CRS； 出现 1 级（n=1）和 4 级（n=1）神经毒性，予类固醇、血浆置换，tocilizumab 单抗干预	60d 时评估 CR（n=1） PR（n=4）	ChiCTR-OPN-16008526

近期，Siddiqi 团队发表的一项仍在进行的 CD19CAR 治疗 B 细胞 NHL 的前瞻性临床试验（NCT02153580），前期结果也表明 CAR-T 治疗在中枢神经系统病变中也有显著的抗肿瘤作用。他们将 CAR-T 细胞产品进行修饰，表达了一个截短的人表皮生长因子受体（eGFR）。该受体可以作为抗体靶点，在 CAR-T 治疗出现严重毒性的情况下迅速清除体内 CAR-T 细胞。在他们的前期数据中，3 例 PCNSL 以及 4 例 SCNSL 接受了静脉输注 CAR-T 治疗，均没有出现严重的危及生命的不良反应，其中 2 例 CRS 应用抗 IL-6 受体拮抗剂 tocilizumab 单抗进行干预，3 例 CRES 应用类固醇激素进行干预。共 4 例患者对治疗产生应答，1 例患者显示为 CR，3 例患者为 PR。但随访时间仅为几周，还不能确定这些应答反应能否持久。国内同济医院周晓曦团队报道了几例有较长随访数据的临床治疗病例，其中包括 1 例 PCNSL 和 4 例 SCNSL，分别接受一次 CD19CAR 静脉注射和一次 CD22CAR 静脉注射（CD22 为另一种泛 B 细胞靶标，它在 CD19 抗原丢失的情况下可提供额外的靶标）。在这一队列中，1 例出现轻度神经毒性症状，1 例出现重度神经毒性症状，需要进行类固醇和血浆置换治疗。所有患者在治疗后 60d 内均有缓解，其中包括 2 例 CR。然而，4 例患者在 3~8 个月复发，中位 PFS 为 3 个月。尽管肿瘤复发，1 例患者的肿瘤组织和脑脊液分析显示肿瘤有持续的靶抗原表达以及可检测到的 CAR-T 细胞浸润。作者推测，肿瘤免疫抑制微环境可能影响 CAR-T 细胞发挥作用，导致肿瘤复发，具体机制仍需进一步研究。

以上已有的临床试验结果显示，目前来说，CD19CAR 治疗 CNSL 的安全性尚可，不良反应基本在可控范围内，并且显示出较好的治疗效果。因此，逐渐出现一批Ⅰ期 / Ⅱ期临床试验，进一步研究 CD19CAR 在 SCNSL 及 PCNSL 中应用的安全性及有效性（表 9-3-3）。

表 9-3-3 原发 / 继发中枢神经系统淋巴瘤当前的临床试验

发起单位	主要研究者	研究设计	纳入人群	纳入疾病	干预措施	应用途径	NCT
伦敦大学	Claire Roddie	Ⅰ期临床	成人（>16 岁）	复发或难治性 PCNSL	淋巴耗竭及帕博丽珠单抗治疗后应用 CD19CAR	静脉内给药 通过 Ommaya 囊脑室内给药	NCT04443829
麻省总医院	Matthew J.Frigault	Ⅰ期临床	成人（>18 岁）	复发或难治性 PCNSL	淋巴耗竭后应用 CD19CAR	静脉	NCT04134117
丹娜法伯研究所	Caron A.Jacobson	Ⅰ期临床	成人（>18 岁）	复发或难治性 CNSL 系统淋巴瘤伴 CNSL	淋巴耗竭后应用 CD19CAR	静脉	NCT04608487
凯特琳癌症研究中心	Jae Park	Ⅰ期临床剂量升级	成人（>18 岁）	复发或难治性 CNSL 系统淋巴瘤伴 CNSL	CD19CAR	静脉	NCT04464200
新基生物制药公司	Claudia Schuster bauer	Ⅱ期临床	成人（>18 岁）	复发或难治性 CNSL 系统淋巴瘤伴 CNSL	淋巴耗竭后应用 CD19CAR	静脉	NCT03484702
浙江大学	He Huang	早Ⅰ期临床	儿童（>16 岁） 成人（18~75 岁）	累及 CNS 的急性淋巴细胞白血病 非霍奇金淋巴瘤累及 CNS	淋巴耗竭后应用 CD19CAR	脑室内	NCT04532203

（二）CAR-T 治疗 CNSL 的困境

已有的临床试验结果说明 CAR-T 治疗 CNSL 的安全性尚可，抗肿瘤的效果也不容小觑，但这些效果是否能像治疗颅外肿瘤那样产生持久深远的影响仍有待验证，许多中枢神经系统特有的特征也可能影响治疗的成功与否。

1. **CNSL 具备免疫逃逸的肿瘤特性** 包括 PCNSL 在内的原发脑肿瘤因肿瘤所在部位的特殊性，均由混杂的肿瘤细胞和非肿瘤细胞组成。肿瘤相关巨噬细胞 / 小胶质细胞（tumor-associated macrophage and microglia，TAM/M）是其中非肿瘤细胞的重要组成部分，他们为肿瘤细胞的迁移、生存和扩增都提供了免疫抑制微环境。有研究表明，在 PCNSL 微环境中，促进肿瘤生长的 M2 型 TAM/M 分化占主导，与肿瘤的不良预后具有相关性；除此之外，免疫抑制性细胞因子的分泌也促成抑制性微环境。为了更好地逆转免疫抑制环境，研究人员对 CAR-T 治疗方案也做出了不同的改进，如制备 CAR-T 使其具备诱导性分泌促炎细胞因子的能力，联合免疫检查点阻滞剂等，目前仍处在探索研究阶段。

2. **血脑屏障在 CAR-T 治疗中的作用以及给药途径的选择** 对于颅内肿瘤而言，除了肿瘤本身代谢屏障影响 CAR-T 浸润以外，包括血脑屏障在内的物理屏障也限制了治疗效果。即便如此，已有研究证实静脉用 CAR-T 细胞能够穿越血脑屏障，可以在脑实质和脑脊液中检测到 CAR-T 细胞，但数量远低于体循环。动物实验表明，经静脉应用的 CAR-T 治疗也具备抗颅内 PCNSL 的效果，但比局部给药效果略逊一筹。但由于 PCNSL 动物模型存在免疫缺陷，这可能导致静脉用 CAR-T 的实际效果被低估。

目前已有临床试验对局部 CAR-T 输注（直接注入瘤腔或脑脊液中）治疗原发脑肿瘤如胶质母细胞瘤（除外 PCNSL）的可行性、安全性和有效性进行评估。虽然关于 CNSL 的评估尚未开始，但对于单纯累及中枢神经系统的 PCNSL 来说，CAR-T 局部应用也是一种值得期待的手段。

3. **抗原丢失** 除了上述因素，CAR-T 治疗后肿瘤靶抗原的丢失或下调也可能是治疗失败的原因之一。如在 B 淋巴细胞白血病患者中，7%~25% 的患者会出现 CD19 阴性肿瘤细胞复发，而且在 CAR-T 治疗系统性淋巴瘤后，也有部分病例出现类似情况，推测可能在 CNSL 中也存在同样问题。这可能需要对复发的 CNSL 进行多次活检，对病变进行实时抗原分析，随时对治疗靶点做出调整。

4. **CAR-T 治疗的不良反应** CAR-T 治疗过程中可能会出现一些独特的治疗相关不良反应，包括 CRS、CRES、靶向非肿瘤细胞产生的毒性、顽固的细胞减少症等。其中 CRS 最为常见，在外周淋巴瘤的治疗中，约 93% 的患者会发生不同程度的 CRS，其中 10% 的患者可能出现较为严重的症状，需转入 ICU 治疗；其次是 CRES，其临床表现多变，严重者可出现癫痫持续状态，脑水肿甚至死亡。虽然已有的 CAR-T 治疗 CNSL 临床试验中仅有 1 例患者出现严重的 CRES，但其安全性还需要更多的数据支持。

（三）未来展望

鉴于 CAR-T 治疗存在潜在的严重不良反应，因此在选择抗肿瘤作用和规避不良反应间应慎重权衡，在其他治疗方法仍可行的条件下，如何提高 CAR-T 疗效就显得尤为关键。

随着 CAR-T 应用的推广，CAR-T 细胞结构设计也不断推陈出新，以优化临床疗效和安全性能。“第一代 CARs”结构简单，仅包括 CAR 的基本结构：一个细胞外配体识别结构域（通常为一个单链可变片段，提供肿瘤抗原特异性)、一个跨膜结构域和一个包含 CD3 zeta 链的细胞内 T 细胞激活结构域，由于信号传导能力不足和持久性低，在早期临床试验中疗效有限。随后为改善 T 细胞应答时间，出现“第二代 CARs”，他们被修饰赋予共刺激域，如 CD28，4-1BB 或 OX40 等。而且“第二代 CARs”是目前使用最为广泛的 CAR-T 细胞结构，目前四种商业化的 CD19CAR 都以此为基础。“第三代 CARs”是同时组合多种共刺激域如 CD28 和 4-1BB 以期增强抗肿瘤效果，目前第三代仍处在试验阶段。这些修饰可能对未来 CAR-T 应用于具有独特的免疫抑制特性的 CNSL 尤为重要。

为了缓解 CNSL 免疫抑制微环境(主要是 M2 型 TAM/M 的激活及免疫抑制性细胞因子的分泌)，研究者们设计表达额外转基因诱导型细胞因子的 CARs，这种个体化 CARs 称为“第四代 CARs”，也称“不限抗原的细胞因子启动杀伤的再定向 T 细胞”，将细胞介导的攻击与转基因细胞因子的免疫调节相结合，通过 CAR-T 诱导释放的细胞因子在肿瘤微环境中发挥促炎症免疫效应。这些细胞甚至可以消除抗原阴性肿瘤，这对于肿瘤靶抗原丢失或下调的复发或难治性肿瘤的治疗来说至关重要。此外靶向多种肿瘤抗原的 CAR-T 产品也已设计出来，如珠江医院李玉华团队设计的靶向 CD19/CD70 的 CAR-T 治疗了 1 例 PCNSL，并取得了持续的肿瘤 CR。

除了改进 CAR 结构，开发具有抗原特异性的替代细胞株也引起研究者的广泛关注，如 CAR-NK 细胞、CAR- 巨噬细胞，这两种细胞株都显示出可以增强抗肿瘤活性的特性，而且已有 Ⅰ 期 / Ⅱ 期临床试验显示 CAR-NK 在系统性淋巴瘤的治疗中不良反应发生率可能较 CAR-T 更低。

（四）小结

目前来看，CAR-T 细胞治疗是一种很有前景的 CNSL 的治疗手段。基于目前有限的 CNSL 治疗临床资料，可以对临床效果和不良反应程度进行推测。然而抗肿瘤作用是否持久，还需进一步评估。此外，由于 PCNSL 和 SCNSL 在发病机制和临床特征上存在差异，目前也不清楚 CAR-T 对这两种疾病是否都存在抗肿瘤作用。因此针对 PCNSL 患者 CAR-T 的临床疗效数据仍需更多研究数据的支持。

（崔 勇　余克富　沈少平）

参考文献

[1] FERRACINI R. Primary malignant non-Hodgkin’s lymphomas of the central nervous system in immunocompetent patients: Diagnostic, prognostic and therapeutic criteria [J]. Pathologica, 1997, 89: 146.

[2] BROMBERG J E, SIEMERS M D, TAPHOORN M J. Is a "vanishing tumor" always a lymphoma？[J].Neurology, 2002, 59 (5): 762-764.

[3] ROTH P, MARTUS P, KIEWE P, et al. Outcome of elderly patients with primary CNS lymphoma in the G-PCNSL-SG-1 trial [J]. Neurology, 2012, 79 (9): 890-896.

[4] FRITSCH K, KASENDA B, SCHORB E, et al. High-dose methotrexate-based immuno-chemotherapy for elderly primary CNS lymphoma patients (PRIMAIN study)[J]. Leukemia, 2017, 31 (4): 846-852.

[5] KANSARA R, SHENKIER T N, CONNORS J M, et al. Rituximab with high-dose methotrexate in primary central nervous system lymphoma [J]. Am J Hematol, 2015, 90 (12): 1149-1154.

[6] MOCIKOVA H, PYTLIK R, SYKOROVA A, et al. Role of rituximab in treatment of patients with primary central nervous system lymphoma: A retrospective analysis of the Czech lymphoma study group registry [J]. Leuk Lymphoma, 2016, 57 (12): 2777-2783.

[7] HOUILLIER C, CHOQUET S, TOUITOU V, et al. Lenalidomide monotherapy as salvage treatment for recurrent primary CNS lymphoma [J]. Neurology, 2015, 84 (3): 325-326.

[8] HASSELBLOM S, HANSSON U, OLSSON M, et al. High immunohistochemical expression of p-AKT predicts inferior survival in patients with diffuse large B-cell lymphoma treated with immunochemotherapy [J]. Br J Haematol, 2010, 149 (4): 560-568.

[9] AGATHANGELIDIS A, NTOUFA S, STAMATOPOULOS K. B cell antigen receptor signaling [J]. Mol Immunol, 2004, 41 (6-7): 599-613.

[10] SCHMITZ R, WRIGHT G W, HUANG D W, et al. Genetics and pathogenesis of diffuse large B-cell lymphoma [J]. N Engl J Med, 2018, 378 (15): 1396-1407.

[11] SONG Y, ZHOU K, ZOU D, et al. Treatment of patients with relapsed or refractory mantle-cell lymphoma with zanubrutinib, a selective inhibitor of Bruton's tyrosine kinase [J]. Clin Cancer Res, 2020, 26 (16): 4216-4224.

[12] XU W, YANG S, ZHOU K, et al. Treatment of relapsed/refractory chronic lymphocytic leukemia/small lymphocytic lymphoma with the BTK inhibitor zanubrutinib: Phase 2, single-arm, multicenter study [J]. J Hematol Oncol, 2020, 13 (1): 48.

[13] ERDMANN T, KLENER P, LYNCH J T, et al. Sensitivity to PI3K and AKT inhibitors is mediated by divergent molecular mechanisms in subtypes of DLBCL [J]. Blood, 2017, 130 (3): 310-322.

[14] KLOO B, NAGEL D, PFEIFER M, et al. Critical role of PI3K signaling for NF-kappaBdependent survival in a subset of activated B-cell-like diffuse large B-cell lymphoma cells [J]. Proc Natl Acad Sci USA, 2011, 108 (1): 272-277.

[15] GROMMES C, PENTSOVA E, NOLAN C, et al. Phase Ⅱ study of single agent buparlisib in recurrent/refractory primary (PCNSL) and secondary CNS lymphoma (SCNSL)[J]. Ann Oncol, 2016, 27 (suppl 6): 335.

[16] BENDELL J C, RODON J, BURRIS H A, et al. Phase Ⅰ, dose-escalation study of BKM120, an oral pan-class Ⅰ PI3K inhibitor, in patients with advanced solid tumors [J]. J Clin Oncol, 2012, 30 (3): 282-290.

[17] OKI Y, KELLY K R, FLINN I, et al. CUDC-907 in relapsed/refractory diffuse large B-cell lymphoma, including patients with MYC-alterations: results from an expanded phase Ⅰ trial [J]. Haematologica, 2017, 102 (11): 1923-1930.

[18] KORFEL A, SCHLEGEL U, HERRLINGER U, et al. Phase Ⅱ trial of temsirolimus for relapsed/refractory primary CNS lymphoma [J]. J Clin Oncol, 2016, 34 (15): 1757-1763.

[19] WELLER M, MARTUS P, ROTH P, et al. Surgery for primary CNS lymphoma?: Challenging a paradigm [J]. Neuro Oncol, 2012, 14 (12): 1481-1484.

[20] FOUR M, CACHEUX V, TEMPIER A, et al. PD1 and PDL1 expression in primary central nervous system diffuse large B-cell lymphoma are frequent and expression of PD1 predicts poor survival [J]. Hematol Oncol, 2017, 35 (4): 487-496.

[21] BERGHOFF A S, RICKEN G, WIDHALM G, et al. PD1 (CD279) and PD-L1 (CD274, B7H1) expression in primary central nervous system lymphomas (PCNSL)[J]. Clin Neuropathol, 2014, 33 (1): 42-49.

[22] NAYAK L, IWAMOTO F M, LACASCE A, et al. PD-1 blockade with nivolumab in relapsed/refractory primary central nervous system and testicular lymphoma [J]. Blood, 2017, 129 (23): 3071-3073.

[23] MONDELLO P, MIAN M, BERTONI F, et al. Primary central nervous system lymphoma: Novel precision therapies [J]. Crit Rev Oncol Hematol, 2019, 141: 139-145.

[24] ABRAMSON J S, MCGREE B, NOYES S, et al, Anti-CD19 CAR T cells in CNS diffuse large-B-cell lymphoma [J]. N Engl J Med, 2017, 377 (8): 783-784.

[25] RUBENSTEIN J L, GENG H, FRASER E J, et al. Phase 1 investigation of lenalidomide/rituximab plus outcomes of lenalidomide maintenance in relapsed CNS lymphoma [J]. Blood Adv, 2018, 2 (13): 1595-1607.

[26] CHAMOUN K, CHOQUET S, BOYLE E, et al. Ibrutinib monotherapy in relapsed/refractory CNS lymphoma: A retrospective case series [J]. Neurology, 2017, 88 (1): 101-102.

[27] HOLDHOFF M, AMBADY P, ABDELAZIZ A, et al. High-dose methotrexate with or without rituximab in newly diagnosed primary CNS lymphoma [J]. Neurology, 2014, 83 (3): 235-239.

[28] MADLE M, KRÄMER I, LEHNERS N, et al. The influence of rituximab, high-dose therapy followed by autologous stem cell transplantation, and age in patients with primary CNS lymphoma [J]. Ann Hematol, 2015, 94 (11): 1853-1857.
[29] GREGORY G, ARUMUGASWAMY A, LEUNG T, et al. Rituximab is associated with improved survival for aggressive B cell CNS lymphoma [J]. Neuro Oncol, 2013, 15 (8): 1068-1073.
[30] CHAPUY B, ROEMER M G M, STEWART C, et al. Targetable genetic features of primary testicular and primary central nervous system lymphomas [J]. Blood, 2016, 127 (7): 869-881.
[31] GHESQUIERES H, CHEVRIER M, LAADHARI M, et al. Lenalidomide in combination with intravenous rituximab (REVRI) in relapsed/refractory primary CNS lymphoma or primary intraocular lymphoma: A multicenter prospective "proof of concept" phase Ⅱ study of the French Oculo-Cerebral lymphoma (LOC) Network and the Lymphoma Study Association (LYSA)[J]. Ann Oncol, 2019, 30 (4): 621-628.
[32] DREDGE K, HORSFALL R, ROBINSON S P, et al. Orally administered lenalidomide (CC-5013) is anti-angiogenic in vivo and inhibits endothelial cell migration and Akt phosphorylation in vitro [J]. Microvasc Res, 2005, 69 (1-2): 56-63.
[33] TUN H W, JOHNSTON P B, DEANGELIS L M, et al. Phase Ⅰ study of pomalidomide and dexamethasone for relapsed/refractory primary CNS or vitreoretinal lymphoma [J]. Blood, 2018, 132 (21): 2240-2248.
[34] DONG M, NING Z Q, XING P Y, et al. Phase Ⅰ study of chidamide (CS055/HBI-8000), a new histone deacetylase inhibitor, in patients with advanced solid tumors and lymphomas [J]. Cancer Chemother Pharmacol, 2012, 69 (6): 1413-1422.
[35] YANG H, CONG L, CHEN Z, et al. Determination of chidamide in rat plasma and cerebrospinal fluid [J]. Regulatory Toxicology and Pharmacology, 2018, 98: 24-30.
[36] HUANG H Q. Current treatment for NK/T cell lymphoma: Sun Yat-sen University cancer center experience, China [C]. International Conference on Malignant Lymphoma ICML Lugano 2017.
[37] NING Z Q, LI Z B, NEWMAN M J, et al. Chidamide (CS055/HBI-8000): A new histone deacetylase inhibitor of the benzamide class with antitumor activity and the ability to enhance immune cell-mediated tumor cell cytotoxicity [J]. Cancer Chemother Pharmacol, 2012, 69 (4): 901-909.
[38] YAO Y, ZHOU J, WANG L, et al. Increased PRAME-specific CTL killing of acute myeloid leukemia cells by either a novel histone deacetylase inhibitor chidamide alone or combined treatment with decitabine [J]. PLoS One, 2013, 8 (8): e70522.
[39] PAN D S, YANG Q J , FU X, et al. Discovery of an orally active subtype-selective HDAC inhibitor, chidamide, as an epigenetic modulator for cancer treatment [J]. Med Chem Commu, 2014, 5 (12): 1789-1796.
[40] SHI Y, DONG M, HONG X, et al. Results from a multicenter, open-label, pivotal phase Ⅱ study of chidamide in relapsed or refractory peripheral T-cell lymphoma [J]. Ann Oncol, 2015, 26 (8): 1766-1771.
[41] HU X, WANG L, LIN L, et al. A phase Ⅰ trial of an oral subtype-selective histone deacetylase inhibitor, chidamide, in combination with paclitaxel and carboplatin in patients with advanced non-small cell lung cancer [J]. Chin J Cancer Res, 2016, 28 (4): 444-451.
[42] JIANG Z, LI W, HU X, et al. Tucidinostat plus exemestane for postmenopausal patients with advanced, hormone receptor-positive breast cancer (ACE): A randomised, double-blind, placebo-controlled, phase 3 trial [J]. Lancet Oncol, 2019, 20 (6): 806-815.
[43] FERRARA C, STUART F, SONDERMANN P, et al. The carbohydrate at FcγRIIIa Asn-162: An element required for high affinity binding to non-fucosylated IgG glycoforms [J]. Journal of Biological Chemistry, 2006, 281 (8): 5032-5036.
[44] FERRARA C, GRAU S, JÄGER C, et al. Unique carbohydrate-carbohydrate interactions are required for high affinity binding between FcγRIII and antibodies lacking core fucose [J]. Proceedings of the National Academy of Sciences, 2011, 108 (31): 12669-12674.
[45] MÖSSNER E, BRÜNKER P, MOSER S, et al. Increasing the efficacy of CD20 antibody therapy through the engineering of a new type Ⅱ anti-CD20 antibody with enhanced direct and immune effector cell-mediated B-cell cytotoxicity [J]. Blood, 2010, 115 (22): 4393-4402.
[46] SCHUSTER S J, BISHOP M R, TAM C S, et al. Tisagenlecleucel in adult relapsed or refractory diffuse large B-cell

lymphoma [J]. N Engl J Med, 2019, 380 (1): 45-56.
[47] MAUDE S L, LAETSCH T W, BUECHNER J, et al. Tisagenlecleucel in children and young adults with B-cell lymphoblastic leukemia [J]. N Engl J Med, 2018, 378 (5): 439-448.
[48] WANG M, MUNOZ J, GOY A, et al. KTE-X19 CAR T-cell therapy in relapsed or refractory mantle-cell lymphoma [J]. N Engl J Med, 2020, 382 (14): 1331-1342.
[49] DECKERT M, MONTESINOS-RONGEN M, BRUNN A, et al. Systems biology of primary CNS lymphoma: From genetic aberrations to modeling in mice [J]. Acta Neuropathol, 2014, 127 (2): 175-188.
[50] GIANNINI C, DOGAN A, SALOMAO D R. CNS lymphoma: A practical diagnostic approach [J]. J Neuropathol Exp Neurol, 2014, 73 (6): 478-494.
[51] MULAZZANI M, FRASSLE S P, VON MUCKE-HEIM I, et al. Long-term in vivo microscopy of CAR T cell dynamics during eradication of CNS lymphoma in mice [J]. Proc Natl Acad Sci U S A, 2019, 116 (48): 24275-24284.
[52] WANG X, HUYNH C, URAK R, et al. The cerebroventricular environment modifies CAR T cells for potent activity against both central nervous system and systemic lymphoma [J]. Cancer Immunol Res, 2021, 9 (1): 75-88.
[53] ABRAMSON J S, MCGREE B, NOYES S, et al. Anti-CD19 CAR T cells in CNS diffuse large-B-cell lymphoma [J]. N Engl J Med, 2017, 377 (8): 783-784.
[54] FRIGAULT M J, DIETRICH J, MARTINEZ-LAGE M, et al. Tisagenlecleucel CAR T-cell therapy in secondary CNS lymphoma [J]. Blood, 2019, 134 (11): 860-866.
[55] SIDDIQI T, WANG X, PALMER J, et al. CD19-targeting CAR-T cell therapy in CNS lymphoma [J]. Blood, 2019, 134 (Supplement_1): 4075.
[56] LI T, ZHAO L, ZHANG Y, et al. CAR T-cell therapy is effective but not long-lasting in B-cell lymphoma of the brain [J]. Front Oncol, 2020, 10: 1306.
[57] HAMBARDZUMYAN D, GUTMANN D H, KETTENMANN H. The role of microglia and macrophages in glioma maintenance and progression [J]. Nat Neurosci, 2016, 19 (1): 20-27.
[58] MURRAY P J, ALLEN J E, BISWAS S K, et al. Macrophage activation and polarization: Nomenclature and experimental guidelines [J]. Immunity, 2014, 41 (1): 14-20.
[59] SANTOMASSO B D, PARK J H, SALLOUM D, et al. Clinical and biological correlates of neurotoxicity associated with CAR T-cell therapy in patients with B-cell acute lymphoblastic leukemia [J]. Cancer Discov, 2018, 8 (8): 958-971.
[60] TURTLE C J, HANAFI L A, Berger C, et al. CD19 CAR-T cells of defined CD4+: CD8+ composition in adult B cell ALL patients [J]. J Clin Invest, 2016, 126 (6): 2123-2138.
[61] NEELAPU S S, TUMMALA S, KEBRIAEI P, et al. Chimeric antigen receptor T-cell therapy-assessment and management of toxicities [J]. Nat Rev Clin Oncol, 2018, 15 (1): 47-62.
[62] KARSCHNIA P, STRUBING F, TESKE N, et al. Clinicopathologic findings in fatal neurotoxicity after adoptive immunotherapy with CD19-directed CAR T-cells [J]. Hemasphere, 2021, 5 (3): e533.
[63] TU S, ZHOU X, GUO Z, et al. CD19 and CD70 dual-target chimeric antigen receptor T-cell therapy for the treatment of relapsed and refractory primary central nervous system diffuse large B-cell lymphoma [J]. Front Oncol, 2019, 9: 1350.
[64] LIU E, MARIN D, BANERJEE P, et al. Use of CAR-transduced natural killer cells in CD19-positive lymphoid tumors [J]. N Engl J Med, 2020, 382 (6): 545-553.

第十章
原发中枢神经系统淋巴瘤的放射治疗

一、概述

绝大多数原发中枢神经系统淋巴瘤（PCNSL）病理学上属于弥漫大 B 细胞淋巴瘤（DLBCL），总体预后较差，5 年和 10 年的生存率仅为 20%~30% 和 10%~20%。接受大剂量甲氨蝶呤（HD-MTX）单药治疗的 PCNSL 患者无进展生存期（PFS）仅为 12.8 个月，而接受 R-CHOP 治疗的同样病理类型的系统性非霍奇金淋巴瘤患者 PFS 可达 4.8 年。

目前 HD-MTX 化疗虽然对于新诊断的 PCNSL 患者可以实现较高的治疗反应率，但是接受 HD-MTX 单药治疗的大多数患者仍然难以获得满意的长期生存。在 HD-MTX 基础上联合其他细胞毒性化疗药物（替莫唑胺、依托泊苷、阿糖胞苷等）以及靶向药物（利妥昔单抗）进行联合治疗是目前推荐的一线治疗策略，但是仍然有接近一半的患者难以实现长期生存。

放射治疗作为 PCNSL 的主要传统治疗手段，同 HD-MTX 一样，虽然对于 PCNSL 患者具有较高的治疗反应率，但是单纯接受全脑放疗（WBRT）的患者总生存期（OS）也仅为 11~18 个月，对于大多数患者来说仍难以获得长期生存。早期的一些Ⅱ期临床研究指出，在 HD-MTX 基础上联合 WBRT 治疗，PCNSL 患者 OS 超过 30 个月，但是该研究也同时指出，接受联合治疗的患者治疗相关神经毒性发生率明显升高，在老年患者中尤为明显。随后，一项Ⅲ期随机对照试验（randomized controlled trial，RCT）研究（G-PCNSL-SG-1）旨在明确 HD-MTX 化疗基础上联合 WBRT 能否进一步获益，研究结果指出在 HD-MTX 单药方案一线诱导化疗基础上联合 WBRT 虽然可以显著延长患者无疾病进展生存期（11.9 个月对比 18.3 个月，P=0.14），但是长期随访后发现联合 WBRT 组相比单纯 HD-MTX 化疗组患者，OS 并无显著延长（37.1 个月对比 32.4 个月，P=0.71）。作者指出 WBRT 所导致的治疗相关神经系统毒性一定程度上抵消了放疗带来的 PFS 获益。但是，通过进一步亚组分析，对于比 HD-MTX 化疗后未实现完全缓解（CR）的患者来说，WBRT 的加入不但可以显著改善 PFS（5.6 个月对比 3.0 个月，P=0.004），同时也最终转化为 OS 获益（24.3 个月对比 18.6 个月，P=0.011）。因此，我们认为对于

HD-MTX 多疗程化疗后未实现完全缓解的患者来说，最需要考虑的是选择合适的放射治疗手段进行有效的疾病控制，从而最终转化为生存获益，而不是一味地担心放疗相关神经毒性。

虽然目前放射治疗已经逐渐淡出新诊断 PCNSL 患者的一线治疗方案，而成为化疗抵抗难治性患者以及无法耐受化疗患者的治疗选择。究其原因还是大家对 WBRT 所导致的治疗相关神经毒性以及可能造成的认知功能障碍的担心所致。因此，随后我们就从放疗相关的神经毒性开始结合相关研究结果分析目前放疗在 PCNSL 中的应用价值。

二、放疗相关神经毒性及认知功能障碍

放疗所造成的血管损伤、神经元减少、局部炎性反应、脱髓鞘及海马功能受损等神经系统病理学改变会导致治疗相关神经系统毒性。迄今为止，绝大多数有关 WBRT 导致 PCNSL 患者神经毒性的相关数据仍主要来自小型的单中心临床研究结果，仍缺乏高级别的循证医学证据。由于认知功能评估的复杂性，目前在具体评价标准使用以及最佳评价时间等方面仍存在较大争议。

到目前为止，IELSG32（international extranodal lymphoma study group-32）研究是唯一包含较为全面认知功能评价的多中心随机对照前瞻性临床研究。该研究使用了多种认知功能评分量表，对 MATRix 方案（包含甲氨蝶呤、阿糖胞苷、塞替派和利妥昔单抗）诱导化疗后随机分入 WBRT 组或自体干细胞移植组（autologous stem cell transplantation，ASCT）进行巩固治疗，且对无疾病进展超过 2 年的 PCNSL 患者的认知功能进行尽可能全面的评价，从而可以更为全面地反映相应治疗对患者某项具体的认知功能的影响情况。最终对 57 例（30 例接受 WBRT，27 例接受 ASCT）满足条件患者的相关数据进行分析后指出，相比接受 ASCT 的患者来说，WBRT 主要导致患者在注意力和执行力这两个方面评分的下降。但是接受 WBRT 的患者在钉板试验（grooved pegboard test）上的平均得分则要优于 ASCT 组患者。作者同时还指出，该研究的不足在于满足条件的患者中仅有 50% 接受了认知功能评价，因而可能由于选择偏差从而影响最终的统计结果。值得注意的是，接受 WBRT 患者的认知功能评分及生活质量较治疗前明显改善，可见疾病本身才是影响认知功能最为重要的因素。另外一项针对脑转移瘤患者认知功能的相关研究也指出了疾病本身的控制好坏才是影响认知功能最为关键的因素。

因此，对于 PCNSL 患者来说，治疗策略的制订原则应该是在保证良好疾病控制的基础上，尽可能地降低治疗相关神经毒性的发生。目前对于新诊断初治 PCNSL 患者主要策略集中在降低 WBRT 剂量、缩小放疗范围（局部放疗取代 WBRT）、避免认知相关重要结构受照（海马闪避技术）以及通过大剂量化疗取代 WBRT 等方面。

三、减量全脑放疗

鉴于 HD-MTX 化疗后较高的反应率，随后研究者开始尝试针对化疗后达到完全缓解的 PCNSL 患者降低 WBRT 剂量，试图在保证治疗效果的同时减少放疗相关神经系统毒性。但是，一项包括 57 例 PCNSL 的Ⅱ期临床研究结果表明，对于治疗后达到 CR 的年轻（<60 岁）患者，随后接受 30.6Gy 减量 WBRT 的患者的生存期明显短于接受 45Gy 放疗组，3 年总生存率分别为 60%、92%（P=0.04）。Shah 等采用以 HD-MTX 为基础具备更好血脑屏障通透性的 R-MPV 方案对新诊断 PCNSL 患者

进行 5~7 个周期的诱导化疗，对于实现 CR 的患者进行 23.4Gy 的减量 WBRT，并前瞻性地对认知功能进行评价。该单中心的小型Ⅱ期临床研究结果显示 PFS 长达 7.7 年，并且 5 年总生存率高达 80%。31 例接受减量 WBRT 且无疾病进展超过 4 年的患者中的 12 例接受了全面的认知功能评价，结果显示减量放疗患者未出现明显的认知功能下降。因此，减量 WBRT 获益的前提是需要采用以 HD-MTX 为基础的高血脑屏障通透性方案进行诱导化疗，并且筛选诱导化疗实现 CR 的最大获益人群。

四、局部放疗替代全脑放疗

日本的 Shibamoto 等通过对 43 例接受病变区域局部放疗的 PCNSL 患者的复发模式进行回顾性分析后指出，针对病变区域采用 ≥ 4cm 的照射范围，其照射野外复发率为 22%，显著优于采用<4cm 外扩照射范围的 83% 的野外复发率（P=0.007 9）。随后，Shibamoto 等对 1985—2009 年来自日本多个中心的 1 054 例 PCNSL 患者进行回顾性分析后指出，对于单发病灶的 PCNSL 患者，在 MTX 化疗的基础上仅对病灶周围 ≥ 4cm 范围进行 50Gy 以内的常规分割局部放疗替代传统 WBRT 不会降低患者的 OS。

五、海马保护的全脑放疗

目前已经有相关研究从基础和临床证实，海马区域所受照射剂量的增加会影像海马的神经发生（neurogenesis）作用，从而导致认知功能受损。因此，可考虑采用 IMRT 等新兴放疗技术降低海马区域所受照射剂量，从而实现保护认知功能的目的。目前该治疗策略在 PCNSL 中仍未见相关研究，但是结合原发脑胶质瘤以及脑转移瘤的应用经验，目前推荐采用 40% 双侧海马体积平均受量不高于 7.5Gy 作为剂量限制参考。海马保护的 WBRT 对于神经毒性高发生风险且又因肿瘤控制无法避免放疗的老年患者来说更具应用价值。

六、ASCT 替代全脑放疗

一项多中心随机对照Ⅱ期临床研究结果显示，在接受高治疗强度 MATRix 的联合化疗方案后，肿瘤无进展的患者接受放射治疗（WBRT 36Gy/20F 对于可见病灶局部推量 9Gy/5F）或 ASCT，2 年无进展生存率分别为 80% 和 69%。正如前文所示，该研究结果还证实 ASCT 巩固治疗相比 WBRT 具备相对更低的神经系统毒性。PRECIS 研究最新结果指出，对于相对年轻的 PCNSL 患者（<60 岁）来说，在接受 R-MBVP 联合 R-AraC 方案化疗后，接受大剂量化疗联合自体造血干细胞移植的巩固治疗方案（ASCT）的患者与接受放疗（40Gy/20F）巩固治疗的患者 2 年的无进展生存率分别为 87% 及 63%。同时该研究还指出，ASCT 组患者不但具有相对较好的疾病控制率，并且总体认知功能损害发生率较低。

结合上述两个高级别循证医学临床研究结果，目前对于相对年轻（<60 岁）、体能评分较好的新诊断 PCNSL 患者，可以考虑在 HD-MTX 联合化疗实现良好的疾病控制基础上，采用 ASCT 方案进行巩固治疗，以替代原有 WBRT，从而尽可能降低神经系统毒性发生率。

七、HD-MTX 以及放疗相关耐受性

HD-MTX 为基础的联合化疗的毒性也同样值得重视，特别是对于发病年龄偏高且多伴有慢性系统疾病的 PCNSL 患者来说。实际临床工作中并非所有患者都可以按计划完成 HD-MTX 为基础的诱导化疗。G-PCNSL-SG-1 研究中有 66 例（13%）患者在 HD-MTX 一线化疗期间死亡，其中 28 例（5%）患者死因为治疗相关毒性，另外 24 例（5%）因疾病进展所致。2012 年 Muirhead 等发表的一篇单中心 10 年的回顾性研究结果显示，30 例接受 HD-MTX 为基础的一线化疗的 PCNSL 患者中，24 例（80%）未按计划完成化疗，其中 12 例在化疗期间出现疾病进展，8 例发生不可耐受的治疗相关毒性，另外还有 4 例死亡。值得注意的是，对于无法耐受化疗及化疗后疾病进展的患者都顺利地完成了后续的全脑放疗，虽然 IELSG32 研究结果显示放疗和 ASCT 同样具备良好的耐受性，但是 ASCT 组患者血液及非血液系统治疗相关毒性均高于放疗组患者，并且有 2 例（3%）接受 ASCT 的患者发生了治疗相关性死亡。虽然差异无统计学意义，但是 ASCT 组患者死亡风险为放疗组患者的 1.67 倍。PRECIS 研究虽然纳入了相对年轻的 PCNSL 患者（ <60 岁），但是值得注意的是，ASCT 组患者仍有 3% 出现了治疗相关性死亡。

八、总结

1. HD-MTX 为基础的多药联合化疗结合或不结合放疗是目前新诊断 PCNSL 患者的公认推荐治疗方案。

2. 放疗虽然同 HD-MTX 一样与患者认知功能显著相关，但是应该以肿瘤的有效控制为治疗方案选择的首要考虑因素。

3. 诱导化疗反应良好但因各种原因无法接受 ASCT 巩固治疗以及患者高龄等情况下，可考虑通过降低 WBRT 剂量、缩小照射范围以及采用海马保护的全脑照射技术。在保证疗效的同时，尽可能地降低治疗相关认知功能损害的发生率。

4. 无法耐受诱导化疗的患者应考虑采用耐受性更好的放疗方案。

5. 诱导化疗无效或持续进展的患者应考虑将放疗作为主要的控制手段。

（姜 伟　王 政）

参考文献

[1] ABREY L E, DEANGELIS L M, YAHALOM J. Long-term survival in primary CNS lymphoma[J]. J Clin Oncol, 1998, 16(3): 859-863.

[2] BARANI I J, BENEDICT S H, LIN P S. Neural stem cells: Implications for the conventional radiotherapy of central nervous system malignancies[J]. Int J Radiat Oncol Biol Phys, 2007, 68(2): 324-333.

[3] BATCHELOR T, CARSON K, O'NEILL A, et al. Treatment of primary CNS lymphoma with methotrexate and deferred radiotherapy: A report of NABTT 96-07[J]. J Clin Oncol, 2003, 21(6): 1044-1049.

[4] BATCHELOR T, LOEFFLER J S. Primary CNS lymphoma[J]. J Clin Oncol, 2006, 24(8): 1281-1288.

[5] BATCHELOR T T. Primary central nervous system lymphoma[J]. Hematology Am Soc Hematol Educ Program, 2016, 2016(1): 379-385.

[6] BELARBI K, JOPSON T, ARELLANO C, et al. CCR2 deficiency prevents neuronal dysfunction and cognitive impairments induced by cranial irradiation[J]. Cancer Res, 2013, 73(3): 1201-1210.

[7] BESSELL E M, LOPEZ-GUILLERMO A, VILLA S, et al. Importance of radiotherapy in the outcome of patients with primary CNS lymphoma: An analysis of the CHOD/BVAM regimen followed by two different radiotherapy treatments[J]. J Clin Oncol, 2002, 20(1): 231-236.

[8] COIFFIER B, THIEBLEMONT C, VAN DEN NESTE E, et al. Long-term outcome of patients in the LNH-98. 5 trial, the first randomized study comparing rituximab-CHOP to standard CHOP chemotherapy in DLBCL patients: A study by the Groupe d'Etudes des Lymphomes de l'Adulte[J]. Blood, 2010, 116(12): 2040-2045.

[9] FERRERI A J, CWYNARSKI K, PULCZYNSKI E, et al. Chemoimmunotherapy with methotrexate, cytarabine, thiotepa, and rituximab (MATRix regimen) in patients with primary CNS lymphoma: Results of the first randomisation of the International Extranodal Lymphoma Study Group-32 (IELSG32) phase 2 trial[J]. Lancet Haematol, 2016, 3(5): e217-e227.

[10] FERRERI A J, RENI M, PASINI F, et al. A multicenter study of treatment of primary CNS lymphoma[J]. Neurology, 2002, 58(10): 1513-1520.

[11] FERRERI A J M, CWYNARSKI K, PULCZYNSKI E, et al. Whole-brain radiotherapy or autologous stem-cell transplantation as consolidation strategies after high-dose methotrexate-based chemoimmunotherapy in patients with primary CNS lymphoma: Results of the second randomisation of the International Extranodal Lymphoma Study Group-32 phase 2 trial[J]. Lancet Haematol, 2017, 4(11): e510-e523.

[12] GONDI V, HERMANN B P, MEHTA M P, et al. Hippocampal dosimetry predicts neurocognitive function impairment after fractionated stereotactic radiotherapy for benign or low-grade adult brain tumors[J]. Int J Radiat Oncol Biol Phys, 2013, 85(2): 348-354.

[13] GREENE-SCHLOESSER D, MOORE E, ROBBINS M E. Molecular pathways: Radiation-induced cognitive impairment[J]. Clin Cancer Res, 2013, 19(9): 2294-2300.

[14] HOUILLIER C, TAILLANDIER L, DUREAU S, et al. Radiotherapy or autologous stem-cell transplantation for primary CNS lymphoma in patients 60 years of age and younger: results of the intergroup ANOCEF-GOELAMS randomized phase Ⅱ PRECIS study[J]. J Clin Oncol, 2019, 37(10): 823-833.

[15] MONJE M L, VOGEL H, MASEK M, et al. Impaired human hippocampal neurogenesis after treatment for central nervous system malignancies[J]. Ann Neurol, 2007, 62(5): 515-520.

[16] MORRIS P G, CORREA D D, YAHALOM J, et al. Rituximab, methotrexate, procarbazine, and vincristine followed by consolidation reduced-dose whole-brain radiotherapy and cytarabine in newly diagnosed primary CNS lymphoma: Final results and long-term outcome[J]. J Clin Oncol, 2013, 31(31): 3971-3979.

[17] MUIRHEAD R, MURRAY E C, BELL S L, et al. Is there a role for radiotherapy in the primary management of primary central nervous system lymphoma? :A single-centre case series[J]. Clin Oncol (R Coll Radiol), 2013, 25(7): 400-405.

[18] NELSON D F, MARTZ K L, BONNER H, et al. Non-Hodgkin's lymphoma of the brain: Can high dose, large volume radiation therapy improve survival? Report on a prospective trial by the Radiation Therapy Oncology Group (RTOG): RTOG 8315[J]. Int J Radiat Oncol Biol Phys, 1992, 23(1): 9-17.

[19] O'BRIEN P C, ROOS D E, PRATT G, et al. Combined-modality therapy for primary central nervous system lymphoma: Long-term data from a Phase Ⅱ multicenter study (Trans-Tasman Radiation Oncology Group)[J]. Int J Radiat Oncol Biol Phys, 2006, 64(2): 408-413.

[20] OMURO A, CORREA D D, DEANGELIS L M, et al. R-MPV followed by high-dose chemotherapy with TBC and autologous stem-cell transplant for newly diagnosed primary CNS lymphoma[J]. Blood, 2015, 125(9): 1403-1410.

[21] SCOCCIANTI S, RICARDI U. Treatment of brain metastases: review of phase Ⅲ randomized controlled trials[J]. Radiother Oncol, 2012, 102(2): 168-179.

[22] SHAH G D, YAHALOM J, CORREA D D, et al. Combined immunochemotherapy with reduced whole-brain radio-

therapy for newly diagnosed primary CNS lymphoma[J]. J Clin Oncol, 2007, 25(30): 4730-4735.

[23] SHIBAMOTO Y, HAYABUCHI N, HIRATSUKA J, et al. Is whole-brain irradiation necessary for primary central nervous system lymphoma?: Patterns of recurrence after partial-brain irradiation[J]. Cancer, 2003, 97(1): 128-133.

[24] SHIBAMOTO Y, SUMI M, TAKEMOTO M, et al. Analysis of radiotherapy in 1054 patients with primary central nervous system lymphoma treated from 1985 to 2009[J]. Clin Oncol (R Coll Radiol), 2014, 26(10): 653-660.

[25] THIEL E, KORFEL A, MARTUS P, et al. High-dose methotrexate with or without whole brain radiotherapy for primary CNS lymphoma (G-PCNSL-SG-1): A phase 3, randomised, non-inferiority trial[J]. Lancet Oncol, 2010, 11(11): 1036-1047.

[26] VILLANO J L, KOSHY M, SHAIKH H, et al. Age, gender, and racial differences in incidence and survival in primary CNS lymphoma[J]. Br J Cancer, 2011, 105(9): 1414-1418.

[27] ZEREMSKI V, KOEHLER M, FISCHER T, et al. Characteristics and outcome of patients with primary CNS lymphoma in a "real-life" setting compared to a clinical trial[J]. Ann Hematol, 2016, 95(5): 793-799.

第十一章
中枢神经系统淋巴瘤的骨髓移植治疗

第一节 概 述

20 世纪 90 年代以来，造血干细胞移植逐渐被用于霍奇金淋巴瘤和非霍奇金淋巴瘤的治疗，自体造血干细胞移植（ASCT）在高危患者的一线巩固治疗和复发或难治患者的挽救治疗中的有效性得到了证实，异基因造血干细胞移植（allogeneic stem cell transplantation，allo-SCT）则主要用于淋巴母细胞性淋巴瘤的巩固治疗及部分侵袭性淋巴瘤的挽救治疗。中枢神经系统淋巴瘤包括原发中枢神经系统淋巴瘤（PCNSL）和继发中枢神经系统淋巴瘤（SCNSL），均由于血脑屏障的存在，常规的化疗方案疗效差，需选用能透过血脑屏障的药物。部分化疗药物在大剂量应用时可增加血脑屏障的通过率，而还有少数几种化疗药物本身即具有良好的血脑屏障通过率，因此，选用上述化疗药物作为造血干细胞移植的预处理化疗，可以在脑实质和脑脊液中达到有效浓度，从而发挥治疗作用。

近 20 年来，ASCT 被用于 PCNSL 复发或难治患者的挽救治疗、一线巩固治疗及 SCNSL 的挽救治疗。由于中枢神经系统淋巴瘤的发病率低，ASCT 治疗中枢神经系统淋巴瘤的循证医学证据仅限于部分回顾性研究，少数前瞻性单臂Ⅱ期研究及有限的数个前瞻性随机对照临床试验，但总体结果令人振奋，尤其含塞替派的预处理方案的 ASCT，无论在挽救治疗还是一线巩固治疗中均显示出良好的疗效，而且初步数据显示 ASCT 替代全脑放疗（WBRT）巩固治疗有明显减少远期神经毒性的趋势，因此值得进一步研究和探索。异基因造血干细胞移植由于治疗相关风险较高，可行性相对较差，和 ASCT 相比，相关研究很少，目前 allo-SCT 治疗中枢神经系统淋巴瘤还仅限于少数个案报道。

（朱 军 宋玉琴 邓丽娟）

第二节　原发中枢神经系统淋巴瘤的骨髓移植治疗

PCNSL 是较为少见的特殊类型结外淋巴瘤，病程侵袭，和相同分期及相同病理类型的其他结外淋巴瘤相比，预后更差。PCNSL 预后差主要体现在两个方面，一方面即使是以大剂量甲氨蝶呤（HD-MTX）为基础的联合化疗诱导，也有 10%~15% 的患者原发耐药，早期进展；另一方面，诱导化疗后缓解的患者，5 年内复发风险仍高达 50%。如上文所述，由于部分化疗药物本身就具有良好的血脑屏障通过性或大剂量时能透过血脑屏障，因此研究者首先对复发或难治性 PCNSL 患者进行 ASCT 治疗，预处理方案则从血脑屏障通过率较差的 BEAM 等方案调整为含塞替派等药物的更优方案，并观察到良好的有效性。对于初治 PCNSL 患者，为降低复发风险，目前认为 PCNSL 治疗包括两个阶段：以 HD-MTX 为基础的联合化疗诱导治疗、巩固治疗。最常用的巩固治疗是 WBRT，但是 WBRT 和严重的神经毒性有关。基于 ASCT 在复发或难治性 PCNSL 中的有效性，在 2000 年左右，多位研究者开始探索以 ASCT 支持下的大剂量化疗或非清髓的大剂量化疗来替代 WBRT 作为 PCNSL 患者的一线巩固治疗。除 ASCT 外，也有少量研究探索 allo-SCT 用于 PCNSL 的治疗。下面将详细阐述 ASCT 和 allo-SCT 治疗 PCNSL 的研究进展。

一、自体造血干细胞移植在 PCNSL 中的应用

（一）ASCT 在 PCNSL 挽救治疗中的应用

Khalfallah 等于 1996 年首次报道一例复发或难治性 PCNSL 患者挽救治疗后行 ASCT 达到疾病长期缓解。随后，多个中心开始探索将 ASCT 用于治疗复发或难治性 PCNSL。

法国研究者 Soussain 等于 2001 年报道，对 22 例复发或难治性 PCNSL 患者，其中约半数为眼淋巴瘤患者，进行 CYVE 方案（阿糖胞苷联合 VP16）大剂量化疗，有效患者随后行以 TBC（塞替派、白消安、环磷酰胺）作为预处理方案的 ASCT。结果显示，总有效率 80%，中位随访 41.5 个月，3 年无事件生存率和总生存率分别为 53% 和 63.7%。但是，该研究同时显示，仅眼部复发的 PCNSL 患者的生存优于其他复发或难治性 PCNSL 患者，中位总生存期（mOS）分别为 33 个月和 12 个月。该研究中，治疗相关死亡率高达 23%，主要发生于>60 岁的患者，另外 7 例患者出现神经毒性。

基于上述初步结果，Soussain 随后开展了一项Ⅱ期前瞻性多中心临床试验，并于 2008 年报道研究结果。该研究共入组 43 例复发或难治性 PCNSL，其中眼淋巴瘤患者仅占 14%，患者中位年龄为 52 岁。经 CYVE 方案化疗后，20 例有效患者中的 15 例，以及 12 例 CYVE 化疗无效患者，共 27 例患者接受 ASCT，预处理方案仍为 TBC。中位随访 36 个月，2 年无进展生存率和 2 年总生存率在全组及接受 ASCT 组分别为 43% 比 58%，以及 45% 和 69%。值得一提的是，12 例 CYVE 化疗后疾病稳定（stable disease，SD）或疾病进展（progressive disease，PD）的患者行 ASCT 后有 1 例患者达到完全缓解（CR），12 例患者的中位无进展生存期（median progression-free survival，mPFS）为 9 个月。在毒性方面，该研究治疗相关死亡率（treatment-related mortality，TRM）为 16%，严重神经毒性发生率

为 12%。

2012 年，Soussain 等回顾性分析了法国 7 家中心的 79 例接受 ASCT 的复发或难治性 PCNSL（其中 11 例复发部位仅为眼部）的临床数据。患者的中位年龄为 52.4 岁，除 5 例患者外，其余患者均接受挽救化疗，化疗方案以 CYVE 为主，挽救化疗后分别有 32 例患者和 26 例患者达 CR 和 PR，19 例患者和 2 例患者分别达 PD 和 SD。以上患者均接受 TBC 预处理方案的 ASCT。中位随访 56 个月，全组和挽救化疗有效组的 5 年无事件生存率分别为 37.8% 和 43.7%，5 年总生存率分别为 51% 和 62%。ASCT 后中位复发时间为 18.1 个月，TRM 为 7.6%，7 例患者（8.8%）发生神经毒性，其中 4 例曾行 WBRT 治疗。单因素分析显示对挽救化疗敏感和 ASCT 后达 CR 与总生存率和无事件生存率改善相关。

2014 年一项来自美国 Dana-Farber 癌症中心和麻省总医院的回顾性分析显示，16 例 PCNSL（其中 13 例为复发或难治患者）和 16 例 SCNSL 患者化疗后行以 TBC 为预处理方案的 ASCT，56% 的患者在 ASCT 前达 CR，自 ASCT 开始，预计 1 年无进展生存率和总生存率分别为 90% 和 93%，TRM 为 3%，仅 1 例患者观察到短暂神经毒性。

美国研究者于 2014 年报道一项回顾性研究，包括 8 例复发或难治性 PCNSL 患者和 9 例复发或难治性 SCNSL 患者，中位年龄为 52 岁，挽救化疗（82% 含 MTX）后均达 CR，除 2 例干细胞采集不成功的患者外，15 例患者随后接受以 TBC 为预处理方案的 ASCT。预计 3 年无进展生存率和总生存率均为 93%，TRM 为 0。

韩国研究者 Choi 等于 2013 年报道一项回顾性研究，45 例复发或难治性 PCNSL 患者接受 ICE/D 方案（异环磷酰胺、卡铂、依托泊苷、地塞米松）或 HD-MTX 挽救化疗，结果显示两个挽救化疗的有效率分别为 84.4% 和 81.3%，但 ICE/D 方案挽救的患者多为近期复发或难治患者，18 例患者随后进行了以塞替派和白消安为预处理方案的 ASCT，27 例患者挽救化疗后未行 ASCT。中位随访 53.4 个月，接受 ASCT 的患者 mPFS 显著优于未行 ASCT 的患者（19.8 个月对比 6.7 个月，P=0.023），但两组患者总生存期（OS）差异无统计学意义。多因素分析显示诱导化疗无效和未接受 ASCT 提示预后不良。该研究未发生治疗相关死亡，治疗相关毒性可控。

德国 PCNSL 协作组（G-PCNSL-SG）于 2017 年报道一项多中心前瞻性单臂研究，共入组 39 例<66 岁复发或难治性 PCNSL 患者，R/HD-AraC/TT（利妥昔单抗、阿糖胞苷、塞替派）方案挽救化疗 2 个周期，其间采集造血干细胞，无论疗效如何，都进行利妥昔单抗联合 BCNU 和塞替派的预处理化疗及 ASCT，ASCT 后未达 CR 的患者行 WBRT。主要研究终点为 ASCT 后的 CR 率。结果显示，入组患者的中位年龄为 57 岁，诱导化疗有效患者 22 例，最终 32 例患者完成 ASCT，ASCT 后 CR 率为 56.4%，7 例诱导化疗后 PD 患者行 ASCT，4 例达 CR，2 例达 PR。6 例 ASCT 后 PR 患者行 WBRT。2 年无进展生存率和 2 年总生存率分别为 46% 和 56.4%。TRM 为 10.3%，仅 1 例患者发生治疗相关的神经毒性。该研究结果提示含塞替派的大剂量化疗及 ASCT 在复发或难治性 PCNSL 患者有效，值得进一步研究。

综上，回顾性研究和仅有的两项前瞻性单臂临床试验结果，ASCT 治疗复发或难治性 PCNSL 最常采用的预处理方案为 TBC，而近年来逐渐开始有研究者采用塞替派联合白消安，以及塞替派联合卡莫斯汀的方案，除少数小样本回顾性研究外，多数研究显示接受 ASCT 的复发或难治性 PCNSL 患者 2~3 年无进展生存率为 40%~50%，总生存率为 50%~60%，TRM 在早期研究中高达 23%，但近年来的研究中，TRM 发生率降低至 0~10.3%，神经毒性的发生率也由早期研究报道的近 30% 降至 0~3%。

在上述研究中，仅法国 2008 年前瞻性试验和韩国 2013 年回顾性研究对接受 ASCT 的患者和单纯挽救化疗的患者进行了生存比较，均报道接受 ASCT 者 PFS 更优。尽管尚缺乏在复发或难治性 PCNSL 患者中对比 ASCT 和单纯挽救化疗的临床试验，但上述研究结果仍显示 ASCT 治疗复发或难治性 PCNSL 疗效优于传统单药或多药挽救化疗。研究显示，托泊替康（topotecan）治疗复发或难治性 PCNSL 患者的 mPFS 为 10~15 个月，2 年总生存率为 33%；替莫唑胺（temozolomide，TMZ）治疗复发或难治性 PCNSL 的 mPFS 为 3 个月，2 年总生存率为 21%，而阿糖胞苷联合依托泊苷挽救化疗的 mPFS 为 5 个月，1 年总生存率为 41%。仅一项小样本研究报道 HD-MTX 治疗 22 例复发 PCNSL 患者有效率高达 91%，中位生存期长达 61.9 个月，但是该研究样本量小，且纳入的患者均为前期 MTX 治疗有效的复发患者，不包括难治患者，存在患者选择偏差。因此，对于 HD-MTX 耐药的复发或难治性 PCNSL，传统挽救化疗多数 PFS 短，长期生存率仅为 20%~30%。需要指出的是，由于仅较年轻和一般状态较好的复发或难治性 PCNSL 患者可行 ASCT，因此 ASCT 相关研究存在患者选择偏差，如果仅和临床特征相似的患者人群相比，ASCT 和传统挽救化疗的疗效差异是否可能缩小，尚缺乏前瞻性研究来证实。

除挽救化疗外，对于既往未行放疗的复发或难治性 PCNSL 患者，WBRT 也是较常选择的挽救治疗手段。WBRT 治疗复发或难治性 PCNSL 尽管有效率高达 74%，但 mOS 仅 10.9 个月，且神经毒性发生率显著升高。因此，和 WBRT 治疗复发或难治性 PCNSL 的历史数据相比，ASCT 挽救治疗相关神经毒性发生率低，且患者生存获益更多。

综上，ASCT 是复发或难治性 PCNSL 患者的可行的挽救治疗方案，尤其年轻、一般状态良好、无严重合并症且对挽救化疗敏感的患者可优先考虑，ASCT 在这部分充分选择的患者中具有良好的可行性、安全性，且可带来生存获益。但是，最佳预处理方案，挽救化疗不敏感患者是否能进行 ASCT 等问题仍有待回答。另外，受年龄、一般状态以及基础疾病等因素的影响，大部分复发或难治性 PCNSL 无法选择 ASCT。在韩国一项研究中，即使是<70 岁的复发或难治性 PCNSL 患者，也仅 40% 可进行 ASCT 治疗。对于这些患者，还需要选择其他挽救治疗。近年来，越来越多的新药在复发或难治性 PCNSL 患者中显示出一定的有效性，这些新药的联合，与传统化疗药物的联合作为挽救治疗的疗效和安全性均有待研究。

（二）ASCT 在 PCNSL 一线巩固治疗中的应用

20 世纪 90 年代以后，以 HD-MTX 为基础的联合化疗用于 PCNSL 的诱导治疗后，明显提高了诱导化疗的有效率，但是仍有高达 50% 的患者发生疾病复发，且 90% 以上的复发仍局限于中枢神经系统。因此，鉴于 PCNSL 对放疗的高度敏感性，研究者们首先对诱导化疗有效的 PCNSL 患者进行 WBRT 作为巩固治疗。但是，通过对放化疗联合治疗有效后长期存活患者的长期随访，研究者发现远期神经毒性是一个严重的临床问题。1998 年 Abrey 等报道纪念凯特琳癌症中心（Memorial Sloan Kettering Cancer Center，MSKCC）单中心的 31 例接受放化疗联合治疗的 PCNSL 患者，约 1/3 发生远期神经毒性，且在>60 岁的患者中尤其显著。远期神经毒性表现为患者在治疗结束后发生注意力、记忆力下降，认知功能障碍，共济失调，甚至大小便失禁等症状，头颅影像学检查可发现脑白质信号异常、脑萎缩、脑室扩大等表现，在接受放化疗联合治疗的 PCNSL 患者中，神经毒性发生率高达 40%，而>60 岁患者中更是高达 75%。进一步分析发现，神经毒性发生的危险因素包括>60 岁，接受 WBRT 或放化疗联合治疗，即高龄和放疗是神经毒性发生的两个主要原因。随后，类似的报道越来越多。2007 年，Correa 等对 17 项描述了患者认知功能和生活质量的 PCNSL 相关研究进行分析，发现大部分接受化疗联合 WBRT 的患者存在认知功能受损，而单纯化疗的患者认知功能稳定甚至改善，基于这些结果，研究者构建了一个对认知功能和生活质量进行评测的量表组合，包括 WAIS-Ⅲ智力量表，EORTC-QLQ-30 生活质量量表等，可对患者治疗前后的注意力、执行力、语言、运动、生活质量等进行全方位评估，并建议将上述量表组合的评测用于 PCNSL 患者的日常临床治疗，尤其前瞻性临床试验中，以规范评估不同治疗策略的神经毒性。但是，该量表组合比较复杂，检测项目繁多，对受试者要求高，如 WAIS-Ⅲ智力量表的检测需要患者的高度配合，检测时间长，可行性较差，实际临床工作中尚需要更加简便可行的评估方法。

在发现 WBRT 相关远期神经毒性的同时，WBRT 巩固治疗是否能给患者带来生存获益也未得到证实。唯一一项对比 WBRT 巩固和观察的临床试验是来自德国 PCNSL 协作组的 G-PCNSL-SG1 研究。该研究组入组了 551 例 PCNSL 患者，对 HD-MTX 为基础的诱导化疗后有效患者随机分为 WBRT 巩固和观察两组，结果显示：一方面，WBRT 改善了 PFS，WBRT 和观察组 mPFS 分别为 18 个月和 12 个月，但 OS 无改善；另一方面，WBRT 组神经毒性发生率显著高于观察组，分别为 71% 和 45%。该项试验由于有高达 30% 的患者发生重大方案违背，研究结果需要慎重对待，但仍提示对 PCNSL 患者进行 WBRT 将导致较高的神经毒性发生，且无明显 OS 获益证据。

正是由于 WBRT 巩固治疗可导致远期神经毒性，同时 ASCT 在复发或难治性 PCNSL 患者中显示出较好的有效性，在 2000 年左右，国际上多个研究者开始试图将 ASCT 或非清髓的大剂量化疗替代 WBRT 用于 PCNSL 患者一线巩固治疗。早期研究多数为小样本回顾性研究，随后逐渐开始有小样本单臂前瞻性研究，至今共 20 余项，近年来开始有少数几项前瞻性随机对照试验及大样本的回顾性研究。这些研究在诱导化疗方案、ASCT 前疾病状态、预处理方案等方面有一定差异。在诱导化疗方案上，多数研究采用以 HD-MTX 为基础的多药联合化疗，联合药物多为阿糖胞苷、依托泊苷、异环磷酰胺、塞替派等静脉化疗药物，以及丙卡巴肼、替莫唑胺等口服烷化剂，以及近年来越来越多的方案联合利妥昔单抗。对于可能选择 ASCT 进行巩固治疗的年轻 PCNSL 患者，诱导化疗方案有以下两个方面的要求，即在提高有效率的同时，还应尽可能保护骨髓功能，提高干细胞采集成功率。在这些研究中，诱导化疗后、ASCT 前的疾病状态在不同研究有所不同，CR 率为 14.3%~100%。另外，预处理方案也有差异，部分早期研究还联合应用了 WBRT。下面对 ASCT 用于 PCNSL 一线巩固治疗的相关研究进行详细阐述。

早期 ASCT 用于 PCNSL 巩固治疗的研究以单臂、小样本的前瞻性研究为主，结果显示患者的长期生存率可达 50%，甚至超过 60%~70%，同时远期神经毒性减少。最近，先后有两项比较 ASCT 和 WBRT 作为巩固治疗手段的随机对照研究报道了研究结果，即 IELSG32 和 ANOCEF-GOELAMS PRECIS 研究。IELSG32 研究 2017 年报道第二次随机结果显示 WBRT 组和 ASCT 组无进展生存率无差异，意向性分析 80% 对 69%，遵循方案分析 76% 对 75%，诱导治疗仅达 SD 或 PR 的患者在 WBRT 组和 ASCT 组分别有 81% 和 86% 在巩固治疗后达 CR，提示 WBRT 和 ASCT 作为巩固治疗均有较好的疗效。但是，两组的不良反应不同，ASCT 组血液学毒性更常见，包括 2 例患者死于感染，而神经毒性相关分析显示 WBRT 组观察到认知功能受损，ASCT 组认知功能和 QOL 保持甚至改善。最近 Houillier 等报道法国多中心随机对照研究 PRECIS 研究结果，23 个中心共入组 140 例初治 PCNSL 患者，经 R-MBVP 和 R-AraC 诱导化疗后随机分为 WBRT 组和 ASCT 组，疗效分析显示两组 2 年无进展生存率分别为 63% 和 87%，不良反应分析显示 WBRT 组和 ASCT 组治疗相关死亡患者分别为 1 例和 5 例，认知功能在 WBRT 组受损，而 ASCT 组保持甚至改善。基于上述研究，目前认为对于年轻 PCNSL 患者，ASCT 和 WBRT 均是有效的巩固治疗手段，但两者的毒性反应不同，ASCT 近期血液学毒性和感染风险高，但远期神经毒性风险低，WBRT 近期血液学毒性低，但远期神经毒性发生率高。美国国家综合癌症网络（National Comprehensive Cancer Network，NCCN）指南中指出，对于诱导化疗后达 CR 的年轻 PCNSL 患者，可行 ASCT 替代 WBRT 作为巩固治疗。另外，值得强调的是，对于 PCNSL 患者来说，ASCT 的预处理方案以含塞替派的方案，如卡莫斯汀联合塞替派或 TBC 方案更优。

（三）预处理方案

ASCT 治疗 PCNSL 的预处理方案选择上，也有一个逐渐改进、逐渐加深认识的过程。探索较多的预处理方案主要包括 BEAM 方案、TBC 方案、塞替派联合卡莫斯汀方案。总体上可分为两类：不含塞替派的方案和含塞替派的方案。早期阶段，主要参照 ASCT 治疗复发或难治系统性非霍奇金淋巴瘤，采用 BEAM 等预处理方案，但很快发现疗效欠佳，随后逐渐开始选择血脑屏障通过率较高的药物组合形成新的预处理方案，这其中一个主要的药物为塞替派，具体联合用药方面包括塞替派联合白消安、塞替派联合白消安及环磷酰胺（TBC 方案），研究发现这些方案的疗效较 BEAM 方案提高，但副作用明显，近年来越来越多地采用卡莫斯汀联合塞替派，既提高了疗效，毒性也相对较低。因此，PCNSL 患者行 ASCT 预处理方案的选择需要综合考虑药物血脑屏障的高通过率以提高对 CNS 病灶的控制，同时兼顾考虑药物的不良反应。下面详细介绍不同预处理方案的疗效和毒性相关数据。

最早应用于 PCNSL 患者 ASCT 的预处理方案为 BEAM 方案。2003 年美国 MSKCC 的研究者报道一项单臂Ⅱ期临床研究，28 例 PCNSL 患者（中位年龄 57 岁），MA 方案诱导化疗后 14 例（57%）有效患者行以 BEAM 预处理方案的 ASCT。中位随访 28 个月，mPFS 在全组患者 5.6 个月，在 14 例接受 ASCT 的患者为 9.3 个月，但接受 ASCT 的患者中 57% 在 6 个月内复发。TRM 为 7.1%，无治疗相关神经毒性发生。2006 年法国 GOELAMS 研究组报道另一项多中心前瞻性研究，25 例年龄<60 岁的 PCNSL 患者 MVBP 诱导化疗 2 个周期，诱导化疗有效患者行阿糖胞苷联合异环磷酰胺化疗 1 个周期及造血干细胞采集，随后行以 BEAM 为预处理方案的 ASCT，ASCT 后行 WBRT 治疗；诱导化疗无效者行依托泊苷联合阿糖胞苷化疗及 WBRT 治疗。诱导化疗有效率为 84%，21 例有效患者中 4 例拒绝 ASCT，余 17 例行 ASCT。中位随访 34 个月，4 年无事件生存率 46%，4 年总生存率 64%。由于该研究中所有患者均行 WBRT，因此难以判断 BEAM 方案对生存的作用。该研究中 TRM 为 5.9%，神经毒性发生率为 11.8%。

综上，BEAM 方案毒性一般，安全性尚好，但是在 CNS 淋巴瘤中疗效不佳，可能主要与该方案的组成药物中多数血脑屏障通过率比较低有关，如 CSF 浓度与血浆浓度的百分比，在卡莫斯汀为 50%~80%，但依托泊苷仅 5%，阿糖胞苷 6%~22%，美法仑仅 10%。因此，BEAM 方案在 PCNSL 治疗中疗效不满意考虑主要与其在 CNS 中生物利用度较差有关，目前认为应该在 PCNSL 的治疗中尽量避免应用该预处理方案。在毒性方面，BEAM 方案治疗 PCNSL 的 TRM 约 4%，介于 TBC 方案和塞替派联合卡莫斯汀这两类方案之间。除 BEAM 方案外，另外还有两个不含塞替派的方案用于 PCNSL 一线巩固治疗，如 BUCYE 方案(白消安、环磷酰胺、依托泊苷)和 LEED 方案(环磷酰胺、依托泊苷、美法仑、地塞米松)，但都是来自亚洲人群的回顾性研究，样本量小，类似研究少，结果总体上和 BEAM 方案相似，似乎劣于其他含塞替派的预处理方案。

在 BEAM 方案之后，研究者逐渐开始探索选择血脑屏障通过率较高的药物专门用于中枢神经系统淋巴瘤的预处理方案，其中一个关键药物是塞替派。该药 CSF 浓度与血浆浓度的百分比大于 80%，以塞替派为基础，再联合其他药物组成预处理方案。其中，研究最多的是 TBC 方案，即塞替派联合白消安和环磷酰胺。但 TBC 相关研究(尤其是早期研究)发现 TRM 较高，不良反应较明显。另有少数研究报道塞替派联合白消安作为预处理方案。近年来，更多研究采用的是塞替派联合卡莫斯汀预处理方案，即 BCNU/TT 预处理方案，结果显示，该方案疗效好，且不良反应低于 TBC 方案。

2018 年 Alnahhas 等进行了一项 meta 分析，共纳入 43 项 ASCT 作为 PCNSL 一线巩固或挽救治疗的研究。TBC 和 BCNU/TT 是最常应用的预处理方案。在一线巩固研究中，94% 的患者 ASCT 后可达到或保持 CR 或 PR。1 年、2 年、3 年及 5 年总生存率和无进展生存率分别为 94%、86%、72%、70%，以及 79%、70%、64%、54%。5 年时总的疾病复发风险为 24%。在挽救治疗相关研究中，85% 的患者 ASCT 后达到或保持 CR 或 PR。1 年、2 年、3 年及 5 年总生存率和无进展生存率分别为 75%、63%、56%、54%，以及 85%、62%、59%、54%。5 年时总的疾病复发风险为 29%。该 meta 分析对上述研究中所应用的预处理方案进行了分组，共分为 BEAM、TBC、BCNU/TT、Bu/TT 及其他组(包括 LEED、ICE、MCEC、MEAM、BUCYE 等)，然后对不同组别预处理方案的疗效和不良反应进行了分析。结果显示 TBC 预处理方案的 OS 和 PFS 更佳，但不良反应高于 BCNU/TT 方案，而 BCNU/TT 预处理方案移植相关死亡率最低，且有效率和 TBC 方案相当。该 meta 分析提示 ASCT 是 PCNSL 一线巩固和挽救治疗的有效手段，不同预处理方案在疗效和毒性上有所差异。

(四) 存在的问题及下一步研究方向

尽管 ASCT 用于 PCNSL 的治疗，包括一线巩固和挽救治疗的相关研究越来越多，但是 ASCT 的有效性和可行性仍存在多方面的问题，包括 ASCT 的最佳候选者，最佳预处理方案，疗效评价，急慢性不良反应等，目前尚无明确答案。

在最佳候选者方面，首先是年龄问题。根据现有的研究，65 岁以下患者如无严重基础疾病，多数可考虑行 ASCT；65~70 岁的患者，则需要在评估基础疾病和一般状况的情况下慎重选择患者；大于 70 岁的患者，则多数无 ASCT 机会。由于免疫功能正常的 PCNSL 中位发病年龄为 60 岁，总体属于老年病，相当一部分患者在发病时或复发时年龄超过了 65 岁，甚至 70 岁。另一方面，由于 CNS 受累，PCNSL 患者往往一般情况较差，这也是部分患者难以接受 ASCT 的原因。关于最佳预处理方案，目前的研究结果提示塞替派联合卡莫斯汀方案可能是平衡了有效性和毒性的最佳选择，但仍需要进一步的研究。在 ASCT 前疗效评价上，多数研究都是选择诱导化疗或挽救化疗有效，即达 CR 或 PR 患者进行 ASCT，但是也有少数研究对诱导化疗或挽救化疗无效，SD 甚至 PD 患者也进行 ASCT，其中部分患者在 ASCT 后能获得疗效改善，达到 PR 甚至 CR。因此，对于 PCNSL 移植前的效果评估要求是否可以适当放宽，值得进一步探索。在 ASCT 的急慢性毒性方面，目前已经有了一定的研究结果，但反映急性毒性的 TRM 在不同研究报道不同，这主要是受到了不同研究入组患者情况的影响，而在远期毒性方面，尤其是神经毒性，回顾性研究往往缺乏统一的神经毒性评价指标，而少数几项前瞻性随机对照试验进行了较规范的神经毒性评价，但样本量比较小，且观察时间较短，尚需要更进一步的观察。另外，近年来，有多个小分子化合物及单克隆抗体，如 BTK 抑制剂、免疫调节剂及 PD1 抗体等新药在复发或难治性 PCNSL 中也显出有效性，因此在新药时代，如何合理安排新药应用和 ASCT，以期让 PCNSL 达到最大程度的获益，尚需进一步研究。

二、异基因造血干细胞移植在 PCNSL 中的应用

迄今为止，allo-HCT 治疗 PCNSL 的证据非常有限。理论上，allo-HCT 可通过大剂量化疗清除肿瘤细胞，且具有移植物抗淋巴瘤效应，但是后者在 CNS 这种免疫豁免部位是否有作用尚无证据。同时，和 ASCT 相比，allo-HCT 存在较高的非肿瘤复发相关死亡风险。

目前仅两项个案报道对复发或难治性 PCNSL 进行 allo-HCT。Atilla 等对一例 ASCT 巩固治疗后复发的 33 岁患者进行了 allo-HCT，预处理方案选择减低剂量的福达拉滨、白消安以及塞替派。患者 allo-HCT 后达 CR，但随后发生严重的巨细胞病毒感染、出血性膀胱炎，以及移植物抗宿主病（graft versus host disease，GVHD），并于 8 个月后死于移植相关不良反应。Varadi 等报道 1 例 25 岁难治性 PCNSL 患者接受采用非清髓预处理方案（anti-human thymocyte globulin，ATG，抗人胸腺细胞球蛋白及环磷酰胺）的 allo-HCT。患者移植后仅发生 2 级 GVHD，allo-HCT 后患者达 CR 且移植后 30 个月时仍维持 CR。

如前所述，allo-HCT 治疗 PCNSL 证据十分有限，其安全性和疗效均需进一步研究。

（朱 军　宋玉琴　邓丽娟）

第三节　继发中枢神经系统淋巴瘤的骨髓移植治疗

一、自体造血干细胞移植在 SCNSL 中的应用

SCNSL 是指系统性淋巴瘤患者淋巴瘤累及中枢神经系统，主要发生于高度侵袭性淋巴瘤和中度侵袭性淋巴瘤。本节主要讨论中度侵袭性淋巴瘤相关的 SCNSL 的造血干细胞移植治疗。中度侵袭性淋巴瘤如弥漫大 B 细胞淋巴瘤（DLBCL），中枢神经系统侵犯比例通常在 5%，少数发生于淋巴瘤诊断时，多数发生于病程中疾病复发进展时，可作为单独的复发部位，也可合并中枢外复发。SCNSL 一旦发生，治疗手段包括放疗、鞘内注射及含 HD-MTX 的挽救化疗等，但疗效有限，患者预后极差，中位生存期仅数月，1 年总生存率约为 25%。另外，和 PCNSL 患者不同，由于部分 SCNSL 患者伴中枢外复发或 CNS 复发后短期内出现中枢外复发，因此对这部分患者的治疗除针对 CNS 疾病外，

还需兼顾中枢外疾病，治疗难度更大。基于 ASCT 在 PCNSL 患者一线巩固及挽救治疗中的疗效，以及 ASCT 在复发或难治非霍奇金淋巴瘤的疗效，近 10 余年来，研究者们逐渐尝试对年轻、一般状况较好的 SCNSL 患者也进行 ASCT 治疗，以期改善这部分患者的预后。但是和 PCNSL 相比，研究明显较少，至今仅数个回顾性研究和几项单臂Ⅱ期前瞻性研究。下面对这些研究结果进行详细阐述。

首先介绍几项回顾性分析。2012 年国际原发中枢神经系统淋巴瘤协作组（International PCNSL Collaborative Group，IPCG）回顾性分析 92 例 SCNSL 患者的治疗，其中 76% 为 DLBCL 患者，SCNSL 发生后，79% 接受了含 HD-MTX 的挽救化疗，27 例患者（29%）接受了 ASCT 巩固治疗，移植预处理方案包括 BCNU 联合塞替派、BEAM、BEAC 等。全组中位生存期 7 个月，1 年总生存率为 35%，接受 ASCT 的患者 1 年总生存率为 62%。2016 年澳大利亚研究者 Cheah 等报道 54 例 DLBCL 患者所发生的 SCNSL，其中 25 例因年龄、合并症等不适合 ASCT，余下 29 例患者考虑可进行 ASCT 治疗。经利妥昔单抗联合异环磷酰胺、卡铂，以及依托泊苷诱导化疗后，13 例（44%）的患者达 CR 或 PR，其中 8 例接受 ASCT。ASCT 预处理方案主要为卡莫斯汀联合依托泊苷、阿糖胞苷以及美法仑。全组患者 mPFS 和 mOS 分别仅 5.2 个月和 6 个月，5 年无进展生存率和总生存率分别为 12% 和 18%，但接受 ASCT 的 8 例患者 mPFS 和 mOS 则分别为 12 个月和 59 个月。治疗相关死亡率为 14%。加拿大研究者 2016 年报道 23 例挽救治疗有效 DLBCL 继发 SCNSL 患者，均接受 ASCT，预处理方案为 TBC 或 R-BuMelTt（利妥昔单抗联合塞替派、美法仑、白消安），2 年无进展生存率和 2 年总生存率均为 76.1%，TRM 为 8.7%。

除上述回顾性分析外，还有少数几项 ASCT 治疗 SCNSL 的单臂前瞻性Ⅱ期试验。德国研究者 2013 年报道首个评估 ASCT 治疗 SCNSL 的可行性和有效性的Ⅱ期试验结果。该试验共入组 30 例 SCNSL 患者，其中 90% 为 DLBCL，10% 为 PTCL。20% 复发时伴 CNS 外复发，80% 仅 CNS 复发。经以 HD-MTX 为基础的诱导化疗后，20 例（74%）患者达 CR 或 PR，这 20 例及另 4 例无严重临床症状的 SD 或 PD 患者接受了 ASCT 治疗，预处理方案为卡莫斯汀联合塞替派及依托泊苷。中位随访 21 个月，治疗失败的中位时间（median time to treatment failure，mTTF）在全组和接受 ASCT 的患者中分别为 12 个月和 24.3 个月，2 年总生存率分别为 63% ± 19% 和 68% ± 20%。TRM 为 3%。2015 年 Ferreri 等报道一项多中心Ⅱ期研究，共入组 38 例 SCNSL 患者，其中 84% 为 DLBCL，其余为套细胞淋巴瘤（mantle cell lymphoma，MCL）母细胞变异型和 FL3 级。38 例中有 16 例为淋巴瘤诊断时即存在 CNS 侵犯的初治患者，余为疾病复发进展时 CNS 侵犯。经利妥昔单抗联合环磷酰胺、阿糖胞苷及依托泊苷诱导化疗后，28 例（74%）达 CR 或 PR，最终 20 例患者接受 ASCT，预处理方案为卡莫斯汀联合塞替派。中位随访时间 48 个月，2 年无事件生存率为 50% ± 8%，5 年时仍有 16 例患者存活。该研究中 TRM 为 10.5%。

2015 年 Chen 等报道一项Ⅱ期试验结果，入组 18 例 PCNSL 和 12 例 SCNSL 患者，均为挽救化疗有效的患者，随后接受 ASCT，预处理方案为利妥昔单抗联合 TBC，2 年无进展生存率和 2 年总生存率分别为 81% 和 93%。未观察到治疗相关死亡。最后一项前瞻性Ⅱ期研究为来自荷兰的 HOVON80 研究，共入组 36 例 SCNSL 患者，挽救化疗后行 ASCT，预处理方案为白消安联合 CTX。挽救化疗 ORR 为 53%，15 例（42%）患者接受 ASCT，1 年无进展生存率和 1 年总生存率分别为 19% 和 25%，疗效明显劣于其他几项研究，考虑原因主要是该研究中采用的白消安联合环磷酰胺的预处理方案有关。

上述前瞻性研究和回顾性研究结果，SCNSL 患者总体预后很差，mOS 仅 6~7 个月，但挽救化疗有效并行 ASCT 的患者中约 2/3 能长期生存，而且 ASCT 总体上较安全，治疗相关死亡率为 3%~14%。

以上研究主要包含疾病复发进展时发生 SCNSL 患者，另有小部分 SCNSL 发生于淋巴瘤诊断时，即侵袭性淋巴瘤患者在起病时同时存在 CNS 和系统性侵犯。这些患者的预后显著差于无 CNS 侵犯的患者，和复发进展时发生的 SCNSL 患者 CNS 发生后的生存相似。一项来自法国淋巴瘤研究协会（LYSA）和法国眼脑淋巴瘤网络（LOC）的回顾性分析显示，60 例同时伴 CNS 及系统侵犯的 DLBCL 患者，经含多柔比星（阿霉素）和 MTX 的诱导化疗后，19 例接受 ASCT，预处理方案为 BEAM 或 TBC，全组 3 年无进展生存率和总生存率分别为 42% ± 7% 和 44% ± 7%，接受 ASCT 的患者 3 年无进展生存率和 3 年总生存率均显著优于未移植患者（75% 对比 26%，75% 对比 29%）。另一项 2017 年报道的回顾性研究，分析了 20 例同时伴 CNS 及系统侵犯的 DLBCL 患者，均为诱导化疗有效后行 ASCT，诱导化疗为 R-CHOP 联合 HD-MTX 为主的治疗，移植预处理方案为 TBC，4 年无进展生存率和总生存率分别高达 77% 和 82%。上述结果显示，兼顾 CNS 和系统淋巴瘤的 R-CHOP 联合 HD-MTX 方案诱导治疗及 ASCT 移植，可使得部分起病时即存在的 SCNSL 患者达到长期生存，移植预处理方案主要参照 PCNSL，更多选择针对 CNS 的 TBC 等方案。

综上所述，对于诱导化疗有效的年轻 SCNSL 患者，ASCT 是一个安全、有效的治疗手段，能接受 ASCT 的患者 60%~70% 能长期生存。但是，上述前瞻性研究和回顾性研究显示，所有 SCNSL 患者中仅 15%~30%，包括约 60% 的年轻无合并症的 SCNSL 患者最终接受 ASCT 治疗，更多患者由于年龄、合并症、诱导化疗后疾病进展、干细胞采集失败等原因不能行 ASCT 治疗。另外，目前的结果显示，和 PCNSL 研究结果相似，含塞替派的预处理方案如卡莫斯汀联合塞替派，TBC 等方案似乎优于白消安联合环磷酰胺及 BEAM 方案等不含塞替派的方案。

二、异基因造血干细胞移植在 SCNSL 中的应用

迄今为止，异基因造血干细胞移植治疗 SCNSL 的研究十分有限。除用于淋巴母细胞性淋巴瘤白血病伴 CNS 侵犯患者的治疗外，仅有少数异基因造血干细胞移植治疗脾边缘区淋巴瘤或成人 T 细胞淋巴瘤白血病伴 CNS 侵犯的个案报道。因此，异基因造血干细胞移植目前不是 SCNSL 的常规治疗手段。

（朱 军　宋玉琴　邓丽娟）

参考文献

[1] KHALFALLAH S, STAMATOULLAS A, FRUCHART C, et al. Durable remission of a relapsing primary central nervous system lymphoma after autologous bone marrow transplantation[J]. Bone Marrow Transplant, 1996, 18(5):1021-1023.

[2] SOUSSAIN C, SUZAN F, HOANG-XUAN K, et al. Results of intensive chemotherapy followed by hematopoietic stem-cell rescue in 22 patients with refractory or recurrent primary CNS lymphoma or intraocular lymphoma[J]. J Clin Oncol, 2001, 19(3):742-749.
[3] SOUSSAIN C, HOANG-XUAN K, TAILLANDIER L, et al. Intensive chemotherapy followed by hematopoietic stem-cell rescue for refractory and recurrent primary CNS and intraocular lymphoma: Société Française de Greffe de Moëlle Osseuse-Thérapie Cellulaire[J]. J Clin Oncol, 2008, 26(15):2512-2518.
[4] SOUSSAIN C, CHOQUET S, FOURME E, et al. Intensive chemotherapy with thiotepa, busulfan and cyclophosphamide and hematopoietic stem cell rescue in relapsed or refractory primary central nervous system lymphoma and intraocular lymphoma: A retrospective study of 79 cases[J]. Haematologica, 2012, 97(11):1751-1756.
[5] COTE G M, HOCHBERG E P, MUZIKANSKY A, et al. Autologous stem cell transplantation with thiotepa, busulfan, and cyclophosphamide (TBC) conditioning in patients with CNS involvement by non-Hodgkin lymphoma[J]. Biol Blood Marrow Transplant, 2012, 18(1):76-83.
[6] WELCH M R, SAUTER C S, MATASAR M J, et al. Autologous stem cell transplant in recurrent or refractory primary or secondary central nervous system lymphoma using thiotepa, busulfan and cyclophosphamide[J]. Leuk Lymphoma, 2015, 56(2):361-367.
[7] CHOI M K, KANG E S, KIM D W, et al. Treatment outcome of relapsed/refractory primary central nervous system diffuse large B-cell lymphoma: A single-center experience of autologous stem cell transplantation[J]. Int J Hematol, 2013, 98(3):346-354.
[8] KASENDA B, IHORST G, SCHROERS R, et al. High-dose chemotherapy with autologous haematopoietic stem cell support for relapsed or refractory primary CNS lymphoma: A prospective multicentre trial by the German Cooperative PCNSL study group[J]. Leukemia, 2017, 31(12):2623-2629.
[9] RUBENSTEIN J L, GUPTA N K, MANNIS G N, et al. How I treat CNS lymphomas[J]. Blood, 2013, 122(14):2318-2330.
[10] FERRERI A J. How I treat primary CNS lymphoma[J]. Blood, 2011, 118(3):510-522.
[11] NGUYEN P L, CHAKRAVARTI A, FINKELSTEIN D M, et al. Results of whole-brain radiation as salvage of methotrexate failure for immunocompetent patients with primary CNS lymphoma[J]. J Clin Oncol, 2005, 23(7):1507-1513.
[12] RENI M, MAZZA E, FOPPOLI M, et al. Primary central nervous system lymphomas: Salvage treatment after failure to high-dose methotrexate[J]. Cancer Lett, 2007, 258(2):165-170.
[13] ABREY L E, DEANGELIS L M, YAHALOM J. Long-term survival in primary CNS lymphoma[J]. J Clin Oncol, 1998,16(3):859-863.
[14] GROMMES C, DEANGELIS L M. Primary CNS Lymphoma[J]. J Clin Oncol, 2017, 35(21):2410-2418.
[15] CORREA D D, MARON L, HARDER H, et al. Cognitive functions in primary central nervous system lymphoma: Literature review and assessment guidelines[J]. Ann Oncol, 2007, 18(7):1145-1151.
[16] THIEL E, KORFEL A, MARTUS P, et al. High-dose methotrexate with or without whole brain radiotherapy for primary CNS lymphoma (G-PCNSL-SG-1): A phase 3, randomised, non-inferiority trial[J]. Lancet Oncol, 2010, 11(11):1036-1047.
[17] FERRERI A J, ILLERHAUS G. The role of autologous stem cell transplantation in primary central nervous system lymphoma[J]. Blood, 2016, 127(13):1642-1649.
[18] FERRERI A J M, CWYNARSKI K, PULCZYNSKI E, et al. Whole-brain radiotherapy or autologous stem-cell transplantation as consolidation strategies after high-dose methotrexate-based chemoimmunotherapy in patients with primary CNS lymphoma: Results of the second randomisation of the International Extranodal Lymphoma Study Group-32 phase 2 trial[J]. Lancet Haematol, 2017, 4(11):e510-e523.
[19] HOUILLIER C, TAILLANDIER L, DUREAU S, et al. Radiotherapy or autologous stem-cell transplantation for primary CNS lymphoma in patients 60 years of age and younger: Results of the Intergroup ANOCEF-GOELAMS Randomized Phase Ⅱ PRECIS Study[J]. J Clin Oncol, 2019, 37(10):823-833.
[20] ABREY L E, MOSKOWITZ C H, MASON W P, et al. Intensive methotrexate and cytarabine followed by high-dose chemotherapy with autologous stem-cell rescue in patients with newly diagnosed primary CNS lymphoma: An intent-to-treat analysis[J]. J Clin Oncol, 2003, 21(22):4151-4156.
[21] COLOMBAT P, LEMEVEL A, BERTRAND P, et al. High-dose chemotherapy with autologous stem cell

transplantation as first-line therapy for primary CNS lymphoma in patients younger than 60 years: A multicenter phase Ⅱ study of the GOELAMS group[J]. Bone Marrow Transplant, 2006, 38(6):417-420.
[22] ALNAHHAS I, JAWISH M, ALSAWAS M, et al. Autologous stem-cell transplantation for primary central nervous system lymphoma: Systematic review and meta-analysis[J]. Clin Lymphoma Myeloma Leuk, 2019, 19(3):e129-e141.
[23] ATILLA E, SAHIN U, ATILLA PA, et al. Allogeneic stem cell transplantation for relapsed primary central nervous system lymphoma: Is it feasible? [J]. Hematol Oncol Stem Cell Ther, 2019, 12(4): 220-225.
[24] VARADI G, OR R, KAPELUSHNIK J, et al. Graft-versus-lymphoma effect after allogeneic peripheral blood stem cell transplantation for primary central nervous system lymphoma[J]. Leuk Lymphoma, 1999, 34(1-2):185-190.
[25] BROMBERG J E, DOORDUIJN J K, ILLERHAUS G, et al. Central nervous system recurrence of systemic lymphoma in the era of stem cell transplantation: An International Primary Central Nervous System Lymphoma Study Group project[J]. Haematologica, 2013, 98(5):808-813.
[26] CHEAH C Y, JOSKE D, CULL G, et al. High-dose therapy and autologous stem cell transplantation may only be applicable to selected patients with secondary CNS diffuse large B-cell lymphoma[J]. Br J Haematol, 2017, 178(6):991-994.
[27] OH D H, CHUA N, STREET L, et al. Treatment of patients with secondary central nervous system lymphoma with high-dose busulfan/thiotepa-based conditioning and autologous stem cell transplant[J]. Leuk Lymphoma, 2016, 57(1):28-33.
[28] KORFEL A, ELTER T, THIEL E, et al. Phase Ⅱ study of central nervous system (CNS)-directed chemotherapy including high-dose chemotherapy with autologous stem cell transplantation for CNS relapse of aggressive lymphomas[J]. Haematologica, 2013, 98(3):364-370.
[29] FERRERI A J, DONADONI G, CABRAS M G. High doses of antimetabolites followed by high-dose sequential chemoimmunotherapy and autologous stem-cell transplantation in patients with systemic B-cell lymphoma and secondary CNS involvement: Final results of a multicenter phase Ⅱ trial[J]. J Clin Oncol, 2015, 33(33):3903-3910.
[30] CHEN Y B, BATCHELOR T, LI S, et al. Phase 2 trial of high-dose rituximab with high-dose cytarabine mobilization therapy and high-dose thiotepa, busulfan, and cyclophosphamide autologous stem cell transplantation in patients with central nervous system involvement by non-Hodgkin lymphoma[J]. Cancer, 2015, 121(2):226-233.
[31] DOORDUIJN J K, VAN IMHOFF G W, VAN DER HOLT B, et al. Treatment of secondary central nervous system lymphoma with intrathecal rituximab, high-dose methotrexate, and R-DHAP followed by autologous stem cell transplantation: Results of the HOVON 80 phase 2 study[J]. Hematol Oncol, 2017, 35(4):497-503.
[32] DAMAJ G, IVANOFF S, COSO D, et al. Concomitant systemic and central nervous system non-Hodgkin lymphoma: The role of consolidation in terms of high dose therapy and autologous stem cell transplantation: A 60-case retrospective study from LYSA and the LOC network[J]. Haematologica, 2015, 100(9):1199-1206.
[33] QUALLS D, SULLIVAN A, LI S, et al. High-dose thiotepa, busulfan, cyclophosphamide, and autologous stem cell transplantation as upfront consolidation for systemic non-Hodgkin lymphoma with synchronous central nervous system involvement[J]. Clin Lymphoma Myeloma Leuk, 2017, 17(12):884-888.

第十二章
原发中枢神经系统淋巴瘤的预后和预后影响因素

一、原发中枢神经系统淋巴瘤预后

原发中枢神经系统淋巴瘤（PCNSL）的预后文献报道差异较大，随着治疗方案的优化，生存期逐渐延长，副作用逐渐减少。单纯手术治疗患者的生存期仅为 1~4 个月，全脑放疗的总体有效率可以达到 90%，总生存期为 12~18 个月；化疗效果好的患者平均生存期可延长到 60 个月。在冲击治疗阶段，大剂量甲氨蝶呤（HD-MTX）化疗联合全脑放疗缓解率高达 71%~94%，中位生存期为 30~60 个月。利妥昔单抗、阿糖胞苷、MTX 和全脑放疗（WBRT）的联合应用提高了缓解率，延长了无进展生存期（PFS）。在巩固治疗阶段，治疗策略包括化疗、放疗和自体干细胞移植。化疗联合低剂量全脑放疗（23.4Gy）患者 PFS 可达 7.7 年，认知功能损伤轻微；应用自体干细胞移植巩固治疗的患者，中位 PFS 和总生存期（OS）报道最长为 104 个月和 122 个月，提示干细胞移植是前景较好的巩固治疗策略，但是对患者器官功能和年龄有较高的要求。

二、放化疗对 PCNSL 患者认知功能的影响

荟萃分析显示，肿瘤本身对认知和健康相关的生活质量（health-related quality of life，HRQOL）有很大影响。最初的诱导治疗可以提高认知和 HRQOL，而远期与全脑放疗联合可降低认知功能。与单纯放疗相比，放化疗后的远期 HRQOL 评分是降低的。单独化疗对认知功能的影响小于全脑放疗 ± 化疗，绝大多数研究认为单独化疗对患者的认知功能无影响或改善认知功能，尤其是在化疗有效的患者中，疾病进展的患者的认知功能下降和疾病进展有关，而与化疗无关。因此，尽管放化疗联合可以延长无进展生存期，但在制订治疗方案时应权衡其对认知功能和 HRQOL 的不良影响。

三、PCNSL 预后影响因素

目前与 PCNSL 预后有关的因素包括年龄、体力状况、血清乳酸脱氢酶（lactate dehydrogenase，LDH）水平、脑脊液蛋白浓度、病变大小、深部脑结构是否受累、分子病理和治疗状况等因素。

（一）年龄

年龄是影响很多肿瘤预后的重要因素之一，对于 PCNSL 患者也不例外。国内外学者研究都表明，PCNSL 的预后跟患者的年龄有关，大于 60 岁的老年患者预后较差。相关研究分析患者年龄较小有利于长期生存的可能原因：①年轻人所患的 PCNSL 病理级别偏低；②年轻患者对化疗的耐受性较老年人强；③年轻患者对疾病反应较灵敏，加之颅内代偿空间有限，因而对肿瘤的“耐受性”较差，头痛、呕吐等症状出现较早，易被发现而得到及早治疗。老年人由于脑萎缩，颅内压增高症状出现较晚，即使已形成颅内高压，也因为不易出现视盘水肿及老年人的头痛、呕吐等反应较迟钝，从而易被忽略。及早发现的病变确定诊断后进行相应的治疗，长期生存的机会相对较大；发现较晚的病变由于肿瘤浸润范围较广，肿瘤进展的可能性较大，因而预后差。

（二）身体状态

可采用卡氏评分（Karnofsky performance score，KPS）以及东部肿瘤协作组评分（Eastern Cooperative Oncology Group，ECOG）来评价（表 12-1-1），ECOG 评分更常见（表 12-1-2）。

表 12-1-1 KPS 评分（百分法）

评分 / 分	体力状况
100	正常，无症状和体征
90	能进行正常活动，有轻微症状和体征
80	勉强可进行正常活动，有一些症状或体征
70	生活可自理，但不能维持正常生活和工作
60	生活能大部分自理，但偶尔需要别人帮助
50	常需人照顾
40	生活不能自理，需要特别照顾和帮助
30	生活严重不能自理
20	病重，需要住院和积极的支持治疗
10	重危，临近死亡
0	死亡

表 12-1-2 ECOG 评分

评分 / 分	体力状况
0	活动能力完全正常，与起病前活动能力无任何差异
1	能自由走动及从事轻体力活动，包括一般家务或办公室工作，但不能从事较重的体力活动
2	能自由走动及生活自理，但已丧失工作能力，日间不少于一半时间可以起床活动
3	生活仅能部分自理，日间一半以上时间卧床或坐轮椅
4	卧床不起，生活不能自理

（三）分子标志物

1. **高级别 B 细胞淋巴瘤** 合并 *c-MYC* 和 *BCL-2* 和 / 或 *BCL-6* 基因重排的大 B 细胞 / 伯基特淋巴瘤被定义为高级别 B 细胞淋巴瘤，又称双打击 / 三打击淋巴瘤，占弥漫大 B 细胞淋巴瘤的 7%~10%（FISH 法），预后差，双打击淋巴瘤和三打击淋巴瘤预后相似。据报道，双打击、三打击淋巴瘤的中位 PFS 和 OS 分别为 6 个月和 13 个月，非双打击 / 三打击淋巴瘤的中位 PFS 和 OS 均为 95 个月。

2. **双表达淋巴瘤** 免疫组化 *c-MYC* 表达 >40% 和 *BCL-2* 表达 >50% 的弥漫大 B 细胞淋巴瘤被定义为双表达淋巴瘤。双表达淋巴瘤占弥漫大 B 细胞淋巴瘤的 1/3，占复发或难治性淋巴瘤的 50%，在同一组病例中，双表达淋巴瘤和二次 / 三次打击淋巴瘤生存期类似，提示两者具有相似的生物学特性。双表达淋巴瘤的预后比非双表达淋巴瘤差，两者的 3 年 OS 分别为 43% 和 86%；两者的 3 年 PFS 分别为 39% 和 75%。

（四）预后评分

为便于预估 PCNSL 患者预后和分层，广泛应用的两大评分体系分别是国际结外淋巴瘤研究组预后评分（international extranodal lymphoma study group prognostic score，IELSG）和纽约斯隆 - 凯特琳纪念癌症中心评分（Memorial Sloan Kettering Cancer Center，MSKCC）。

1. **IELSG 评分** 包括 5 个变量（表 12-1-3），其中深部脑组织包括胼胝体、基底核、脑干及小脑。0~1 分为低危；2~3 分为中危；4~5 分为高危；2 年 OS 分别为 80%、48% 和 15%。

表 12-1-3 IELSG 评分

变量	有利因素	不利因素
年龄	≤60 岁	>60 岁
ECOG-PS 评分	0~1	>1
LDH 血清水平	正常	升高
脑脊液蛋白水平	正常	升高
侵犯深部脑组织	无	有

2. **MSKCC 评分** 依据年龄和 KPS 评分将 PCNSL 患者分为有明显预后差异的 3 组：低危组为年龄 <50 岁者；中危组为年龄 ≥50 岁者，KPS 评分 ≥70 者；高危组为年龄 >50 岁者、KPS 评分 <70 者；三组的中位生存期分别为 8.5 个月、3.2 个月和 1.1 年。

（五）其他与 PCNSL 预后相关的指标

1. **PCNSL 脑脊液中白介素 10（interleukin，IL-10）的水平** PCNSL 患者脑脊液和组织中的 IL-10 水平呈正相关，均显著高于非 PCNSL 肿瘤患者。脑脊液中 IL-10 的降低与升高可以反映疗效的好坏和生存期的长短，因此可以作为诊断和预后的标志物。

2. **甲氨蝶呤曲线下面积** 药动学和药效学分析显示，甲氨蝶呤曲线下面积与 PCNSL 患者预后相关，曲线下面积每增加 100μmol/（L·h），无进展生存期和总生存的风险比分别为 0.82 和 0.73。

3. **MGMT 表达水平** 与 PCNSL 患者应用替莫唑胺化疗疗效相关。

（林 松 任晓辉）

参考文献

[1] CORREA D D, MARON L, HARDER H, et al. Cognitive functions in primary central nervous system lymphoma: Literature review and assessment guidelines[J]. Ann Oncol, 2007, 18(7): 1145-1151.

[2] FERRERI A J M, CWYNARSKI K, PULCZYNSKI E, et al. Whole-brain radiotherapy or autologous stem-cell transplantation as consolidation strategies after high-dose methotrexate-based chemoimmunotherapy in patients with primary CNS lymphoma: Results of the second randomisation of the International Extranodal Lymphoma Study Group-32 phase 2 trial[J]. Lancet Haematol, 2017, 4(11): e510-e523.

[3] FRITSCH K, KASENDA B, SCHORB E, et al. High-dose methotrexate-based immuno-chemotherapy for elderly primary CNS lymphoma patients (PRIMAIN study)[J]. Leukemia, 2017, 31(4): 846-852.

[4] GLASS J, WON M, SCHULTZ C J, et al. Phase Ⅰ and Ⅱ study of induction chemotherapy with methotrexate, rituximab, and temozolomide, followed by whole-brain radiotherapy and postirradiation temozolomide for primary CNS lymphoma: NRG Oncology RTOG 0227[J]. J Clin Oncol, 2016, 34(14): 1620-1625.

[5] GROMMES C, DEANGELIS L M. Primary CNS lymphoma[J]. J Clin Oncol, 2017, 35(21): 2410-2418.

[6] HOUILLIER C, TAILLANDIER L, DUREAU S, et al. Radiotherapy or autologous stem-cell transplantation for primary CNS lymphoma in patients 60 years of age and younger: Results of the intergroup ANOCEF-GOELAMS Randomized Phase Ⅱ PRECIS Study[J]. J Clin Oncol, 2019, 37(10): 823-833.

[7] JAHR G, BROI M D, HOLTE H, et al. Evaluation of Memorial Sloan-Kettering Cancer Center and International Extranodal Lymphoma Study Group prognostic scoring systems to predict overall survival in intracranial Primary CNS lymphoma[J]. Brain Behav, 2018, 8(3): e00928.

[8] JIANG X, REARDON D A, DESJARDINS A, et al. O6-methylguanine-DNA methyltransferase (MGMT) immunohistochemistry as a predictor of resistance to temozolomide in primary CNS lymphoma[J]. J Neurooncol, 2013, 114(1): 135-140.

[9] JOERGER M, HUITEMA A D, KRAHENBUHL S, et al. Methotrexate area under the curve is an important outcome predictor in patients with primary CNS lymphoma: A pharmacokinetic-pharmacodynamic analysis from the IELSG no. 20 trial[J]. Br J Cancer, 2010, 102(4): 673-677.

[10] KASENDA B, REHBERG M, THURMANN P, et al. The prognostic value of serum methotrexate area under curve in elderly primary CNS lymphoma patients[J]. Ann Hematol, 2012, 91(8): 1257-1264.

[11] KASENDA B, SCHORB E, FRITSCH K, et al. Prognosis after high-dose chemotherapy followed by autologous stem-cell transplantation as first-line treatment in primary CNS lymphoma: A long-term follow-up study[J]. Ann Oncol, 2015, 26(3): 608-611.

[12] LIU Y, BARTA S K. Diffuse large B-cell lymphoma: 2019 update on diagnosis, risk stratification, and treatment[J]. Am J Hematol, 2019, 94(5): 604-616.

[13] GREEN T M, YOUNG K H, VISCO C, et al. Immunohistochemical double-hit score is a strong predictor of outcome in patients with diffuse large B-cell lymphoma treated with rituximab plus cyclophosphamide, doxorubicin, vincristine, and prednisone[J]. J Clin Oncol, 2012, 30(28): 3460-3467.

[14] SASAYAMA T, NAKAMIZO S, NISHIHARA M, et al. Cerebrospinal fluid interleukin-10 is a potentially useful biomarker in immunocompetent primary central nervous system lymphoma (PCNSL)[J]. Neuro Oncol, 2012, 14(3): 368-380.

[15] SWERDLOW S H, CAMPO E, PILERI S A, et al. The 2016 revision of the World Health Organization classification of lymphoid neoplasms[J]. Blood, 2016, 127(20): 2375-2390.

[16] MATTHIJS V D M, LINDA D, HABETS E J J, et al. Cognitive functioning and health-related quality of life in patients with newly diagnosed primary CNS lymphoma: A systematic review[J]. Lancet Oncology, 2018, 19(8): e407-e418.

[17] VILLANO J L, KOSHY M, SHAIKH H, et al. Age, gender, and racial differences in incidence and survival in primary CNS lymphoma[J]. Br J Cancer, 2011, 105(9): 1414-1418.

第十三章
原发中枢神经系统淋巴瘤最新 NCCN 指南解读

临床实践指南(clinical practice guidelines,CPG)指人们针对特定的临床情况,系统制定出的帮助医务人员和患者选择恰当的健康照护的指导意见。在指南的指导下,结合患者的具体病情做出诊断和治疗的决策,有助于循证医学的原则在临床医疗实践中得到更好的贯彻和实施,规范临床医生的医疗行为,提高医疗质量,减少不必要、无效甚至有害的干预措施,提供精确的推荐意见。

过去 20 年中,关于原发中枢神经系统淋巴瘤(primary central nervous system lymphoma,PCNSL)的治疗至少有 10 个以上的指南,最佳治疗方案的制订不断探索,并取得了一定的成绩。目前临床上治疗方案主要参考美国国家综合癌症网络(the National Comprehensive Cancer Network,NCCN,http://www.nccn.org)肿瘤临床实践指南。最新版 NCCN 指南(2021.V2)中对 PCNSL 的流行病学、临床表现、诊断和治疗等内容进行了全方位的介绍,可供临床医生和患者参考。需要清楚的是,NCCN 指南也是目前已有的临床证据的总结以及相关领域专家的关于他们目前接受的治疗方案的共识,随着证据的不断积累,指南也在不断变化中。

第一节 概 论

NCCN 指南对 PCNSL 诊断、治疗流程给出了意见和建议,并根据最新研究进展,对指南予以不断更新。

一、诊断流程

PCNSL 诊断流程(附录 1)同上一版《原发性中枢神经系统淋巴瘤分册》(后简称《分册》)以及 2020 版 NCCN 指南(2020.V2)中的相关内容无明显变化,对影像学上怀疑 PCNSL 的患者推荐行病变活检以及脑脊液样本检测(均于使用激素之前)以明确诊断。

对于病理诊断为淋巴瘤患者,在治疗前需进行全面系统的评估(附录 1),评估项目同上一版《分册》相比新增的检测项目包括乳酸脱氢酶(LDH)、全血计数(complete blood count,CBC)及全面的代谢检测。这些指标均与 PCNSL 患者的治疗及预后等方面有显著相关性。对于完善检测,明确诊断为 PCNSL 的患者可以开始进行诱导治疗,而对于活检后病理未确诊 PCNSL 的患者,如果活检前应用了激素治疗,则停用激素,当疾病进展时,重新进行活检或脑脊液评估;如未用激素,可以考虑进行其他疾病诊断,对于高度怀疑者也可以重复活检及进行脑脊液评估。

二、诱导治疗

对于诊断明确的 PCNSL 患者,NCCN 指南首先明确提出鼓励参与临床试验的治疗,认为癌症患者可能从临床试验中获益较大。同上版《分册》,诱导治疗仍是以大剂量甲氨蝶呤(high-dose methotrexate,HD-MTX)为基础的化疗方案,并提出如患者不适合或不能耐受 HD-MTX,可以考虑其他治疗方案;对于有玻璃体视网膜受累且对系统化疗不敏感患者,仍推荐眼部放疗或请眼科专家行眼内化疗。如果患者不适合行系统的化疗,可以考虑行全脑放疗(WBRT),对于有玻璃体视网膜受累或脑脊液检查阳性或脊髓受累患者推荐治疗同前(附录 1)。

三、巩固治疗

经前期诱导治疗后,部分患者可以达到完全缓解(CR)或未确认的完全缓解(CRu)状态,也有部分患者治疗效果不佳,有残余肿瘤存在。在巩固治疗期间均有相应的治疗方案,目前此方案与上一版《分册》变化不大。

四、随访

对经过诱导治疗和巩固治疗的 PCNSL 患者复查时间及频率,在 NCCN 指南中做出了明确的推荐意见,对于复查过程中出现了新的病灶,病变转化为复发或难治性 PCNSL 的患者,根据其前期治疗方案和应答效果的不同,给予不同的后续治疗。对于前期接受过任何类型的治疗的患者,都可以考虑入组临床试验;对于前期接受 WBRT 的患者,其后续治疗推荐方案不变;对于前期是以 HD-MTX 为基础的治疗方案且未进行放疗,并且通过治疗达到了长期缓解(≥ 12 个月)患者,其复发后首先推荐仍是 HD-MTX ± 其他化疗,而没有达到长期缓解的患者(<12 个月)可以加用 WBRT 或局部 RT 方案;对于前期行大剂量化疗和干细胞移植的患者,同样根据治疗后病情缓解情况相应地给予不同的治疗。需要指出的是,长期缓解目前的标准是 12 个月,这只是专家们的共识,目前并没有明确的数据能确定复发前的时间长短来决定是否再次使用 MTX 进行治疗(附录 1)。

五、免疫缺陷 PCNSL 患者治疗方案选择

对于人类免疫缺陷病毒(human immunodeficiency virus,HIV)病毒阳性的患者,抗逆转录病毒(antiretroviral,ARV)治疗应该是其治疗方案中的一部分。ARV 药物可以与化疗药一起安全使用,但

需要咨询 HIV 相关专家或临床药师,以优化配伍。

总之,最新版 NCCN(2021.V2)指南在早期工作的基础上略作完善改动及说明,以方便专科医师及患者查阅。

(林 松 杨传维)

第二节 原发中枢神经系统淋巴瘤 NCCN 指南诊疗流程分述

一、初步评估

影像学在 PCNSL 诊断和疗效评估等方面发挥重要作用。在 MRI 上,肿瘤在 T1 和 T2 加权像上多呈等信号或低信号,通常有强化。而且,强化区域在 DWI 上呈现弥散受限。CT 扫描显示 PCNSL 与脑组织相比,通常是等密度或高密度,多数情况下能强化。其特征包括肿瘤分布于脑室周围、环形强化、多发病灶以及水肿范围小(与大小相似的转移瘤和胶质瘤相比)。如果增强 MRI/CT 提示 PCNSL,建议在确诊前不要应用类固醇激素,因为影像和病理特征都能被这些药物影响。

影像学表现怀疑是 PCNSL 的患者,应进行活检(如果病变适合活检),这是获取病理诊断最快速和直接的途径。由于在 PCNSL 患者中,最大限度地手术切除的作用仅限于缓解高颅压,防止脑疝发生,因此通常选用创伤较小的立体定向活检。即便进行了肿瘤分子标志物检测,活检结果也可能出现假阴性,尤其是术前接受过类固醇激素治疗的患者。因此,如果活检无法诊断,专家组建议停用类固醇激素,密切追踪患者临床和影像学变化,一旦出现病灶复发,应立即重复脑脊液评估或重新活检。另外,如果活检未作出明确的淋巴瘤诊断,且患者未接受过类固醇激素治疗,则可以考虑其他诊断(如炎症病变),高度疑似者重复脑脊液 / 再活检评估。

二、疾病范围评估

一旦 PCNSL 诊断明确,应进行全面地检查,包括完整的中枢神经系统评估,其中包含整个神经轴成像(脊柱的 MRI 对比增强扫描)。如果条件允许,这项检查应在脑脊液分析之前进行,以避免腰椎穿刺后出现伪影,从而误诊为软脑膜疾病。

如果腰椎穿刺安全,不会引起脑疝,并且不会延误诊断和治疗,在这种情况下,应考虑进行腰椎穿刺进行脑脊液细胞学评估(15~20ml 脑脊液)。脑脊液分析应包括流式细胞分析、脑脊液细胞学和细胞计数分析。使用单克隆分子标记,如免疫球蛋白基因重排等,可以提高诊断试验阳性率。

由于 PCNSL 有时发生在视网膜和视神经,因此也应进行全面的眼科检查,其中包括裂隙灯眼检查。在某些情况下,PCNSL 的诊断是通过玻璃体切割术后得出的,建议行流式细胞学分析。此外,还需要进行血液学检查(CBC 和化学检测)和身体其他部位增强 CT 或 PET/CT 检查,以排除全身其他部位病变。血清 LDH 水平升高与患者较差预后有相关性,因此也应作为检查的一部分。骨髓活检的检查属于 2B 类推荐，对于 60 岁以上的男性，可以考虑睾丸超声检查（2B 类推荐）。并且建议定期进行睾丸检查。如果睾丸检查和 CT、PET/CT 成像均为阴性，可以不做睾丸超声。HIV 血液检查也应该进行，HIV 相关的 PCNSL 患者的治疗和预后均与免疫功能正常的 PCNSL 患者有所不同。

三、新发病变

PCNSL 诊断一旦确立，应尽快开始进行诱导治疗。鉴于类固醇激素在缓解症状方面的效果，通常同时使用激素治疗。HD-MTX 是目前推荐的诱导治疗方案，当 HD-MTX 引起肾功能不全时，可以考虑用糖醛酸酶协助清除。如果患者不能耐受 MTX（通常是那些肾功能受损的患者），可以使用其他非 MTX 为基础的诱导治疗方案。

如果发现患者有恶性葡萄膜炎，由于全身化疗药物在葡萄膜液中的渗透性很差，因此可以考虑眼眶内放疗。但是也有部分报道称 HD-MTX 全身治疗可以清除眼部淋巴瘤。对于眼部受累的无症状 PCNSL 患者，可以延迟放疗，可以全身应用 HD-MTX 或者推荐患者去眼科或肿瘤眼科医生处进行眼内化疗（2B 类证据）。

WBRT 可以用于不适合化疗的患者。对于接受 WBRT 治疗的患者，如果腰椎穿刺或脊柱 MRI 阳性，可以考虑脑脊液内化疗加脊髓局灶放疗。鞘内化疗药物的选择包括 MTX、阿糖胞苷和利妥昔单抗。

HD-MTX 诱导治疗的后续治疗取决于疾病对药物的反应情况。鉴于这种疾病的罕见性，高质量的研究很少，很难总结出明确的治疗方案。对于 CR 或 CRu 患者，巩固治疗方案选择可以是大剂量化疗（卡莫司汀 / 塞替派或塞替派 / 白消安 / 环磷酰胺）联合干细胞移植补救或者是低剂量 WBRT。然而，在这种情况下，WBRT 可能增加神经毒性，尤其是在 60 岁以上老年患者中更加明显。大剂量阿糖胞苷加或不加依托泊苷也是这类患者的一种巩固治疗方案（对于没有 CR 的患者，也可使用该方案）。对于诱导治疗后没有 CR 或 CRu 的患者，建议使用其他的全身治疗方案或 WBRT，以快速诱导应答，降低神经系统的发病率，优化患者生活质量。基于 MTX 的诱导治疗后仍留有残余病灶而且不适合进行其他合理的补救治疗，给予最佳支持治疗也是一种选择。

四、复发或难治性病变

患者治疗期间及治疗后应定期进行随访，对于随访过程中出现肿瘤复发的患者，NCCN 指南给出了相应的解决方案。前期接受 WBRT 的患者，可以考虑进一步化疗（全身或鞘内注射）、局灶放疗或姑息治疗 / 最佳支持治疗。前期接受的是以 HD-MTX 为基础的治疗方案且未接受 WBRT 的患者，复发时是使用其他全身化疗方案或是进行放疗，取决于初始化疗的应答持续时间，如果患者肿瘤缓解持续 1 年或更长，复发后首先推荐使用原化疗方案（多数情况下是以 HD-MTX 为基础的治疗）或另一种全身化疗方案；没有达到长期缓解的患者，可以加用 WBRT 或换成其他的全身化疗方案或者区域放疗联合或不联合化疗。如果患者全身化疗后无应答或应答持续时间很短，推荐治疗包括 WBRT，在这种情况下，姑息治疗 / 最佳支持治疗也都是备选方案。

大剂量化疗联合干细胞移植补救方案也可用于以前未用过此方案的复发或难治性 PCNSL（如之前接受的是 HD-MTX 或 WBRT 治疗的患者）（2B 类证据）。无论接受的是何种初始治疗，如果再诱导治疗使用的大剂量化疗对复发或难治性 PCNSL 仍能产生 CR 或 PR，才可以考虑用干细胞移植补救方案。

对于前期接受过大剂量化疗联合干细胞补救方案的患者，如果之前治疗反应良好，疾病缓解时间超过 1 年，可以考虑再次选用此方案。如果未能达到以上效果，治疗方案可以选择 WBRT 或病变区域的放射治疗。无论缓解时间多久，可以再选用不同的全身治疗方案（不联合干细胞补救方案）。另外，最佳支持治疗也是备选方案。由于目前复发或难治性 PCNSL 仍没有标准治疗方案，NCCN 指南鼓励患者参与临床试验。

（林 松 沈少平）

第三节 原发中枢神经系统淋巴瘤 NCCN 治疗细则

一、激素治疗

激素可以快速缓解 PCNSL 患者的临床症状，通过细胞裂解，可以使肿瘤体积明显缩小，并且影响组织病理学特征，在高度怀疑 PCNSL 且无明显占位效应的患者中，在获取活检组织前应避免使用。

二、立体定向活检

与胶质瘤等浸润性脑肿瘤不同，PCNSL 的手术目的更单纯，即在最小的手术风险下获取肿瘤标本。目前大部分专家建议活检而不是手术切除，目前还没有足够证据能证明与立体定向活检相比，完全切除或次全切能使患者取得明显生存获益，而且次全切与患者出现术后神经功能障碍风险具有相关性。

三、全身治疗

目前 MTX 是治疗 PCNSL 的最有效药物。它经常与其他药物如长春新碱、丙卡嗪、阿糖胞苷、利妥昔单抗以及替莫唑胺等合用。静脉 HD-MTX（$3.5g/m^2$ 或更高剂量）是克服血脑屏障达到脑脊液中治疗剂量水平的必要条件。当脑脊液细胞学检查为阳性且患者不能耐受全身应用 HD-MTX 时，可以考虑鞘内注射 MTX。其他鞘内化疗方案还包括阿糖胞苷和利妥昔单抗。已有美国和欧洲的Ⅱ期临床试验表明在 HD-MTX 为基础的化疗后，再给予大剂量化疗联合自体干细胞移植仍然可行，而且患者耐受性良好，几乎没有神经毒性的不良反应出现。

在 HD-MTX 治疗中，由于 MTX 排泄延迟导致毒性增强，可以引起肾功能障碍，这是一种潜在的致命性的医疗急症。糖醛酸酶是一种重组细菌酶，为 MTX 的清除提供了替代途径，早期应用可以快速降低 MTX 血浆浓度，有效预防严重中毒的发生。化疗能达到的 CR 率为 42%~61%，总生存期为 14~55 个月。由于放疗可能产生显著的甚至是致命的神经毒性反应，特别是对于 60 岁以上患者。因此，许多Ⅱ期临床试验尝试仅化疗而不行放疗，然而有很大一部分未行放疗的患者无法通过化疗达到完全缓解。还有研究在探索以 MTX 为基础的化疗作为 PCNSL 患者的诱导治疗方案，并同时行 WBRT，随后巩固治疗阶段应用阿糖胞苷以及减量的 WBRT。

巩固治疗阶段的方案包括高剂量化疗方案或者高剂量化疗联合自体干细胞移植或者维持治疗或者观察，他们之间孰优孰劣，目前还没有结论性的前瞻性的试验数据发表，不同的治疗中心有不同的方案。高剂量化疗联合自体干细胞移植通常被用于较为年轻、功能状态较好的患者，应在有资质的中心进行。

在 Alliance 50202 多中心临床试验中，应用的是 MTX、替莫唑胺和利妥昔单抗作为诱导治疗方案，应用阿糖胞苷联合依托泊苷作为巩固治疗方案，结果显示该方案可行，耐受性良好，仅出现 1 例治疗相关的死亡。

对于复发或难治性 PCNSL，有两项欧洲的Ⅱ期临床采用大剂量化疗联合自体干细胞移植取得了一定的效果，但其是否优于常规治疗，目前还缺乏有力的证据。一项来自德国 PCNSL 协作研究组对 39 例复发或难治性 PCNSL 患者进行治疗有效性和安全性评估，方案是利妥昔单抗、大剂量阿糖胞苷、塞替派联合自体干细胞移植，结果显示 56% 患者获得 CR，仅 1 例出现疾病进展（18% 患者部分缓解或病情稳定）。然而，中位总生存期（OS）并未达到，2 年总生存率为 56.4%，中位无进展生存期（PFS）为 12.4 个月，2 年无进展生存率为 46%。另一项是法国开展的一项Ⅱ期临床试验，对 43 例复发或难治性 PCNSL 患者进行疗效评估，治疗方案为大剂量阿糖胞苷和依托泊苷联合自体干细胞移植，在完成了自体干细胞移植的 27 例患者中，中位 OS 为 58.6 个月（2 年总生存率为 69%），中位 PFS 为 41.1 个月（2 年无进展生存率为 58%）。

除了在复发或难治性 PCNSL 中的应用，大剂量化疗联合自体干细胞移植作为初始治疗、巩固治疗的方案目前也在探索当中，并且有数据证实这一方案有较高的 CR 率和 2 年无进展生存率。遗憾的是，即使是最初获得 CR 的患者，也有一半最终会复发。对于那些已经用过 HD-MTX 并获得 CR 的患者，再次应用 HD-MTX 仍能取得满意的二次应答。利妥昔单抗以及伊布替尼可以与 HD-MTX 联合应用。其他几个方案，包括伊布替尼、利妥昔单抗、替莫唑胺联合或不联合利妥昔单抗、来那度胺联合或不联合利妥昔单抗、大剂量阿糖胞苷、泊马度胺、培美曲塞也都在复发或难治性 PCNSL 显示出一定效果，但目前还没有哪种治疗被定为标准治疗。

四、放射治疗

WBRT 曾是治疗多灶性 PCNSL 的标准治疗方案。大部分研究表明，大剂量放疗有一定局限性，因此推荐剂量为 1.8~2.0Gy/F，全脑剂量为 24~36Gy。虽然单独应用放射治疗对初步控制肿瘤有一定效果，但肿瘤快速且频繁的复发导致 OS 很短，仅有 12~17 个月。这样的结果就促使人们在后续的研究中在放疗前加入以 MTX 为基础的联合化疗方案。通过这种方法，获得了不错的效果，应答率上升至 94%，OS 提高了 33~60 个月。然而 3~4 级的血液系统不良反应（上升至 78%）以及放射治疗诱导的迟发性神经毒性（上升至 32%，放射剂量大多 ≥ 40Gy）有时候会导致死亡。年轻患者（年龄 <60 岁）放疗后一般病情持续好转，老年患者迟发神经毒性作用的发生率较高，但严重的神经毒性也可能发生在较年轻的患者中。

Thiel 等开展了一项Ⅲ期随机、非劣效性临床试验，应用的方案是 HD-MTX 加异环磷酰胺联合或不联合 WBRT，结果显示 OS 没有差异（*HR*=1.06；95% *CI* 0.80~1.40，*P*=0.71），但试验最初的假设（0.9 非劣效性界值）并未得到验证。接受 WBRT 的患者比未接受患者有更高的神经毒性发生率（49% 对比 26%）。目前仍推荐 WBRT 方案，是因为部分患者不适合化疗，推荐 24~36Gy 的放射剂量（45Gy 则大大促进了严重并发症的产生）。一项Ⅱ期临床试验结果表明，在诱导化疗达到 CR 后采用低剂量 WBRT（1.8Gy/F，全脑 23.4Gy）与治疗的应答和长期控制以及低神经毒性有关。当化疗失败后再使用 WBRT 时，治疗应答率可达 75%，患者总的中位 PFS 是 9.7 个月，其中通过 WBRT 取得的 CR 的患者中位 PFS 达 57.6 个月，PR 患者的中位 PFS 达 9.7 个月。通过化疗未达到 CR 的患者，WBRT 后需要在肿瘤团块或残留病灶处行局部放疗。

综上所述，不管是初期诱导治疗，巩固治疗还是复发后的补救治疗，目前最优方案仍在不断探索中，NCCN 指南也指出对于 PCNSL，鼓励医疗中心积极开展临床试验，鼓励患者积极参与临床试验，以寻求更加安全有效的治疗方案。

（林 松　沈少平）

第四节　原发中枢神经系统淋巴瘤基线评估和疗效评价 IPCG 标准化指南

PCNSL 是一种局限于中枢神经系统罕见的非霍奇金淋巴瘤。它是少数几种对放化疗敏感的恶性原发脑肿瘤，但治疗的总体有效率和长期生存率明显低于系统性淋巴瘤。国际 PCNSL 合作小组（International Primary CNS Lymphoma Collaborative Group，IPCG）是由一个国际的多学科研究小组组成的致力于了解这一罕见类型的肿瘤。IPCG 于 2004 年 3 月 3 日在西班牙巴塞罗那举行会议，并在 2004 年美国临床肿瘤学会和美国血液学学会的年会上，就患者的推荐基线评估给出了一致性意见，将参与临床试验的患者的治疗反应标准和结果评估标准化，并回顾了 PCNSL 特有的临床问题。该标准于 2005 年发表在 *J Clin Oncol* 上，目前 PCNSL 临床试验仍沿用此标准。

一、国际协作组推荐意见之基线评估

（一）病理

所有纳入临床试验的患者都必须由病理学确诊为 PCNSL，诊断程序按前面 NCCN 指南推荐实行。从病理诊断到开始治疗的时间应该在所有前瞻性临床试验的报告中明确说明。条件允许的话，肿瘤应具有免疫表型特征。如果在一个临床试验中有足够多的患者具有特定的免疫表型，可以考虑进行亚群分析。此外，目前对 PCNSL 分子学分类的理解滞后于其他类型的非霍奇金淋巴瘤。应尽量利用可用的临床 / 病理资料，提高我们对该肿瘤的认识。了解 PCNSL 的基本分子和基因异常对今后靶向治疗的发展和应用具有重要意义。

（二）临床评估

每一个新诊断的 PCNSL 患者的基线评估都应该包括一个全面的身体和神经系统检查，特别是周围淋巴结和老年男性的睾丸，这部分在 NCCN 指南的诊疗流程中也给出了具体的方案。患者的年龄和行为状态是两个最广泛应用的预后变量，每个患者都应该评估记录。ECOG 行为量表是推荐的行为状态量表，有些机构和团队倾向于使用 KPS 行为评估量表，两者可以进行等量换算，但 ECOG 行为量表是系统性非霍奇金淋巴瘤国际预后指数的公认标准，是推荐使用的行为量表。

除行为表现，基线认知功能评估也很重要，后续相关评估对于评估治疗效果和监测治疗相关神经认知功能改变也至关重要。认知功能评估没有标准的神经心理测试推荐，但建议对所有患者至少进行 MMSE 基线和连续评估，并在评估时记录激素用量。

（三）实验室评估

基线试验室评估的具体检测项目也在 NCCN 指南的诊疗流程中给出了具体的方案，包括 LDH，应用 HD-MTX 前肝、肾功能检测等。有研究表明 LDH 升高是 PCNSL 的独立预后因素，并被用于构建预后模型。要保证 HD-MTX 充分代谢排出，肌酐清除率须大于 50~60ml/min。

（四）疾病范围评估

治疗开始前，全面评估确定病变的累及范围十分重要，确保患者接受适当的治疗，并确定进入临床试验的资格。评估包括中枢神经系统、骨髓和其他重要器官。具体方案也在 NCCN 指南的诊疗流程中给出。

（五）治疗反应评估

治疗开始后应进行定期随访及实施相关评估，具体随访及评估方案详见 NCCN 指南诊疗流程中随访部分。

（六）疗效评价标准

目前的疗效评价标准是在解剖和影像学定义的基础上制订的，疗效评估结果仍是采用完全缓解（complete response，CR）、不确定的完全缓解（uncomfirmed complete response，CRu）、部分缓解（partial response，PR）、疾病稳定（stable disease，SD）和疾病进展（progression disease，PD）进行描述，并作出了界定，这些评价标准的预后预测价值也被证实（表 13-4-1）。在介绍这些疗效评价标准之前，须明确影像学评估时的相关概念，即靶病灶、非靶病灶。

表 13-4-1 IPCG 疗效评价标准

疗效	颅脑 MRI	激素	眼科检查	CSF 细胞学
CR	无对比增强病灶	无	正常	阴性
CRu	无对比增强病灶，活检部位微小异常<3mm。后续连续检查没有进展变化，可以判定为 CR	任何	正常或视网膜色素上皮微小异常	阴性
PR	增强病灶缩小 50%，无对比增强病灶	不相关	视神经 / 视网膜肿瘤侵犯改善	阴性，可疑或持续存在
PD	病灶增加 25% 或任何新病灶（脑或全身）	不相关	眼部病灶再次出现或出现新病灶	再次出现或阳性
SD	不符合上述标准的情况			

靶病灶是通过 CT/MRI 扫描评估的长径（LDi）>10mm 的病灶。应根据病灶大小（首选最大的

病灶）以及测量是否可重复来选择靶病灶。如果病灶的任何一个垂直径的边界难以辨别，不建议选为靶病灶。避免选择手术后的腔壁和囊性肿瘤、经过放疗的病灶区域。靶病灶的选择和测量最多为6个。用最大横截面下两垂直直径的乘积来界定肿瘤的大小，多病灶时取乘积之和。不规则病灶应测量病灶2个最远点的距离，但长短径不应穿出病灶外；治疗后靶病灶如果出现分裂，则分别测量和记录这些分裂病灶；如果出现靶病灶融合，则计算病灶垂直径的乘积并记录在原始最小编号的可测量病灶下，其他编号的可测量病灶记录为0mm；治疗后靶病灶过小而无法测量，病灶的LDi和短径（SDi）都<5mm但是>0mm，设定LDi和SDi均为5mm。如果病灶仅SDi<5mm但是>0mm，则需要测量LDi并设定SDi为5mm。如果病灶消失后再次出现，则应报告为新病灶。

非靶病灶是指所有未被选作靶病灶的可测量或不可测量的病灶。一般认为手术后的腔壁和囊性肿瘤是非可测量病灶。非靶病灶只需要目测评估，不需测量。

1. CR

（1）任何钆增强MRI的异常病灶完全消失。

（2）眼科检查以往视神经受累的征象和视网膜受侵的征象完全消失，玻璃体正常，慢性视网膜色素上皮细胞病变不影响CR的判断。

（3）CSF细胞学检查阴性。基线CSF无明显异常的患者，如果没有出现脑脊膜受累症状，可以不需要重复CSF检查。

（4）在确定CR时，患者应停止使用皮质类固醇至少2周。

2. CRu

（1）任何符合所有CR标准但仍需要任何剂量的皮质类固醇治疗的患者应被视为未经证实的CR。

（2）有些患者在MRI上存在与活检或局灶性出血相关增强异常的小病灶，很难确定这是否是肿瘤或是瘢痕组织的病灶。如果通过系列的MRI检查，病灶没有变化或慢慢消退，同时患者也没有使用皮质类固醇，可以改正为CR。

（3）眼科检查持续轻微异常的患者（玻璃体中持续的非恶性细胞，非肿瘤侵犯导致的轻度视网膜改变、视神经改变）可以诊断为CRu。

3. PR

（1）与基线相比，MRI上观察到的对增强病灶缩小≥50%（靶病灶垂直径乘积之和）。

（2）皮质类固醇剂量与PR的判定不相关。

（3）眼科检查应显示玻璃体细胞计数减少，视网膜/视神经细胞浸润、可能存在恶性或可疑细胞，但眼底后极部图像显示视神经/视网膜肿瘤侵犯的改善。

（4）CSF为阴性或持续存在肿瘤细胞或可疑细胞，但脑部病灶缩小≥50%，脑脊膜病变没有设定PR，只有CR、SD、PD。

（5）没有出现新病灶。

4. SD　介于PD和PR之间，没有达到PR的标准，也没有疾病进展。

5. PD

（1）与基线或最佳反应相比，MRI上观察到的对比增强病灶增加超过25%（靶病灶垂直径乘积之和）或单个、多个非靶病灶显著增大。

(2)眼部疾病的进展,如玻璃体细胞计数增加或进行性视网膜或视神经浸润。

(3)治疗期间或治疗结束时在任何部位(眼部、脑脊膜或全身)出现任何新病灶。

(4)疾病复发(仅适用于既往整体评价为 CR、CRu 的患者)。

二、国际协作组推荐意见之终点报告

临床试验报告的主要终点事件应包括无事件生存期(治疗失败的时间),其中包括任何原因导致的治疗失败或死亡、无进展生存期和总生存期。次要终点事件如疾病应答,应答持续时间、无病生存期或病因特异性生存期也可以包括在内。

三、国际协作组推荐意见之随访

治疗后对患者的定期观察的方式有很大差异,取决于不同地区实践,是否纳入临床试验以及治疗的目的是姑息还是治疗。良好的临床判断是决定随访的最重要因素。对于参与临床试验的患者,检测疾病状态的时间点应该标准化,参与试验的患者应在治疗结束后重新评估,至少在 2 年里每 3 个月进行一次,然后在 3 年内每 6 个月进行一次,5 年后每年至少一次。共随访 10 年。鉴于 PCNSL 首次复发很少发生在 5 年之后,从最初诊断开始 10 年之后复发的持续风险很低;然而,存活的患者应持续监测治疗相关的神经毒性和治疗的其他后期不良反应。随访时的最基本检查应该包括病史、体格检查(包括 MMSE)和脑部增强 MRI 检查。最初累及眼部或脑脊液的患者应根据需要进行重复的眼科或脑脊液评估。在个别试验或临床情况下,可酌情增加额外的血液学检查或影像学检查。

(林 松　沈少平　杨传维)

参考文献

[1] VILLANO J L, KOSHY M, SHAIKH H, et al. Age, gender, and racial differences in incidence and survival in primary CNS lymphoma [J]. Br J Cancer, 2011, 105 (9): 1414-1418.

[2] O' NEILL B P, DECKER P A, TIEU C, et al. The changing incidence of primary central nervous system lymphoma is driven primarily by the changing incidence in young and middle-aged men and differs from time trends in systemic diffuse large B-cell non-Hodgkin' s lymphoma [J]. Am J Hematol, 2013, 88 (12): 997-1000.

[3] FINE H A, MAYER R J. Primary central nervous system lymphoma [J]. Ann Intern Med, 1993, 119 (11): 1093-1104.

[4] NORDEN A D, DRAPPATZ J, WEN P Y, et al. Survival among patients with primary central nervous system lymphoma, 1973-2004 [J]. J Neurooncol, 2011, 101 (3): 487-493.

[5] ULDRICK T S, PIPKIN S, SCHEER S, et al. Factors associated with survival among patients with AIDS-related primary central nervous system lymphoma [J]. AIDS, 2014, 28 (3): 397-405.

[6] GERSTNER E R, BATCHELOR T T. Primary central nervous system lymphoma [J]. Arch Neurol, 2010, 67 (3): 291-297.

[7] BATCHELOR T T. Primary central nervous system lymphoma: A curable disease [J]. Hematol Oncol, 2019, 37 (Suppl 1): 15-18.

[8] BATAILLE B, DELWAIL V, MENET E, et al. Primary intracerebral malignant lymphoma: report of 248 cases [J]. J Neurosurg, 2000, 92 (2): 261-266.

[9] BUELL J F, GROSS T G, HANAWAY M J, et al. Posttransplant lymphoproliferative disorder: significance of central nervous system involvement [J]. Transplant Proc, 2005, 37 (2): 954-955.

[10] CAVALIERE R, PETRONI G, LOPES M B, et al. Primary central nervous system post-transplantation lymphoproliferative disorder: An International Primary Central Nervous System Lymphoma Collaborative Group Report [J]. Cancer, 2010, 116 (4): 863-870.

[11] EVENS A M, DAVID K A, HELENOWSKI I, et al. Multicenter analysis of 80 solid organ transplantation recipients with post-transplantation lymphoproliferative disease: Outcomes and prognostic factors in the modern era [J]. J Clin Oncol, 2010, 28 (6): 1038-1046.

[12] PENN I, PORAT G. Central nervous system lymphomas in organ allograft recipients [J]. Transplantation, 1995, 59 (2): 240-244.

[13] LEBLOND V, DHEDIN N, MAMZER BRUNEEL M F, et al. Identification of prognostic factors in 61 patients with posttransplantation lymphoproliferative disorders [J]. J Clin Oncol, 2001, 19 (3): 772-778.

[14] NALESNIK M A. Clinicopathologic characteristics of post-transplant lymphoproliferative disorders [J]. Recent Results Cancer Res, 2002, 159: 9-18.

[15] CURTIS R E, TRAVIS L B, ROWLINGS P A, et al. Risk of lymphoproliferative disorders after bone marrow transplantation: A multi-institutional study [J]. Blood, 1999, 94 (7): 2208-2216.

[16] JACOBSON C A, LACASCE A S. Lymphoma: Risk and response after solid organ transplant [J]. Oncology (Williston Park), 2010, 24 (10): 936-944.

[17] WAGNER H J, ROONEY C M, HESLOP H E. Diagnosis and treatment of post transplantation lymphoproliferative disease after hematopoietic stem cell transplantation [J]. Biol Blood Marrow Transplant, 2002, 8 (1): 1-8.

[18] ABREY L E, BATCHELOR T T, FERRERI A J, et al. Report of an international workshop to standardize baseline evaluation and response criteria for primary CNS lymphoma [J]. J Clin Oncol, 2005, 23 (22): 5034-5043.

[19] BATCHELOR T, CARSON K, O'NEILL A, et al. Treatment of primary CNS lymphoma with methotrexate and deferred radiotherapy: A report of NABTT 96-07 [J]. J Clin Oncol, 2003, 21 (6): 1044-1049.

[20] CHAMBERLAIN M C, JOHNSTON S K. High-dose methotrexate and rituximab with deferred radiotherapy for newly diagnosed primary B-cell CNS lymphoma [J]. Neuro Oncol, 2010, 12 (7): 736-744.

[21] DEANGELIS L M, SEIFERHELD W, SCHOLD S C, et al. Combination chemotherapy and radiotherapy for primary central nervous system lymphoma: Radiation Therapy Oncology Group Study 93-10 [J]. J Clin Oncol, 2002, 20 (24): 4643-4648.

[22] GAVRILOVIC I T, HORMIGO A, YAHALOM J, et al. Long-term follow-up of high-dose methotrexate-based therapy with and without whole brain irradiation for newly diagnosed primary CNS lymphoma [J]. J Clin Oncol, 2006, 24 (28): 4570-4574.

[23] SHAH G D, YAHALOM J, CORREA D D, et al. Combined immunochemotherapy with reduced whole-brain radiotherapy for newly diagnosed primary CNS lymphoma [J]. J Clin Oncol, 2007, 25 (30): 4730-4735.

[24] WIEDUWILT M J, VALLES F, ISSA S, et al. Immunochemotherapy with intensive consolidation for primary CNS lymphoma: A pilot study and prognostic assessment by diffusion-weighted MRI [J]. Clin Cancer Res, 2012, 18 (4): 1146-1155.

[25] GREGORY G, ARUMUGASWAMY A, LEUNG T, et al. Rituximab is associated with improved survival for aggressive B cell CNS lymphoma [J]. Neuro Oncol, 2013, 15 (8): 1068-1073.

[26] HOLDHOFF M, AMBADY P, ABDELAZIZ A, et al. High-dose methotrexate with or without rituximab in newly diagnosed primary CNS lymphoma [J]. Neurology, 2014, 83 (3): 235-239.

[27] LY K I, CREW L L, GRAHAM C A, et al. Primary central nervous system lymphoma treated with high-dose methotrexate and rituximab: A single-institution experience [J]. Oncol Lett, 2016, 11 (5): 3471-3476.

[28] OMURO A, CORREA D D, DEANGELIS L M, et al. R-MPV followed by high-dose chemotherapy with TBC and autologous stem-cell transplant for newly diagnosed primary CNS lymphoma [J]. Blood, 2015, 125 (9): 1403-1410.

[29] GLASS J, WON M, SCHULTZ C J, et al. Phase Ⅰ and Ⅱ Study of Induction chemotherapy with methotrexate, rituximab, and temozolomide, followed by whole-brain radiotherapy and postirradiation temozolomide for primary CNS lymphoma: NRG Oncology RTOG 0227 [J]. J Clin Oncol, 2016, 34 (14): 1620-1625.

[30] SONG Y, WEN Y, XUE W, et al. Effect of rituximab on primary central nervous system lymphoma: A meta-analysis [J]. Int J Hematol, 2017, 106 (5): 612-621.
[31] FERRERI A J, RENI M, FOPPOLI M, et al. High-dose cytarabine plus high-dose methotrexate versus high-dose methotrexate alone in patients with primary CNS lymphoma: A randomised phase 2 trial [J]. Lancet, 2009, 374 (9700): 1512-1520.
[32] BROMBERG J, ISSA S, BAKUNINA K, et al. Rituximab in patients with primary CNS lymphoma (HOVON 105/ALLG NHL 24): A randomised, open-label, phase 3 intergroup study [J]. Lancet Oncol, 2019, 20 (2): 216-228.
[33] FERRERI A J, RENI M, PASINI F, et al. A multicenter study of treatment of primary CNS lymphoma [J]. Neurology, 2002, 58 (10): 1513-1520.
[34] SCHULZ H, PELS H, SCHMIDT-WOLF I, et al. Intraventricular treatment of relapsed central nervous system lymphoma with the anti-CD20 antibody rituximab [J]. Haematologica, 2004, 89 (6): 753-754.
[35] ABREY L E, MOSKOWITZ C H, MASON W P, et al. Intensive methotrexate and cytarabine followed by high-dose chemotherapy with autologous stem-cell rescue in patients with newly diagnosed primary CNS lymphoma: An intent-to-treat analysis [J]. J Clin Oncol, 2003, 21 (22): 4151-4156.
[36] MONTEMURRO M, KIEFER T, SCHÜLER F, et al. Primary central nervous system lymphoma treated with high-dose methotrexate, high-dose busulfan/thiotepa, autologous stem-cell transplantation and response-adapted whole-brain radiotherapy: Results of the multicenter Ostdeutsche Studiengruppe Hamato-Onkologie OSHO-53 phase Ⅱ study [J]. Ann Oncol, 2007, 18 (4): 665-671.
[37] COLOMBAT P, LEMEVEL A, BERTRAND P, et al. High-dose chemotherapy with autologous stem cell transplantation as first-line therapy for primary CNS lymphoma in patients younger than 60 years: A multicenter phase Ⅱ study of the GOELAMS group [J]. Bone Marrow Transplant, 2006, 38 (6): 417-420.
[38] ILLERHAUS G, MÜLLER F, FEUERHAKE F, et al. High-dose chemotherapy and autologous stem-cell transplantation without consolidating radiotherapy as first-line treatment for primary lymphoma of the central nervous system [J]. Haematologica, 2008, 93 (1): 147-148.
[39] COTE G M, HOCHBERG E P, MUZIKANSKY A, et al. Autologous stem cell transplantation with thiotepa, busulfan, and cyclophosphamide (TBC) conditioning in patients with CNS involvement by non-Hodgkin lymphoma [J]. Biol Blood Marrow Transplant, 2012, 18 (1): 76-83.
[40] KASENDA B, SCHORB E, FRITSCH K, et al. Prognosis after high-dose chemotherapy followed by autologous stem-cell transplantation as first-line treatment in primary CNS lymphoma：A long-term follow-up study [J]. Ann Oncol, 2012, 23 (10): 2670-2675.
[41] DEFILIPP Z, LI S, EL-JAWAHRI A, et al. High-dose chemotherapy with thiotepa, busulfan, and cyclophosphamide and autologous stem cell transplantation for patients with primary central nervous system lymphoma in first complete remission [J]. Cancer, 2017, 123 (16): 3073-3079.
[42] FERRERI A, CWYNARSKI K, PULCZYNSKI E, et al. Whole-brain radiotherapy or autologous stem-cell transplantation as consolidation strategies after high-dose methotrexate-based chemoimmunotherapy in patients with primary CNS lymphoma: Results of the second randomisation of the International Extranodal Lymphoma Study Group-32 phase 2 trial [J]. Lancet Haematol, 2017, 4 (11): e510-e523.
[43] WIDEMANN B C, BALIS F M, KIM A, et al. Glucarpidase, leucovorin, and thymidine for high-dose methotrexate-induced renal dysfunction: Clinical and pharmacologic factors affecting outcome [J]. J Clin Oncol, 2010, 28 (25): 3979-3986.
[44] WIDEMANN B C, BALIS F M, KEMPF-BIELACK B, et al. High-dose methotrexate-induced nephrotoxicity in patients with osteosarcoma [J]. Cancer, 2004, 100 (10): 2222-2232.
[45] ABREY L E, YAHALOM J, DEANGELIS L M. Treatment for primary CNS lymphoma: The next step [J]. J Clin Oncol, 2000, 18 (17): 3144-3150.
[46] BESSELL E M, LÓPEZ-GUILLERMO A, VILLÁ S, et al. Importance of radiotherapy in the outcome of patients with primary CNS lymphoma: An analysis of the CHOD/BVAM regimen followed by two different radiotherapy treatments [J]. J Clin Oncol, 2002, 20 (1): 231-236.
[47] GERSTNER E R, CARSON K A, GROSSMAN S A, et al. Long-term outcome in PCNSL patients treated with high-

dose methotrexate and deferred radiation [J]. Neurology, 2008, 70 (5): 401-402.
[48] HOANG-XUAN K, TAILLANDIER L, CHINOT O, et al. Chemotherapy alone as initial treatment for primary CNS lymphoma in patients older than 60 years: A multicenter phase Ⅱ study (26952) of the European Organization for Research and Treatment of Cancer Brain Tumor Group [J]. J Clin Oncol, 2003, 21 (14): 2726-2731.
[49] PELS H, SCHMIDT-WOLF I G, GLASMACHER A, et al. Primary central nervous system lymphoma: results of a pilot and phase Ⅱ study of systemic and intraventricular chemotherapy with deferred radiotherapy [J]. J Clin Oncol, 2003, 21 (24): 4489-4495.
[50] ILLERHAUS G, MARKS R, MÜLLER F, et al. High-dose methotrexate combined with procarbazine and CCNU for primary CNS lymphoma in the elderly: Results of a prospective pilot and phase Ⅱ study [J]. Ann Oncol, 2009, 20 (2): 319-325.
[51] JUERGENS A, PELS H, ROGOWSKI S, et al. Long-term survival with favorable cognitive outcome after chemotherapy in primary central nervous system lymphoma [J]. Ann Neurol, 2010, 67 (2): 182-189.
[52] RUBENSTEIN J L, HSI E D, JOHNSON J L, et al. Intensive chemotherapy and immunotherapy in patients with newly diagnosed primary CNS lymphoma: CALGB 50202 (Alliance 50202)[J]. J Clin Oncol, 2013, 31 (25): 3061-3068.
[53] SOUSSAIN C, HOANG-XUAN K, TAILLANDIER L, et al. Intensive chemotherapy followed by hematopoietic stem-cell rescue for refractory and recurrent primary CNS and intraocular lymphoma: Société Française de Greffe de Moëlle Osseuse-Thérapie Cellulaire [J]. J Clin Oncol, 2008, 26 (15): 2512-2518.
[54] KASENDA B, IHORST G, SCHROERS R, et al. High-dose chemotherapy with autologous haematopoietic stem cell support for relapsed or refractory primary CNS lymphoma: A prospective multicentre trial by the German Cooperative PCNSL study group [J]. Leukemia, 2017, 31 (12): 2623-2629.
[55] ILLERHAUS G, KASENDA B, IHORST G, et al. High-dose chemotherapy with autologous haemopoietic stem cell transplantation for newly diagnosed primary CNS lymphoma: A prospective, single-arm, phase 2 trial [J]. Lancet Haematol, 2016, 3 (8): e388-e397.
[56] SCHORB E, FINKE J, FERRERI A J, et al. High-dose chemotherapy and autologous stem cell transplant compared with conventional chemotherapy for consolidation in newly diagnosed primary CNS lymphoma: A randomized phase Ⅲ trial (MATRix)[J]. BMC Cancer, 2016, 16: 282.
[57] HOUILLIER C, TAILLANDIER L, DUREAU S, et al. Radiotherapy or autologous stem-cell transplantation for primary CNS lymphoma in patients 60 years of age and younger: Results of the Intergroup ANOCEF-GOELAMS Randomized Phase Ⅱ PRECIS Study [J]. J Clin Oncol, 2019, 37 (10): 823-833.
[58] PLOTKIN S R, BETENSKY R A, HOCHBERG F H, et al. Treatment of relapsed central nervous system lymphoma with high-dose methotrexate [J]. Clin Cancer Res, 2004, 10 (17): 5643-5646.
[59] GROMMES C, TANG S S, WOLFE J, et al. Phase 1b trial of an ibrutinib-based combination therapy in recurrent/refractory CNS lymphoma [J]. Blood, 2019, 133 (5): 436-445.
[60] GROMMES C, PASTORE A, PALASKAS N, et al. Ibrutinib unmasks critical role of Bruton tyrosine kinase in primary CNS lymphoma [J]. Cancer Discov, 2017, 7 (9): 1018-1029.
[61] SOUSSAIN C, CHOQUET S, BLONSKI M, et al. Ibrutinib monotherapy for relapse or refractory primary CNS lymphoma and primary vitreoretinal lymphoma: Final analysis of the phase Ⅱ "proof-of-concept" iLOC study by the Lymphoma study association (LYSA) and the French oculo-cerebral lymphoma (LOC) network [J]. Eur J Cancer, 2019, 117: 121-130.
[62] BATCHELOR T T, GROSSMAN S A, MIKKELSEN T, et al. Rituximab monotherapy for patients with recurrent primary CNS lymphoma [J]. Neurology, 2011, 76 (10): 929-930.
[63] NAYAK L, ABREY L E, DRAPPATZ J, et al. Multicenter phase Ⅱ study of rituximab and temozolomide in recurrent primary central nervous system lymphoma [J]. Leuk Lymphoma, 2013, 54 (1): 58-61.
[64] RENI M, ZAJA F, MASON W, et al. Temozolomide as salvage treatment in primary brain lymphomas [J]. Br J Cancer, 2007, 96 (6): 864-867.
[65] MAKINO K, NAKAMURA H, HIDE T, et al. Salvage treatment with temozolomide in refractory or relapsed primary central nervous system lymphoma and assessment of the MGMT status [J]. J Neurooncol, 2012, 106 (1): 155-160.
[66] ENTING R H, DEMOPOULOS A, DEANGELIS L M, et al. Salvage therapy for primary CNS lymphoma with a

combination of rituximab and temozolomide [J]. Neurology, 2004, 63 (5): 901-903.

[67] RUBENSTEIN J L, GENG H, FRASER E J, et al. Phase 1 investigation of lenalidomide/rituximab plus outcomes of lenalidomide maintenance in relapsed CNS lymphoma [J]. Blood Adv, 2018, 2 (13): 1595-1607.

[68] DEANGELIS L M, KREIS W, CHAN K, et al. Pharmacokinetics of Ara-C and ara-U in plasma and CSF after high-dose administration of cytosine arabinoside [J]. Cancer Chemother Pharmacol, 1992, 29 (3): 173-177.

[69] TUN H W, JOHNSTON P B, DEANGELIS L M, et al. Phase 1 study of pomalidomide and dexamethasone for relapsed/refractory primary CNS or vitreoretinal lymphoma [J]. Blood, 2018, 132 (21): 2240-2248.

[70] RAIZER J J, RADEMAKER A, EVENS A M, et al. Pemetrexed in the treatment of relapsed/refractory primary central nervous system lymphoma [J]. Cancer, 2012, 118 (15): 3743-3748.

[71] DEANGELIS L M, YAHALOM J, THALER H T, et al. Combined modality therapy for primary CNS lymphoma [J]. J Clin Oncol, 1992, 10 (4): 635-643.

[72] FISHER B, SEIFERHELD W, SCHULTZ C, et al. Secondary analysis of Radiation Therapy Oncology Group study (RTOG) 9310: An intergroup phase Ⅱ combined modality treatment of primary central nervous system lymphoma [J]. J Neurooncol, 2005, 74 (2): 201-205.

[73] NELSON D F, MARTZ K L, BONNER H, et al. Non-Hodgkin's lymphoma of the brain: Can high dose, large volume radiation therapy improve survival ? : Report on a prospective trial by the Radiation Therapy Oncology Group (RTOG): RTOG 8315 [J]. Int J Radiat Oncol Biol Phys, 1992, 23 (1): 9-17.

[74] SCHULTZ C, SCOTT C, SHERMAN W, et al. Preirradiation chemotherapy with cyclophosphamide, doxorubicin, vincristine, and dexamethasone for primary CNS lymphomas: Initial report of radiation therapy oncology group protocol 88-06 [J]. J Clin Oncol, 1996, 14 (2): 556-564.

[75] POORTMANS P M, KLUIN-NELEMANS H C, HAAXMA-REICHE H, et al. High-dose methotrexate-based chemotherapy followed by consolidating radiotherapy in non-AIDS-related primary central nervous system lymphoma: European Organization for Research and Treatment of Cancer Lymphoma Group Phase Ⅱ Trial 20962 [J]. J Clin Oncol, 2003, 21 (24): 4483-4488.

[76] GHESQUIÈRES H, FERLAY C, SEBBAN C, et al. Long-term follow-up of an age-adapted C5R protocol followed by radiotherapy in 99 newly diagnosed primary CNS lymphomas: A prospective multicentric phase Ⅱ study of the Groupe d' Etude des Lymphomes de l'Adulte (GELA)[J]. Ann Oncol, 2010, 21 (4): 842-850.

[77] THIEL E, KORFEL A, MARTUS P, et al. High-dose methotrexate with or without whole brain radiotherapy for primary CNS lymphoma (G-PCNSL-SG-1): A phase 3, randomised, non-inferiority trial [J]. Lancet Oncol, 2010, 11 (11): 1036-1047.

[78] MORRIS P G, CORREA D D, YAHALOM J, et al. Rituximab, methotrexate, procarbazine, and vincristine followed by consolidation reduced-dose whole-brain radiotherapy and cytarabine in newly diagnosed primary CNS lymphoma: Final results and long-term outcome [J]. J Clin Oncol, 2013, 31 (31): 3971-3979.

[79] NGUYEN P L, CHAKRAVARTI A, FINKELSTEIN D M, et al. Results of whole-brain radiation as salvage of methotrexate failure for immunocompetent patients with primary CNS lymphoma [J]. J Clin Oncol, 2005, 23 (7): 1507-1513.

第十四章 继发中枢神经系统淋巴瘤的诊断和治疗

第一节 概　　述

继发中枢神经系统淋巴瘤（SCNSL）是指系统性淋巴瘤累及中枢神经系统，少数发生于淋巴瘤初次诊断时，多数发生于疾病复发、进展时，一旦发生，通常预后极差。

SCNSL 的发生率主要和淋巴瘤病理类型的侵袭性有关，高度侵袭性的淋巴瘤，如淋巴母细胞性淋巴瘤和伯基特淋巴瘤，中枢神经系统侵犯发生率可分别高达 30% 和 15%，中度侵袭性的淋巴瘤，如弥漫大 B 细胞淋巴瘤（DLBCL），中枢神经系统侵犯发生率通常在 5% 左右，而惰性淋巴瘤中枢神经系统侵犯发生率极低。根据不同的中枢神经系统侵犯风险，临床处理策略也不相同。对于高风险者，所有患者在诊断时需进行中枢神经系统相关的检查，包括头颅 MRI 和腰穿脑脊液细胞学检查，且治疗中均包括针对中枢神经系统的化疗方案和药物；对于中度侵袭性淋巴瘤，则需要通过临床及生物学指标鉴定出中枢神经系统侵犯的高危人群，对这部分特定人群进行中枢神经系统相关的检查和预防；而对于低度侵袭性淋巴瘤，则往往仅在患者出现中枢神经系统相关症状时才进行相应的检查和治疗。

SCNSL 的临床表现与中枢神经系统受累部位相关，而不同的受累部位决定了相应的中枢神经系统（CNS）侵犯的检查、预防及治疗策略。淋巴母细胞性淋巴瘤和伯基特淋巴瘤 CNS 侵犯常累及脑膜，临床表现与脑膜白血病相似，脑脊液瘤细胞阳性率高，腰穿鞘内注射药物治疗有效，是 CNS 预防的措施之一；而弥漫大 B 细胞淋巴瘤继发 CNS 侵犯则可累及脑膜和脑实质，且近 20 年来，随着抗 CD20 抗体利妥昔单抗的广泛应用，弥漫大 B 细胞淋巴瘤继发 CNS 侵犯的发生时间、侵犯部位均有所改变，因此相应的预防策略也有所变化。例如接受利妥昔单抗治疗后，脑实质受累比例增加，脑脊液瘤细胞阳性率降低。头颅影像学检查很重要，单独的腰穿鞘内注射预防作用有限，全身大剂量化疗可能有效。在治疗上，SCNSL 通常会借鉴原发中枢神经系统淋巴瘤的治疗经验，选择能透过血脑屏障的方案和药物，包括传统化疗药和靶向药，但是和原发中枢神经系统淋巴瘤不完全相同的是，在治疗方案的选择时，还需综合考虑系统淋巴瘤的情况。下面将对SCNSL的临床表现、诊断、高危因素鉴定和预防，以及治疗分别进行详细阐述。

（朱 军 宋玉琴 邓丽娟）

第二节 淋巴母细胞性淋巴瘤和伯基特淋巴瘤继发中枢神经系统淋巴瘤的诊断、预防和治疗

一、淋巴母细胞性淋巴瘤

淋巴母细胞淋巴瘤（lymphoblastic lymphoma，LBL）和急性淋巴母细胞白血病（acute lymphoblastic leukemia，ALL）被认为是同一类疾病，两者从形态学、遗传学以及免疫表型上不能区分。两者的区别在于疾病的原发部位，如患者仅有淋巴结或结外包块，同时无或仅少量外周血和骨髓受累（骨髓中淋巴瘤细胞<25%），则被诊断为LBL。LBL从细胞起源上以T细胞来源的T-LBL为主，约占90%，常以纵隔大包块起病；而来源于B细胞的B-LBL仅占10%~20%。

与ALL相比，LBL患者CNS侵犯发生率略低。LBL起病时CNS受累并不常见，仅见于2%~7%的患者，但是，如果不进行CNS预防，高达1/3的患者会发生CNS复发。LBL患者CNS侵犯以脑膜侵犯为主，脑实质和眼受累少见。正是由于如此高的CNS复发风险，所有LBL患者在诊断时均应进行腰穿及脑脊液细胞计数、细胞学检测及流式细胞学检测，如脑脊液（cerebrospinal fluid，CSF）中存在淋巴瘤细胞且CSF中白细胞计数≥5个/μl，可诊断为CNS白血病。除脑脊液检查外，必要时可行CNS影像学检查。

LBL的治疗均应包括针对CNS的预防，且CNS预防应贯穿患者的整个诱导化疗、巩固治疗以及维持治疗全过程。目前认为，LBL患者的CNS预防应包括能透过血脑屏障的药物大剂量化疗，如大剂量甲氨蝶呤（HD-MTX）、大剂量阿糖胞苷（high-dose cytarabine，HD-阿糖胞苷）及鞘内注射（MTX单药，阿糖胞苷单药或MTX，阿糖胞苷，DXM三药联合）。早期曾行CNS放疗作为CNS预防措施，但放疗可导致严重的神经毒性，同时，虽无随机对照试验证实，但和历史数据相比，即使不加CNS放疗，全身化疗联合鞘内注射作为CNS预防疗效良好，CNS复发显著减低，因此目前多数情况下不再将放疗作为CNS预防措施。

对于诊断时即存在CNS侵犯的LBL患者或发生CNS复发的患者，除进行全身HD-MTX和HD-阿糖胞苷化疗和三联鞘内注射外，还可进行CNS放疗。

二、伯基特淋巴瘤

伯基特淋巴瘤是一种高度侵袭性淋巴瘤，肿瘤倍增时间仅25h。按照发病原因和临床特征可分为3个亚型：流行性伯基特淋巴瘤、散发性伯基特淋巴瘤、免疫缺陷相关伯基特淋巴瘤。其中，散发

性伯基特淋巴瘤诊断时常表现为腹部大包块,骨髓受累比例约为 30%,CNS 受累约占 15%。免疫缺陷相关伯基特淋巴瘤常累及淋巴结、骨髓,以及 CNS 和外周血同时受累。伯基特淋巴瘤 CNS 受累也常表现为脑膜受累。

由于 CNS 侵犯比例高,所有伯基特淋巴瘤患者在分期检查时均应行腰椎穿刺及脑脊液细胞学和流式细胞学检测。在特定情况下,对于诊断时即存在神经系统症状和体征,怀疑 CNS 受累的患者,也可进行头颅 MRI 检查。

在治疗上,伯基特淋巴瘤患者应接受多药联合的化疗方案治疗,如 CODOX-M 方案、Hyper-CVAD 方案、DA-EPOCH 等,同时方案中均应包含针对 CNS 的预防和治疗,具体为 HD-MTX、HD- 阿糖胞苷和 / 或鞘内注射(单独 MTX,单独阿糖胞苷或 MTX、阿糖胞苷、DXM 三联注药)。头颅放疗也曾用于伯基特淋巴瘤的 CNS 预防,如 CALGB9251 试验曾采用头颅放疗(24Gy)联合鞘内注射作为 CNS 预防,但试验进行中即发现神经毒性严重,故随后仅骨髓受累的高危患者进行头颅放疗,结果显示加放疗组和不加放疗组患者生存相似,而随后的 CALGB10002 试验则不再采用放疗进行 CNS 预防。对于诊断时即存在脑膜受累的患者,可在治疗初期加强鞘内注射治疗。

(朱 军　宋玉琴　邓丽娟)

第三节　弥漫大 B 细胞淋巴瘤继发中枢神经系统侵犯的诊断、预防和治疗

近年来,利妥昔单抗的应用改善了 DLBCL 患者的生存,但 CNS 复发率无明显减低,仍是 DLBCL 治疗的一个挑战。总的来说,大约 5% 的 DLBCL 患者可能发生 CNS 侵犯,但是特定的 DLBCL 患者 CNS 发生率明显高于一般的 DLBCL 患者,而且一旦发生 CNS 侵犯,预后极差。因此,尽可能精准鉴定出 CNS 侵犯高危人群显得尤为重要。高危人群鉴定出来以后再进行相应 CNS 预防,而不需要对所有 DLBCL 患者进行 CNS 预防。近年来对于 DLBCL 患者 CNS 高危因素的研究也有了一些进展。下面将从 DLBCL 继发 CNS 侵犯的发生率、临床表现、诊断、高危因素的鉴定及 CNS 侵犯的预防、治疗等方面详细阐述。

一、DLBCL 继发 CNS 侵犯的发生率

自从利妥昔单抗联合化疗成为 DLBCL 的标准治疗后,多个研究探讨了利妥昔单抗的应用是否减低了 DLBCL 患者 CNS 发生率。总体来说,目前的证据提示利妥昔单抗轻度减低了 DLBCL 患者 CNS 侵犯的发生。

Boehme 等对入组 RICOVER-60 试验的 1 222 例患者(其中 81.6% 为 DLBCL)进行分析,发现 CHOP 和 R-CHOP 治疗组患者 2 年 CNS 侵犯发生率分别为 6.9% 和 4.1%(P=0.046)。来自加拿大英国哥伦比亚癌症中心(British Columbia Cancer Agency,BCCA)的一项回顾性分析也得到了相似的结果。北京肿瘤医院淋巴瘤科邓丽娟等对 599 例 DLBCL 患者进行回顾性分析,也观察到利妥昔

单抗减低了继发 CNS 侵犯发生的趋势（CHOP 组和 R-CHOP 组 CNS 发生率分别为 6.5% 和 4.3%）。但是，利妥昔单抗减低 CNS 侵犯发生率的作用是比较轻微的，近期一项对 7 项前瞻性研究（包括 RICOVER-60 和 SWOG8516 研究）共 4 859 例患者进行的 Meta 分析显示，CHOP 组和含利妥昔单抗化疗组平均 CNS 侵犯发生率分别为 5.52% ± 2.21% 和 4.43% ± 0.9%，两组间无统计学差异。这样的结果可能与利妥昔单抗血脑屏障通过性较低有关。上述 BCCA 回顾性分析显示利妥昔单抗减低 CNS 侵犯发生的作用在一线化疗后达完全缓解（CR）的患者最为显著，提示该作用可能主要与利妥昔单抗对全身疾病的控制改善有关。

二、DLBCL 继发 CNS 侵犯的临床表现

DLBCL 继发 CNS 侵犯的临床表现与 CNS 侵犯发生时间、侵犯部位、CNS 外疾病状态等多种因素有关。2010 年来自 BCCA 和 2013 年来自北京肿瘤医院的两项回顾性研究分别对 CHOP 方案和 R-CHOP 方案治疗的 DLBCL 患者所发生的 SCNSL 进行分析，均发现 R-CHOP 治疗组远期 CNS 受累发生率较低，仅 CNS 受累不伴系统淋巴瘤复发的比例更高（79% 对比 58%，54% 对比 11%），且 SCNSL 脑实质侵犯的比例较高（63% 对比 25%，46% 对比 20%），提示利妥昔单抗的加入，在提高 DLBCL 疗效的同时，也改变了这些患者 CNS 侵犯的临床表现。

随后多项关于利妥昔单抗联合化疗治疗 DLBCL 的研究进行 SCNSL 相关分析，证实了上述结论。这些研究包括 2016 年来自 BCCA 的 1 732 例 DLBCL 分析，2017 年来自丹麦的 1 532 例 DLBCL 分析，2017 年来自英国国家癌症研究所癌症所（National Cancer Research Institute，NCRI）的 1 080 例 DLBCL 分析，以及 2018 年 El-Galaly 等报道的 291 例 DLBCL 相关 SCNSL 分析。这些研究显示，在利妥昔单抗时代，DLBCL 患者所发生的 SCNSL 从淋巴瘤诊断到 CNS 侵犯诊断的中位时间为 7.2~10.9 个月，多数在 9 个月左右，20% 发生于一线治疗中，80% 发生于一线治疗结束后，往往是疾病首次复发时。SCNSL 发生时，52%~68% 的患者仅存在 CNS 复发，而无 CNS 外复发证据。R-CHOP 治疗的 DLBCL 患者所发生的 SCNSL 以脑实质受累为主，50%~60% 的患者仅脑实质受累，脑膜受累者仅占 20%~30%，脑膜及脑实质同时受累占 10%~20%，眼受累仅占 1%~3%。综上，利妥昔单抗时代，DLBCL 患者 SCNSL 常在诱导化疗过程中或结束后短期内发生，往往 CNS 为唯一复发部位（这些患者随后发生系统性侵犯的比例也低，在 BCCA 研究中，47 例仅 CNS 复发者，仅 3 例随后继发性系统复发），脑实质侵犯为主，这些特点可能与利妥昔单抗联合化疗提高了疾病的全身控制，但对 CNS 侵犯作用较小有关。

BCCA 研究进一步根据患者治疗前的中枢神经系统 - 国际预后指数（CNS-international prognostic index，CNS-IPI）分组进一步分析，发现低危组患者自淋巴瘤诊断到 CNS 侵犯诊断的中位时间最长，低、中、高危组分别为 22.7、7.2、6.4 个月；早期复发（ <1 年）高、中、低危组早期复发率分别为 88%、69%、33%，即高危组早期复发更常见；最后，仅 CNS 复发在低危组更多见（66.7%）而脑膜受累在高危组更多见（47.5%）。此研究显示，CNS-IPI 危险分组不同，所发生的 SCNSL 临床表现也不同，低危组 SCNSL 以远期复发、仅 CNS 复发为主，而高危组则以早期复发、CNS 伴系统复发及脑膜受累等更为常见，提示 CNS-IPI 高危组在淋巴瘤诊断时即有必要进行 CNS 相关检查，以了解有无早期较隐匿的 CNS 受累。

El-Galaly 等于 2018 年回顾性分析了 291 例 DLBCL 相关 SCNSL 的临床特征，这也是至今为止最大宗的 SCNSL 临床特征分析。该研究报道，DLBCL 患者 SCNSL 较常见的症状：共济失调在内的运动障碍，占 48%；以头痛、恶心、呕吐为主要表现的颅高压相关症状，占 26%；认知及个性改变，占 23%；其次是视觉异常，占 18%。该研究显示，DLBCL 相关 SCNSL 的临床表现和 PCNSL 仍有部分差异，例如 PCNSL 以局灶性神经精神异常为主要表现，运动障碍占比低于 SCNSL 患者。

三、DLBCL 继发 CNS 侵犯的诊断

DLBCL 继发性 CNS 侵犯的诊断主要基于 CNS 受累相关症状、CNS 影像学异常、病理证据等 3 个方面。通常来说，DLBCL 患者在治疗过程中或肿瘤复发时发生继发性 CNS 侵犯时，往往先表现出 CNS 受累的相关症状，然后才接受 CNS 影像学检查及病理相关检查。CNS 影像学检查主要包括头颅 CT 或 MRI 检查，最常发现的异常是颅内脑实质占位。病理学证据主要包括脑脊液细胞学阳性或脑实质病灶活检病理阳性。早期研究往往是 CNS 受累相关症状、影像学异常、CSF 细胞学阳性这三个因素中，符合任一个即可诊断 SCNSL。近年的报道则往往是在患者出现典型 CNS 受累相关症状的基础上，再获得影像学异常和 / 或病理学证据，方可诊断 SCNSL。

值得指出的是，与 PCNSL 的诊断完全基于颅内病灶活检病理不同，活检病理并不是 SCNSL 诊断的必要条件，目前认为基于典型 CNS 相关症状及影像学异常即可诊断 SCNSL。但是，近年来获得病理学确认的 SCNSL 的比例已逐渐提高。如上所述，DLBCL 患者的继发性 CNS 侵犯的临床表现在利妥昔单抗治疗时代发生了一些变化，也导致 SCNSL 的诊断也发生了相应变化。如利妥昔单抗治疗前，DLBCL 患者 SCNSL 脑膜侵犯比例高，SCNSL 的病理学诊断主要依赖于 CSF 细胞学，而利妥昔单抗治疗后，DLBCL 患者 SCNSL 脑实质侵犯比例明显增高，同时也由于颅内病灶活检技术的提高，目前 SCNSL 患者通过颅内病灶活检获取病理诊断的比例也较前明显提高。El-Galaly 等 2018 年报道的 291 例 DLBCL 相关 SCNSL 患者中有 127 例（44%）获得了病理学确认。最后，极少数眼受累的 SCNSL 的诊断需基于眼科检查及相应活检病理结果。

四、DLBCL 继发 CNS 侵犯的高危因素的鉴定

DLBCL 患者 CNS 高危因素的鉴定主要是基于患者的各项临床参数，并通过不同参数的组合形成了 CNS 危险因素模型，近期有研究将生物学指标和临床危险因素结合，尽管在 CNS 高危患者的鉴定上有了一定的进步，但敏感性和特异性仍有待进一步改进。同时，由于利妥昔单抗的引入，DLBCL 继发性 CNS 侵犯的临床表现发生了一定的变化，导致相应的预防措施值得进一步探索。

1. **临床指标高危因素** 多年来，许多研究试图从临床指标上寻找 DLBCL 患者 CNS 侵犯的危险因素。早期研究往往纳入患者病例数少，包含多种不同类型的病理亚型，且研究多在利妥昔时代前进行，但是早期研究的价值在于这些研究中的病例行 CNS 预防的较少，研究结果受治疗因素的影响较小；近年来，多个大样本的研究集中分析了 R-CHOP 方案治疗的 DLBCL 患者 CNS 侵犯风险，研究的质量逐渐提高，但因部分属于 CNS 侵犯高危的患者已进行 CNS 预防，研究结果会受到一定的影响。因此，对 DLBCL 患者 CNS 侵犯危险因素的鉴定需综合参考早期及近期研究结果。

综合起来，这些研究发现的CNS侵犯高危因素主要包括两类临床指标，一类是反映疾病侵犯范围广的指标，包括分期晚、LDH升高、IPI高、结外侵犯部位多、骨髓受累等；另一类是特殊的结外侵犯部位，特殊起病部位又分为两类，一类是睾丸、乳腺、肾上腺、子宫等特殊器官受累，这类特殊部位受累患者在利妥昔单抗前后均具有CNS侵犯高风险；另一类是与CNS在解剖上相邻的部位受累，如鼻窦、脊椎等受累，由于利妥昔单抗的应用改善了全身疾病的控制，这些CNS邻近部位受累患者往往在利妥昔单抗时代不再具有CNS高风险。

具有CNS侵犯高风险的结外淋巴瘤按照临床特征和分子生物学特点又可进一步分为两类：第一类以原发性睾丸淋巴瘤（primary testicular lymphoma，PTL）和原发性乳腺淋巴瘤为代表，原发性皮肤DLBCL，腿型也可能属于这一类，该类淋巴瘤患者起病时往往分期早，具有与PCNSL相似的病理和遗传学特征，包括非生发中心B细胞（non-germinal center B-cell，non-GCB）型比例高，往往属于*MYD88/CD79B*突变的MCD基因型等，上述特征可能是这些早期患者病程中CNS侵犯高发的生物学基础；第二类特殊部位受累以肾、肾上腺为主，这些患者往往分期晚，IPI高，病程侵袭，可具有*MYC*、*BCL-2*和*BCL-6*等基因重排，CNS侵犯往往与全身疾病播散有关。

下面将对具有CNS侵犯高危风险的不同特殊部位淋巴瘤分别进行阐述。

(1) 肾和肾上腺受累：2011年，Villa等报道了一项来自BCCA的回顾性分析，发现2 656例DLBCL患者中肾受累的患者55例，占2%，这些患者中44%双侧肾受累，Ⅳ期患者高达91%，IPI评分3~5分者占95%。CNS侵犯见于36%的患者，从淋巴瘤诊断到CNS侵犯发生的中位时间为5.6个月，发生CNS侵犯的20例患者中，有11例（55%）仅脑膜侵犯。另一项对22例肾受累的DLBCL的研究结果显示出相似的结果，86%的患者为Ⅲ/Ⅳ期，IPI评分高，CNS发生率为36%。除合并肾受累的晚期患者外，原发肾淋巴瘤罕见，其中部分为血管内大B细胞淋巴瘤，易累及CNS、皮肤以及内分泌器官，常伴*MYD88*和*CD79B*突变。

(2) 原发性睾丸淋巴瘤：2015年，邓丽娟等报道一项包含280例PTL的国际多中心回顾性分析显示，PTL患者中77%分期为Ⅰ、Ⅱ期，CNS是最常见的复发部位，其次为对侧睾丸，5年和10年CNS侵犯累及风险分别为15%和21%。CNS复发往往是仅有的复发部位，且以脑实质复发为主，占66.7%。280例患者中，86%为活化B细胞（activated B-cell，ABC）型DLBCL。Kridel等于2017年报道PTL患者61.9%为Ⅰ、Ⅱ期，R-CHOP治疗的患者5年和10年CNS侵犯累及风险分别为16%和25%，局限期和广泛期PTL患者发生CNS侵犯的临床特点有明显差异，表现在从淋巴瘤诊断到CNS侵犯的发生时间为5.4年和0.5年，相差明显；而脑实质侵犯的比例也差别较大，分别为85%和17%，即局限期PTL发生CNS侵犯以脑实质受累为主，而晚期PTL患者发生的CNS侵犯以脑膜侵犯为主。该研究发现PTL患者*MYD88*突变高达70%~80%，*CD79B*和*CDKN2A*突变也较常见，PD1/PD2位点异常发生率约50%，这些特点均和PCNSL相似。

(3) 原发性乳腺淋巴瘤：原发性乳腺淋巴瘤仅占结外淋巴瘤的2%，90%以上为Ⅰ、Ⅱ期，易发生CNS和对侧乳腺复发。Yhim等报道25例原发乳腺DLBCL患者，均为Ⅰ、Ⅱ期，95%为non-GCB型，3年CNS发生率为23.6%，且所观察到的4例CNS复发均不伴CNS外复发。进一步研究发现，原发性乳腺淋巴瘤*MYD88*突变率为50%~70%，*CD79B*突变率为36%~40%，这样的特点也和PTL及PCNSL相似。

(4)子宫受累：约 4% 的女性 DLBCL 患者具有子宫或卵巢受累，大部分子宫和卵巢受累见于晚期患者，仅 18% 的子宫受累见于早期患者。一项研究显示，侵及子宫（不包括卵巢）的 DLBCL 患者 4 年累积 CNS 侵犯风险高达 44%。

(5)皮肤受累：原发性皮肤 DLBCL，腿型（PCDLBCL-LT）侵袭性较高，ABC 型比例高，*MYD88* 突变多，*MUM1* 高表达，CNS 复发风险为 4%~13%，目前对此类患者行 CNS 预防的证据尚不足。

2016 年，德国研究者首次将不同的 CNS 相关临床危险因素进行整合，形成一个 CNS 高危模型——CNS-IPI。该研究纳入 DSHNHL 和 MInT 前瞻性临床研究共 2 164 例患者（80% 为 DLBCL 患者），对 IPI 中包括的 5 个独立指标［年龄>60 岁、LDH 升高、美国东部肿瘤协作组（Eastern Cooperative Oncology Group，ECOG）评分>1、结外侵犯部位>1、Ⅲ / Ⅳ期］及大包块、B 症状、特殊部位侵犯等多个因素先后进行单因素和多因素分析。多因素分析结果显示，IPI 相关的 5 个指标中除结外侵犯部位>1 以外的 4 个指标及肾和 / 或肾上腺受累，皮肤受累与 CNS 侵犯风险相关，考虑到结外部位受累>1 和分期为Ⅳ期强相关，故在多因素分析中受到了影响，而皮肤受累病例数少，缺乏详细信息，故最终纳入 IPI 相关的 5 个指标及肾和 / 或肾上腺受累，一共 6 个指标，组成 CNS-IPI 模型，并按照评分分为 3 个不同的危险组：0~1 分为低危组，2~3 分为中危组，≥4 分为高危组，分别占比 46%、41%、12%，2 年 CNS 侵犯发生率分别为 0.6%、3.4%、10.2%。研究者在来自 BCCA 基于回顾性"真实世界"的 1 597 例 R-CHOP 治疗的 DLBCL 患者中验证了该风险模型，3 年 CNS 侵犯发生率在低、中、高三个风险组分别为 0.8%、3.9%、12%。随后，欧洲学者在一项包括 1 532 例采用 CHOP 或 R-CHOP 方案治疗的 DLBCL 患者的国际多中心回顾性研究中再次应用该风险模型进行分析，结果显示低、中、高三个风险组分别为 0.4%、3%、11%。上述结果显示，CNS-IPI 的可重复性非常好，同时，由于 CNS-IPI 纳入的 6 个指标临床医师非常熟悉，计算方便，可操作性很好。

但是，CNS-IPI 作为第一个 DLBCL 患者 CNS 侵犯风险模型，其敏感性和特异性均不够满意。一方面，即使是高危组，CNS 发生风险也只有 10%~12%，而评分 5 分和 6 分的患者 2 年 CNS 风险虽然分别高达 15% 和 32.5%，但是却分别仅占所有患者的不足 3% 和 1%。另一方面，多达 40% 的 CNS 侵犯发生于 CNS-IPI 中位组，另外，还有部分 CNS 高危的原发性睾丸淋巴瘤及原发性乳腺淋巴瘤患者 CNS-IPI 评分被归于低危组。这样的结果可能与 DSHNHL 队列中原发性睾丸淋巴瘤患者都进行了较充分的 CNS 预防有关。

2. **分子生物学指标高危因素** 近年来，在 DLBCL 分子生物学研究进展的基础上，有研究者尝试寻找 CNS 侵犯相关的分子生物学特点。更有研究者将生物学 CNS 高危因素和临床模型相结合，发展出新的 CNS 预测模型。

回顾性研究报道存在 MYC 染色体异位，尤其是经典"双打击"淋巴瘤（double hit lymphoma，DHL），即 MYC 染色体异位伴 BCL-2 染色体异位及"三打击"淋巴瘤（triple hit lymphoma，THL），即 MYC 伴 BCL-2 和 BCL-6 染色体异位的淋巴瘤，中枢神经系统复发风险增高。但是，这些回顾性研究中，DHL 或 THL 淋巴瘤 CNS 复发率差异较大，从 13% 到 50% 不等。来自 BCCA 淋巴瘤中心的 Savage 等于 2016 年报道一项回顾性分析，共纳入 428 例经 R-CHOP 治疗的 DLBCL，其中 376 例（88%）进行了 FISH 检测，结果显示 20 例 DHL 或 THL 患者 2 年 CNS 侵犯发生率仅 4.5%。上述差异可能是和两方面因素有关：一是大部分早期研究中，仅临床和病理显示出高危表现的患者才会行

FISH 检测；二是有的研究包含了除 DHL/THL 淋巴瘤以外的其他高级别淋巴瘤，因此所报道的 CNS 侵犯风险差异较大，因此尚需进一步研究。但是，综上所述，目前仍认为 DHL/THL 及高级别 B-NHL CNS 侵犯风险高，需要行 CNS 预防。

除 DHL/THL 和高级别 B-NHL 外，MYC 和 BCL-2 双表达（double expression lymphoma，DEL）DLBCL 以及 CD5 阳性 DLBCL 也被报道可能和 CNS 侵犯风险高有关，但是尚有争议。上述来自 BCCA 淋巴瘤中心 428 例 DLBCL 回顾性分析中 426 例经 IHC 行细胞起源（cell of origin，COO）分型，328 例同时经 Lymph2Cx 行 COO 分析。中位随访 6.8 年，全组 2 年 CNS 累积风险 4.3%，单因素分析显示，DEL CNS 风险高于非 DEL 患者，2 年 CNS 风险为 9.7% 对比 2.2%（P=0.001），进一步亚组分析显示，仅在 ABC 或 non-GCB 亚型中，DEL 与 CNS 风险升高有关，在 GCB 组中，DEL 与 CNS 侵犯风险无关。除 DEL 外，单因素分析中，ABC 或 non-GCB 也和 CNS 侵犯风险升高有关。但是，多因素分析中，仅 DEL 和 CNS-IPI 高危组和 CNS 风险有关。最近，Klanova 等对入组 GOYA 研究的 1 418 例 DLBCL 患者进行 CNS 侵犯风险研究，其中 933 例经 GEP 进行 COO 分型，688 例患者行 BCL-2 和 MYC IHC 检测。中位随访 29 个月，全组患者 2 年 CNS 侵犯发生率为 2.8%，R-CHOP（利妥昔单抗注射液 -CHOP）组和 G-CHOP（佳罗华 -CHOP）组 CNS 风险无差异。该研究的多因素分析中，DEL 和 CNS 侵犯风险无关，但 CNS-IPI 高危组，ABC 亚型及 COO 未分型等三个因素和 CNS 侵犯高风险有关。研究者进而将 COO 分型和 CNS-IPI 结合，形成新的 DLBCL 患者 CNS 侵犯风险预测模型，及 CNS-IPI-C 模型，即 CNS-IPI 高危组，ABC 亚型或 COO 未分型，这两个指标如符合各记 1 分，结果显示低危 0 分组、中危 1 分组以及高危 2 分组分别占所有患者的 48.2%、43.7%、8%，2 年 CNS 风险分别为 0.5%、4.4%、15.2%，上述结果和 CNS-IPI 相比，高危组和低危组的 CNS 风险差异更大。综上，目前关于和 CNS 风险相关的生物学因素研究结果并不完全一致，尚需要进一步探索。

3. NCCN 和 ESMO **指南推荐的高危因素**　基于上述的临床及分子生物学高危因素研究结果，美国国家综合癌症网络（National Comprehensive Cancer Network，NCCN）指南和欧洲肿瘤内科学会（European Society for Medical Oncology，ESMO）指南分别对 DLBCL 患者 CNS 侵犯高危因素进行了定义。

2019 年第二版 NCCN 指南中对 DLBCL 患者 CNS 侵犯高危因素的定义包括① CNS-IPI 高危组；② HIV 相关淋巴瘤；③睾丸淋巴瘤；④高级别 B 细胞淋巴瘤（high-grade B-cell lymphoma，HGBL）伴 MYC、BCL-2 和 / 或 BCL-6 染色体异位；⑤ HGBL，NOS；⑥肾 / 肾上腺受累。此外，在注释中还提到近期文献也提示乳腺 IE 期 DLBCL 也是潜在 CNS 侵犯高危因素。总体上，NCCN 指南中包括的 DLBCL 患者 CNS 侵犯高危因素以 CNS-IPI 为基础，兼顾肾 / 肾上腺、睾丸、乳腺等特殊受累部位，以及 DHL、THL、HGBL 等生物学因素和 HIV 相关淋巴瘤，后者主要包括 HIV 阳性的 DLBCL、HHV8 阳性的 DLBCL、NOS、原发渗出性淋巴瘤、浆母细胞淋巴瘤等。

ESMO 指南中对 DLBCL 患者 CNS 侵犯高危因素的描述则包括 IPI 分组中 - 高及高危组，尤其伴结外受累>1 个部位或 LDH 升高的患者。睾丸、肾和肾上腺受累，以及 *MYC* 基因重排也都是 CNS 侵犯的高危因素，具有这些危险因素的患者应该行 CNS 预防。和 NCCN 指南相比，ESMO 指南中高危因素的定义较为模糊，包含的患者更广泛，特异性更差。

五、DLBCL 继发 CNS 侵犯的预防

关于 DLBCL 患者 CNS 预防方式，由于 DLBCL 患者 CNS 侵犯的高危因素鉴定不够准确，同时 SCNSL 发生率低，因此至今仍缺乏 DLBCL 患者 CNS 预防方式相关的循证医学证据，尚无 CNS 预防相关共识。

鞘内注射（intrathecal injection，IT）是借鉴急性淋巴细胞白血病（acute lymphoblastic leukemia，ALL），是应用最广泛的 CNS 预防方式，但 ALL 患者的 CNS 侵犯以脑膜侵犯为主，而 DLBCL 患者的 CNS 侵犯以脑实质侵犯为主，IT 对 CNS 的穿透力有限，故在 DLBCL 中的价值有限。大部分研究结果不支持 IT 有保护性作用。Kumar 等报道 989 例 DLBCL 患者，其中 117 例高危患者接受了 CNS 预防（以 IT 为主，71.8% 接受 IT），结果显示和未预防组相比，接受 CNS 预防组 CNS 复发似乎更高（5.4% 对比 1.4%，P=0.8），这样的结果可能与接受 CNS 预防组的 CNS 侵犯风险更高有关，但是也提示 IT 预防可能无充分疗效。但是，另外一项评估脑脊液流式细胞学阳性的 DLBCL 患者行 IT 进行 CNS 预防的研究中，患者接受 IT 治疗后 CSF 完全缓解率高，提示 IT 对已经存在脑膜受累，且无脑实质受累的患者可能有效。另外，CNS-IPI 高危组患者所发生的 CNS 侵犯脑膜受累多见，对于这些患者 IT 预防可能有效。

利妥昔单抗时代，DLBCL 患者继发 CNS 侵犯以脑实质侵犯为主，提示 CNS 预防需包含具深部组织穿透性的药物，如能透过血脑屏障的大剂量化疗，包括 HD-MTX、阿糖胞苷、依托泊苷等全身化疗。一项来自 GELA/LYSA 的利妥昔单抗前的早期研究最早提示这样的 CNS 预防策略可能有效。该研究对比 CHOP 方案和 ACVBP 联合 2 个周期 HD-MTX 化疗，结果显示大剂量化疗组 CNS 复发率更低（0.8% 对比 2.7%，P=0.02）。另有两项前瞻性Ⅱ期研究提示应用能透过血脑屏障的大剂量化疗可能减低 CNS 复发。北欧研究组对 aaIPI 2~3 分的患者进行 R-CHOPE 联合阿糖胞苷和 HD-MTX 化疗，CNS 复发率为 4.4%。而英国一项研究则对 IPI3 分的患者进行改良的 R-CODOX-M-R-IVAC 方案化疗，其中 27% 有肾 / 肾上腺侵犯，最终 2 年 CNS 复发率仅为 4.6%，CNS-IPI 中危组和高危组分别为 0% 和 6.2%。除上述前瞻性研究外，还有几项回顾性研究也提示 HD-MTX 化疗可能减低 CNS 复发风险。例如，来自美国麻省总医院的一项回顾性研究显示，高危 DLBCL 患者经 R-CHOP 联合最多 3 个周期 HD-MTX 化疗，CNS 复发风险仅为 3%。因此，目前证据显示，HD-MTX 全身化疗可能减低 DLBCL 患者 CNS 复发风险，是可考虑的 CNS 预防手段，但该类治疗毒性相对较大，在老年患者中应用受限。最后，在一线治疗中整合入 PCNSL 中有效的 BTK 抑制剂和免疫调节剂可能减低 CNS 复发风险。最近一项Ⅱ期研究显示，R-CHOP 联合来那度胺治疗 136 例 DLBCL 患者，其中 18% 属于 CNS-IPI 高危组，但仅 1 例患者（占所有患者的 0.7%）发生 CNS 复发。因此在 CNS 预防中引入新的靶向药物是将来可探索的策略。

目前 NCCN 指南和 ESMO 指南推荐的 CNS 预防策略：NCCN 指南明确指出，目前对于 DLBCL 患者来说，最佳的 CNS 预防方式尚不明确。目前推荐 CNS 预防包括 4~8 次 IT MTX 和或阿糖胞苷或 MTX 3~3.5g/m^2 静脉输注。ESMO 指南指出，IT 可能不是最佳的 CNS 预防方式，HD-MTX 可能有效，但总体来说最佳的 CNS 预防方式不明确。对于 PTL 患者，CNS 预防推荐 IT 联合 MTX 1.5g/m^2 静脉输注。对于原发乳腺 DLBCL，高危患者（如双侧乳腺受累者）必须行 CNS 预防，其他患者可考虑 CNS 预防。原发骨 DLBCL 不推荐常规 CNS 预防，但颅骨和脊柱受累患者，推荐行 CNS 相关的影像

学及 CSF 检查，并决定是否行 CNS 预防。

六、DLBCL 继发 CNS 侵犯的治疗和预后

DLBCL 患者一旦发生继发 CNS 侵犯，预后极差。来自 RICOVER-60 试验、BCCA 以及英国 NCRI 的多项回顾性研究显示，DLBCL 相关 SCNSL 自 CNS 侵犯诊断后的中位生存期仅为 2.5~3.5 个月。El-Galaly 等报道的 291 例 DLBCL 相关 SCNSL 回顾性分析显示，SCNSL 诊断后的中位生存期为 3.9 个月，2 年 OS 仅 20%。

关于 DLBCL 患者 SCNSL 预后因素研究较少。BCCA 研究报道脑膜受累者的预后较脑实质受累者的预后有更差的趋势，2 年 OS 率分别为 6% 和 21%（P=0.06），而仅 CNS 复发者的预后优于 CNS 及系统同时复发者，2 年 OS 率分别为 23% 和 5%（P=0.01）。在 291 例 SCNSL 回顾性研究中，约 40% 仅接受了姑息、支持治疗，另 173 例，约 60% 接受了较强的 CNS 侵犯的治疗，如 HD-MTX 化疗。进一步对这 173 例接受了含 HD-MTX 等化疗方案的患者分析发现，年龄 ≤ 60 岁，ECOG 0~1 分，无同时性脑膜受累，仅脑实质受累等提示预后较好。同时满足年龄 ≤ 60 岁，ECOG 0~1 分，仅脑实质受累，且接受 HD-MTX 治疗者，2 年 OS 可高达 62%。该研究提示，即使在免疫化疗时代，DLBCL 患者一旦发生 SCNSL，总体预后仍极差。仅一部分不伴 CNS 外复发、仅脑实质受累的患者经较强的针对 CNS 的全身化疗后，有可能达到疾病缓解并长期生存。

DLBCL 患者继发 CNS 侵犯患者的治疗主要参考 PCNSL 的治疗，但如在 CNS 复发的同时，伴发 CNS 外系统复发，还需兼顾 CNS 外疾病的治疗，故这种情况下治疗较 PCNSL 更为复杂。针对 CNS 的治疗手段主要包括 IT、以 HD-MTX 为主的全身化疗、造血干细胞移植以及新的靶向药物。单独的 IT 治疗 SCNSL 疗效较弱，HD-MTX 又因为毒性较大而应用受限，因此新药在 SCNSL 中的应用值得探索。新药的选择主要参照 PCNSL，以及 CNS 侵犯风险相对高的 ABC 或 non-GCB 型 DLBCL 的靶向治疗，包括 BTK 抑制剂如伊布替尼，免疫调节剂如来那度胺及针对 PD1/PDL1 的治疗等均已经在 DLBCL 继发性 CNS 侵犯患者中显出一定疗效。

最后，对于年轻、一般状况较好的 SCNSL 患者，在挽救治疗有效后可进行 ASCT 巩固治疗。至今有数个回顾性研究和几项单臂 Ⅱ 期前瞻性研究提示，对于诱导化疗有效的年轻 SCNSL 患者，ASCT 是一个安全有效的治疗手段，能接受 ASCT 的患者 60%~70% 能长期生存。但是，仅 15%~30% 的 SCNSL 患者及约 60% 的年轻无合并症 SCNSL 患者最终接受 ASCT 治疗，更多患者由于年龄、合并症、诱导化疗后疾病进展、干细胞采集失败等原因不能行 ASCT 治疗。另外，目前的结果显示，与 PCNSL 研究结果相似，含塞替派的预处理方案如卡莫斯汀联合塞替派、TBC 等方案似乎优于白消安联合环磷酰胺的方案及 BEAM 方案等不含塞替派的方案。

除 DLBCL 患者疾病复发进展时发生的 SCNSL 患者，另有小部分 SCNSL 发生于淋巴瘤诊断时，即侵袭性淋巴瘤患者在起病时同时存在 CNS 和系统性侵犯。这些患者的预后显著差于无 CNS 侵犯的患者。对于这些患者，诱导治疗需同时兼顾 CNS 和 CNS 外系统疾病，治疗方案需同时包含 HD-MTX 和多柔比星。同时，有少数研究提示，这些患者诱导化疗有效者行自体造血干细胞移植巩固治疗也可能改善预后。

（朱 军　宋玉琴　邓丽娟）

第四节　其他类型继发中枢神经系统淋巴瘤的诊断、预防和治疗

除如上所述 LBL、BL 以及 DLBCL 外，还有少数病理类型的侵袭性淋巴瘤，如套细胞淋巴瘤（mantle cell lymphoma，MCL）和外周 T 细胞淋巴瘤（peripheral T-cell lymphoma，PTCL）也有一定的 CNS 侵犯发生风险，但相对研究较少，争议较多。以下将分别对 MCL 和 PTCL 继发性 CNS 侵犯的发生率、CNS 侵犯危险因素、继发性 CNS 侵犯时的临床表现及预后和治疗等进行详述。

一、MCL 继发性 CNS 侵犯风险及预防

早期多个小样本回顾性研究发现 MCL 有一定 CNS 侵犯的风险，尤其母细胞变异型 MCL 患者 CNS 侵犯风险高。随后，2013 年欧洲 MCL 工作组报道一项较大样本量的回顾性分析，发现来自 14 个中心的 1 396 例 MCL 患者中 57 例发生 CNS 侵犯，CNS 侵犯粗发生率为 4.1%。另一项 2015 年美国 MD Anderson 癌症中心的回顾性研究报道 608 例初治 MCL 患者，3 年 CNS 累及发生率 5.6%。在 CNS 侵犯危险因素方面，欧洲 MCL 工作组研究报道母细胞变异型、B 症状、LDH 升高、ECOG2 以及 MIPI 高危组为 CNS 侵犯的高危因素，具有 1 个上述危险因素的患者 5 年 CNS 侵犯风险高达 15%，而无上述危险因素者，未观察到 CNS 侵犯发生。MD Anderson 癌症中心的回顾性分析报道，单因素分析中，母细胞变异型、套细胞淋巴瘤白血病、MIPI 高危组、Ki-67 指数 ≥ 30% 是 CNS 侵犯的高危因素，但在多因素分析中，是唯一的危险因素，*HR*=6.0（95% *CI* 1.9~19.4，*P*=0.003）、Ki-67 ≥ 30% 和<30% 的患者分别占所有患者的 9.3% 和 90.7%，CNS 发生率分别为 25.4% 和 1.6%。

MCL 患者 CNS 复发除极少数（0.9%）发生于 MCL 诊断时外，绝大多数发生于病程中，半数发生于首次疾病复发时，从 MCL 诊断到 CNS 复发的中位时间为 13.8~20.3 个月，患者常表现为虚弱、意识障碍、头痛以及眼受累相关症状。MCL 患者继发的 CNS 侵犯以脑膜侵犯为主，占 72%，脑实质侵犯占 29%，而脑实质加脑膜同时侵犯较少见。MCL 患者一旦继发性 CNS 侵犯，预后极差，CNS 侵犯诊断后的中位生存期为 3.7~8.3 个月，治疗手段可参考 DLBCL 继发性 CNS 侵犯，也以大剂量 MTX 化疗为主，有效者可行 ASCT 巩固。另外，BTK 抑制剂在无 CNS 侵犯的复发或难治 MCL 中有良好疗效，同时，该药有较好的血脑屏障通透性，也已经在原发性 CNSL 和继发性 CNSL 中显出良好疗效，因此，BTK 抑制剂可作为继发性 CNS 侵犯的 MCL 患者的一个治疗选择。

综上，目前多项研究都一致认为母细胞变异型 MCL 以及 Ki-67 指数增高等因素是 MCL 患者 CNS 侵犯的高危因素，通过这些指标，可鉴定出 CNS 侵犯高危患者。NCCN 指南中指出，对于套细胞淋巴瘤（MCL），如病理为母细胞变异型，需要行腰穿检查及 CNS 预防。但关于 MCL 患者 CNS 预防策略，NCCN 指南和 ESMO 指南均未述及。而且，多项回顾性研究均发现，MCL 患者的一线治疗方案中包含大剂量 MTX、阿糖胞苷，是否行 ASCT 均未减低 CNS 发生风险。因此，CNS 侵犯高危的 MCL 患者的 CNS 预防方式尚需进一步探索。

二、PTCL 继发性 CNS 侵犯风险及预防

PTCL 继发性 CNS 侵犯的研究较少。成人 T 细胞白血病 / 淋巴瘤（adult T-cell leukemia/lymphoma，ATLL）CNS 侵犯风险高达 10%，因此 NCCN 指南推荐对所有急性或淋巴瘤亚型的 ATLL 或起病时伴神经系统症状的患者，进行 CNS 相关检查，包括头颅 MRI、CT 和 / 或腰穿脑脊液检查，同时对淋巴瘤亚型的 ATLL 进行 IT 作为 CNS 预防。而其他病理类型的 PTCL，NCCN 指南均未描述 CNS 相关的问题。

近年来，先后有几项关于 PTCL 患者 CNS 侵犯的回顾性分析报道。学者 Yi 等报道 228 例 PTCL（排除 ATLL 和 ENKL）回顾性分析，CNS 侵犯发生率 8.8%，LDH 升高和鼻窦受累是 CNS 发生的危险因素。来自 MSKCC 的一项 232 例 PTCL 回顾性分析显示 CNS 发生率为 6.5%，但该研究包含了 17 例 ATLL 患者，如去除这部分患者，CNS 发生率<5%，而 CNS 侵犯危险因素则包括结外受累>1，IPI 评分高以及 ATLL 病理类型。2016 年 Ellin 等报道来自瑞典淋巴瘤登记系统的 625 例排除 ATLL 的 PTCL 患者，2 年 CNS 侵犯风险为 5.5%，主要发生于 PTCL NOS、ALK 阳性 ALCL、ALK 阴性 ALCL、EATL 以及 AITL 等病理亚型。多因素分析显示结外侵犯部位>1、胃肠受累及皮肤受累是 CNS 发生的危险因素，而鼻窦在该研究中不是 CNS 侵犯的高危因素。2017 年 Chihara 等报道 MDACC 的 600 例排除了 ATLL 的 PTCL 患者，中位随访 57 个月，仅 13 例患者发生 CNS 侵犯，1 年和 5 年 CNS 侵犯发生率分别为 1.5% 和 2.1%，不同病理亚型 CNS 发生率：PTCL-NOS 1.8%，AITL 0.7%，ALK 阳性 ALCL 5.4%，ALK 阴性 ALCL 2.1% 及结外 NK/T 细胞淋巴瘤（extranodal NK/T cell lymphoma，ENKL）3.7%，可能是由于样本量小，这些病理类型之间 CNS 侵犯发生率无统计学差异。结外受累部位>1 是唯一的 CNS 侵犯危险因素，结外受累>1 的 ALK 阳性 ALCL 患者 1 年 CNS 发生风险高达 17%。综合上述研究结果，除 ATLL 外，ALK 阳性 ALCL 是 CNS 侵犯风险最高的 PTCL 病理亚型，而 AITL 患者 CNS 侵犯发生风险较低。

ENKL 在亚洲国家常见，但在欧美国家发病率低，因此上述来自欧美的研究中，纳入的 ENKL 患者均较少。韩国学者 Kim 等于 2010 年报道一项仅纳入 ENKL 患者的回顾性分析，208 例患者中位随访 11.6 个月，CNS 侵犯发生率为 5.76%，多因素分析中，仅 ENKL 预后指数 NKPI 分组为Ⅲ或Ⅳ组与 CNS 侵犯风险升高有关，即仅在 B 症状，淋巴瘤分期Ⅲ或Ⅳ期，LDH 升高，区域淋巴结受累等 4 个因素中，具备 2 个及以上的患者 CNS 侵犯风险增高，而 NKPI 分组 I 或 II 组的患者 CNS 侵犯风险较低。因此，尽管 ENKL 好发于鼻咽部，与颅底在解剖上接近，但分期早的患者侵犯 CNS 发生风险低，不应行 CNS 预防。

PTCL 继发 CNS 侵犯常发生于淋巴瘤诊断后的半年左右，从淋巴瘤诊断到 CNS 侵犯的中位发生时间为 3.4~6.4 个月，诊断依赖于头颅影像学及脑脊液细胞学，CNS 侵犯以脑膜侵犯为主，占 60%~70%，脑实质侵犯约占 30%，极少数同时侵犯脑膜和脑实质。和 DLBCL 患者继发性 CNS 侵犯常不伴有中枢外复发不同，几乎所有 PTCL 患者继发性 CNS 侵犯均发生于淋巴瘤全面复发进展时，往往是疾病终末期的表现之一，因此，PTCL 继发 CNS 侵犯后中位生存时间仅为 1.1~7.6 个月，而来自 MDACC 的回顾性分析中，对复发患者复发后的生存进行分析，发现伴和不伴 CNS 受累的患者复发后的生存均极差，两者间无统计学差异。

除 ATLL 外,PTCL 患者 CNS 侵犯发生率为 2%~6%。由于研究较少,目前对于哪些 PTCL 患者需要行 CNS 预防尚无共识。在临床工作中,针对具体患者是否行 CNS 预防可参考两方面的因素:一是病理亚型,如 ALK 阳性的 ALCL 可能是较高危的病理亚型;二是结外受累部位>1,也是较为肯定的 CNS 侵犯高危因素。由于 PTCL 患者 CNS 侵犯常发生于疾病晚期阶段,CNS 受累并未显著影响这些患者复发后的生存期,而且目前无 CNS 预防有效的证据,因此对于绝大多数 PTCL 患者,不建议行 CNS 预防。至于 CNS 预防方式,目前也无共识。PTCL 继发 CNS 侵犯患者的治疗参照其他侵袭性淋巴瘤继发 CNS 侵犯时的治疗,包括以 HD-MTX 为主的化疗,不能化疗患者可行全脑放疗(whole brain radiotherapy,WBRT)。

综上,SCNSL 是一种较为严重的临床情况,一旦发生,预后极差,因此重在预防。近年来对 SCNSL 发生的高危因素,包括临床因素和分子生物学因素的认识均有了较大的进步。具体预防策略和患者系统性淋巴瘤的病理类型、SCNSL 发生风险、可能侵犯的 CNS 类型如脑膜或脑实质侵犯等因素有关。SCNSL 的治疗可参照 PCNSL 的治疗,但在进行 CNS 侵犯治疗的同时尚需兼顾系统性淋巴瘤的治疗。

(朱 军 宋玉琴 邓丽娟)

参考文献

[1] National Comprehensive Cancer Network. Acute Lymphoblastic Leukemia, Version 2. 2021 [EB/OL].(2021-09-20)[2022-01-26]. https://www. nccn. org/professionals/physician_gls/pdf/all. pdf.

[2] PORTELL C A, SWEETENHAM J W. Adult lymphoblastic lymphoma [J]. Cancer J, 2012, 18 (5): 432-438.

[3] BURKHARDT B, HERMISTON M L. Lymphoblastic lymphoma in children and adolescents: review of current challenges and future opportunities [J]. Br J Haematol, 2019, 185 (6): 1158-1170.

[4] National Comprehensive Cancer Network. B-cell lymphomas, Version 3. 2019 [EB/OL].(2019-06-01)[2020-12-14]. https://www. nccn. org/professionals/physician_gls/pdf/b-cell. pdf.

[5] JACOBSON C, LACASCE A. How I treat Burkitt lymphoma in adults [J]. Blood, 2014, 124 (19): 2913-2920.

[6] SAVAGE K J. Secondary CNS relapse in diffuse large B-cell lymphoma: defining high-risk patients and optimization of prophylaxis strategies [J]. Hematology Am Soc Hematol Educ Program, 2017, 2017 (1): 578-586.

[7] BOEHME V, SCHMITZ N, ZEYNALOVA S, et al. CNS events in elderly patients with aggressive lymphoma treated with modern chemotherapy (CHOP-14) with or without rituximab: an analysis of patients treated in the RICOVER-60 trial of the German High-Grade Non-Hodgkin Lymphoma Study Group (DSHNHL)[J]. Blood, 2009, 113 (17): 3896-3902.

[8] VILLA D, CONNORS J M, SHENKIER TN, et al. Incidence and risk factors for central nervous system relapse in patients with diffuse large B-cell lymphoma: The impact of the addition of rituximab to CHOP chemotherapy [J]. Ann Oncol, 2010, 21 (5): 1046-1052.

[9] DENG L, SONG Y, ZHU J, et al. Secondary central nervous system involvement in 599 patients with diffuse large B-cell lymphoma: are there any changes in the rituximab era ? [J] . Int J Hematol, 2013, 98 (6): 664-671.

[10] GHOSE A, ELIAS H K, GUHA G, et al. Influence of rituximab on central nervous system relapse in diffuse large B-cell lymphoma and role of prophylaxis: A systematic review of prospective studies [J]. Clin Lymphoma Myeloma Leuk, 2015, 15 (8): 451-457.

[11] KANSARA R, VILLA D, GERRIE A S, et al. Site of central nervous system (CNS) relapse in patients with diffuse large B-cell lymphoma (DLBCL) by the CNS-IPI risk model [J]. Br J Haematol, 2017, 179 (3): 508-510.
[12] EL-GALALY T C, VILLA D, MICHAELSEN T Y, et al. The number of extra-nodal sites assessed by PET/CT scan is a powerful predictor of CNS relapse for patients with diffuse large B-cell lymphoma: an international multicenter study of 1532 patients treated with chemoimmunotherapy [J]. Eur J Cancer, 2017, 75: 195-203.
[13] GLEESON M, COUNSELL N, CUNNINGHAM D, et al. Central nervous system relapse of diffuse large B-cell lymphoma in the rituximab era: Results of the UK NCRI R-CHOP-14 versus 21 trial [J]. Ann Oncol, 2017, 28 (10): 2511-2516.
[14] EL-GALALY T C, CHEAH C Y, BENDTSEN M D, et al. Treatment strategies, outcomes and prognostic factors in 291 patients with secondary CNS involvement by diffuse large B-cell lymphoma [J]. Eur J Cancer, 2018, 93: 57-68.
[15] BERNSTEIN S H, UNGER J M, LEBLANC M, et al. Natural history of CNS relapse in patients with aggressive non-Hodgkin' s lymphoma: A 20-year follow-up analysis of SWOG 8516: The Southwest Oncology Group [J]. J Clin Oncol, 2009, 27 (1): 114-119.
[16] FERRERI A J. Risk of CNS dissemination in extranodal lymphomas [J]. Lancet Oncol, 2014, 15 (4): e159-e169.
[17] OLLILA T A, OLSZEWSKI A J. Extranodal diffuse large B cell lymphoma: Molecular features, prognosis, and risk of central nervous system recurrence [J]. Curr Treat Options Oncol, 2018, 19 (8): 38.
[18] VILLA D, CONNORS J M, SEHN L H, et al. Diffuse large B-cell lymphoma with involvement of the kidney: Outcome and risk of central nervous system relapse [J]. Haematologica, 2011, 96 (7): 1002-1007.
[19] LEHNERS N, KRÄMER I, SCHWARZBICH M A, et al. Analysis of clinical characteristics and outcome of patients with previously untreated diffuse large B-cell lymphoma and renal involvement in the rituximab era [J]. Leuk Lymphoma, 2016, 57 (11): 2619-2625.
[20] DENG L, XU-MONETTE Z Y, LOGHAVI S, et al. Primary testicular diffuse large B-cell lymphoma displays distinct clinical and biological features for treatment failure in rituximab era: A report from the International PTL Consortium [J]. Leukemia, 2016, 30 (2): 361-372.
[21] KRIDEL R, TELIO D, VILLA D, et al. Diffuse large B-cell lymphoma with testicular involvement: Outcome and risk of CNS relapse in the rituximab era [J]. Br J Haematol, 2017, 176 (2): 210-221.
[22] YHIM H Y, KANG H J, CHOI Y H, et al. Clinical outcomes and prognostic factors in patients with breast diffuse large B cell lymphoma: Consortium for Improving Survival of Lymphoma (CISL) study [J]. BMC Cancer, 2010, 10: 321.
[23] SCHMITZ N, ZEYNALOVA S, NICKELSEN M, et al. CNS international prognostic index: A risk model for CNS relapse in patients with diffuse large B-cell lymphoma treated with R-CHOP [J]. J Clin Oncol, 2016, 34 (26): 3150-3156.
[24] SAVAGE K J, SLACK G W, MOTTOK A, et al. Impact of dual expression of MYC and BCL2 by immunohistochemistry on the risk of CNS relapse in DLBCL [J]. Blood, 2016, 127 (18): 2182-2188.
[25] KLANOVA M, SEHN L H, BENCE-BRUCKLER I, et al. Integration of cell of origin into the clinical CNS International Prognostic Index improves CNSrelapse prediction in DLBCL [J]. Blood, 2019, 133 (9): 919-926.
[26] DREYLING M, THIEBLEMONT C, GALLAMINI A, et al. ESMO Consensus conferences: guidelines on malignant lymphoma. part 2: Marginal zone lymphoma, mantle cell lymphoma, peripheral T-cell lymphoma [J]. Ann Oncol, 2013, 24 (4): 857-877.
[27] KUMAR A, VANDERPLAS A, LACASCE A S, et al. Lack of benefit of central nervous system prophylaxis for diffuse large B-cell lymphoma in the rituximab era:Findings from a large national database [J]. Cancer, 2012, 118 (11): 2944-2951.
[28] WILSON W H, BROMBERG J E, STETLER-STEVENSON M, et al. Detection and outcome of occult leptomeningeal disease in diffuse large B-cell lymphoma and Burkitt lymphoma [J]. Haematologica, 2014, 99 (7): 1228-1235.
[29] TILLY H, LEPAGE E, COIFFIER B, et al. Intensive conventional chemotherapy (ACVBP regimen) compared with standard CHOP for poor-prognosis aggressive non-Hodgkin lymphoma [J]. Blood, 2003, 102 (13): 4284-4289.
[30] HOLTE H, LEPPÄ S, BJÖRKHOLM M, et al. Dose-densified chemoimmunotherapy followed by systemic central nervous system prophylaxis for younger high-risk diffuse large B-cell/follicular grade 3 lymphoma patients: Results

of a phase Ⅱ Nordic Lymphoma Group study [J]. Ann Oncol, 2013, 24 (5): 1385-1392.

[31] CHEAH C Y, HERBERT K E, O'ROURKE K, et al. A multicentre retrospective comparison of central nervous system prophylaxis strategies among patients with high-risk diffuse large B-cell lymphoma [J]. Br J Cancer, 2014, 111 (6): 1072-1079.

[32] ABRAMSON J S, HELLMANN M, BARNES J A, et al. Intravenous methotrexate as central nervous system (CNS) prophylaxis is associated with a low risk of CNS recurrence in high-risk patients with diffuse large B-cell lymphoma [J]. Cancer, 2010, 116 (18): 4283-4290.

[33] BROMBERG J E, DOORDUIJN J K, ILLERHAUS G, et al. Central nervous system recurrence of systemic lymphoma in the era of stem cell transplantation: An International Primary Central Nervous System Lymphoma Study Group project [J]. Haematologica, 2013, 98 (5): 808-813.

[34] CHEAH C Y, JOSKE D, CULL G, et al. High-dose therapy and autologous stem cell transplantation may only be applicable to selected patients with secondary CNS diffuse large B-cell lymphoma [J]. Br J Haematol, 2017, 178 (6): 991-994.

[35] OH D H, CHUA N, STREET L, et al. Treatment of patients with secondary central nervous system lymphoma with high-dose busulfan/thiotepa-based conditioning and autologous stem cell transplant [J]. Leuk Lymphoma, 2016, 57 (1): 28-33.

[36] KORFEL A, ELTER T, THIEL E, et al. Phase Ⅱ study of central nervous system (CNS)-directed chemotherapy including high-dose chemotherapy with autologous stem cell transplantation for CNS relapse of aggressive lymphomas [J]. Haematologica, 2013, 98 (3): 364-370.

[37] FERRERI A J, DONADONI G, CABRAS M G, et al. High doses of antimetabolites followed by high-dose sequential chemoimmunotherapy and autologous stem-cell transplantation in patients with systemic B-cell lymphoma and secondary CNS involvement: Final results of a multicenter phase II trial [J]. J Clin Oncol, 2015, 33 (33): 3903-3910.

[38] CHEN Y B, BATCHELOR T, LI S, et al. Phase 2 trial of high-dose rituximab with high-dose cytarabine mobilization therapy and high-dose thiotepa, busulfan, and cyclophosphamide autologous stem cell transplantation in patients with central nervous system involvement by non-Hodgkin lymphoma [J]. Cancer, 2015, 121 (2): 226-233.

[39] DOORDUIJN J K, VAN IMHOFF G W, VAN DER HOLT B, et al. Treatment of secondary central nervous system lymphoma with intrathecal rituximab, high-dose methotrexate, and R-DHAP followed by autologous stem cell transplantation: Results of the HOVON 80 phase 2 study [J]. Hematol Oncol, 2017, 35 (4): 497-503.

[40] GILL S, HERBERT K E, PRINCE H M, et al. Mantle cell lymphoma with central nervous system involvement: Frequency and clinical features [J]. Br J Haematol, 2009, 147 (1): 83-88.

[41] FERRER A, BOSCH F, VILLAMOR N, et al. Central nervous system involvement in mantle cell lymphoma [J]. Ann Oncol, 2008, 19 (1): 135-141.

[42] CONCONI A, FRANCESCHETTI S, LOBETTI-BODONI C, et al. Risk factors of central nervous system relapse in mantle cell lymphoma [J]. Leuk Lymphoma, 2013, 54 (9): 1908-1914.

[43] CHEAH C Y, GEORGE A, GINÉ E, et al. Central nervous system involvement in mantle cell lymphoma: Clinical features, prognostic factors and outcomes from the European Mantle Cell Lymphoma Network [J]. Ann Oncol, 2013, 24 (8): 2119-2123.

[44] CHIHARA D, ASANO N, OHMACHI K, et al. Ki-67 is a strong predictor of central nervous system relapse in patients with mantle cell lymphoma (MCL)[J]. Ann Oncol, 2015, 26 (5): 966-973.

[45] National Comprehensive Cancer Network. T-cell lymphomas 2019 [EB/OL].(2018-06-08)[2020-12-14] https://www. nccn. org/professionals/physician_gls/pdf/t-cell. pdf.

[46] YI J H, KIM J H, BAEK K K, et al. Elevated LDH and paranasal sinus involvement are risk factors for central nervous system involvement in patients with peripheral T-cell lymphoma [J]. Ann Oncol, 2011, 22 (7): 1636-1643.

[47] GURION R, MEHTA N, MIGLIACCI J C, et al. Central nervous system involvement in T-cell lymphoma: A single center experience [J]. Acta Oncol, 2016, 55 (5): 561-566.

[48] ELLIN F, LANDSTRÖM J, JERKEMAN M, et al. Central nervous system relapse in peripheral T-cell lymphomas: A Swedish Lymphoma Registry study [J]. Blood, 2015, 126 (1): 36-41.

[49] CHIHARA D, FANALE M A, MIRANDA R N, et al. The risk of central nervous system relapses in patients with

peripheral T-cell lymphoma [J]. PLoS One, 2018, 13 (3): e0191461.
[50] KIM S J, OH S Y, HONG J Y, et al. When do we need central nervous system prophylaxis in patients with extranodal NK/T-cell lymphoma, nasal type？ [J] . Ann Oncol, 2010, 21 (5): 1058-1063.
[51] CHIHARA D, OKI Y. Central nervous system involvement in peripheral T cell lymphoma [J]. Curr Hematol Malig Rep, 2018, 13 (1): 1-6.

第十五章
特殊类型中枢神经系统淋巴瘤的诊断和治疗

第一节　原发颅骨（底盖）淋巴瘤

一、概述

原发性骨淋巴瘤（primary lymphoma of bone，PLB）是一类发生于骨髓，而无区域淋巴结及内脏受侵犯的少见骨肿瘤，占全部恶性淋巴瘤的 1%~2%。其中约 75% 的 PLB 起源于骨盆和四肢长骨。原发性颅骨淋巴瘤（primary lymphoma of skull，PLS）则较为罕见，现有多数相关文章均为个案报道。

根据病变位置，PLS 可以分为颅盖骨和颅底骨淋巴瘤两种类型。顾名思义，颅盖骨淋巴瘤（primary lymphoma of skull vault，PLSV）是指病变原发部位主要位于颅盖骨骨质内，包括额骨、顶骨、颞骨鳞部、枕骨（枕骨粗隆以上）；而颅底骨淋巴瘤（primary lymphoma of skull base，PLSB）则指肿瘤主体位于前、中、后颅底范围，主要包括蝶骨（含斜坡）、筛骨、海绵窦及颞骨岩部。

PLS 常见于中老年人群，平均发病年龄为 40~70 岁，部分文献报道 PLSB 可偶发生于低龄儿童（3~15 岁）。从现有资料发病性别上看，男性发病率更高（1.25∶1），这也符合原发中枢神经系统淋巴瘤（PCNSL）多见于男性的分布特点（男女比例约为 1.5∶1）。

二、病理学特点

PLS 绝大多数为非霍奇金淋巴瘤（non-Hodgkin’s lymphoma，NHL）。PLSV 是起源于颅骨板障内骨髓的淋巴组织，此类肿瘤极少远处转移；而 PLSB 的组织来源存在一定争议。由于 PLSV 常伴有蝶窦、筛窦内肿块，有学者认为此类病变是邻近鼻腔鼻窦的 NHL 向颅底生长的继发性病变。但近些年，有文献报道单纯局限于斜坡骨质，不伴鼻窦肿块的 PLSB。因此，笔者认为可以将 PLSB 起源归为颅底骨髓质内的淋巴细胞。大多数 PLS 为 B 细胞来源。PLSV 的病理以弥漫大 B 细胞淋巴瘤

(diffuse large B cell lymphoma，DLBCL）最常见，而 PLSB 包括两种类型：DLBCL 和伯基特淋巴瘤。

三、临床表现

PLS 是恶性骨肿瘤，进展快速，患者从出现症状到就诊间期多数在 1~4 个月。术前症状、体征与发病部位密切相关。

PLSV 常表现为单发头皮下肿物（实际为帽状腱膜下），肿物体积进行性增大，当病变向内生长侵犯硬脑膜时，可以表现为头痛，少数患者可因脑组织受压迫而出现局灶性神经功能障碍或癫痫。

不同于 PLSV，PLSB 缺少容易早期发现的、诊断指向性明确（特异性）的临床表现和体征。除头痛外，PLSB 常因海绵窦、眶壁受累而表现为眼球突出、活动障碍、复视、视力下降，甚至失明。此外，脑神经麻痹也较为常见，且均为病变位置同侧（呈单侧性），具体临床表现取决于受侵犯的脑神经范围。Nakamura 等报道了一例颅底骨广泛受累的 PLSB，表现为同侧第Ⅲ、Ⅳ、Ⅴ、Ⅵ、Ⅶ、Ⅸ、Ⅹ和Ⅻ脑神经麻痹，即加桑（Garcin）综合征（也称偏侧颅底综合征），其特点为同侧多根脑神经逐一进展性受累麻痹，从而出现复视、面部麻木、构音障碍、吞咽困难等临床表现。

免疫功能正常的 PLS 患者，发生其他结外器官转移者极少见，即使在肿瘤晚期，颅外受侵的发生率也很低。但对于自身免疫功能异常者（如 HIV 感染），PLS 病变常为多发，可伴有高颅压及精神症状。

四、辅助检查及鉴别诊断

PLSV 和 PLSB 的影像学表现各有特点：由于淋巴瘤细胞增生活跃，肿瘤囊变或瘤内坏死的情况比较罕见，基本表现为实性结构。计算机断层成像（computed tomography，CT）显示肿块多呈等密度，强化均匀一致，邻近受压脑实质可见低密度水肿带。磁共振成像（magnetic resonance imaging，MRI）T1 加权像呈等、低信号，T2 加权像呈等或稍高信号，增强扫描病变均匀强化。当病变沿硬脑膜浸润时，可伴有硬脑膜大范围增强。

有学者认为 PLS 的 CT 影像学特点之一是“穿透性骨破坏（permeative bone destruction)”，即肿瘤沿颅骨表面向内外两侧生长（体积较大的无钙化软组织肿块），但受侵犯的颅骨仅表现出轻微骨质破坏（骨溶解或骨增生硬化），甚至无明显破坏。Tashiro 等为了证实“穿透性骨破坏”的病理学基础，汇报了两例 PLSV 患者，发现其颅盖骨表面可见许多小孔（即导静脉孔），术后颅骨病理证实：淋巴瘤细胞可以通过这些导静脉孔渗透进出板障，但并不明显破坏整体骨质结构，骨髓则被大量淋巴瘤细胞填充取代（图 15-1-1）。

实际上，“穿透性骨破坏”只是 PLS 的一种特殊情况，多数病例在 CT 上仍表现为明显的骨质溶解或增生硬化。Kanaya 等报道了 1 例 PLSV，术前头颅正电子发射体层成像（positron emission tomography and computed tomography，PET/CT）显示为病变局部脱氧葡萄糖摄取率明显升高，受侵犯颅盖骨则被肿瘤细胞完全溶解（图 15-1-2）。Arsi 等报道的 PLSV 患者表现为右额部骨质增生硬化（图 15-1-3），同时回顾性分析了既往 38 例 PLSV 患者，其中 75% 病例为溶骨性破坏，5% 为骨性增生，只有 17.5% 表现为特征性的“穿透性骨破坏”。由此可知，任何类型的骨质破坏情况都应考虑 PLS 可能。

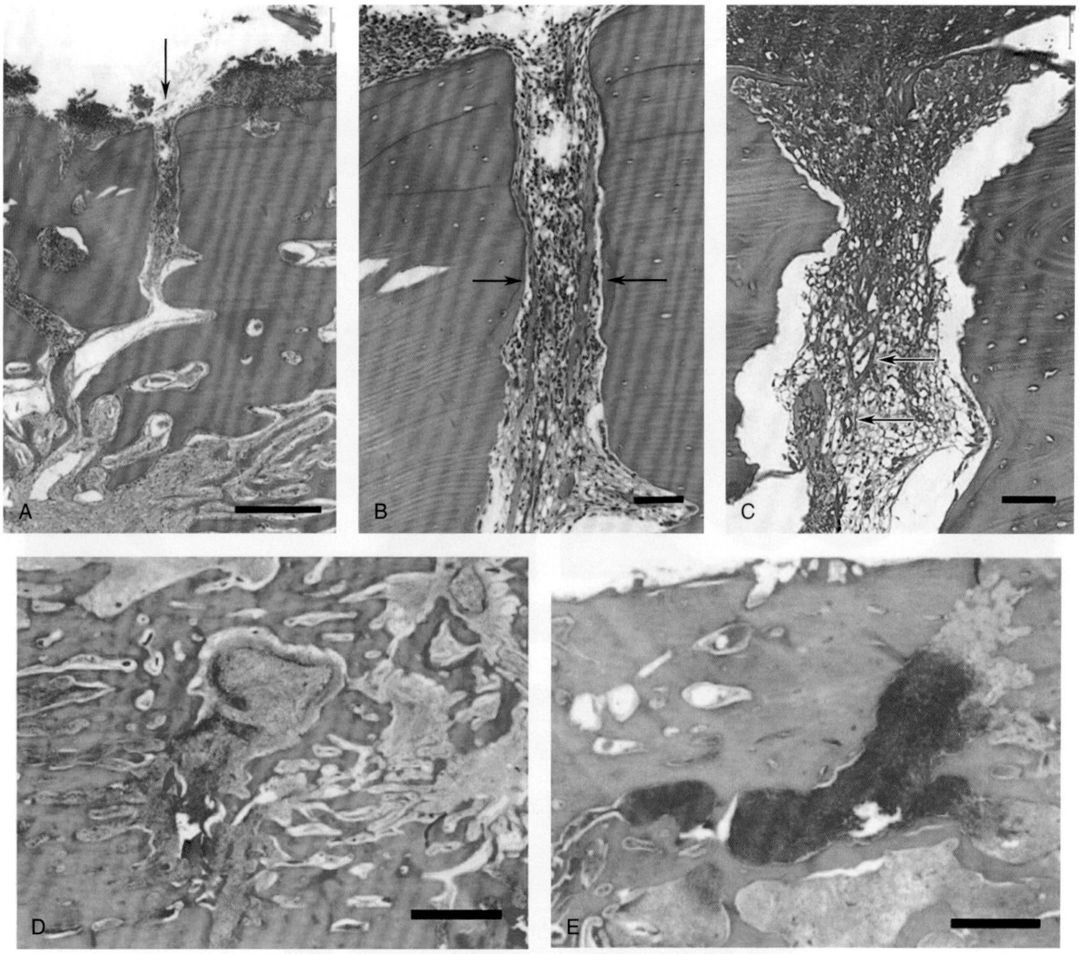

图 15-1-1　A-C 颅盖骨淋巴瘤组织病理学表现

颅盖骨导静脉苏木精 - 伊红染色：病例 1（A，B）和病例 2（C），证实肿瘤细胞沿导静脉管（箭头）生长；板障苏木精 - 伊红染色显示骨髓被淋巴瘤细胞取代（D），但骨小梁结构没有破坏（E）。比例尺 200μm（A），75μm（B），50μm（C），100μm（D，E）。

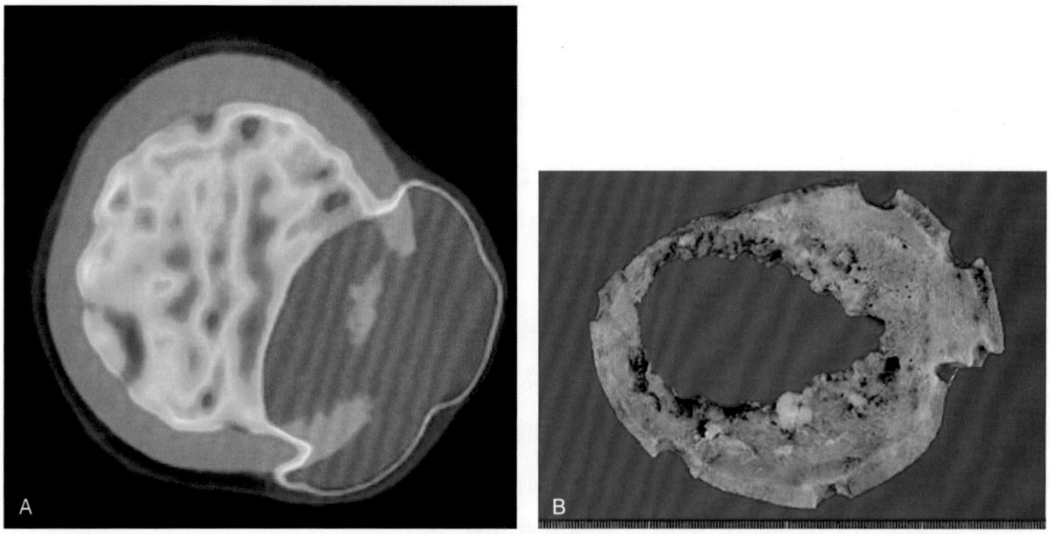

图 15-1-2　PET/CT 示病变局部脱氧葡萄糖摄取率明显升高，受侵犯颅盖骨被肿瘤完全溶解

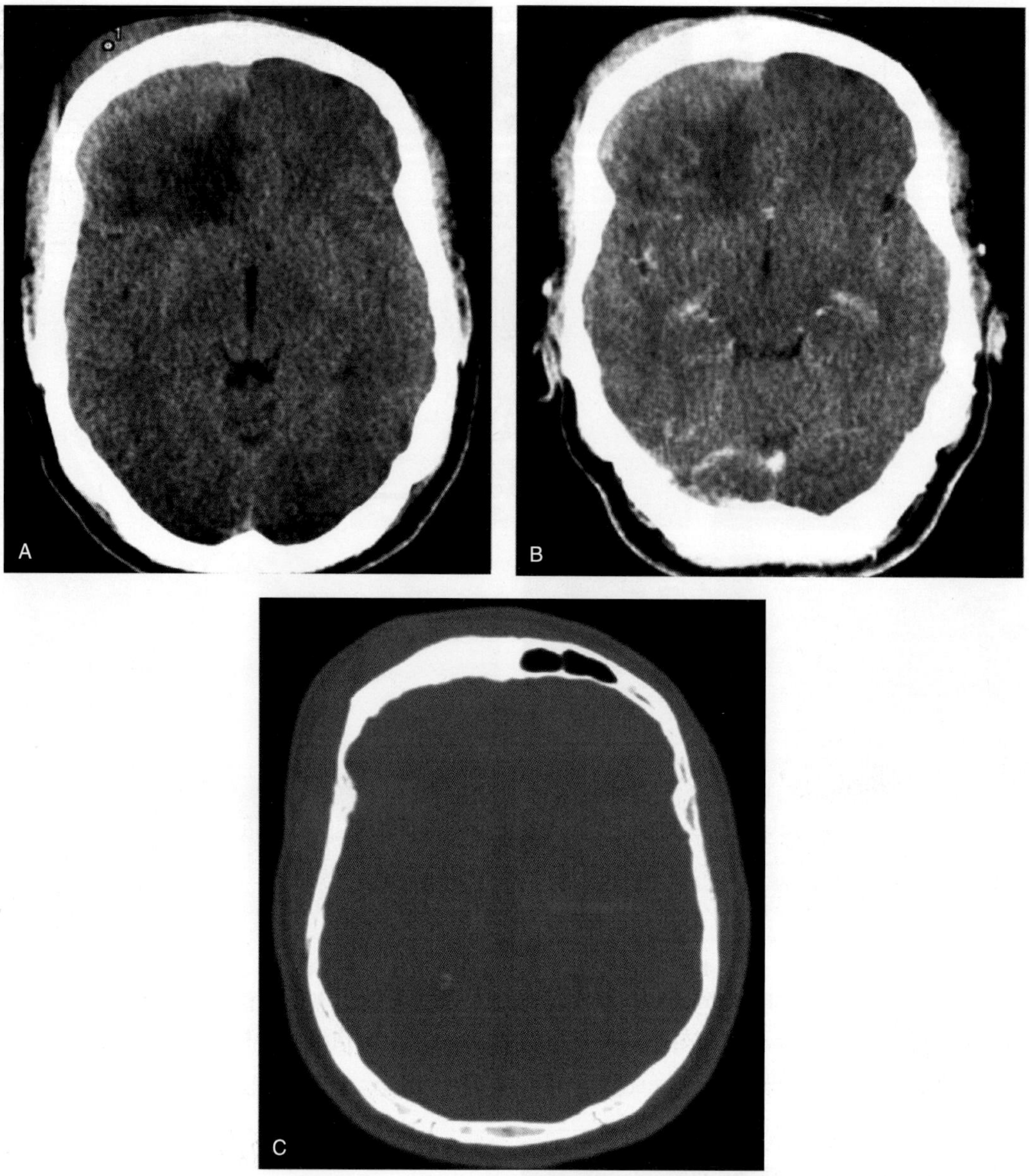

图 15-1-3　PLSV 患者右额部骨质增生硬化

CT 平扫示右额弥漫性、均匀稍高密度肿物团块影，伴右额叶低密度水肿灶(A)；
CT 增强示肿块密度增强(B)；CT 骨窗见右额骨骨质硬化增生(C)。

PLSV 的病变位置多变，与 PLSB 不同，没有好发部位的倾向性(额、颞、顶、枕骨均有)。CT 及 MRI 表现为位于颅骨内外两侧大的无钙化软组织肿块和不同类型的骨质破坏(骨溶解、硬化增生或穿透性骨破坏)，肿瘤可侵犯皮下软组织及硬脑膜。因此，PLSV 需要与表现为皮下肿物，特别是突破颅骨生长的常见疾病进行鉴别，如脑膜瘤、转移瘤和骨髓炎。

1. **凸面脑膜瘤**　也可以侵犯颅骨，常引起骨质破坏或增生硬化，肿瘤主体多位于颅内，较少突破颅骨外板。瘤体内可见钙化灶，可见沙粒样影像，增强均一明显，可见脑膜尾征。

2. **颅骨转移瘤**　一般以受累的颅骨为中心向内外形成软组织肿块，颅骨破坏程度明显，病变部位可呈多发，一般有原发癌症病史，肿瘤标志物多有升高。

3. **骨髓炎**　青少年多见，为头部伤口污染或邻近部位感染灶蔓延引起，表现为局部红、肿、热、痛，皮下可触及波动感，内含脓液，反复发作，经久不愈，破坏区可见死骨。

PLSB 最常发生于斜坡、海绵窦、蝶骨、眶壁及颞骨岩部。CT 及 MRI 上表现为斜坡骨髓质的浸润性损害，但骨皮质轮廓有可能保持完整。需要鉴别的颅底肿瘤包括侵袭性脑膜瘤、垂体腺瘤、脊索瘤和转移瘤（源于鼻咽癌或其他位置）。与脑膜瘤、垂体腺瘤、转移瘤等不同，PLSB 最特异性的表现：当肿瘤侵犯并包裹同侧颈内动脉时，管腔不会受压变窄，这也反映了 PLSB 浸润性生长的特点。此外，脑膜瘤多表现为“脑膜尾征”，斜坡脊索瘤有特异性的溶骨性改变，可借此相互鉴别。

五、诊断标准

单纯依靠临床症状、体征及影像学证据无法确诊 PLS。PLS 的诊断标准与 PLB 相同，指病变首发于颅骨（颅盖或颅底），经病理形态学和免疫组织化学证实，临床和辅助检查未发现颅骨外其他部位有淋巴瘤存在，并且在颅骨内病灶确诊后 6 个月内，颅骨外仍未发现其他淋巴瘤病灶。

病理组织活检是确诊 PLS 最重要的手段。对于 PLSV 患者，可以直接行穿刺活检或手术切除病变后送检。而 PLSB 由于位置较深，受累范围广泛且手术全切肿瘤困难，根据病变位置建议行经鼻蝶或唇下经上颌入路活检术以明确病理性质。

颅骨外淋巴瘤的诊断主要通过胸部、腹部和盆腔 CT，髂骨骨髓及颈部淋巴结穿刺，HIV 和血小板检测，PET/CT 等方法进行，以排除继发性颅骨淋巴瘤的可能。

六、治疗方案

由于 PLS 属于罕见疾病，国内外相关治疗经验非常有限且分散，尚无权威的治疗指南或专家共识。笔者汇总相关文献报道，建议对 PLS 应采取手术（或活检）结合化疗为主，辅以放疗的多学科联合综合治疗。

1. **手术切除和穿刺活检** PLS 治疗的基础首先是获得病理学诊断的支持。对于 PLSV，由于肿瘤位于颅骨凸面，比较容易在头皮下触及，特别是对于单发、体积较大或伴有明显颅内脑组织压迫的 PLSV，多首选外科手术切除（全切或近全切除），既可以切除肿瘤主体，解除脑组织压迫，又可以获得病理组织。由于 PLS 对化疗敏感，对于术前一般状态不佳、开放手术耐受较差的患者，为减少手术创伤，也可以通过穿刺活检以明确病理性质。对于 PLSB，由于其位置深在，受累范围广，导致手术切除困难，建议根据具体情况，行经鼻蝶或唇下经上颌入路活检以明确病理性质。

2. **化疗** 化疗是目前治疗 PLS 最重要的手段，整体疗效比较满意，但在方案选择方面仍存在一些分歧，主要取决于研究者对于 PLS 病理分类的不同考虑。对于多数脑外 NHL，标准化疗是指连续 4 个周期的 CHOP 方案（环磷酰胺、表柔比星、长春新碱和泼尼松）。4 个周期后，如复查发现肿瘤缩小，则继续跟进补充 2 个疗程。

对于 PLSV，现有文献记载的化疗方案选择比较统一。PLSV 被归为原发性骨淋巴瘤的一种亚型，从生物学上不同于 PCNSL。因此，学者们普遍采用 CHOP 或 CHOP 类似化疗方案。

对于 PLSB，大多数病例同样被视为脑外 NHL，CHOP 方案仍是主流选择。但是 1998 年，Roman-Goldstein 等首先提出不典型中枢神经系统淋巴瘤的概念，将 3 例颅底骨 NHL 归类为 PCNSL。Wang 等基于同样的理念，采用针对 PCNSL 的大剂量甲氨蝶呤（high-dose methotrexate，HD-MTX）方案（$3g/m^2$），连续 6 个周期用药，没有后续补充化疗或放疗，效果同样满意，随访 12 个月未见肿瘤复发。

3. **放疗** 放疗在治疗 PLS 中作为辅助性的补充治疗选择，其有效性尚存争论。对于体质较弱、不能耐受化疗的患者，Wang 等推荐全脑放疗或局部放疗。目前，多数学者认为手术或活检明确病理后，通过化疗与放疗相结合的综合治疗更有助于延长 PLS 患者的生存期。Meng 等对 7 例 PLSB 患者化疗后给予病变区域放疗（40Gy/20 次 /30d），中位生存期达到 52 个月，整体放疗反应率为 62.5%。

七、预后及其相关因素

PLB 的总体预后较好，有报道称接受放、化疗等综合治疗的 PLB 患者 5 年无瘤生存率可达 90%。但是 PLS 的情况却相对波动较大，据现有文献记录，随访时间最短者只有 3 个月，最长者可达到 9 年仍无复发。Meng 等汇报了 8 例 PLSB 患者，平均生存期 39.5 个月（6~112 个月）。Fukushima 等分析既往 15 例 PLSV 患者，平均生存期为 19 个月（3~72 个月）。

PLS 整体预后不满意或波动大可能与以下因素有关：①现有文献病例数量过少，普遍治疗经验有限，导致疗效及统计偏差较大；②肿瘤病理类型，大细胞型较小细胞及无裂细胞者预后差；③患者如存在免疫功能异常（HIV 感染、应用免疫抑制药）或合并急性淋巴细胞白血病，预后较差；④患者年龄大或病变范围广者预后差；⑤病变累及硬膜下脑组织者预后差；⑥单纯化疗或放疗者预后差。

（许菲璠）

第二节 眼内淋巴瘤

一、概述

眼内淋巴瘤是一种较为少见的病变，是发生于眼球内的淋巴瘤，分为两种类型：一种是起源于中枢神经系统的 PCNSL，当 PCNSL 初发于眼内时则称为原发性眼内淋巴瘤（primary intraocular lymphoma，PIOL），多为非霍奇金弥漫性大细胞型 B 细胞淋巴瘤；另一种是起源于中枢神经系统以外并转移至眼内的淋巴瘤。

PIOL 约占眼部恶性肿瘤的 1.86%。近年来，随着平均生存年龄的提高、免疫缺陷和使用免疫抑制药患者数量的增加，PIOL 的发病率明显升高，在过去 20 多年中，美国 PIOL 的发病率增长了近 3 倍。据统计，15%~25% 的 PCNSL 患者在明确诊断时会同时发现合并有眼内侵犯；PIOL 患者中也有近 60%~85% 将发展为其他部位的 PCNSL。这种疾病多见于中老年人群，平均发病年龄为 50~60 岁，据现有文献分析，男性发病率略高于女性［（1.2~1.7）：1］。

对于 PCNSL 累及脑实质、脊髓或软脑膜的患者，其在表现出临床症状之前，PCNSL 即可累及眼内。据美国国家眼科研究所报告，近 2/3 最终确诊为 PIOL 的患者同时具有未能提早诊断出的其他部位的中枢神经系统病变。另有报道称，PIOL 患者出现眼部症状和中枢神经系统症状的时间间隔为 7~108 个月，平均为 29 个月。

二、临床表现

PIOL 典型表现为中间或后葡萄膜炎，超过 80% 的病例会侵犯双眼。其临床表现随累及部位不同而呈多样性，最常见的眼内病变部位包括玻璃体、视网膜、视网膜色素上皮层（retinal pigment epithelial，RPE）和视盘。患者早期眼部主诉多为轻度视力下降和眼前黑影飘动，偶尔可表现为眼部充血、疼痛等不适，部分患者初期可无症状。典型临床表现为视力下降程度与眼部炎症程度不相符，即眼内炎症反应严重，而视力相对较好。

眼科查体：①角膜后沉着物，多为聚集在角膜内皮上的少量炎症细胞（图 15-2-1）；②前房炎性反应，通常程度较轻，多为玻璃体炎症累及前房所致；③玻璃体内团片状灰白色混浊；④视网膜病变，较为特征性改变表现为视网膜深层或 RPE 下奶油状、黄色浸润灶（主要为肿瘤细胞沉积，图 15-2-2，图 15-2-3）；若治疗后病灶吸收，可发现 RPE 萎缩和视网膜下纤维化的改变，病灶呈白色、散在分布，易被误认为视网膜白点症。特异性病变为脉络膜视网膜病变扩大融合，RPE 脱离，其色素改变呈豹纹状，RPE 下瘤细胞呈大泡样改变；⑤不典型体征包括视网膜下隆起斑块、出血性视网膜血管炎和虹膜浸润。

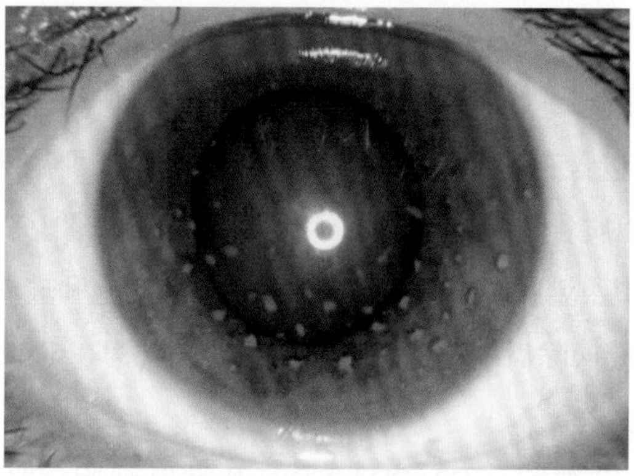

图 15-2-1　角膜后沉着物

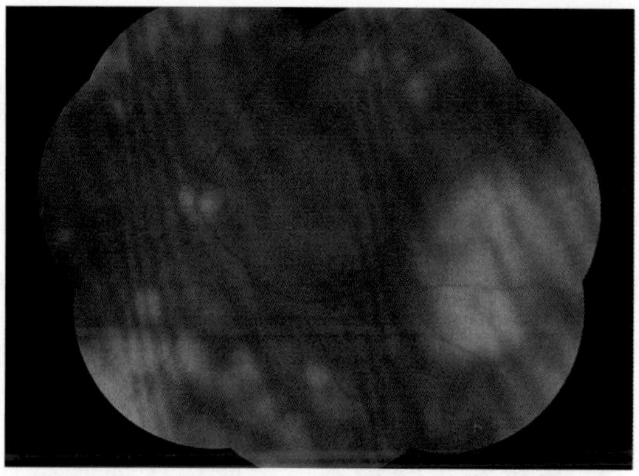

图 15-2-2　视网膜可见散在的肿瘤细胞浸润灶

三、辅助检查

1. **眼科影像学检查：荧光素眼底血管造影**　眼科影像学检查虽不能确定诊断，但有助于判断病变程度、范围，进行鉴别诊断。在诊断眼内淋巴瘤时，荧光素眼底血管造影是常用的眼科影像学检查技术。眼内淋巴瘤的荧光素眼底血管造影可以表现：RPE 广泛受累，同时不伴有黄斑水肿或周围血管着染和渗漏。荧光素眼底血管造影可用于病变定位，如 RPE 下的病灶呈遮蔽荧光，RPE 广泛受累时呈窗样高荧光（图 15-2-4）。

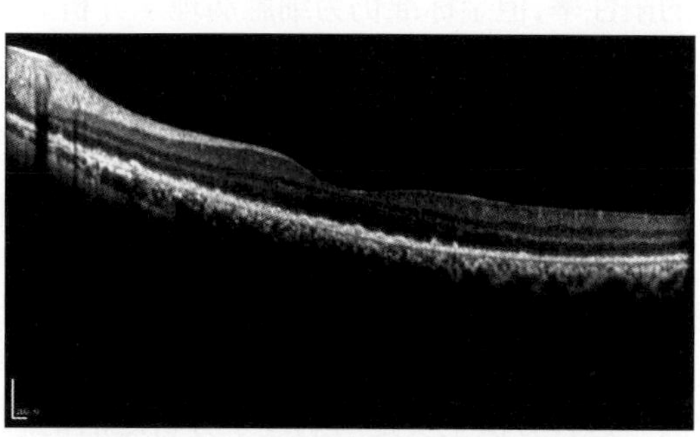

图 15-2-3　视网膜浸润灶 OCT 扫描结果

2. **玻璃体活检和标本分析**　一般情况下，由于标本中大量恶性细胞已经坏死，具有诊断意义的恶性细胞很少。此外，若患者曾接受激素治疗，由于激素具有细胞溶解作用，因此更难获得标本。当患者玻璃体“炎性反应”重且视力不佳时，可通过玻璃体切割术获取玻璃体标本或从视网膜下渗出病灶中经视网膜或巩膜采取病变组织，供细胞学诊断或组织学检查。

传统的玻璃体活检可因玻璃体标本量少、细胞总数不足、标本放置过久发生细胞裂解、混有非特异性炎症细胞或糖皮质激素的使用溶解了淋巴细胞等而出现假阴性的可能。因此，对玻璃体标本的处理就显得十分关键。当诊断性的玻璃体切割未检测出淋巴瘤细胞时，可考虑眼组织活检。

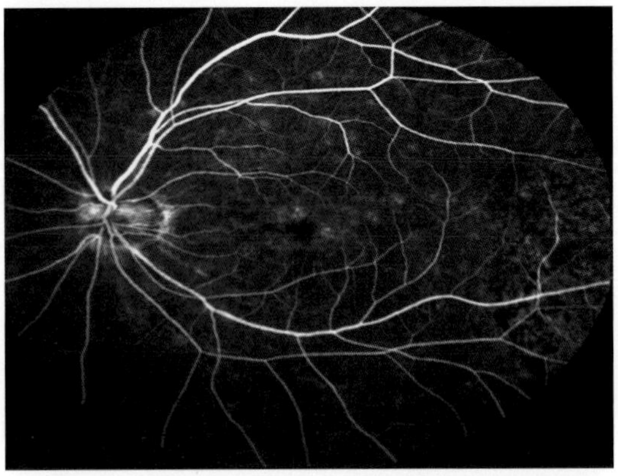

图 15-2-4　眼内淋巴瘤荧光素眼底血管造影结果
可见眼底视网膜后极部及拱环周围点片状高荧光，黄斑区颞侧点片状低荧光。

美国国家眼科研究所 / 国家卫生研究所（National Eye Institute/National Institutes of Health，NEI/NIH）的科学家们提出了提高诊断率的方法，包括提高玻璃体样本中淋巴瘤细胞活性、细胞免疫病理学检查、细胞因子分析和分子标志物检测等。此外，Raparia 等认为通过联合以上不同的诊断方法，足以对 PIOL 患者按照世界卫生组织（World Health Organization，WHO）肿瘤分类标准进行临床分型。CD10（–）的弥漫性巨大 B 细胞淋巴瘤为眼内最常见的非霍奇金淋巴瘤。

3. **组织病理学检查**　PIOL 的确诊依据是直接发现眼内浸润的淋巴瘤细胞。目前，玻璃体标本的细胞病理学检查是最常用的分析方法。通常，标本包含有一些正常反应的淋巴细胞和极少量淋巴瘤细胞。病理可见淋巴瘤细胞体积大，形态多样，细胞质含量少。胞核明显，染色质边集，核仁突出，有时可见核分裂象。其余的标本成分则可含有大量的反应性淋巴细胞、组织细胞、坏死细胞和玻璃体纤维，很难找到淋巴瘤细胞。视网膜脉络膜活检或眼球摘除后组织病理学检查主要表现为在 RPE 层和 Bruch 膜之间的呈簇状分布的异型淋巴细胞。

4. **免疫标志物检查**　主要抗体通常包括 T 淋巴细胞（CD3、CD4、CD8）；B 淋巴细胞（CD19、CD20、CD22）；κ 轻链和 γ 轻链免疫球蛋白。大多数 PIOL 为恶性 B 淋巴细胞单克隆族，并且表现为 κ 轻链或 γ 轻链的表达受限。应用流式细胞仪中的荧光激活细胞分类器代替显微镜检查可以提高诊断的阳性率，但金标准仍为细胞病理学分析。

5. **细胞因子分析**　NEI 研究人员发现该病的另一个特点为玻璃体液中 IL-10/IL-6 比例增高。淋巴瘤细胞可以产生 IL-10，因此，在 PIOL 患者玻璃体中 IL-10 水平升高，而眼内炎症患者表现为玻璃体内 IL-6 增多。有研究表明：IL-10/IL-6 比例大于 1.0 与 PIOL 有显著相关性，可以作为诊断 PIOL 的辅助手段。

6. **分子生物学检查**　有研究报道，应用细胞病理学和 PCR 方法检测作为 PIOL 的辅助性诊断方法。这种方法主要是对病理学分析之后的恶性或不典型的细胞进行选择和分子生物学检查。NEI 在对 57 例 PIOL 标本进行细胞病理学分析和 PCR 检查后发现，全部标本都表现 CDR3 位点的 IGH 基因重组。IGH 重组可以作为一种淋巴细胞克隆扩增的分子标志物。同理，运用 FR3、FR2 和 CDR3 前体和多形性分析也可以检测出 B 淋巴细胞族群的克隆性。

四、诊断

由于临床表现类似于眼葡萄膜炎，PIOL 常会被误诊为眼内炎症或偶尔诊断为病毒性视网膜炎，继而患者错误地接受了糖皮质激素或抗病毒药物等非针对性治疗，贻误了病情，对最终预后影响较大。由于 PIOL 在 CNS 症状出现之前多先有眼部表现，故通过眼科检查能否早期发现、早期诊断就显得尤其重要。

当出现以下情况时应考虑 PIOL：

1. 老年患者疑诊为慢性后葡萄膜炎，糖皮质激素治疗不敏感或治疗效果与预计不相符。

2. 眼部炎症改变重而无明显的疼痛、畏光及结膜充血等症状；视力改变与炎症反应程度不相符。

3. 视网膜下浸润病灶，玻璃体内炎症细胞呈簇状、片状，糖皮质激素耐受，有些患者早期可能对糖皮质激素治疗有效。

Freeman 等的研究表明，只有 6% 的 PIOL 患者会出现 CNS 外转移，所以对于疑诊 PIOL 的患者，临床检查应主要围绕中枢神经系统进行。首先要进行神经影像学及脑脊液（CSF）细胞学检查。如果无法获得阳性结果，再行玻璃体活检细胞学检查。

NEI/NIH 对于临床怀疑 PIOL 的患者检查程序如下。

1. **神经影像学检查**　头部 MRI。

2. **腰椎穿刺脑脊液细胞学检查**　标本应立刻送检细胞病理实验室，必要时可重复检查。

3. 如果 CSF 检查结果阴性，进行诊断性玻璃体切割手术。

4. 如果玻璃体活检细胞学检查结果阳性，可确定诊断。

5. 如果玻璃体活检细胞学检查结果阴性，且存在视网膜或视网膜下病变，可考虑行二次玻璃体切割活检或者进行视网膜下 / 色素上皮下病变针吸活检。

6. 如果眼部标本病理检查确定诊断，应再次行神经影像学及 CSF 检查，之后请神经科及肿瘤科医生会诊，共同制订治疗及随访计划。

五、鉴别诊断

1. **中间葡萄膜炎**　主要侵犯玻璃体和视网膜周边部。玻璃体混浊程度不一，轻者基底部出现细小尘埃状混浊，重者出现雪球样混浊。在睫状体扁平部和周边部视网膜下方常见灰黄色圆形渗出物（雪堤样渗出）。部分患者出现视网膜周围炎、血管白鞘或新生血管。必要时还可行眼内针吸穿刺术进行检查。

2. **内源性细菌性眼内炎**　常见于急性感染性疾病（败血症等）、慢性全身性疾病（如糖尿病、慢性肾衰竭等）、恶性肿瘤、免疫功能缺陷、长期服用免疫抑制药或糖皮质激素的患者，出现突然的视力下降、眼痛、畏光、流泪。裂隙灯显微镜下可见球结膜充血及水肿，角膜基质水肿，后弹力层皱褶，角膜后沉着，前房闪辉或积脓，瞳孔传入阻滞以及晶状体或人工晶状体表面见渗出物等炎症的表现。眼底检查可见玻璃体混浊、视网膜血管收缩、眼底出血斑和白色或黄色的结节状浸润病灶。

3. **葡萄膜无色素性黑色素瘤**　当合并有坏死性炎症时，需与 PIOL 鉴别。超声特征性改变包括球形或蘑菇状实性肿物、脉络膜挖空现象、脉络膜凹陷等。荧光素眼底血管造影显示斑点状高荧光和双循环现象(瘤体内血管和视网膜血管同时显影)。眼内穿刺活检细胞学检查可见梭形或上皮样细胞,胞核显示核沟或核仁大而明显,瘤细胞对 HMB45 反应阳性则有助于进一步确诊无色素性黑色素瘤。

六、治疗

目前,有关 PIOL 的治疗主要包括化学治疗和放射治疗两种方法,但具体如何应用尚存在争议。

(一) 化学治疗

单纯系统性化疗为同时治疗颅内和眼内淋巴瘤而避免放疗副作用提供了可能性。因此,有个别医学中心提出了使用单纯系统性化疗治疗 PIOL/PCNSL 多处病变的方案。PIOL 化疗的最大障碍为血眼屏障会影响化疗药物的眼内浓度,使眼部病变治疗困难。甲氨蝶呤(methotrexate,MTX)、阿糖胞苷(Ara-C)可以穿过血眼屏障和血脑屏障,因此可以作为眼内淋巴瘤治疗的首选药物。

单纯系统性化疗的效果取决于眼内药代动力学情况。有研究显示,眼内淋巴瘤和颅内淋巴瘤对系统性化疗的反应性不同,这也提示化疗药物进入这两个部位的情况是有所不同的,要维持 MTX 在玻璃体腔内足够的治疗浓度并不容易。此外,系统性化疗还可以引起眼部的副作用,包括眶周水肿、结膜炎、角膜炎和畏光等。因此,有人提出了 MTX 和 / 或阿糖胞苷鞘内给药的替代疗法。

MTX 作为淋巴瘤的一线化疗药物,可单独使用或与其他药物联合应用,目前也是 PIOL 的首选用药。对无其他中枢神经系统部位受累的 PIOL 患者,玻璃体腔注射 MTX 已成为首选治疗方案。但反复眼内注射 MTX 也会带来很多并发症,包括角膜炎、结膜炎、白内障、黄斑病变、视神经萎缩、感染性眼内炎及由注射药物流出引起的角膜缘干细胞损伤。

(二) 放射治疗

由于淋巴瘤对放疗敏感,早期研究的重心为放射治疗(双眼剂量为 30~45Gy),治疗后通常局部症状可缓解。但由于放疗无法有效延长生存时间(2 年生存率仅为 20%)及避免肿瘤颅内转移;肿瘤复发无法重复放射治疗;80% 的患者出现神经毒性作用(共济失调、认知障碍、痴呆);并且眼部并发症(放射性视网膜病变、放射性视神经病变、视网膜脱离、干眼、白内障)明显,故已不作为 PIOL 的常规治疗。

(三) 放疗联合化疗

联合治疗包括具有 CNS 渗透性的系统性化疗、鞘内注射 MTX 和脑、眼、脊髓放疗,这种方案能达到相对较长的 36 个月的中位生存期。然而,接受此种方案治疗的患者 50% 出现了眼内淋巴瘤复发,且迟发性神经毒性也较常见。一旦肿瘤复发,则需要额外加大系统性化疗,这样又会加重已经存在的神经毒性。因此,针对 PCNSL 没有合并明显眼内受累的患者,对眼及 CNS 进行巩固性放疗前需要认真权衡利弊。美国国家综合癌症网络(National Comprehensive Cancer Network,NCCN)的最新指南指出:最初治疗时可暂不给予全脑放疗,化疗完全缓解后,低剂量全脑放疗的剂量限定在 23.4Gy,分割成每次剂量 1.8Gy。如果未达到完全缓解,全脑放疗剂量应达到 30~36Gy,随后进行肿瘤靶区 45Gy 放疗。

(四) 免疫治疗

免疫治疗在一定程度上避免了化疗药物的并发症,减少 MTX 玻璃体腔的注射频率,降低其耐药性。利妥昔单抗可以全身使用或局部玻璃体腔注射,对低度恶性淋巴瘤效果明显,可与其他化疗药物联合使用。一项回顾性研究纳入 43 例 PIOL 患者共 48 只患眼，玻璃体腔内注射利妥昔单抗，其中 37% 单用利妥昔单抗，其余联合应用利妥昔单抗和 MTX，结果显示 65% 的患者病情达到完全缓解，22.9% 部分缓解，8% 对治疗无反应。在病情完全缓解的患眼中，有 32.3% 单独玻璃体腔注射（利妥昔单抗单独注射或联合注射 MTX）。与注射相关的并发症主要有白内障、一过性眼压增高、玻璃体积血、孔源性视网膜脱离等。另一项研究对 MTX 玻璃体腔注射后出现角膜上皮毒性而中止 MTX 注射的患者行利妥昔单抗注射，共 13 例患者 20 只患眼，每周 1 次玻璃体注射利妥昔单抗 1mg∶0.1ml，连续 4 周，有复发者继续治疗，结果显示所有患者的病情得到控制，但有 55% 的患者在注射 3 个月后疾病复发，对所有复发患者再次给予利妥昔单抗联合 MTX 玻璃体腔内注射治疗，治疗反应均良好。但是，目前使用利妥昔单抗缺乏标准的治疗方案，其治疗剂量、间隔时间、疗程尚无统一认识，故利妥昔单抗尚不能作为治疗 PIOL 的一线用药。

（五）干细胞移植

自体干细胞移植可用于难治或复发的 PIOL。有研究认为，患者接受大剂量化疗方案后行自体干细胞移植治疗是巩固化疗疗效的最佳办法，但是否将大剂量化疗联合自体干细胞移植作为一线治疗仍有争议。治疗后的复发可能与移植物或体内仍存在肿瘤细胞有关，且大剂量化疗的不良反应和移植时机也是需要考虑的关键问题。

（六）玻璃体切除手术

切除混浊玻璃体，在短期内能达到清除病灶的目的；清除混浊的屈光间质，能在一定程度上提高患者的视力，但往往不久后玻璃体混浊再次发生。因此，该治疗方法目前多与玻璃体内注射 MTX 联合应用。

（七）治疗指南

2005 年，NEI/NIH 针对 PIOL 提出了如下治疗方案。

1. 初诊患者

（1）不伴有其他中枢神经系统部位受累的 PIOL 患者：以大剂量 MTX 为首选进行全身化疗，如果局部肿瘤较重可以联合局部化疗。如果有全身化疗禁忌，可以单独应用局部化疗。

（2）伴有其他中枢神经系统部位受累的 PIOL 患者：可行全身加鞘内化疗，并由肿瘤科医生制订化疗方案，眼科医生监测眼部病情改变及复发情况。

2. 顽固性或复发性眼内淋巴瘤

（1）追加全身化疗，辅以玻璃体腔 MTX 注射。

（2）如果肿瘤对于全身化疗及玻璃体腔内 MTX 注射不敏感，可进行放射治疗。

3. 复发病例的处理

（1）如果出现临床复发，需行神经影像学、脑脊液细胞学、玻璃体细胞病理学、细胞因子及分子生物学等检查，然后根据具体病情进行玻璃体腔内注射治疗。

（2）使用视网膜电图评估治疗前视网膜功能及治疗后药物对视网膜的毒性作用。

（3）局部使用甲酰四氢叶酸保护角膜缘干细胞。

2009 年，英国血液学标准委员会也发布了成人 PCNSL 和 PIOL 诊断及治疗指南，该指南为该类疾病的处理提供了相对明确的指导。推荐（B 级，Ⅲ）：同时发生眼内和其他部位的中枢神经系统淋巴瘤者应该给予大剂量 MTX 为基础的系统化疗。再予以双侧眼球放疗,如果患者年龄小于 60 岁且条件允许,还应给予全脑放疗。对孤立的眼内病变处理方法也相同。对局限于眼内复发的患者,玻璃体内注射 MTX 是一个有效的可选用的治疗措施。

(八) 目前存在问题

目前,临床报道中还缺少有关 PIOL 治疗方案进展的大样本研究,多数文献仍集中在 PIOL 的临床表现和对不同治疗方案的疗效观察上,且结果也存在不同程度的差异。因此,为了制订出最佳治疗方案,还需要进行更多的前瞻性、大样本、多中心随机性对照研究。

七、预后

虽然 PIOL 患者多数因累及其他中枢神经系统部位而在 2 年内死亡,但随着治疗方法的改进,PIOL 的平均存活率已经从 1~1.5 年提高到 3 年以上。有关该病的预后因素的研究因病例数量少而受限。一些研究者认为 BCL-6 阳性的 PCNSL 是预后差的一个指标。PIOL 有染色体 t(14;18)易位者在临床上常提示更强的侵袭性。

(马建民　李 静)

第三节　脊髓淋巴瘤

一、概述

脊髓淋巴瘤包括脊髓及其周围组织如骨及软组织来源的淋巴瘤,属于结外淋巴瘤的一种,仅占全部中枢神经系统淋巴瘤的 1%,多为非霍奇金淋巴瘤,大部分为 B 细胞型,少部分为 T 细胞型。临床上有原发和继发之分。原发性脊髓淋巴瘤多侵犯硬脊膜外软组织和椎体而无其他部位淋巴瘤;而继发性脊髓淋巴瘤合并其他部位的淋巴瘤。原发性脊髓淋巴瘤以男性多见,常以脊髓压迫症状为临床表现,发病时一般情况可,常无发热、乏力、淋巴结肿大、肝大、脾大等系统性淋巴瘤的表现。

原发性脊髓内淋巴瘤(primary intramedullary spinal cord lymphoma,PISCL)非常罕见,目前国内外文献报道仅几百例,好发于中老年男性,恶性程度高,预后极差。继发性脊髓淋巴瘤较原发性多见,多伴有全身淋巴瘤。对于脊髓淋巴瘤组织来源有 3 种可能:①椎骨髓内淋巴细胞;②硬脊膜外隙的正常淋巴细胞;③椎骨及椎旁淋巴结瘤变生长至椎管内。原发性及继发性淋巴瘤仅表现为起源的差异,其临床特点及治疗有共性,故统一进行阐述。

二、临床表现

原发性脊髓内淋巴瘤可能出现的症状包括全身性症状、背痛及下运动神经元受累的表现。患者通常表现为进行性脊髓病变,肢体无力和感觉障碍的类型取决于病灶的部位以及范围。大部分报道的原发性脊髓淋巴瘤累及下颈段和上胸段脊髓。如果 PCNSL 累及脊髓,通常为髓内病灶;而如果是全身性淋巴瘤累及脊髓，通常会出现弥漫性软脑膜和硬膜外淋巴结受累。

一项来自梅奥诊所的回顾性分析显示，大部分原发性脊髓淋巴瘤患者的脊髓 MRI 显示多个病灶和持续性增强病灶。同时，超过一半的患者会有脊髓圆锥和 / 或马尾受累，许多患者中可见脊髓扩展性病灶。并且几乎所有的患者均以进行性脊髓病变的表现为主。

三、诊断

原发性脊髓内淋巴瘤比较罕见，并且由于脊髓病变的鉴别诊断范围广泛，常常导致原发性脊髓内淋巴瘤的诊断被延误。原发性脊髓淋巴瘤的临床表现和 MRI 表现是非特异性的，其他许多颅内病变，如多发性硬化、结节病、胶质瘤等均可能出现类似的 MRI 表现。MRI 表现非特异，常为 T1 等或高信号、T2 高信号（图 15-3-1）。大多数（96%）患者可出现多灶、持续强化病灶，但强化并非所有病例都可出现。部分病例早期可出现脊髓、马尾刺激症状。持续椎管内占位病变和累及软脑膜、硬脊膜是其主要特点，75% 患者可出现钆增强后持续强化，是与视神经脊髓炎（neuromyelitis optica，NMO）和多发性硬化（multiple sclerosis，MS）的鉴别点。^{18}F-PET 上脊髓的高代谢病灶，也是 NMO 与 MS 的鉴别点。

脑脊液结果通常并不能明确诊断。脑脊液表现缺乏特异性，可出现蛋白显著升高，可高于 100mg/dl。白细胞计数平均 92 个 /μl，无寡克隆带，需要与视神经脊髓炎、多发性硬化相鉴别。另一个特点是脑脊液中糖含量减低，但这也可见于神经肉瘤及感染性疾病。

确诊主要根据病理学分型，脑脊液细胞学或者活检，当细胞学阳性时可避免活检。脑脊液细胞学的敏感性仅为 26%~31%。可以通过流式细胞学（flow cytometry，FCM）染色和重复多次脑脊液检查提高确诊率。大多数病例确诊之前都经过 3 次以上的腰穿，平均脑脊液留取 10ml 以上。外科手术难切除深部基底浸润的肿瘤，且脑脊液中的低检出率可能造成反复多次不必要的腰穿，有学者主张早期通过细针穿刺进行活检。需要注意的是，应用皮质醇激素可能对活检结果影响巨大。26% 的患者可因为活检出现新的并发症，但在病情加重的患者中只有 13% 出现严重并发症，因此出现新发病灶或病情加重时，可能是活检的最佳时机。

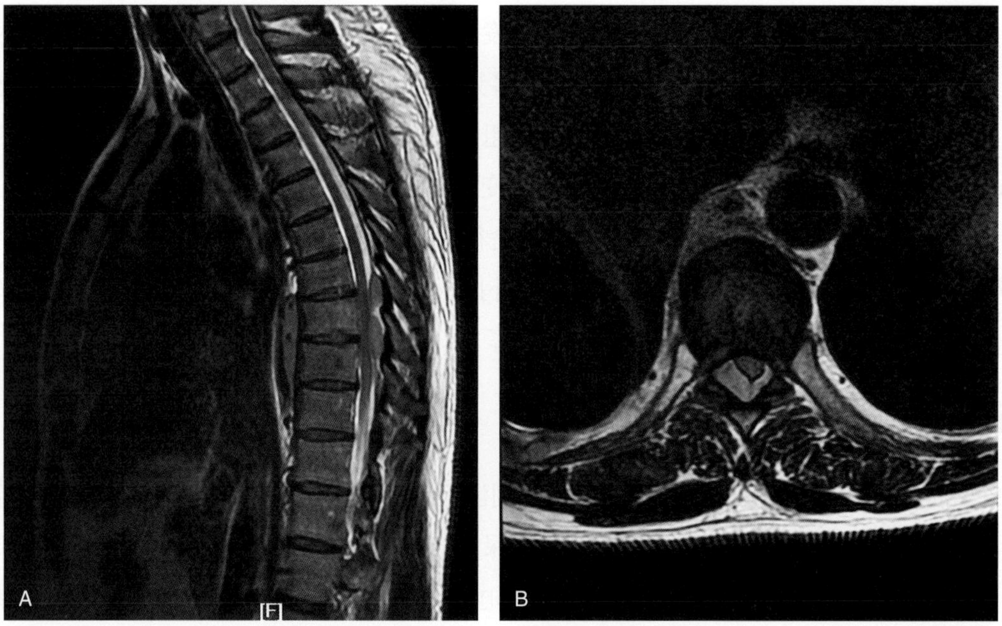

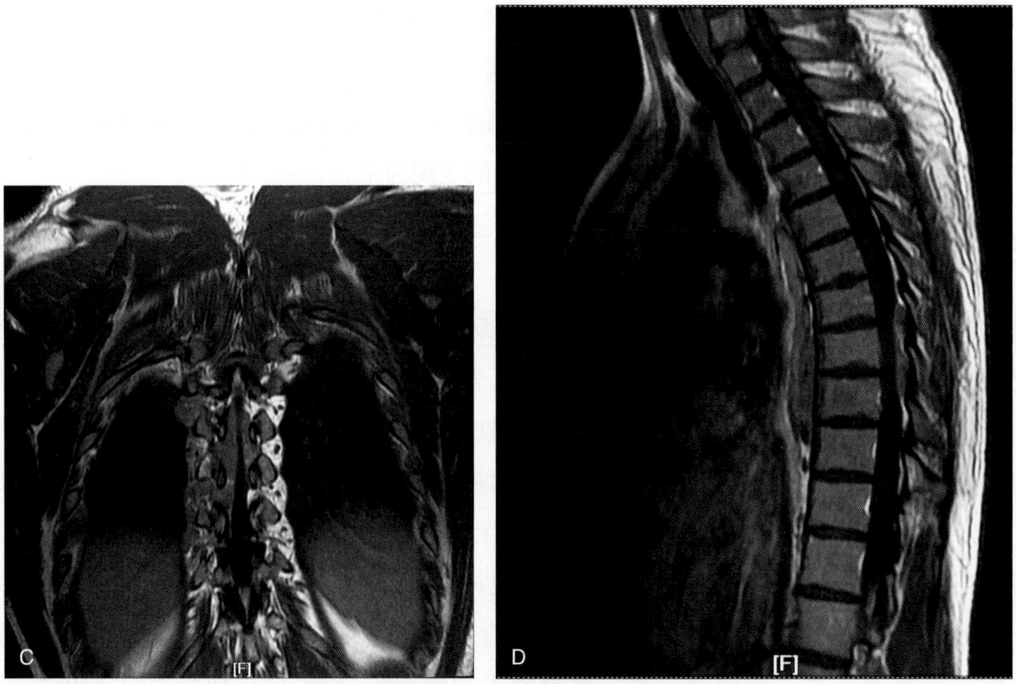

图 15-3-1　原发性脊髓淋巴瘤 MRI 表现

四、鉴别诊断

1. **室管膜瘤**　是最常见脊髓内肿瘤，约占髓内肿瘤的 60%，好发于下部胸髓、圆锥及终丝，颈髓及上部胸髓少见。发病年龄 30~50 岁，平均年龄 42 岁。男性多于女性。CT 平扫可见脊髓外形不规则膨大、增粗，肿瘤部分密度低于正常脊髓。增强 CT 肿瘤内可出现不规则强化。MRI 是诊断髓内肿瘤最好的手段，正中矢状位 T1 加权像可见脊髓增粗，呈不规则分叶状，可以充满整个椎管或压迫周围骨质引起椎管扩大。T1WI 上肿瘤呈不均质低信号，T2WI 上肿瘤实质、囊肿部分及周围水肿呈高信号。增强时肿瘤实质部分显著强化，境界清楚，边缘锐利光整，肿瘤因其起源的原因多位于脊髓中央且两端多合并脊髓空洞。

2. **髓内星形细胞瘤**　起源于髓内星形细胞，发病率次于室管膜瘤，是儿童最常见的髓内肿瘤。男性多见，发病部位以颈髓及上胸髓最多见，肿瘤多为良性，生长缓慢，可呈膨胀性生长或沿脊髓浸润性生长。CT 平扫与室管膜瘤类似，脊髓不规则增粗，增强 CT 肿瘤内可出现不规则强化。MRI 矢状位 T1WI 上脊髓膨大、增粗，外形不规则，可出现囊变或者远端脊髓空洞。

3. **转移瘤**　①必须有原发灶，种植转移主要途径：通过软脊膜种植转移，如髓母细胞瘤、室管膜瘤、少突神经胶质瘤，经脑脊液发生种植转移；髓外血行转移，如肺癌、乳腺癌、黑色素瘤等。②发生在软脊膜，脊髓或者马尾神经呈多发结节性等 T1 等 T2 信号。

五、治疗

PISCL 推荐的诊断性操作为立体定向细针穿刺活检，因为已经证实即使进行外科手术切除，患者也没有额外的临床获益。而且大部分病灶部位较深，也会增加手术难度和手术并发症的风险。也有研究者认为在诊断不能确定之前，对有急性脊髓压迫症状的患者行肿瘤切除减压能够确立诊断，并为后续针对性治疗赢得时间，但是大多数研究者认为手术切除并不能改善长期预后。因此，除脊髓压迫明显合并快速发展的运动障碍的患者外，手术切除不应作为脊柱尤其是脊髓淋巴瘤治疗的首选方案。

化疗被认为是目前最有效的治疗手段，但是最优化治疗方案尚不清楚，应该鼓励患者加入临床研究。1978 年之后，有关治疗方法的前瞻性临床研究和大型系列病例报道已有 40 多篇，但随机对照的临床研究较少。一些回顾性和前瞻性研究表明，与仅采用放疗的患者相比，起始采用化疗的患者生存率改善更加明显。包含有大剂量甲氨蝶呤的化疗方案比不包含甲氨蝶呤的方案更有效。

有研究表明，放疗在脊髓髓外硬膜下淋巴瘤治疗中疗效较好。但是越来越多的研究表明 PCNSL 的首选治疗应为化疗，放疗可以作为复发或难治性患者的补充治疗手段，放疗多采用小剂量多次（一次 30Gy，2 周内完成 10 次）轴外放疗的方法，以减少对脊髓本身的损害。

六、预后

此疾病预后极差，美国梅奥诊所的数据显示有一半以上的患者需要坐轮椅，2 年平均生存率 36%。美国国家癌症研究所（National Cancer Institute，NCI）的数据显示，脊髓髓内淋巴瘤患者的平均生存期约为 27.8 个月。随着化疗方案的改进，也有报道称 5 年生存率可达到 50% 以上。

七、脊髓 T 淋巴细胞型 PCNSL

PCNSL 在所有淋巴瘤中占比不足 1%，而 T 细胞亚型则更为罕见，在 PCNSL 中也不足 1%。因此有关 T 细胞性 PCNSL 的病例报道十分罕见。此外，原发性脊髓受累也十分少见，在所有 PCNSL 患者中不到 1%，目前文献仅有不超过 20 例的报道。

从组织学角度看，T 细胞淋巴瘤是一组异质性的肿瘤，使用形态学和免疫表型标准很难诊断。这些少见的淋巴瘤没有明显的肿瘤异形细胞或是被大量非肿瘤性炎症细胞所掩盖。这些淋巴瘤中通常可见一系列大小和类型不同的细胞，包括非肿瘤性细胞，致使鉴别诊断较为困难。而且影像学上和 B 细胞亚型淋巴瘤也难以鉴别。多数只有通过病理诊断才能明确。

T 细胞淋巴瘤伴有大量炎症细胞浸润，与血管炎或脑炎的表现类似。而使诊断更为复杂的是，T 细胞并不会像 B 细胞一样表达克隆性标志物。使用免疫生化学染色有助于明确细胞系，这些 T 细胞 CD3 染色阳性，并且可能出现 CD2、CD4、CD5、CD7 以及 CD8 染色阳性，而 AE1/AE3、EMA、CD20、CD7、PAX5、CD68 则为阴性。通过 PCR 的方法在脊髓组织中证实存在无性系 T 细胞受体 TCR-γ 基因重排可以诊断 T 细胞型 PCNSL。

（贾文清）

第四节　惰性淋巴瘤

PCNSL 病理学主要以弥漫大 B 细胞淋巴瘤为主，肿瘤侵袭性强，多累及大脑半球白质或深部脑组织，少见单独累及硬脑膜，肿瘤恶性程度高，预后差。仅一小部分患者淋巴瘤呈现惰性生长特征，肿瘤侵袭性低,表现为低级别淋巴瘤,预后相对较好,成为惰性淋巴瘤,本章节重点介绍该类型淋巴瘤。

惰性 B 细胞淋巴瘤是一类生长缓慢的淋巴系统肿瘤,形态学上表现为小 B 细胞淋巴瘤,属成熟 B 细胞淋巴瘤,主要包括滤泡性淋巴瘤(follicular lymphoma,FL)、慢性淋巴细胞白血病(chronic lymphocytic leukemia,CLL)/ 小淋巴细胞性淋巴瘤(small lymphocytic lymphoma,SLL)、淋巴浆细胞性淋巴瘤(lymphoplasmacytic lymphoma)/ 华氏巨球蛋白血症(waldenstom macroglobulinemia,WM)、低度恶性套细胞淋巴瘤(low malignant mantle cell lymphoma,MCL)以及黏膜相关淋巴组织结外边缘区淋巴瘤(extra-nodal marginal zone B cell lymphoma,EMZBL)等。T/NK 细胞来源惰性淋巴瘤较少,以胃肠道惰性 T 细胞淋巴组织增生性疾病为主,不在本节讨论范围之内。

一、滤泡性淋巴瘤

国内滤泡性淋巴瘤(FL)在非霍奇金淋巴瘤中发病率较高,仅次于 DLBCL,但原发性中枢神经系统滤泡性淋巴瘤罕见,多为系统性淋巴瘤累及中枢。其发病机制主要与遗传学变化导致的内源性增殖和免疫微环境异常有关。

滤泡性淋巴瘤患者多有外周淋巴瘤病史,累及中枢者以硬脑膜受累者多见,其次是脑实质。后者 MRI 表现呈典型淋巴瘤特征,均一强化病灶,呈“握雪征”,^{18}F-FDG-PET/CT 上 Z 最大标准摄取值(standard uptake value,SUV)多大于 15。一般认为外周惰性淋巴瘤极少累及中枢神经系统(比例<0.01%)。

病理学特点及诊断依据:①组织病理形态学,起源于生发中心 B 细胞,呈滤泡或结节样生长,肿瘤由中心细胞和中心母细胞构成,中心细胞细胞核形态不规则,有裂沟,核仁不明显,细胞质稀少;中心母细胞体积较大,核圆形或分叶状,染色质呈斑块状靠近核膜,有 1~3 个近核膜的核仁,周围含浸润巨噬细胞、滤泡状树突细胞、成纤维细胞、内皮细胞和 T 淋巴细胞的弥漫性成分。根据滤泡和弥漫成分的比例,可分为滤泡型、混合型和弥散型 3 类。弥漫型 FL 中心细胞和中心母细胞由中心向外破坏性生长,滤泡网结构部分性或全部消失,肿瘤性滤泡位于皮质、髓质、无套区和边缘区,肿瘤细胞散在、弥散性分布。滤泡性表现为肿瘤细胞呈结节 / 滤泡状分布,滤泡背靠背排列紧密,部分区域融合成片。以中心细胞和中心母细胞的相对比例为基础,FL 的等级被分为 1~3 级,3 级进一步分为 3A 级和 3B 级。然而,FL 1~3A 级有共同的组织学、分子特征和惰性的临床过程,FL 3B 级组织学上与 DLBCL 相似,显示不同的分子特征,进展迅速。②免疫组化:80% 滤泡性淋巴瘤 CD10、BCL-6 阳性,约 94%BCL-2 特征性阳性。③分子病理学改变:BCL-2/IGH 融合阳性率 86%,约 85% 存在 t(14;18)(q32;q21),这直接导致了 BCL-2 过表达,影响了正常的生发中心凋亡活动。除了 t(14;18),最常见的染色体畸变包括 lp36 和 6q 的非随机丢失以及 7 号染色体、18 号染色体和 X 染色体的扩增。几乎所有的 FL 病例携带额外的遗传学改变,如基因扩增、基因丢失或者如 *MLL2*、*EPHA7*、*TNFRSFl4*、*BCL-6*、*CREBBP*、*EZH2* 的基因突变等。

滤泡性淋巴瘤属于惰性淋巴瘤,生长进程缓慢,可予以 CHOP 方案化疗,因其 B 细胞起源,可加用利妥昔单抗注射液(美罗华),中枢神经系统受累者目前尚无公认的治疗指南,文献报道中多以放疗为主,鉴于甲氨蝶呤对中枢神经系统淋巴瘤较好的治疗效果,可尝试予以甲氨蝶呤为基础的化疗,新型药物如靶向药酪氨酸激酶(bruton tyrosine kinase,BTK)抑制剂伊布替尼、免疫调节剂来那度胺等也可尝试用于该疾病治疗，必要时辅以局灶放疗或全脑放疗。

二、慢性淋巴细胞白血病 / 小淋巴细胞性淋巴瘤

慢性淋巴细胞白血病 / 小淋巴细胞性淋巴瘤（CLL/SLL）在我国发病率略低于西方。CLL/SLL 累及中枢神经系统者占所有 CLL/SLL 的 0.8%~2%。因疾病进展缓慢，发现率较低，尸检发现中枢神经系统 CLL/SLL 发生率远高于活体报道（7%~71%）。CLL/SLL 主要累及皮肤、肺、肾等器官，累及中枢神经系统者症状无特异性。原发性中枢神经系统 CLL/SLL 极为罕见，目前仅有几例个案报道。

系统性 CLL/SLL 临床表现多无特异性，可存在肝大、脾大、淋巴结肿大、低热、消瘦等 B 细胞淋巴瘤的典型表现。累及中枢神经系统后无特异性，影像学上中枢神经系统受累者脑膜受累最多，其次是软膜下脑实质，也可累及侧脑室等结构。根据肿瘤所在部位，可表现为头痛、神经功能缺损、癫痫、认知功能下降等。系统性 CLL/SLL 累及中枢神经系统可发生于疾病过程中任何时期。

CLL/SLL 主要累及中老年人，患者中位发病年龄 63 岁，主要表现为成熟 B 淋巴细胞增殖性克隆，以淋巴细胞在外周血、骨髓、脾和淋巴结聚集为典型特征。外周血涂片特征性表现为小的、成熟的淋巴细胞显著增多，细胞质少、核致密，核仁不典型，染色质聚集，易见涂抹细胞。流式细胞学免疫表型 $CD19^+$、$CD5^+$、$CD23^+$、$CD200^+$、$CD10^-$、$FMC7^-$、$CD43^+$，sIG、CD20、CD79b 弱表达。CLL 多累及外周血和骨髓，SLL 主要累及淋巴结和骨髓。此外，诊断 CLL 还需外周血中单克隆 B 淋巴细胞计数 $\geqslant 5 \times 10^9/L$，外周血淋巴细胞中不典型淋巴细胞及幼稚细胞 <55%。SLL 还有淋巴结肿大、肝大、脾大的情况，但无血细胞减少，外周血单克隆 B 淋巴细胞一般 $<5 \times 10^9/L$。分子病理学上 CLL/SLL 多存在免疫球蛋白重链可变区（IGHV）基因突变，*TP53* 突变或缺失，*NOTCH1*、*SF3B1*、*BIRC3* 突变等，染色体改变常累及 del（13q）、+12、del（11q）（ATM 缺失）、del（17p）等。

系统性 CLL/SLL 并非都有治疗指征，国内指南推荐对存在进行性骨髓衰竭、巨脾、巨块型淋巴结肿大、进行性淋巴细胞增多、外周血淋巴细胞计数异常增多、存在自身免疫性溶血性贫血或免疫性血小板减少及存在明确疾病相关症状者进行治疗，否则可进行规律观察。

对 *del(17)/TP53* 基因无突变的患者，可予以氟达拉滨 + 环磷酰胺 ± 利妥昔单抗（RTX）（FCR）为基础的化疗方案，根据患者年龄及自身状态予以适当调整，BTK 抑制剂伊布替尼可用于 *IGHV* 无突变的患者。对伴 *del(17p)/TP53* 基因突变的 CLL 患者可考虑伊布替尼等方案。目前尚无明确证据提示自体造血干细胞移植（ASCT）可明确延长患者总生存期。累及中枢神经系统者，在治疗原发病基础上，可予以 MTX 化疗，必要时予以放疗。原发于中枢神经系统者，文献报道大剂量 MTX 化疗有效。免疫调节剂来那度胺等可尝试用于维持治疗。

系统性 CLL/SLL 患者中位生存期约 10 年，肿瘤最终可恶性转化为弥漫大 B 细胞淋巴瘤或经典型霍奇金淋巴瘤。目前对原发于中枢神经系统的 CLL/SLL 生存报道较少，尚不能得出明确生存数据结论。

三、淋巴浆细胞性淋巴瘤 / 华氏巨球蛋白血症

淋巴浆细胞性淋巴瘤 / 华氏巨球蛋白血症（LPL/WM）是一类较少见的惰性 B 淋巴细胞淋巴瘤，主要以系统性累及为主，最常侵犯部位为骨髓，其次是脾和淋巴结，直接浸润中枢神经系统者较少见，称为 Bing-Neel 综合征（Bing-Neel syndrome，BNS），1936 年由 Bing 和 von Neel 首先报道，BNS 可为

LPL/WM 的首发表现,但目前尚无独立于 LPL/WM 的 BNS 报道。

文献报道大约 15% 的 LPL/WM 以 BNS 为首发表现,约 15% 的无症状型系统性 LPL/WM 在随访过程中出现中枢神经系统受累症状,后者一般发生于 LPL/WM 诊断后 3~9 年,约 22% 发生于 LPL/WM 治疗过程中。中枢神经系统受累者约 80% 在 MRI 上有阳性表现,可侵及脑、脊髓或同时受累,侵及脑膜或脑实质,呈现均一强化性病灶。系统性 LPL/WM 可表现为无症状或 B 症状、症状性高黏血症、周围神经病变、器官肿大、淀粉样变、冷凝激素病、冷球蛋白血肿、疾病相关性血细胞减少、中枢神经系统受累表现及巨大淋巴结等。

通常认为 LPL 是起源于生发中心向浆细胞分化过程中经历体细胞高频突变,但尚未经历免疫球蛋白类别转换的 B 淋巴细胞,缺乏特异性形态免疫及分子标志。超过 95% 的 LPL 分泌 IgM,且只有分泌 IgM 的 LPL 才能成为 LPL/WM。骨髓片可见到浆细胞样或浆细胞分化的小淋巴细胞在骨髓沿小梁间浸润,血清检测到 IgM,除外已知其他类型的淋巴瘤。一般要求骨髓浸润肿瘤细胞比例>10%方可用于诊断。

典型 LPL/WM 表达 CD19、CD20、sIgM、CD22、CD25、CD27、FMC7,不表达 CD5、CD10、CD23、CD103,少数可部分表达 CD5、CD10、CD23。90%~95% 的 LPL/WM 患者携带 *MYD88* L265P 突变。目前诊断一般需要在骨髓中发现浆细胞增生和 / 或浆细胞分化特征的小淋巴细胞,以及在外周血中发现 IgM 增高。由于浆细胞增多带来的血清中单克隆 IgM 增高性高黏血症,诊断时还需要与其他 IgM 增高性疾病,如慢性淋巴细胞白血病、大细胞性淋巴瘤、未定性单克隆免疫球蛋白血症等疾病相鉴别。

对于中枢神经系统受累者,除 MRI 增强检查外,还应进行脑脊液细胞学检查、脑脊液细胞流式分选、脑脊液 *IGH* 基因重排检测和 *MYD88* L265P 检测。脑脊液基因学检测灵敏度和特异度较高,推荐有条件的单位开展。

目前,指南推荐对无症状性 LPL/WM 进行密切随访观察,不推荐立即化疗。对血浆 IgM 水平较高者,可在血浆置换后进行以蛋白酶体抑制剂硼替佐米为基础的化疗方案降低 IgM 水平,再考虑 CD20 单抗利妥昔单抗为主的化疗方案。以血细胞减少或器官肿大为首发表现者,推荐进行以利妥昔单抗为主的治疗方案。此外,还可进行苯丁酸氮芥、氟达拉滨等药物化疗。BTK 信号通路抑制剂伊布替尼等可用于 *MYD88* 基因突变型患者。对 BNS 患者,在系统性治疗 LPL/WM 时,约 2/3 患者中枢神经系统内肿瘤会得到良好控制。值得注意的是,甲氨蝶呤在治疗 BNS 时效果并不明确,根据现有报道,BNS 对 MTX 反应欠佳。而氟达拉滨、利妥昔单抗、伊布替尼等药物可能具有较好的疗效。限于 BNS 罕见性,目前缺乏前瞻性研究明确药物疗效。化疗或生物治疗效果不佳者,可以考虑进行放疗。

系统性 LPL/WM 预后尚可,患者中位生存期一般在 10 年以上,对累及中枢神经系统的 BNS 患者,其 3 年生存率约 60%。患者年龄>65 岁,血小板计数<100×10^9/L,LPL/WM 治疗后发生 BNS 是导致患者预后不良的重要因素。

四、套细胞性淋巴瘤

MCL 约占非霍奇金淋巴瘤的 5%,兼具有惰性淋巴瘤和侵袭性淋巴瘤的特点,多见于中老年人,中位发病年龄约 60 岁,男性居多,中位生存期 4~5 年。淋巴结外受累主要以血液系统、骨髓、胃肠道为主,中枢神经受累者少见(约 4%),原发于中枢神经系统者极其罕见。

MCL 虽然为成熟 B 淋巴细胞淋巴瘤，但多数患者就诊时已达Ⅲ～Ⅳ期，临床最常见的症状为弥漫性淋巴结病变，结外受累如胃肠道、中枢神经系统、脾、软组织等不少见。骨髓受累者达到 90% 以上，以发热、消瘦、淋巴结肿大为主的 B 症状阳性者约 50%。中枢神经系统受累者临床症状多样，虚弱、视力及视野改变、智能受损等症状较多。软脑膜受累（70% 左右）多于脑实质（30%）或同时出现，呈现典型的 PCNSL 影像学特征。对影像学阴性的患者，仍推荐进行脑脊液细胞学、流式细胞学、乳酸脱氢酶水平监测，以评估中枢神经系统受累可能。

MCL 起源于套区内层未受抗原刺激的淋巴细胞，根据肿瘤细胞生长方式，可分为套区型、结节型、弥漫型，按细胞形态可分为经典型及变异型。肿瘤细胞除表达 B 细胞抗原外，多特征性表达 T 细胞标志物 CD5。MCL 特征性染色体改变为 t(11；14)(q13；q32) 转位，并导致 *CCDN1* 基因过表达 Cyclin D1 于 IgH。SOX 家族成员转录因子 SOX11 可影响 Rb-E2F 信号通路，影响 Cyclin D1 表达，可作为独立于 Cyclin D1 的预后因素。此外，*TP53* 过表达可能会导致 SOX11 表达增加，影响患者预后。

惰性 MCL 占其总数的 10%~15%，但惰性 MCL 诊断较为困难。无淋巴结肿大、*IgH* 基因高度突变、非复杂核型、独特的基因表达谱、无 SOX11 表达可能为惰性 MCL 的特征。对年龄<65 岁、身体状态良好的患者，优先推荐诱导化疗 +ASCT，诱导化疗时使用阿糖胞苷（R-DHAP 方案，利妥昔单抗 + 环磷酰胺 + 多柔比星 + 长春新碱 + 泼尼松）显著提高了总有效率和完全缓解率，延长了患者的生存期。老年及状态较差者可推荐使用 R-CHOP、VR-CAP（硼替佐米、利妥昔单抗、环磷酰胺、多柔比星、泼尼松）、BR（苯达莫司汀、利妥昔单抗）等化疗方案。中枢神经系统受累者可尝试进行大剂量 MTX 化疗，ASCT 可能会为中枢神经系统受累者带来生存获益。烷化剂替莫唑胺、免疫调节剂来那度胺可能给患者带来益处，必要时可予以放疗。

患者年龄、ECOG 体力状态评分、LDH 水平、白细胞计数是影响系统性 MCL 的独立危险因素。文献报道 MCL 累及中枢后患者中位生存期仅为 3.7 个月，故 MCL 诊疗过程中应积极完善脑脊液相关检查，及时予以干预。

五、黏膜相关淋巴组织结外边缘区淋巴瘤

边缘区 B 细胞淋巴瘤（marginal zone B-cell lymphoma，MZBCL）起源于后生发中心边缘区 B 细胞，往往伴浆细胞分化，可进一步分为 EMZBL 和结内边缘区 B 细胞淋巴瘤和脾边缘区 B 细胞淋巴瘤。MZBL 占所有淋巴瘤的 5%~17%，最多见于消化道、肺、膀胱、唾液腺、结膜、泪腺等黏膜性器官，也可见于甲状腺、乳腺、胸腺、眼眶、皮肤、肝、中枢神经系统等。MZBCL 可分为 EMZBL、结内边缘区淋巴瘤和脾 MZBCL。颅内原发性以 EMZBL 为主，该疾病不同于高度侵袭性的原发性中枢神经系统弥漫大 B 细胞淋巴瘤，其呈现出典型的与治疗方式无关的惰性生长过程，预后较好，该疾病是颅内原发最常见的惰性淋巴瘤。

中枢神经系统 EMZBL 多见于女性（男：女约 1∶3），中位发病年龄约 55 岁，临床症状表现多样，可表现为头痛（43%）、癫痫（31%）、视力及视野改变（27%）、偏瘫、感觉异常、眩晕及记忆受损等。与颅内原发弥漫大 B 细胞瘤最常侵犯脑实质不同，中枢神经系统 EMZBL 最常累及的部位为硬脑膜（80%），因此极易被误诊为脑膜瘤等疾病，其次是脑实质（8.5%），此外，还有海绵窦、脉络丛、软脑膜等受累报道。

中枢神经系统 EMZBL 与系统性 EMZBL 组织病理学上无明显差异，肿瘤细胞源于后生发中心

边缘区 B 细胞，肿瘤细胞往往形成继发性滤泡样结构，肿瘤细胞及周围正常结构细胞都含有丰富的透明性质的细胞质，形态不规则，胞核位于细胞中心。肿瘤细胞表达 CD19、CD20、CD79a 等 B 细胞抗原，部分表达补体受体 CD21、CD35 等，不表达 CD3、CD5、CD10、CD23、cyclin D1。最常见的染色体异常为 3、7、12、18 染色体三体及 t(11；18)(q21；q21)，t(3；14)(q27；q32)，t(1；14)(p22；q32)，t(14；18)(q32；q21)，t(3；14)(p14.1；q32)转位等。t(3；14)(q27；q32)转位伴 *FOXP1* 过表达者往往预后欠佳。不同部位的 EMZBL 分子病理学改变存在差异，中枢性病变往往以 3 号染色体三体为主(约 50%)，但 BCL-6 高表达少见，转位不多见，Ki-67 指数一般低于 15%。消化系统 EMZBL 往往与病原体感染有关，但中枢神经系统 EMZBL 并未发现伴有既往感染的报道。脑脊液细胞学检测、流式细胞学检测可能具有一定的诊断价值。此外，CD180 可能会成为 MZL 的特征性标记。

EMZBL 治疗方案差别很大。合并感染的外周 EMZBL 根除感染后相当一部分患者可以对疾病达到较好控制，达到完全缓解、部分缓解的水平。系统性 EMZBL 化疗可采取 R-CHOP、R-CVP(环磷酰胺、长春新碱、泼尼松)、R-F(氟达拉滨)等方案。对中枢神经系统 EMZBL 目前无标准化治疗方案，文献报道大剂量 MTX 对该疾病治疗效果欠佳，可尝试联合使用阿糖胞苷、替莫唑胺等血脑屏障通透性较强药物，必要时联合放疗、立体定向放疗等，化疗效果不佳者，小剂量放疗(总量<20Gy)即可达到较好的控制效果。

中枢神经系统 EMZBL 总体预后较好，患者长期生存率高，但也有文献报道原发中枢神经系统 EMZBL 在外周复发的情况。

中枢神经系统内惰性淋巴瘤发病率较低，原发于中枢神经系统者以结外边缘区淋巴瘤为主，系统性惰性淋巴瘤累及中枢神经系统者不多见。目前，对该疾病无标准化治疗方案，HD-MTX 对颅内惰性淋巴瘤控制效果有待进一步观察。原发于中枢神经系统者化疗应积极选用血脑屏障通透性较强药物，继发性中枢神经系统受累者积极治疗系统性淋巴瘤，部分中枢神经系统内病变可随之消退。CD20 单抗利妥昔单抗注射液、BTK 信号通路抑制剂伊布替尼、免疫调节剂来那度胺等可尝试用于常规化疗效果欠佳病例，必要时可联合放疗以控制疾病进展。免疫检查点抑制剂在部分系统性淋巴瘤中体现出较好疗效，可尝试用于复发或难治性患者。

（李铭孝）

第五节　HIV 感染相关原发中枢神经系统淋巴瘤

一、概述

1981 年，人类免疫缺陷病毒(HIV)在美国首次被发现。它是一种感染人类免疫系统细胞的慢病毒(lentivirus)，属反转录病毒的一种。该病毒破坏人体的免疫能力，导致免疫系统失去抵抗力，发展到最后，导致获得性免疫缺陷综合征(AIDS)。HIV 选择性地侵犯带有 CD4 分子的细胞，主要有 T4 淋巴细胞、单核巨噬细胞、树突状细胞等。结果造成以 T4 细胞缺损为中心的严重免疫缺陷，患者主要表现：外周淋巴细胞减少，T4/T8 比例降低，对植物血凝素和某些抗原的反应消失，迟发型变态反应下降，NK 细胞、巨噬细胞活性减弱，IL-2、γ 干扰素等细胞因子合成减少。AIDS 患者由于免疫功能缺损，常合并严重的机会感染，常见的有细菌（鸟分枝杆菌）、原虫（卡氏肺囊虫、弓形体）、真菌（白念珠菌、新型隐球菌）、病毒（巨细胞病毒、单纯疱疹病毒、乙型肝炎病毒），最后无法控制而死亡，另一些病例可发生卡波西肉瘤或恶性淋巴瘤。此外，感染单核巨噬细胞中 HIV 呈低度增殖，不引起病变，但损害其免疫功能，可将病毒传播至全身，引起间质性肺炎和亚急性脑炎。

HIV 感染与多种淋巴瘤高发相关，包括弥漫大 B 细胞淋巴瘤、伯基特淋巴瘤和原发中枢神经系统淋巴瘤（primary central nervous system lymphoma，PCNSL）。在高活性抗逆转录治疗（highly active antiretroviral therapy，HAART）应用之前，据估计 AIDS 患者发生 PCNSL 的风险约为普通人群的 3 600 倍，2%~13% 的 AIDS 患者将出现 PCNSL。在 HIV 感染者中，PCNSL 多出现在存在严重免疫缺陷的患者中，平均 $CD4^+$ 细胞计数为 $10/mm^3$。超过 95% 的 HIV 感染相关 PCNSL 来源于 B 细胞，最常见的病理类型是大 B 细胞淋巴瘤的免疫母细胞亚型。HIV 感染相关的 PCNSL 多发生于 20~60 岁的患者，而无免疫缺陷的 PCNSL 患者多超过 60 岁。随着 HAART 治疗在 HIV 感染患者中的广泛应用，病毒对免疫系统的破坏受到明显抑制，HIV 感染相关肿瘤发生率也显著下降，在美国 HIV 感染相关淋巴瘤患者减少超过 70%。

二、发病机制

HIV 在 PCNSL 发病过程中的作用目前还不完全清楚。HIV 感染将导致 B 淋巴细胞活化细胞因子的持续释放，这一现象在 HIV 感染相关的系统性淋巴瘤患者中尤其明显。但是在 PCNSL 患者中，目前认为大多数来源于 EB 病毒感染。几乎所有的 HIV 感染相关的 PCNSL 肿瘤中均合并 EB 病毒感染。与其他的 HIV 感染相关神经系统并发症患者相比，PCNSL 患者脑脊液中具有较高的 EB 病毒载量。EB 病毒感染可导致 *LMP-1/2* 及 *EBERs* 等基因高表达，抑制肿瘤细胞的凋亡，在 T 细胞免疫功能正常的患者中，这些肿瘤细胞会受到抑制，但免疫抑制患者中这些细胞的生长将会失控。免疫抑制和 EB 病毒感染容易使正在发生癌基因或抑癌基因突变的 B 细胞克隆增殖，在免疫母细胞性淋巴瘤中，这些基因包括 *c-MYC* 和 *TCL1* 癌基因。在 70% 以上的各种组织类型的 HIV 感染相关淋巴瘤中存在引起 *BCL-6* 原癌基因失控的突变。此外，HIV 感染后导致的机体树突状细胞（dendrite cell，DC）功能进行性的损伤在淋巴细胞肿瘤的发生中具有重要的作用。这可能与损伤的 DC 产生过多细胞因子如 IL-6 和 IL-10 从而激发淋巴细胞转化有关。HIV 感染内皮细胞能增加肿瘤性淋巴细胞与内皮细胞间的黏附性。使肿瘤细胞与内皮细胞产生的生长因子密切接触并加速肿瘤细胞向组织扩散。这是 HIV 感染相关淋巴瘤发生、发展和播散的另一重要因素。

三、临床表现

HIV 感染相关的 PCNSL 临床表现包括神经系统局灶症状，如偏瘫、失语、失认、脑神经麻痹等，精神症状如淡漠、抑郁、智能减退、思维混乱等；颅压增高以及癫痫。这些症状与 HIV 感染相关的弓形虫脑病非常相似，难以鉴别。舞蹈症一般认为只出现在弓形虫感染的患者中，与 PCNSL 有鉴别诊断意义。与免疫功能正常的患者相比，HIV 感染相关 PCNSL 发病较急，病情进展较快，病程多为数日至数周。一项研究比较了 315 例 HIV 感染相关 PCNSL 患者和 792 例免疫功能正常的患者，两组患者中局灶性神经系统症状发生率均约为 50%。HIV 感染相关的 PCNSL 患者中精神症状（包括行为改变）的发生率为 53%，癫痫的发生率为 27%，而免疫功能正常的 PCNSL 患者上述症状的发生率分别为 43% 和 14%。

四、影像学表现

HIV 感染相关 PCNSL 患者的影像学检查显示病变可位于大脑半球、基底核和丘脑、胼胝体、脑干、小脑和脊髓。与免疫功能正常的患者相比，HIV 感染相关 PCNSL 患者较多出现多发病变（约 50%），较多累及基底节，且信号相对多变，在 CT 上可为低信号，在 MRI T2WI 多为高信号。与免疫功能正常的患者病变在增强 MRI 上多表现为均匀增强不同，HIV 感染相关 PCNSL 可表现为不均匀或者环形增强。

五、诊断和鉴别诊断

HIV 感染相关 PCNSL 需要与其他 HIV 感染相关神经系统病变相鉴别。其他常见的 HIV 感染相关神经系统病变包括弓形虫脑病、进行性多灶性白质脑病、其他感染性脑病（结核、脑脓肿）等。进行性多灶性白质脑病在 MRI 中多不增强，可与 PCNSL 鉴别。弓形虫脑病在 CT 和 MRI 上表现与 HIV 感染相关 PCNSL 非常类似，表现为多发环形增强的占位性病变。MR 弥散加权成像（diffusion weighted imaging，DWI）中弓形虫病通常不表现为弥散异常。由于常有坏死，HIV 感染相关 PCNSL 磁共振质谱（magnetic resonance spectroscopy，MRS）检查可见脂肪峰及乳酸峰。正电子发射断层扫描（PET）病变明显高代谢，上述检查可帮助鉴别这两种疾病。血清弓形虫抗体检查亦可以帮助鉴别 PCNSL 及弓形虫脑病。

在没有颅压明显升高表现的 AIDS 患者中，出现颅内病变时需进行脑脊液检查。细胞学检查发现淋巴瘤细胞可确定诊断，有研究表明阳性率可达 23%。使用流式细胞检测可以进一步提高阳性率。许多 HIV 感染相关神经系统病变可出现脑脊液 PCR 检查 EB 病毒核酸阳性，包括弓形虫脑病、HIV 相关脑病和隐球菌感染，EBV-DNA 阴性可基本除外 PCNSL，定量 PCR 检查发现高载量的 EBV-DNA（$>10\,000/mm^3$）应高度怀疑 PCNSL。

在 HIV 感染相关的颅内病变中，立体定向活检的诊断准确率为 88%~96%。与免疫功能正常的患者相比，AIDS 患者立体定向活检术后出血（12%）和手术死亡率（9%）较高。因此，在 AIDS 患者中采用立体定向活检应该慎重，建议在影像学检查鉴别 PCNSL 与弓形虫脑病困难的患者中，首先进行抗弓形虫治疗，10~14d 无效时采用立体定向活检明确诊断。

六、治疗及预后

随着 HAART 治疗的开展以及抗 HIV 药物种类的逐渐增加，HIV 感染相关 PCNSL 发病率出现降低。可能的原因是 HAART 治疗能够重建患者的免疫功能，特别是针对 EB 病毒的免疫功能，从而减少了 PCNSL 的发生。许多研究表明，在治疗 HIV 感染相关 PCNSL 时，同时进行 HAART 治疗可以延长患者生存期。接受两种以上抗 HIV 药物治疗的患者与只接受一种抗病毒药物治疗的患者相比，

HIV 感染相关的机会性感染明显较少，生存期明显延长。由于抗病毒治疗的广泛开展，HIV 感染相关的 PCNSL 发病明显下降，因此关于 HIV 感染相关 PCNSL 治疗的临床研究较少，且均为回顾性研究。

全脑放疗是 HIV 感染相关 PCNSL 的标准治疗。研究表明，接受全脑放疗能够明显延长患者生存期。多数研究推荐的放疗剂量为 30~40Gy。由于 HIV 感染相关 PCNSL 患者通常处于 AIDS 晚期，患者状态较差，仅有约 2/3 的患者能够完成>30Gy 的放疗，其中，约 50% 的患者肿瘤得到控制。放疗无效的患者多直接死于肿瘤进展，而放疗有效的患者多死于其他 HIV 感染相关并发症。在 HARRT 开展之前，PCNSL 患者放疗后预后较差，总生存期在 2~4 个月。近期有报道放疗后结合抗病毒治疗，患者生存期明显延长，3 年生存率达到 65%。

抗病毒治疗能够重建患者的免疫功能，抑制 EB 病毒感染细胞的增殖，有助于患者取得良好的治疗效果。在一项多中心回顾性研究中，HIV 感染相关 PCNSL 淋巴瘤患者无治疗、单纯放疗和放疗加 HARRT 治疗的中位生存期分别为 33 天、132 天和 1 093 天。除了 HARRT，采用更昔洛韦抗 EB 病毒治疗也可能延长患者的生存期。

在 HIV 感染相关 PCNSL 患者中，已有英国指南将 HARRT 合并大剂量甲氨蝶呤为基础的化疗推荐作为一线治疗。由于 CHOP 方案中药物通过血脑屏障较差，目前不推荐用于 PCNSL 的化疗。由于 AIDS 患者免疫功能极差，以大剂量甲氨蝶呤为基础的化疗方案可能进一步抑制患者免疫功能，造成机会性感染增加。而且甲氨蝶呤与抗 HIV 药物的相互作用还不明确，可能增加药物不良反应。尽管如此，如果患者能够耐受 HD-MTX 化疗，则生存期有望明显延长。近期小规模回顾性研究结果显示 HD-MTX 合并 HARRT 治疗，可使 HIV 感染相关 PCNSL 患者中位生存期延长至 5~6 年，10 年生存率达到 41%。这个结果已经接近了免疫功能正常的 PCNSL 患者。其他化疗药物，包括羟基脲、CD20 单克隆抗体治疗效果还待进一步研究，可作为复发或进展患者的二线化疗方案。

PCNSL 是 HIV 感染的晚期并发症之一，预后极差，不进行治疗平均存活期仅约 1 个月。在部分患者中放疗可以暂时控制肿瘤，但是通常缓解时间较短，这部分患者平均生存期约 6 个月。CD4 细胞计数<100/μl，患者状态差，不能完成放疗，存在其他 HIV 感染相关并发症及年龄>40 岁的患者预后较差。近年来，随着 HARRT 抗病毒治疗的广泛应用，结合 HD-MTX 化疗，患者的生存期得到明显延长。

（曾　春）

第六节　淋巴瘤样肉芽肿病

一、概述

淋巴瘤样肉芽肿病（lymphomatoid granulomatosis，LYG）是一种以血管为中心和破坏血管的淋巴组织增生性疾病，这种疾病具有向淋巴瘤转变的可能。其中向 B 细胞淋巴瘤转化的病例与 EB 病毒感染有关。

LYG 最常累及肺部，但也可累及中枢神经系统。涉及中枢神经系统 LYG 的疾病报道十分罕见。LYG 首次在 1972 年由 Liebow 等提出。最常累及肺部，可累及呼吸道，也可累及肾（32%）、肝（29%）、脑（26%）、淋巴结（22%）和脾（17%）等。同时累及中枢神经系统者占全部 LYG 的 25%~52%。而原发于中枢神经系统的 LYG 病例报道迄今尚不足 30 例。

其可能的发病机制是 T 细胞活性长期或短暂缺陷导致的免疫监督功能下降，使隐性感染 EB 病毒的 B 细胞被唤醒，表达 EB 病毒核抗原（EBNA）、潜伏膜蛋白 -1（LMP1）和 / 或非多聚核苷酸核 RNAs（EBER1 和 EBER2）。上述蛋白质的表达干扰了 B 细胞与 T 细胞之间的正常生理平衡，以及肿瘤基因和 / 或肿瘤抑制基因的调节，最终导致不可控性淋巴组织增生。Lipford 等按照反应性淋巴细胞背景中 EB 病毒阳性的异型性 B 细胞比例将 LYG 分为Ⅰ ~ Ⅲ级。EB 病毒阳性的异型性 B 细胞所占比例越高，坏死区域所占比例越大，病变级别越高，其中Ⅲ级病变与 B 细胞淋巴瘤难以鉴别。

二、临床表现

LYG 神经系统的临床表现无明显特异性，症状主要与受累部位相关。较轻者可出现头痛、头晕，较重者可出现脑梗死或颅高压相关症状，局灶症状主要取决于病变发生部位及周围相关功能区受侵犯或压迫的程度，主要表现包括感觉异常、肢体无力、癫痫、失语、认知障碍及精神症状等。

系统性 LYG 可能合并其他系统受损的表现：呼吸系统受累表现为发热、乏力、体重下降、咳嗽、胸痛，伴肝大、脾大；皮肤受累表现为躯干和四肢散在无痛的紫红色结节和皮下结节。

三、辅助检查

中枢神经系统的 LYG 临床症状和实验室检查无特异性。

1. **头颅 CT 检查** 多为脑实质内病变，可为单发或多发，幕上、幕下均可见，CT 多呈低密度或高密度、混杂密度改变，伴或不伴水肿，可有占位效应，脑室受压或变形，甚至中线移位（图 15-6-1）。

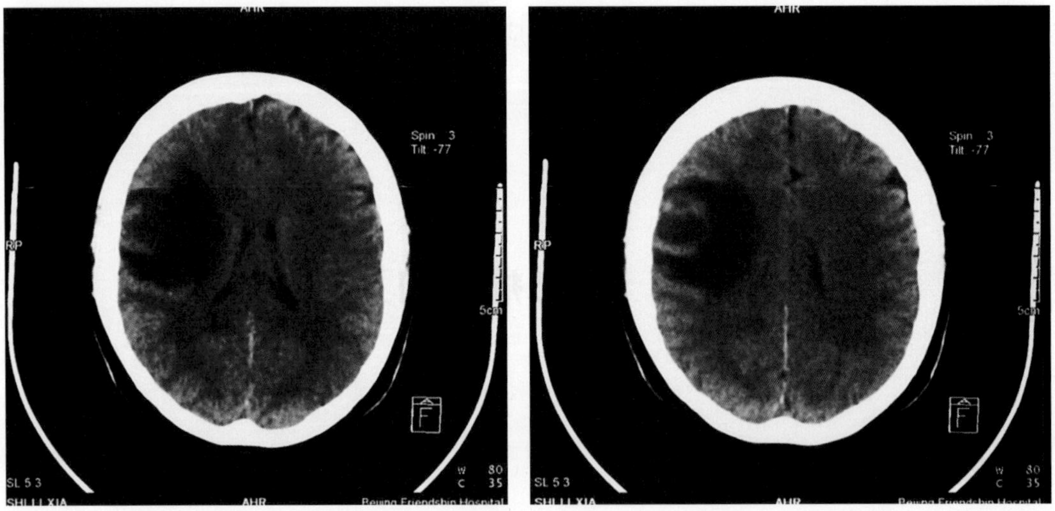

图 15-6-1 右侧额颞示低密度类圆形占位性，周围水肿明显，中线轻度左偏

2. MRI 表现分为弥漫浸润性病变和肿块样病变两大类。两者平扫通常表现为脑实质内弥漫或多发异常信号，T1WI 呈低信号、T2WI 呈高信号，DWI 上可为低或稍高信号，通常无明显弥散受限；病灶周围可见明显脑水肿，肿块样病变有较明显的占位效应。增强后，弥漫浸润性病变表现为脑内多发点状、线状或斑片样强化（图 15-6-2）；肿块型病灶很少见于系统性 LYG 累及中枢神经系统患者，而在原发于中枢神经系统的 LYG 患者中相对多见，肿块样病灶可表现为较均匀的结节状、团块状强化（图 15-6-3），也可演化为不规则的环状强化。弥漫浸润性病变的多发点状或线状强化多被认为是原发于中枢神经系统的 LYG 较为特异的表现，这与病理上血管中心性、血管破坏性的改变有关，有一定的特征性。

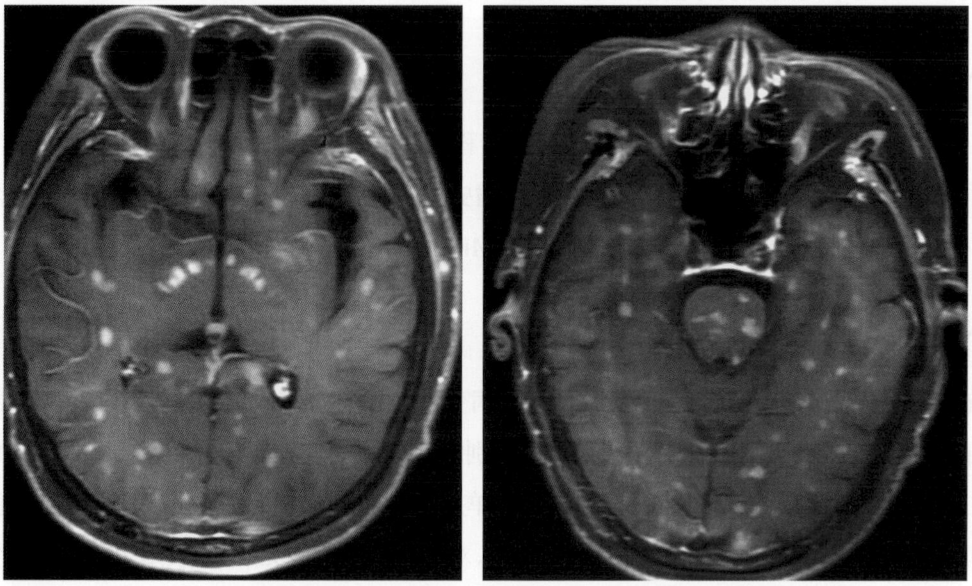

图 15-6-2　弥漫浸润性 LYG，增强可见脑内多发点状或小结节样强化病灶

3. **病理学检查**　世界卫生组织于 2016 年将该病归于慢性 B 细胞淋巴瘤，描述其为结外、血管中心性、富 T 细胞的 B 细胞淋巴瘤。组织病理上，以混合性单个核细胞，即反应性 $CD3^+$ T 细胞、组织细胞和浆细胞背景上异型大 $CD20^+$ B 细胞浸润为特征。多数可见淋巴细胞性血管炎，血管浸润致血管完整性受损，形成梗死样坏死（图 15-6-4）。

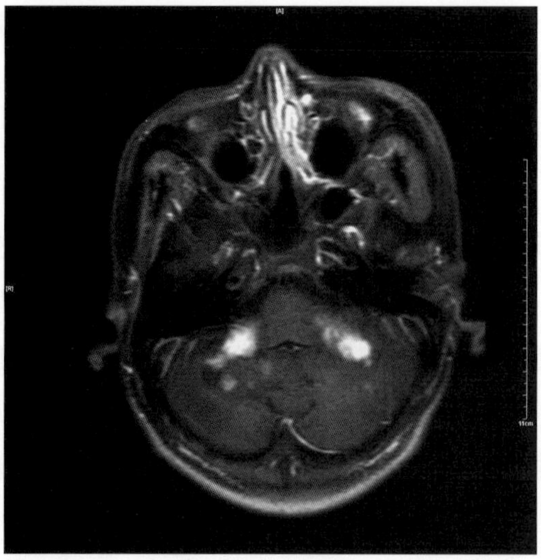

图 15-6-3　肿块型 LYG，双侧脑桥、小脑半球示多发斑片状强化影

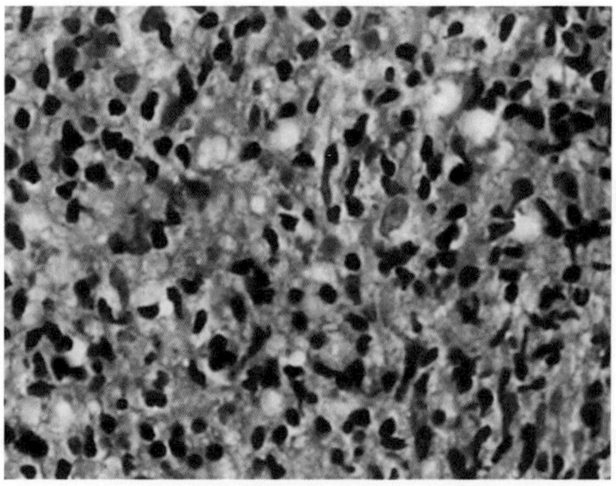

图 15-6-4　镜下见血管周围淋巴套及大量组织细胞反应，在 T 淋巴细胞背景中可见散在免疫母细胞样大 B 淋巴细胞

四、诊断

因 LYG 神经系统的临床表现无明显特异性，CT、MR 检查虽有一定的特点，对诊断有重要价值，但亦缺乏特异性，LYG 的确诊依靠组织病理学。依据非典型淋巴细胞、EB 病毒阳性的 B 细胞数量以及坏死程度，LYG 组织病理学分为Ⅰ～Ⅲ级。非典型 B 细胞表明 EB 病毒感染，通常非典型 B 细胞多见于Ⅱ、Ⅲ级，Ⅰ级中少见。组织学分级越高，预后越差。大多数组织学Ⅱ、Ⅲ级的病例通过基因重组技术证明是单克隆免疫球蛋白，而多数组织学Ⅰ级的病例被证明是多克隆的。

五、鉴别诊断

LYG 应与其他颅内多发病变相鉴别，包括脑转移瘤、脑脓肿、感染性肉芽肿、多发性硬化、原发中枢神经系统血管炎、胶质瘤和淋巴瘤等，结合临床病史、相关实验室检查和典型的影像学表现，可有较大帮助。此外，一些特殊序列或检查方法如 DWI、MRS 等，有助于缩小鉴别诊断范围。

六、治疗

首先应明确病理分级，免疫抑制药所致低级别病变（Ⅰ、Ⅱ级），部分可于停药后缓解，极少数低级别病变可自发缓解或在较长时间内维持不进展。高级别病变（Ⅲ级），应立即开始治疗。目前已知的主要治疗药物主要有糖皮质激素、抗 CD20 单抗（如利妥昔单抗）、干扰素 α-2b 及联合化疗等。糖皮质激素最常用，可暂时改善神经系统及肺部受累症状，但易复发，对疾病长期控制无效，一般用于低级别 LYG 治疗。现有治疗方案目前主要有 2 个较为可靠的队列研究。美国国立卫生研究院（National Institutes of Health，NIH）开展的首个前瞻性研究采用泼尼松联合环磷酰胺治疗 LYG，但所纳入的病例并不满足目前的诊断标准。由于干扰素 α-2b 在其他 EB 病毒诱导的淋巴增生性疾病中被证实具有抗增生及免疫调节作用，NCI 采用干扰素治疗低级别 LYG，每次 7.5mg，每周 3 次，皮下注射，逐渐增加剂量至最佳反应，给予高级别 LYG 联合化疗（DA-EPOCH-R），即依托泊苷、泼尼松、长春新碱、环磷酰胺、多柔比星、利妥昔单抗，并根据中性粒细胞最低值调整剂量，中枢神经系统受累的病例完全缓解率达 90%。利妥昔单抗在多种 B 细胞淋巴瘤和淋巴增生性疾病中疗效可靠，在其他全身性治疗效果不佳时可考虑使用，但目前仅限于病例报道，如与泼尼松联用在中枢神经系统 LYG 有效等。如颅内病灶局限，占位效应明显，可手术切除。

七、预后

Katzenstein 等长期随访表明，LYG 预后不良，3 年病死率约为 63.5%，中位生存期 14 个月。近年来，国外单中心数据显示，LYG 总体反应率为 63.6%，中位生存时间为 23 个月。预后与组织病理学分级密切相关：Ⅰ和Ⅱ级缓慢进展，Ⅲ级具有侵袭性高、预后较差的特点。中枢神经系统受累见于 1/3 的病例或为预后不良的危险因素。

综上所述，LYG 是一种罕见的 EB 病毒诱导的淋巴增生性疾病，临床表现不特异，并可伴发或继发于多种疾病，但高级别病变具有较强侵袭性，延迟诊断及误诊多见，应提高临床医生对该病的认识，在临床工作中加以鉴别，及早诊断并根据级别进行治疗。

（王亚明）

第七节　神经淋巴瘤病

神经淋巴瘤病（neurolymphomatosis，NL）是指淋巴瘤浸润周围神经系统，包括脑神经、周围神经、神经根及神经丛等，多继发于系统性淋巴瘤或原发中枢神经系统淋巴瘤，只有少数是周围神经系统内的原发病变，临床上以末梢神经、神经丛、神经根损害为主要表现。约90%的NL与非霍奇金淋巴瘤有关。最常见的临床表现包括：神经痛或神经根痛、脑神经受累、无痛性外周神经受累、痛性或无痛性单独外周神经受累。由于该病的发病率低以及临床表现的非特异性，常常造成误诊。

淋巴瘤累及神经系统多见脑膜和中枢神经系统受侵，累及周围神经系统相对少见，国外报道为5%~8%。NL是指淋巴瘤细胞直接浸润周围神经，要注意与其他周围神经病相鉴别，例如生物碱治疗后神经毒性、放射性神经丛病等。NL的主要发病机制：淋巴结内淋巴瘤细胞浸润邻近周围神经，多发生于血神经屏障不足的部位，如脊髓及其背根神经节；不明机制浸润神经内膜，导致节段性脱髓鞘和轴索变性；组织病理见淋巴瘤细胞包绕神经外膜的血管周围，提示存在血源性播散；淋巴瘤细胞对血神经屏障处内皮细胞具有特殊的亲和力，使其易侵入周围神经。

NL的诊断需要将患者的临床表现、影像学表现和病理结果等一些辅助检查相结合，NL可以是淋巴瘤全身表现的一部分，发生在淋巴瘤发病时、治疗过程中、病情发展或复发时，也可以在患者被确诊为淋巴瘤之前作为首发症状或主要累及系统。当患者外周神经损害为首发症状时，常常由于临床医生的认识不足，容易被误诊。

神经组织病理活检是NL确诊的“金标准”，但是要获得准确的病理诊断却是十分困难的。之所以这样，一方面，临床上取得受累神经组织标本困难；另一方面，即使神经有浸润，也可能呈局灶性或斑块状，所以活检并不一定能提供准确诊断，所取得神经组织标本的阳性检出率较低，确诊前仍要避免使用激素类药物。应用免疫组化染色或流式细胞术进行细胞免疫分型，PCR方法检测淋巴瘤细胞单克隆免疫球蛋白重链基因重排，有助于提高病理诊断的准确性。

20%~25%的NL患者同时存在脑脊髓膜神经根浸润，脑脊液检查对判断是否存在淋巴瘤细胞脑脊膜浸润有帮助，如脑脊液检查发现淋巴瘤细胞、淋巴细胞增多、葡萄糖降低及蛋白含量升高，则应怀疑硬脑膜受累。

早期NL的确诊一般是通过尸检，约46%的患者通过这一方法确诊。近年来随着影像学技术的发展，通过影像可明显提高NL诊断的准确性，现在通过尸检获得病理以达到确诊目的的仅占总发病患者的5%~8%。

随着影像技术的发展，神经影像学在NL临床诊断中的价值受到越来越多的重视。以MRI为首选，MRI可以有神经或神经根的局部增粗，伴或不伴增强。常常会有神经丛（颈丛、腰丛）受累而出现异常的影像学改变。但这种影像学表现并非NL的特异性临床表现，一些急性或慢性的炎性神经根病变、神经纤维瘤病、炎性假瘤、神经鞘膜的恶性疾病等也可以有类似的表现。对于已经诊断为系统性或中枢神经系统淋巴瘤的患者，如果出现了相应的神经症状并进行相应的MRI检查，发现相应的异常的影像学改变，则可以考虑继发性 NL 的诊断，而对于原发 NL 患者，仅仅影像学异常很难进行确诊，还应该与其他一些实验室检查（脑脊液细胞学检查、脑脊液基因重排检测）相结合，以达到诊断的目的，但确诊还应通过病变组织的活检。

PET/CT 对 NL 的诊断有较高的敏感性，在病变出现形态变化之前即可通过代谢改变追踪到病变部位，对于一些原发性 NL 患者，患者并没有系统性淋巴瘤或原发中枢神经系统淋巴瘤的病史，如果将 MRI、CT 等影像学检查相结合，则可用于活检术前定位。

NL 尚无标准的治疗方案，最佳的治疗方案尚未确立，目前的治疗主要包括单纯化疗或者是结合放疗的化疗，化疗方案一般都是基于外周淋巴瘤发生中枢神经系统转移的相关治疗方案。

选择合适的治疗方案，首先需要了解病变侵及的范围以及神经系统受累的程度，如果病变侵及了神经根以及外周神经，那么单纯的髓内注射化疗药物以及全脑脊髓放疗并不能够满足治疗的需求，而应选择全身系统化疗。一些中心选择 HD-MTX 的静脉注射化疗或甲氨蝶呤与阿糖胞苷联合用药。甲氨蝶呤是治疗累及神经系统的淋巴瘤有效的药物之一，当给予大剂量快速静脉滴注时，则能通过血脑屏障以及血神经屏障，以到达病变组织，对于应用于 NL 的化疗方案，也只有通过血脑屏障及血神经屏障才能达到相应的治疗目的，但是一般继发的 NL 患者都对化疗耐药，导致患者疗效极差。鞘内注射化疗（甲氨蝶呤、阿糖胞苷）可应用于脑脊膜播散的 NL 患者，鞘内注射的药物可以消除自由漂浮的肿瘤细胞，但无法根除浸润到近端神经根及其远端神经内传播的肿瘤细胞。

放疗在该病中应用受限，主要是由于病变的多发性（可同时累及外周及中枢神经系统）。如果患者行大范围放疗，一般都无法耐受，但是局部照射对于减轻由外周神经以及神经根和神经丛受累引起的持续性疼痛是十分有效的。经过治疗，有 50%~70% 的患者可以有所改善（功能的恢复、疼痛的减轻等），影像学的改变也可以有所好转。一般原发的 NL 相对预后较好。

NL 的发病率不断提高，这与人们对其认识的深入以及影像学的发展密切相关，这使得原先一些容易误诊的患者能够及早确诊，并进行相应的治疗。尽早进行干预治疗对改善预后是十分有帮助的。

（王 静）

参考文献

[1] MENG X, ZHOU S, WAN J. Primary lymphoma of the skull base in the Chinese: Clinical, radiological, pathological, and therapeutic experience in a series of 8 patients [J]. World Neurosurg, 2019, 123: e171-e179.

[2] TASHIRO R, KANAMORI M, SUZUKI H, et al. Diffuse large B cell lymphoma of the cranial vault: Two case reports [J]. Brain Tumor Pathol, 2015, 32 (4): 275-280.

[3] WANG L, LIN S, ZHANG J, et al. Primary non-Hodgkin's lymphoma of the skull base: A case report and literature review [J]. Clin Neurol Neurosurg, 2013, 115 (2): 237-240.

[4] ELASRI A C, AKHADDAR A, BAALLAL H, et al. Primary lymphoma of the cranial vault: Case report and a systematic review of the literature [J]. Acta Neurochirurgica, 2012, 154 (2): 257-265.

[5] BHATOE H S, AMBASTHA R. Primary non Hodgkin's lymphoma of the cranial vault in a child [J]. J Neurooncol, 2016, 126 (1): 209-211.

[6] GROSS A W, VICKERS A, LEE A G, et al. A slippery slope [J]. Surv Ophthalmol, 2019, 64 (6): 884-890.
[7] XING Z, HUANG H, XIAO Z, et al. CT, conventional, and functional MRI features of skull lymphoma: A series of eight cases in a single institution [J]. Skeletal Radiol, 2019, 48 (6): 897-905.
[8] LEE S H, YUN S J. Early stage primary cranial vault lymphoma in a 50-year-old man: presenting as only sclerosis and mimicking osteoma [J]. Ann Hematol, 2018, 97 (1): 183-184.
[9] NAAMA O, GAZZAZ M, BOUCETTA M, et al. Primary non-Hodgkin lymphoma of the cranial vault [J]. Revue Neurologique, 2017, 173 (10): 668-670.
[10] NAKAMURA A, TOYODA K, SHOZAWA Y, et al. Primary non-Hodgkin lymphoma of the skull base presenting with Garcin syndrome: MRI manifestations [J]. J Neuroimaging, 2009, 19 (3): 295-297.
[11] DA ROCHA A J, DA ROCHA T M, DA SILVA C J, et al. Cranial vault lymphoma: A systematic review of five patients [J]. J Neurooncol, 2010, 100 (1): 9-15.
[12] OCHIAI H, KAWANO H, MIYAOKA R, et al. Primary diffuse large B-cell lymphomas of the temporoparietal dura mater and scalp without intervening skull bone invasion [J]. Neurol Med Chir (Tokyo), 2010, 50 (7): 595-598.
[13] REZAEI-KALANTARI K, SAMIMI K, JAFARI M, et al. Primary diffuse large B cell lymphoma of the cranial vault [J]. Iran J Radiol, 2012, 9 (2): 88-92.
[14] AKHADDAR A, ALBOUZIDI A, ELOUENNAS M, et al. Nonsuppurative calvarial thickening: a new form of Garre disease？ [J]. J Neurosurg, 2009, 110 (4): 808.
[15] MONGIA S, SHUKLA D, DEVI B I, et al. Primary cranial vault non-Hodgkin's lymphoma [J]. Neurology India, 2003, 51 (2): 293-294.
[16] KANAYA M, ENDO T, HASHIMOTO D, et al. Diffuse large B-cell lymphoma with a bulky mass in the cranial vault [J]. Int J Hematol, 2017, 106 (2): 147-148.
[17] RENARD D, CAMPELLO C, BERARU O, et al. Teaching neuroImages: Primary diffuse large B-cell lymphoma of the cranial vault [J]. Neurology, 2009, 73 (17): e84-e85.
[18] FUKUSHIMA Y, OKA H, UTSUKI S, et al. Primary malignant lymphoma of the cranial vault [J]. Acta neurochirurgica, 2007, 149 (6): 601-604.
[19] PESCE A, ACQUI M, CIMATTI M, et al. Primary lymphomas of the skull base from a neurosurgical perspective: Review of the literature and personal experience [J]. J Neurol Surg A Cent Eur Neurosurg, 2017, 78 (1): 60-66.
[20] MARINELLI J P, MODZESKI M C, LANE J I, et al. Primary skull base lymphoma: Manifestations and clinical outcomes of a great imitator [J]. Otolaryngol Head Neck Surg, 2018, 159 (4): 643-649.
[21] AGRAWAL A, MAKANNAVAR J H, SHETTY J P, et al. Frontal convexity primary lymphoma masquerading meningioma: A case report and review of literature [J]. Indian J Cancer, 2007, 44 (1): 36-37.
[22] FADOUKHAIR Z, LALYA I, AMZERIN M, et al. Successful management of primary non Hodgkins lymphoma of the cranial vault [J]. Pan Afr Med J, 2011, 8: 50.
[23] HANS F J, REINGES M H, NOLTE K, et al. Primary lymphoma of the skull base [J]. Neuroradiology, 2005, 47 (7): 539-542.
[24] ROMAN-GOLDSTEIN S M, JONES A, DELASHAW J B, et al. Atypical central nervous system lymphoma at the cranial base: Report of four cases [J]. Neurosurgery, 1998, 43 (3): 613-615.
[25] ZELENETZ A D, ABRAMSON J S, ADVANI R H, et al. NCCN clinical practice guidelines in oncology: Non-Hodgkin's lymphomas [J]. J Natl Compr Canc Netw, 2010, 8 (3): 288-334.
[26] HWANG C S, YEH S, BERGSTROM C S. Diagnostic vitrectomy for primary intraocular lymphoma: When, why, how？ [J] . Int Ophthalmol Clin, 2014, 54 (2): 155-171.
[27] MOCHIZUKI M, SINGH A D. Epidemiology and clinical features of intraocular lymphoma [J]. Ocul Immunol Inflamm, 2009, 17 (2): 69-72.
[28] HORMIGO A, ABREY L, HEINEMANN M H, et al. Ocular presentation of primary central nervous system lymphoma: Diagnosis and treatment [J]. Br J Haematol, 2004, 126 (2): 202-208.
[29] READ R W, ZAMIR E, RAO N A. Neoplastic masquerade syndromes [J]. Surv Ophthalmol, 2002, 47 (2): 81-124.
[30] CHAN C C, SEN H N. Current concepts in diagnosing and managing primary vitreoretinal (intraocular) lymphoma [J]. Discov Med, 2013, 15 (81): 93-100.

[31] HORMIGO A, DEANGELIS L M. Primary ocular lymphoma: Clinical features, diagnosis, and treatment [J]. Clin Lymphoma, 2003, 4 (1): 22-29.
[32] LEVY-CLARKE G A, BYRNES G A, BUGGAGE R R, et al. Primary intraocular lymphoma diagnosed by fine needle aspiration biopsy of a subretinal lesion [J]. Retina, 2001, 21 (3): 281-284.
[33] AKPEK E K, AHMED I, HOCHBERG F H, et al. Intraocular-central nervous system lymphoma: Clinical features, diagnosis, and outcomes [J]. Ophthalmology, 1999, 106 (9): 1805-1810.
[34] VELEZ G, DE SMET M D, WHITCUP S M, et al. Iris involvement in primary intraocular lymphoma: Report of two cases and review of the literature [J]. Surv Ophthalmol, 2000, 44 (6): 518-526.
[35] ISHIDA T, OHNO-MATSUI K. KANEKO Y, et al. Fundus autofluorescence patterns in eyes with primary intraocular lymphoma [J]. Retina, 2010, 30 (1): 23-32.
[36] ARAUJO I, COUPLAND S E. Primary vitreoretinal lymphoma: A review [J]. Asia Pac J Ophthalmol (Phila), 2017, 6 (3): 283-289.
[37] RAPARIA K, CHANG C C, CHEVEZ-BARRIOS P. Intraocular lymphoma: Diagnostic approach and immunophenotypic findings in vitrectomy specimens [J]. Arch Pathol Lab Med, 2009, 133 (8): 1233-1237.
[38] DAVIS J L. Diagnosis of intraocular lymphoma [J]. Ocul Immunol Inflamm, 2004, 12 (1): 7-16.
[39] WOLF L A, REED G F, BUGGAGE R R, et al. Vitreous cytokine levels [J]. Ophthalmology, 2003, 110 (8): 1671-1672.
[40] MERLE-BERAL H, DAVI F, CASSOUX N, et al. Biological diagnosis of primary intraocular lymphoma [J]. Br J Haematol, 2004, 124 (4): 469-473.
[41] COUPLAND S E, BECHRAKIS N E, ANASTASSIOU G, et al. Evaluation of vitrectomy specimens and chorioretinal biopsies in the diagnosis of primary intraocular lymphoma in patients with Masquerade syndrome [J]. Graefes Arch Clin Exp Ophthalmol, 2003, 241 (10): 860-870.
[42] GOROCHOV G, PARIZOT C, BODAGHI B, et al. Characterization of vitreous B-cell infiltrates in patients with primary ocular lymphoma, using CDR3 size polymorphism analysis of antibody transcripts [J]. Invest Ophthalmol Vis Sci, 2003, 44 (12): 5235-5241.
[43] CHAN C C, BUGGAGE R R, NUSSENBLATT R B. Intraocular lymphoma [J]. Curr Opin Ophthalmol, 2002, 13 (6): 411-418.
[44] CHAN C C, WALLACE D J. Intraocular lymphoma: Update on diagnosis and management [J]. Cancer Control, 2004 , 11 (5): 285-295.
[45] SHEU S J. Endophthalmitis [J]. Korean J Ophthalmol, 2017, 31 (4): 283-289.
[46] CITTERIO G, RENI M, FERRERI A J. Present and future treatment options for primary CNS lymphoma [J]. Expert Opin Pharmacother, 2015, 16 (17): 2569-2579.
[47] AKIYAMA H, TAKASE H, KUBO F, et al. High-dose methotrexate following intravitreal methotrexate administration in preventing central nervous system involvement of primary intraocular lymphoma [J]. Cancer Sci, 2016, 107 (10): 1458-1464.
[48] SOUSSAIN C, SUZAN F, HOANG-XUAN K, et al. Results of intensive chemotherapy followed by hematopoietic stem-cell rescue in 22 patients with refractory or recurrent primary CNS lymphoma or intraocular lymphoma [J]. J Clin Oncol, 2001, 19 (3): 742-749.
[49] MASON J O, FISCHER D H. Intrathecal chemotherapy for recurrent central nervous system intraocular lymphoma [J]. Ophthalmology, 2003, 110 (6): 1241-1244.
[50] National Comprehensive Cancer Network. Central nervous system cancers version 3 [EB/OL].(2019-10-18)[2020-12-14]. https://www. nccn. org/patientresources/patient-resources/guidelines-for-patients.
[51] DEANGELIS L M, SEIFERHELD W, SCHOLD S C, et al. Combination chemotherapy and radiotherapy for primary central nervous system lymphoma: Radiation Therapy Oncology Group Study 93-10 [J]. J Clin Oncol, 2002, 20 (24): 4643-4648.
[52] LARKIN K L, SABOO U S, COMER G M, et al. Use of intravitreal rituximab for treatment of vitreoretinal lymphoma [J]. Br J Ophthalmol, 2014, 98 (1): 99-103.
[53] HASHIDA N, OHGURO N, NISHIDA K. Efficacy and complications of intravitreal rituximab injection for treating primary vitreoretinal lymphoma [J]. Transl Vis Sci Technol, 2012, 1 (3): 1.

[54] MARCUS R, HODSON D, COUPLAND S, et al. Guidelines on the diagnosis and management of adult patients with primary CNS lymphoma (PCNSL) and primary intra-ocular lymphoma (PIOL)[J]. 2009: 11-30.
[55] VENKATESH R, BAVAHARAN B, MAHENDRADAS P, et al. Primary vitreoretinal lymphoma: Prevalence, impact, and management challenges [J]. Clin Ophthalmol, 2019, 13: 353-364.
[56] WITMER M T. Primary vitreoretinal lymphoma: Management of isolated ocular disease [J]. Cancer Control, 2016, 23 (2): 110-116.
[57] SAMRA K A, ORAY M, EBRAHIMIADIB N, et al. Intraocular lymphoma: Descriptive data of 26 patients including clinico-pathologic features, vitreous findings, and treatment outcomes [J]. Ocul Immunol Inflamm, 2018, 26 (3): 347-352.
[58] YANG W, GARZON-MUVDI T, BRAILEANU M, et al. Primary intramedullary spinal cord lymphoma: A population-based study [J]. Neuro Oncol, 2017, 19 (3): 414-421.
[59] FLEURY I, AMORIM S, MOUNIER N, et al. Management and prognosis of sixty-six B-cell non-Hodgkin lymphoma patients presenting with initial spinal cord compression: A French retrospective multicenter study [J]. Leuk Lymphoma, 2015, 56 (7): 2025-2031.
[60] FLANAGAN E P, O' NEILL B P, PORTER A B, et al. Primary intramedullary spinal cord lymphoma [J]. Neurology, 2011, 77 (8): 784-791.
[61] SAO-MAI D A, SMITH G A, PACE J, et al. Primary spinal intradural extramedullary lymphoma: A novel management strategy [J]. J Clin Neurosci, 2017, 35: 122-126.
[62] CHANG C M, CHEN H C, YANG Y, et al, Surgical decompression improves recovery from neurological deficit and may provide a survival benefit in patients with diffuse large B-cell lymphoma-associated spinal cord compression: A case-series study [J]. World J Surg Oncol, 2013, 11: 90.
[63] FASTRE S, LONDON F, LELOTTE J, et al. Primary central nervous system lymphoma of T-cell origin: An unusual cause of spinal cord disease [J]. Acta Neurol Belg, 2017, 117 (3): 765-767.
[64] GUZZETTA M, DREXLER D S, BUONOCORE B, et al. Primary CNS T-cell lymphoma of the spinal cord: Case report and literature review [J]. Lab Med, 2015, 46 (2): 159-163.
[65] SWERDLOW S H, CAMPO E, PILERI S A, et al. The 2016 revision of the World Health Organization classification of lymphoid neoplasms [J]. Blood, 2016, 127 (20): 2375-2390.
[66] KARADURMUS N, ATAERGIN S, ERDEM G, et al. A rare presentation of follicular lymphoma: cerebellar involvement, successfully treated with a combination of radiotherapy and chemotherapy [J]. Cancer Res Treat, 2013, 45 (3): 234-238.
[67] 王彦艳, 张莉, 钱樱, 等. 216 例惰性 B 细胞淋巴瘤患者临床特征及治疗预后分析 [J]. 中华血液学杂志, 2016 (1): 61-64.
[68] GRUPKA N L, SEINFELD J, RYDER J, et al. Secondary central nervous system involvement by follicular lymphoma: Case report and review of the literature [J]. Surg Neurol, 2006, 65 (6): 590-594.
[69] 宋腾, 王华庆. 惰性淋巴瘤非化疗药物的治疗现状及进展 [J]. 中国肿瘤临床, 2016, 43 (5): 216-219.
[70] MOAZZAM A A, DRAPPATZ J, KIM R Y, et al. Chronic lymphocytic leukemia with central nervous system involvement: Report of two cases with a comprehensive literature review [J]. J Neurooncol, 2012, 106 (1): 185-200.
[71] GUO R, ZHANG X, NIU C, et al. Primary central nervous system small lymphocytic lymphoma in the bilateral ventricles: Two case reports [J]. BMC Neurol, 2019, 19 (1): 200.
[72] BUSTOROS M, LIECHTY B, ZAGZAG D, et al. A rare case of composite dural extranodal marginal zone lymphoma and chronic lymphocytic leukemia/small lymphocytic lymphoma [J]. Front Neurol, 2018, 24 (9): 267.
[73] ALBAKR A, ALHOTHALI W, SAMGHABADI P, et al. Central nervous system lymphoma in a patient with chronic lymphocytic leukemia: A case report and literature review [J]. Cureus, 2018, 30，10 (11): e3660.
[74] 中华医学会血液学分会白血病淋巴瘤学组, 中国抗癌协会血液肿瘤专业委员会, 中国慢性淋巴细胞白血病工作组. B 细胞慢性淋巴增殖性疾病诊断与鉴别诊断中国专家共识 (2018 年版)[J]. 中华血液学杂志, 2018, 39 (5): 359-365.
[75] 李建勇, 邱录贵. 中国慢性淋巴细胞白血病诊断与治疗专家共识 [J]. 中华血液学杂志, 2010, 31 (2): 141-144.
[76] ALMHANNA K, WONGCHAOWART N, SWEETENHAM J. Intracerebral Hodgkin's lymphoma in a patient with

chronic lymphocytic leukemia/small lymphocytic lymphoma: A case report and literature review [J]. Cancer Invest, 2009, 27 (2): 215-220.

[77] GERTZ M A. Waldenström macroglobulinemia: 2019 update on diagnosis, risk stratification, and management [J]. Am J Hematol, 2019, 94 (2): 266-276.

[78] MORITA K, YOSHIMI A, MASUDA A, et al. Unique association of Waldenstrom macroglobulinemia with optic neuritis and monoclonal T cell expansion [J]. Int J Hematol, 2013, 98 (2): 247-249.

[79] CASTILLO J J, D'SA S, LUNN M P, et al. Central nervous system involvement by Waldenstrommacroglobulinaemia (Bing-Neel syndrome): A multi-institutional retrospective study [J]. Br J Haematol, 2016, 172 (5): 709-715.

[80] CASTILLO J J, TREON S P. How we manage Bing-Neel syndrome [J]. Br J Haematol, 2019, 187 (3): 277-285.

[81] CASTILLO J J, ITCHAKI G, PALUDO J, et al. Ibrutinib for the treatment of Bing-Neel syndrome: A multicenter study [J]. Blood, 2019, 133 (4): 299-305.

[82] 中国抗癌协会血液肿瘤专业委员会, 中华医学会血液学分会白血病淋巴瘤学组, 中国抗淋巴瘤联盟. 淋巴浆细胞淋巴瘤/华氏巨球蛋白血症诊断与治疗中国专家共识 (2016 年版)[J]. 中华血液学杂志, 2016, 37 (9): 729-734.

[83] SCHIEBER M, GORDON L I, KARMALI R. Current overview and treatment of mantle cell lymphoma [J]. F1000Res, 2018, 7: F1000 Faculty Rev-1136.

[84] FAIVRE G, LAGARDE J, CHOQUET S, et al. CNS involvement at diagnosis in mantle cell lymphoma with atypical MRI features [J]. J Neurol, 2014, 261 (5): 1018-1020.

[85] GILL S, HERBERT K E, PRINCE H M, et al. Mantle cell lymphoma with central nervous system involvement: Frequency and clinical features [J]. Br J Haematol, 2009, 147 (1): 83-88.

[86] CHEAH C Y, GEORGE A, GINÉ E, et al. Central nervous system involvement in mantle cell lymphoma: Clinical features, prognostic factors and outcomes from the European Mantle Cell Lymphoma Network [J]. Ann Oncol, 2013, 24 (8): 2119-2123.

[87] 平凌燕, 朱军. 套细胞淋巴瘤诊疗进展 [J]. 中国肿瘤临床, 2016, 43 (19): 835-839.

[88] BERNARD S, GOLDWIRT L, AMORIM S, et al. Activity of ibrutinib in mantle cell lymphoma patients with central nervous system relapse [J]. Blood, 2015, 126 (14): 1695-1698.

[89] CONCONI A, FRANCESCHETTI S, LOBETTI-BODONI C, et al. Risk factors of central nervous system relapse in mantle cell lymphoma [J]. Leuk Lymphoma, 2013, 54 (9): 1908-1914.

[90] CHIHARA D, ASANO N, OHMACHI K, et al. Ki-67 is a strong predictor of central nervous system relapse in patients with mantle cell lymphoma (MCL)[J]. Ann Oncol, 2015, 26 (5): 966-973.

[91] AYANAMBAKKAM A, IBRAHIMI S, BILAL K, et al. Extranodal marginal zone lymphoma of the central nervous system [J]. Clin Lymphoma Myeloma Leuk, 2018, 18 (1): 34-37.

[92] TU P H, GIANNINI C, JUDKINS A R, et al. Clinicopathologic and genetic profile of intracranial marginal zone lymphoma: A primary low-grade CNS lymphoma that mimics meningioma [J]. J Clin Oncol, 2005, 23 (24): 5718-5727.

[93] GAZZOLA D M, ARBINI A A, HAGLOF K, et al. Primary marginal zone lymphoma of the CNS presenting as a diffuse leptomeningeal process [J]. Neurology, 2016, 87 (11): 1180-1182.

[94] CHEN J, YAN Z, ZENG H, et al. Teaching neuroImages: primary dural mucosa-associated lymphoid tissue lymphoma [J]. Neurology, 2015, 84 (14): e107-e108.

[95] CHOI J Y, CHUNG J H, PARK Y J, et al. Extranodal marginal zone B-cell lymphoma of mucosa-associated tissue type involving the dura [J]. Cancer Res Treat, 2016, 48 (2): 859-863.

[96] TECKIE S, QI S, CHELIUS M, et al. Long-term outcome of 487 patients with early-stage extra-nodal marginal zone lymphoma [J]. Ann Oncol, 2017, 28 (5): 1064-1069.

[97] UEBA T, OKAWA M, ABE H, et al. Central nervous system marginal zone B-cell lymphoma of mucosa-associated lymphoid tissue type involving the brain and spinal cord parenchyma [J]. Neuropathol, 2013, 33 (3): 306-311.

[98] NEWELL M E, HOY J F, COOPER S G, et al. Human immunodeficiency virus-related primary central nervous system lymphoma [J]. Cancer, 2004, 100 (12): 2627-2636.

[99] GUPTA N K, NOLAN A, OMURO A, et al. Long-term survival in AIDS-related primary central nervous system lymphoma [J]. Neuro Oncol, 2017, 19 (1): 99-108.

[100] HOANG-XUAN K, BESSELL E, BROMBERG J, et al. Diagnosis and treatment of primary CNS lymphoma in immunocompetent patients: guidelines from the European Association for Neuro-Oncology [J]. Lancet Onc, 2015, 16 (7): e322-e332.
[101] MOULIGNIER A, LAMIREL C, PICARD H, et al. Long-term AIDS-related PCNSL outcomes with HD-MTX and combined antiretroviral therapy [J]. Neurology, 2017, 89 (8): 796-804.
[102] KIEWE P, FISCHER L, MARYUS P, et al. Primary central nervous system lymphoma monocenter, long-term, intent-to-treat analysis [J]. Cancer, 2008, 112 (8): 1812-1824.
[103] CORCORAN C, REBE K, PLAS H, et al. The predictive value of cerebrospinal fluid Epstein-Barr viral load as a marker of primary central nervous system lymphoma in HIV-infected persons [J]. J Clin Vir, 2008, 42 (4): 433-436.
[104] SLOBOD K S, TAYLOR G H, SANDLUND J T, et al. Epstein-Barr virus-targeted therapy for AIDS-related primary lymphoma of the central nervous system [J]. Lancet, 2000, 356 (9240): 1493-1494.
[105] YEO K K, YEO T T, CHAN C Y, et al. Stereotactic brain biopsies in AIDS patients-early local experience [J]. Singapore Med J, 2000, 41 (4): 161-166.
[106] COHEN J I. Epstein-Barr virus infection [J]. New Engl J Med, 2000, 343 (7): 481-492.
[107] EICHLER A E, BATCHELOR T T. Primary central nervous system lymphoma: Presentation, diagnosis, and staging [J]. Neurosurg Focus, 2006, 21 (5): E15.
[108] COMMINS D L. Pathology of primary central nervous system lymphoma [J]. Neurosurg Focus, 2006, 21 (5): E2.
[109] GO J L, LEE S C, KIM P E. Imaging of primary central nervous system lymphoma [J]. Neurosurg Focus, 2006, 21 (5): E4.
[110] LIEBOW A A, CARRINGTON C R, FRIEDMAN P J. Lymphomatoid granulomatosis [J]. Hum Pathol, 1972, 3 (4): 457-558.
[111] KATZENSTEIN A L, CARRINGTON C B, LIEBOW A A. Lymphomatoid granulomatosis: A clinicopathologic study of 152 cases [J]. Cancer, 1979, 43 (1): 360-373.
[112] PATSALIDES A D, ATAC G, HEDGE U, et al. Lymphomatoid granulomatosis: Abnormalities of the brain at MR imaging [J]. Radiology, 2005, 237 (1): 265-273.
[113] KERMODE A G, ROBBINS P D, CARROLL W M. Cerebral lymphomatoid granulomatosis [J]. J Clin Neurosci, 1996, 3 (4): 346-353.
[114] NICHOLSON A G, WOTHERSPOON A C, DISS T C, et al. Lymphomatoid granulomatosis: evidence that some cases represent Epstein-Barr virus-associated B-cell lymphoma [J]. Histopathology, 1996, 29 (4): 317-324.
[115] LUCANTONI C, DE BONIS P, DOGLIETTO F, et al. Primary cerebral lymphomatoid granulomatosis: Report of four cases and literature review [J]. J Neurooncol, 2009, 94 (2): 235-242.
[116] MIZUNO T, TAKANASHI Y, ONODERA H, et al. A case of lymphomatoid granulomatosis/angiocentric immunoproliferative lesion with long clinical course and diffuse brain involvement [J]. J Neurol Sci, 2003, 213 (1-2): 67-76.
[117] SEBIRE N J, HASELDEN S, MALONE M, et al. Isolated EBV lymphoproliferative disease in a child with Wiskott-Aldrich syndrome manifesting as cutaneous lymphomatoid granulomatosis and responsive to anti-CD20 immunotherapy [J]. J Clin Pathol, 2003, 56 (7): 555-557.
[118] TATEISHI U, TERAE S, OGATA A, et al. MR imaging of the brain in lymphomatoid granulomatosis [J]. AJNR Am J Neuroradiol, 2001, 22 (7): 1283-1290.
[119] GONZÁLEZ-DARDER J M, VERA-ROMÁN J M, PESUDO-MARTÍNEZ J V, et al. Tumoral presentation of primary central nervous system lymphomatoid granulomatosis [J]. Acta Neurochir (Wien), 2011, 153 (10): 1963-1970.
[120] SCHMIDT B J, MEAGHER-VILLEMURE K, DEL CARPIO J. Lymphomatoid granulomatosis with isolated involvement of the brain [J]. Ann Neurol, 1984, 15 (5): 478-481.
[121] JR LIPFORD E H, MARGOLICK J B, LONGO D L, et al. Angiocentric immunoproliferative lesions: A clinicopathologic spectrum of post-thymic T-cell proliferations [J]. Blood, 1988, 72 (5): 1674-1681.
[122] BAEHRING J M, DAMEK D, MARTIN E C, et al. Neurolymphomatosis [J]. Neuro Oncol, 2003, 5 (2): 104-115.
[123] DAVIDSON T, KEDMI M, AVIGDOR A, et al. FDG PET-CT evaluation in neurolymphomatosis: Imaging characteristics and clinical outcomes [J]. Leuk Lymphoma, 2018, 59 (2): 348-356.

[124] GRISARIU S, AVNI B, BATCHELOR T T, et al. Neurolymphomatosis: An International Primary CNS Lymphoma Collaborative Group report [J]. Blood, 2010, 115 (24): 5005-5011.

[125] KELLY J J, KARCHER D S. Lymphoma and peripheral neuropathy: A clinical review [J]. Muscle Nerve, 2005, 31 (3): 301-313.

[126] BAEHRING J M, DAMEK D, MARTIN E C, et al. Neurolymphomatosis [J]. Neuro Oncol, 2003, 5 (2): 104-115.

[127] BOWER S P C, MCKELVIE P, PEPPARD R W, et al. Neurolymphomatosis presenting as mononeuritis multiplex [J]. J Clin Neurosci, 1999, 6 (6): 530-532.

[128] ODABASI Z, PARROTT J H, REDDY V V, et al. Neurolymphomatosis associated with muscle and cerebral involvement caused by natural killer cell lymphoma: A case report and review of literature [J]. J Peripher Nerv-Syst, 2001, 6 (4): 197-203.

[129] CHAMBERLAIN M C, FINK J. Neurolymphomatosis: A rare metastatic complication of diffuse large B-cell lymphoma [J]. J Neurooncol, 2009, 95 (2): 285-288.

[130] BAEHRING J M, BATCHELOR T T. Diagnosis and management of neurolymphomatosis [J]. Cancer J, 2012, 18 (5): 463-468.

[131] KINOSHITA H, YAMAKADO H, KITANO T, et al. Diagnostic utility of FDGPET in neurolymphomatosis: Report of five cases [J]. J Neurol, 2016, 263 (9): 1719-1726.

[132] BYUN J M, KIM K H, KIM M, et al. Diagnosis of secondary peripheral neurolymphomatosis: A multi-center experience [J]. Leuk Lymphoma, 2017, 58 (11): 2624-2632.

[133] DAVIDSON T, KEDMI M, AVIGDOR A, et al. FDG PET/CT evaluation in neurolymphomatosis: imaging characteristics and clinical outcomes [J]. Leuk Lymphoma, 2018, 59 (2): 348-356.

[134] BATCHELOR T, CARSON K, O' NEILL A, et al. Treatment of primary CNS lymphoma with methotrexate and deferred radiotherapy: A report of NABTT 96-07 [J]. J Clin Oncol, 2003, 21 (6): 1044-1049.

[135] SHENKIER T N. Unusual variants of primary central nervous system lymphoma [J]. Hematol Oncol Clin North Am, 2005, 19 (4): 651-664.

第十六章
中枢神经系统淋巴瘤护理要点

随着中枢神经系统淋巴瘤(CNSL)发病率的逐年上升和医疗技术的不断发展,此类患者的护理工作面临着专业发展与高质量护理需求的双重挑战,需要向规范化和专业化的方向发展,在疾病的各个阶段护理都发挥着重要作用。因此,护理人员要全方位地掌握患者病情和身心状况,合理应用个性化的护理干预,最大限度地改善患者的预后和生活质量。国内外肿瘤护理的研究热点主要集中在肿瘤的预防、疲乏护理、疼痛护理、姑息护理、循证护理及支持性照护等方面,CNSL 的护理研究亦不例外,而且随着精准医疗的提出,我们更应该保持理念、知识与技能的实时更新,了解颅脑肿瘤护理发展的时代需求,制订个性化的评估和护理干预方案,运用互联网技术实现远程化延续护理和信息提取,通过临床实践与护理研究寻求精准护理的创新与突破,最终为患者提供更高质量的护理服务。

CNSL 的主要治疗方式有立体定向穿刺活检术、化学药物治疗、靶向治疗、免疫治疗和放射性治疗等,在治疗疾病的同时,也会给患者带来不良反应。因此需要专业护理人员在患者治疗的同时,采取合理、有效、有针对性的护理策略,减少不良反应的发生率,提高患者对治疗的耐受性和依从性。此外,在漫长的治疗过程中,患者会出现不同的心理体验。护理人员和家属应关注患者负面情绪,及时了解患者需求,给予安慰和支持性护理。因此本章根据患者不同的治疗方式与特点,提供相应的护理对策,帮助患者缓解痛苦,减少不良反应的发生,最终提高生活质量。

第一节　不同治疗方式的护理

一、立体定向活检术后的护理

(一) 一般护理

1. **术后体位**　术后取半卧位,床头抬高 15°~30°,以利血液回流,减轻脑水肿,降低颅内压。协助患者头偏向一侧,防止口腔及呼吸道分泌物和胃内呕吐物引起误吸,造成肺部感染。

2. **严密监测生命体征的变化**　监测患者心率、呼吸、血压、血氧饱和度等指标变化。

3. **严密观察意识、瞳孔和肢体活动**　如出现双侧瞳孔不等大、瞳孔形状异常、对光反射消失或迟钝或进行性意识障碍,突发的肢体功能障碍等异常,应立即通知医生采取相应措施。

4. **保持呼吸道通畅**　氧气吸入 2~3L/min,观察患者呼吸频率、节律及血氧饱和度变化。

5. **伤口观察及护理**　观察伤口有无渗血、渗液并记录渗出量,通知医生及时更换敷料。

6. **其他**　卧床期间协助患者定时翻身,保持局部皮肤干燥。术后 6~8h 暂禁食水,之后可进食清淡的流质饮食。术后不宜立即下床活动,应床上排大小便。

(二) 术后并发症的观察及护理

1. **颅内出血**　常发生于术后 24h 内,是立体定向活检术后最严重的并发症。术后应密切监测患者生命体征,观察患者意识及瞳孔变化。一旦发生剧烈头痛、频繁呕吐,意识状态趋于恶化,一侧瞳孔散大,光反射迟钝或消失,血压升高,脉压增大,脉搏缓慢而有力,呼吸深而慢或伴有偏瘫或失语,多提示颅内出血,应立即通知医生,遵医嘱给予 20% 甘露醇等脱水剂降低颅内压,并积极进行术前准备。另外,手术前后要准时给予抗癫痫药,避免术后因癫痫发作使本已脆弱的血管由于压力造成出血。

2. **水肿**　常发生于术后 2~4d,遵医嘱按时、按量使用脱水药,如甘露醇、呋塞米等,并详细记录 24h 出入量,定期记录 24h 出入量,定期复查血肾功能、电解质的变化。

3. **感染**　切口感染多发生于术后 3~5d,患者感觉切口疼痛缓解后再次疼痛,局部有明显的红、肿、压痛及皮下积液表现等。应注意观察切口处有无渗血、渗液及红肿,敷料有污染时及时更换。监测患者体温,若体温超过 37.5℃,每日监测体温 4 次,及时给予物理降温,若体温大于 38.5℃,应通知医生,行细菌学及药物敏感性试验后,遵医嘱正确、合理地使用抗生素。

二、化学治疗的护理

(一) 大剂量甲氨蝶呤化疗后护理

1. **化疗前**　甲氨蝶呤(methotrexate,MTX)化疗前加强水化,碱化尿液。指导患者多饮水,保证 24h 尿量 3 000ml 以上,以加快体内药物及代谢产物的排泄,减轻 MTX 对肾功能的损害。每日监测尿常规,尿 pH>7.0。

2. **治疗期间**　大剂量甲氨蝶呤(HD-MTX)的治疗原则为保证肾功能正常,治疗期间密切监测肾功能，血清肌酐浓度>1.5mg/dl 或肌酐清除率<25mg/(min·m^2)时不用 MTX 治疗；MTX 治疗期间应每日监测血清 MTX 浓度，直至血清 MTX 浓度降至 0.1μmol/L 以下。常规使用亚叶酸钙解救，MTX 输注结束后 12h 开始，每 6h 一次，共 7~8 次，直至血清 MTX 浓度降至 0.1μmol/L 以下，如 72h 内血清浓度仍高于 0.1μmol/L，则继续使用亚叶酸钙解救，直至血清 MTX 浓度降至 0.1μmol/L 以下。

3. **严密注意黏膜脱落改变** 尤其是气管黏膜脱落，防止对患者造成致命性伤害。注意皮肤脱落的情况发生。注意呼吸幅度尤其是呼吸音的改变，观察气道分泌物的性质及颜色，必要时给予吸氧和持续的血氧饱和度的监测。

4. **口腔护理** 治疗期间应注意观察患者口腔黏膜表现，给予碳酸氢钠漱口水与亚叶酸钙漱口水交替漱口，预防口腔溃疡。

5. **心理护理** 适当讲解 MTX 的作用与副作用，减轻化疗的不良反应对患者的打击，增强患者自我心态调整与主观能动性，增强疗效。及时了解患者在化疗过程中的感受，鼓励他们坚持治疗。指导患者采取正确的应对技巧、应对方式，为患者提供心理支持。

（二）化疗药物溢出及外渗的护理

1. 化疗药物溢出的处理

(1) 当有药物发生溢出时，溢出地点隔离处理，应有明显的标记，避免其他人员接触。

(2) 正确评估暴露在溢出环境的每一个人，如果有人的皮肤或衣服直接接触到药物，必须立即用肥皂水和清水清洗被污染的皮肤。如溅到眼内，应立即用生理盐水反复冲洗。

(3) 由经过专门培训过的专业人员立即清除溢出的少量药物。穿戴好防护用品，液体应用吸收性的织布吸去和擦去，固体应用湿的吸收性织布块擦去。被污染的物品都应置于专门放置细胞毒性药物的垃圾袋中。药物溢出的地方要用清洁剂反复清洗 3 遍，再用清水清洗。放置药物污染的垃圾袋应封口，再放置于另一个放置细胞毒物的垃圾袋中，然后封口放置于专用一次性防刺容器中。

(4) 记录药物名称、时间、溢出量、处理过程以及受污染的人员。

2. **化疗药物外渗的护理** 化疗药物外渗是化学治疗中严重的并发症，轻者引起局部皮肤红、肿、疼痛和炎症，严重时可导致皮肤及软组织坏死和溃疡，长时间无法愈合。因此在化疗药物输注过程中，护士应严密观察局部反应情况，加强巡视，防止发生外渗。一旦发生外渗，应及时、正确处理，减少对患者的伤害和痛苦。

(1) 患者诉输注部位不适、疼痛、烧灼感或输液速度发生改变时，即使没有肉眼可见的肿胀，也应立即停止输液。评估药物的外渗程度及范围，根据化疗药物的种类，采取相应的处理措施。

(2) 一般刺激性药物(如 MTX、氟尿嘧啶等)出现外渗可拔除针头，局部采用 25% 硫酸镁溶液湿敷。

(3) 发疱性药物(如长春新碱、多柔比星等)外渗的处理

1) 保留套管针，直接接注射器尽量抽出渗入皮下的药液。

2) 局部使用拮抗剂，从套管针注入相应药物的拮抗剂，然后拔除套管针，再在外渗组织周围组织使用拮抗剂行局部皮下封闭注射。也可直接应用 1% 普鲁卡因或 2% 利多卡因 + 地塞米松 + 生理盐水各 1ml 行环形封闭注射。

3）局部给予热敷或冷敷：除植物碱类化疗药物，化疗药外渗后早期（24h 内）可采用冷敷，每日 4~6 次，每次 20~30min，冷敷时应密切关注局部反应，防止发生冻伤。植物碱类的化疗药物（如长春新碱等）适宜热敷，温度为 40~50℃，每日 4~6 次，每次 15~20min。冷 / 热敷后仍可伴随使用硫酸镁、氢化可的松等湿敷药物，辅助尽快吸收或消散。

4）抬高患肢 48~72h 以促进外渗药物吸收，也可行红外线、超短波等理疗。吸收后可同时指导患者进行功能锻炼。

5）如外渗严重，导致局部皮肤溃疡、坏死，须及时通知医生进行清创、换药等外科治疗。

6）详细记录外渗药物名称、时间、剂量、局部皮肤表现、处理措施，每日进行跟踪记录，如发现异常，及时通知医生。

7）及时上报，做好药物外渗不良事件报告。

（三）化疗药物不良反应的护理

化疗药物常见的不良反应包括骨髓抑制、胃肠道反应、黏膜损伤、肝功能损伤、急性肾损伤、疲乏等。

1. 骨髓抑制的护理

（1）加强基础护理，保持排便通畅，必要时给予缓泻剂。

（2）加强饮食营养，以提高免疫功能。

（3）严密观察血象变化，避免患者暴露于易于感染的环境中，遵医嘱给予升白细胞药物，输成分血制品、抗生素等治疗。

（4）白细胞减少严重时采取保护性隔离措施，血小板减少严重时注意观察患者有无牙龈出血、血尿、便血的情况，并防止外伤。

2. 胃肠道反应的护理

（1）护理评估：评估患者年龄、性别、心理状态、相关病史、液体出入量、体重变化、皮肤弹性、生命体征等情况。评估呕吐的时间、次数，呕吐物的颜色、量和性状。

（2）呕吐时的护理：护理人员应在旁守护，给予帮助，并立即侧卧位预防窒息，轻拍背部有利于呕吐物排出，观察并记录呕吐物的颜色、量和性状。指导患者缓慢深呼吸，协助患者漱口。呕吐后指导患者立即用温开水漱口，擦洗面部，协助取舒适卧位。呕吐严重者严格记录液体出入量，及时补液，避免水、电解质代谢紊乱和酸碱平衡失调。

（3）合理应用药物：尽量睡前给予化疗药，睡眠时胃肠蠕动慢、吞咽活动弱，呕吐反射会减弱，发生呕吐症状会减少。镇吐药在化疗前 15~30min 静脉注射，止吐作用会持久。呕吐严重者可分别在化疗后 4h、8h 再次给药，还可联合口服止吐药。

（4）饮食护理：饮食上注意调整食物的色、香、味，并帮助患者选择营养丰富和清淡、易消化的食物。少食多餐，每日可 5~6 餐；可选择碱性或固体食物，于化疗前吃一点饼干或烤面包等干且温和的食物；限制餐前、餐后 1 小时的饮水量，尽量不饮水。

（5）心理和行为治疗：护理人员对恶心、呕吐的患者应给予安慰和帮助，嘱患者保持乐观情绪，因为不良情绪会导致血中 5- 羟色胺（5-hydroxytryptamine，5-HT）增高，加重恶心、呕吐。同时可采用暗示、松弛和转移注意力的方法，必要时加用小剂量抗焦虑药，促进患者情绪尽快改善。

3. **口腔溃疡的护理**

（1）密切观察和评估口腔黏膜状况：每日评估和观察患者口腔黏膜的变化，每日至少3次。向患者及家属讲解口腔溃疡的预防和观察方法，以及如何促进口腔溃疡愈合。

（2）口腔护理：指导患者早晚及餐后使用软毛牙刷刷牙。在化疗过程中，定期检查口腔情况，并常规应用生理盐水漱口，一旦发现溃疡或症状加剧，使用漱口液及棉棒进行口腔护理。建议使用中性、较温和的漱口液，不要使用含酒精成分的漱口液，以免黏膜干燥。

（3）饮食护理：嘱患者每日至少饮用1 500ml温开水，维持口腔黏膜的湿润。鼓励患者进食营养丰富的食物，如高蛋白、高热量、高维生素食物。当口腔黏膜症状较为明显时，进食清淡、易消化的半流质饮食和流质饮食，避免辛辣及刺激性食物，如咖啡、浓茶、酒等；避免粗硬及易损伤口腔黏膜的食物，如鱼、虾等。必要时给予静脉输液或肠道营养。

（4）心理护理：护理人员及家属应及时对患者进行心理安慰、精神支持、营养照护等，减轻患者的不良情绪。采用松弛和冥想训练可以有效地减轻患者的焦虑和疼痛感受。

4. **疲乏的护理**

（1）帮助患者正确认识疲乏：治疗前护士应向患者提供有关癌因性疲乏的相关信息，如疲乏的生理感受、时间规律、疲乏产生的原因等。只有前期给予患者充分的教育干预，才能在疲乏出现时保证患者有足够的调整能力和应对信心。

（2）提供心理社会支持：医护人员应根据患者的文化程度和需求，制订个体化的健康教育，提高患者对癌性疲乏的认知和自我护理能力。疲乏、焦虑和抑郁常同时出现，护理人员也要运用正确的沟通技巧，了解患者的心理特征和变化，鼓励他们主动表达，倾听他们的苦恼，从而对患者进行动态、有针对性的心理干预，为他们提供更多的情感和精神支持，减轻患者的疲乏。

（3）提高睡眠质量：研究表明，睡眠紊乱与疲乏和焦虑有关，不良的睡眠习惯会导致患者生物节律紊乱，加重疲乏。因此护理人员应在治疗康复阶段，关心和帮助患者制订合理的作息计划，提高睡眠质量。如养成良好的睡眠习惯，避免睡前进食刺激性饮食或进行剧烈运动，临睡前用热水泡脚、喝热牛奶等，建议睡前至少保持1小时的放松训练。

（4）适当有氧运动：运动可缓解疲乏，有证据表明化疗期间活动与疲乏呈负相关，锻炼坚持的时间越长，化疗相关疲乏的程度就越低。有氧运动可刺激垂体分泌内啡肽，提高中枢神经的反应能力，同时它还是最好的生理镇静剂。在实施有氧运动时，应结合患者的年龄、运动习惯等选择适宜的运动方式，如快走、慢跑、打太极拳等。同时根据患者的运动能力，制订个体化的有氧运动方案。

（5）饮食护理：合理的营养摄入对消除疲乏感，恢复体力非常重要。癌症及治疗影响患者对食物的摄入与吸收，因此应每周监测患者，保证水和电解质的平衡。为了增加患者的营养摄入，可嘱患者少量多餐，摄取高蛋白质、含铁丰富及高纤维的饮食。食物烹调时多采用蒸、煮、炖的方式。另外，应鼓励患者多饮水，以促进废物的排泄。

（四）给药途径的选择及护理

1. **给药途径的选择** 应根据患者的基本情况、血管情况、治疗状况、使用药物等进行风险评估后进行选择。

（1）中心静脉通路的选择：使用化疗药物的患者为防止因药物外渗对血管、皮肤及组织造成伤害，应首选中心静脉，包括中心静脉置管（central venous catheter，CVC）、经外周静脉置入中心静脉导管（peripherally inserted central catheter，PICC）、输液港（PORT）。每次使用前应确定管路位置以及是否通畅。

（2）外周静脉注射部位的选择：当患者不能进行中心静脉穿刺时，外周静脉注射部位选择原则如下。①选择合适型号的留置针穿刺；②最佳注射部位是前臂大静脉。避免在肘窝处注射，此部位外渗不易被发现；也避免在手腕及手背注射，避免外渗造成永久性损伤。③应避免在24h内被穿刺过静脉点的下方重新穿刺，以免化疗药物在上一穿刺点外溢。

2. **经外周静脉给药的注意事项** 发疱类化疗药物在输注过程中，护理人员需在床旁看护，相比其他药物的滴注速度应快，减少药物在血管中的停留时间，减少静脉炎的发生。应随时监测：有无回血；有无局部发红、肿胀、疼痛及输液速度的变化。非发疱类化疗药物在输注时，应经常巡视，观察有无外渗的表现。

三、靶向治疗和免疫治疗的护理

（一）靶向治疗的不良反应及护理

1. **变态反应** 严重变态反应包括低血压、胸闷、气喘、呼吸困难、恶心呕吐、荨麻疹/皮疹、疲劳、瘙痒等，多发生于患者初次输注2h之内。护理措施包括以下几方面。

（1）询问患者的过敏史及既往病史，若患者有其他药物过敏，应提前做好预防工作，备好抢救物品及准备。

（2）用药前遵医嘱使用苯海拉明和地塞米松等抗过敏药。

（3）输注速度应先慢后快。

（4）用药后严密观察病情变化，有无变态反应的表现。严重反应时，应立即停止输液。

2. **心脏不良反应** 包括心脏舒张或收缩功能异常、心律失常、心肌炎、心包炎及心力衰竭等。护理措施包括以下几方面。

（1）对使用靶向药物治疗的患者采取床旁心电监护，若出现异常，及时向医生报告，采取相应措施。

（2）遵医嘱使用果糖二磷酸钠、门冬氨酸钾镁、维生素E等保护心脏。

（3）当患者出现心脏不良反应后，应立即卧床休息，持续低流量吸氧，提高血氧饱和度。

3. **胃肠道反应** 靶向药物引起的胃肠道反应较轻，与化疗药物联合使用时比较严重。胃肠道反应主要有恶心、呕吐、腹痛、腹泻、消化不良等。一般出现在用药2~3h内。护理措施包括以下几方面。

（1）用药前可遵医嘱预防性服用止吐剂，发生不良反应时，应及时对症处理。

（2）呕吐严重时，记录呕吐物的颜色、量和性状，及时补充水、电解质等，同时指导患者深呼吸，安慰患者，给予心理护理。

（3）指导患者清淡饮食，避免油腻食物的摄入。

4. **高血压** 血压异常升高比较常见。护理治疗过程中应密切监测患者血压的变化，血压明显升高时应遵医嘱使用抗高血压药，嘱患者避免情绪激动，卧床休息，做好健康教育和心理疏导。

5. **出血** 少数患者会出现出血性不良反应，一般症状比较轻微。用药前应先做好患者的评估工作，如有无凝血功能障碍和出血性基础性疾病。用药后观察患者皮肤有无出血点、有无鼻出血等，一旦发现，及时通知医生并做相应处理。

（二）免疫治疗的护理

1. 肿瘤疫苗治疗的护理

（1）观察患者注射后局部皮肤有无出现红、肿、硬结、水疱等反应，记录上述反应出现的起止时间及范围。观察患者有无全身发热现象，记录起止时间。

（2）告知患者如果出现局部皮肤反应，不要搔抓、热敷、冷敷。必要时可局部用药。

（3）保持皮肤清洁，出现皮肤干燥时，可选择不含乙醇、色素的保湿润肤剂涂抹全身，且嘱患者穿着宽松、柔软的棉质衣裤。

（4）指导患者避免进刺激性和可能致敏性的食物。

（5）做好心理护理和健康教育。告知患者肿瘤疫苗治疗的机制、过程及不良反应，使其树立战胜疾病的信心。

2. 过继性免疫细胞治疗的护理

（1）评估患者当日晨生命体征及血常规检查指标，结果宜在正常范围内。采血前 1 周内未接受化疗、放疗等严重影响患者白细胞数量的治疗。

（2）护理人员应在采血前与患者及家属进行充分的沟通，向患者及家属讲解治疗的步骤和过程，减轻患者紧张、恐惧的心理反应。

（3）指导患者清晨采血前可以进食清淡、低脂饮食，勿进食油腻食物；采血前 12h 内避免输注脂肪乳剂。于采血前排空膀胱，取平卧位。

（4）患者采血过程中需长时间卧床，会出现乏力等情况，结束后护士可嘱其放松后再进行活动，以免发生跌倒。

（5）采血时提前告知患者可能出现口周、四肢、面部麻木等低钙血症的表现，是因为加入体外循环时加入大量抗凝剂的缘故。如出现，可遵医嘱口服葡萄糖酸钙。

（6）细胞回输开始速度不宜过快，一般为 30~40 滴 /min。15min 后若无不良反应，可适当调整为 60~80 滴 /min。回输时，护理人员应及时巡视，做好评估，一旦出现发热、寒战、变态反应、血管痉挛等不良反应，应及时通知医生，遵医嘱给予对症处理。

四、骨髓移植治疗的护理

（一）环境护理

做好环境消毒，保持无菌环境；严格执行无菌操作，严格管理探视制度，通过电话、视频等方式使家属与患者沟通；定期进行环境的空气培养。

（二）基础护理

1. 饮食护理　保持口腔环境卫生，进食营养丰富、清淡、易消化的饮食，鼓励多饮水，必要时给予肠外营养。

2. 皮肤护理　观察皮肤有无出血点，给予温水擦浴，动作宜轻柔，床单、衣物应选择柔软的面料，定期修剪指甲，避免划破皮肤，注射部位交替使用。

3. **口腔护理** 观察患者口腔有无破溃、牙龈有无出血，每日2次口腔护理，呕吐频繁时增加护理次数。

4. **肛周护理** 保持排便通畅，必要时使用轻泻药，做好肛周皮肤护理。

（三）管路护理

1. 保持穿刺部位清洁、干燥，无菌敷贴定期更换。

2. 输液前采用生理盐水脉冲式冲管，结束后肝素盐水正压封管，冲管时注射器不小于10ml，以免压力过大，造成导管破损。

（四）病情观察

严密观察病情，有无发热、感染、出血或移植物抗宿主病的症状。记录24h液体出入量，观察大小便的颜色、量、性状和尿pH。

（五）心理护理

做好患者的心理护理，协助家属与患者之间的信息沟通，帮助患者消除孤独感，增强治病信心。

五、放射治疗后的护理

（一）健康教育

向患者讲述治疗后的局部或全身可能出现的放射反应，并观察患者有无不良反应的症状出现。

（二）皮肤护理

放疗后至少1个月内做好皮肤的保护。禁用肥皂和粗毛巾擦洗，穿棉质、柔软、宽松的衣服；当皮肤出现瘙痒和干燥时，不要抓挠，可用爽身粉、冰片等涂擦；不要使用含乙醇等刺激性的油膏；避免阳光直接照射，外出戴遮阳帽或打伞。

（三）饮食护理

均衡营养饮食，忌饮浓茶，忌烟、酒，忌食过热、过冷、油煎及过硬食物。有消化道反应的患者给予无渣半流质饮食，消化道反应严重者，可静脉补充营养。头颈部放疗后，应多服滋阴生津、清热降火之品，如苦瓜、番茄、莲藕、胡萝卜等。

（四）功能锻炼

头颈部放疗的患者应继续张口功能锻炼3~6个月，预防颞颌关节功能障碍。保持鼻腔清洁，勿用力挖鼻，防止出血。

（五）口腔护理

放疗后尽量避免拔牙，当出现牙齿或牙龈疾病时，应积极保守治疗，防止口腔感染和放射性口腔炎及骨坏死的发生。

（六）不良反应的观察及护理

1. **全身反应** 包括一系列的功能紊乱与失调、精神不振、身体衰弱等，轻微者可不处理，严重者应及时治疗，给予支持疗法，加强营养。指导患者大量饮水，将化疗致细胞破裂死亡而释放的毒素迅速排出体外，减轻全身反应。

2. **局部反应**

（1）放射性皮肤炎：放射线照射后引起的皮肤炎症反应包括红斑、脱发、干性脱皮、湿性脱皮，甚至是溃疡、坏死等。应在照射前向患者说明保护照射皮肤的重要性。对照射野皮肤遵医嘱预防性用药。放疗后每日观察照射野皮肤反应的变化程度，如出现反应，及时对症处理，使用皮肤保护剂或保护性敷料。

(2)放射性口腔黏膜炎：包括口腔黏膜出现红斑、疼痛、溃疡等。放疗后应嘱患者保持口腔卫生，餐前、餐后用淡盐水漱口。指导患者多食水分含量高的水果、蔬菜，避免进过冷、过热及粗糙的食物。

(3)放射性颞颌关节障碍、颈部强直：主要表现为张口受限、进食困难、开口门齿距缩短，严重者需进行鼻饲。因此，放疗后应及时、有效地进行早期预防性功能锻炼，减少发生率。放疗后应随时观察患者张口困难的程度并记录，指导患者早期学会综合性的康复训练操，帮助患者树立自我康复护理行为的信心。

（七）定期复查

遵医嘱定期复查，出院后1个月复查一次，1~3年内每3~6个月复查一次，第3~5年每6个月复查一次。

（李 靖）

第二节 头痛的护理

CNSL患者可有头痛、嗜睡等神经系统受损表现，患者主诉是疼痛评估的金标准。疼痛的评估以患者的主诉为依据，遵循“常规、量化、全面、动态”的原则。

1. **生活护理** 为患者创造良好的环境，保持病室的安静、整洁、温度及湿度适宜，减少对患者的不良刺激。将患者置于舒适的体位，根据患者的情况指导其进行适度的活动，指导患者养成良好的睡眠习惯，为患者制订合理的饮食计划，保证营养摄入，多食富含纤维素、高热量、易消化的清淡饮食。

2. **心理护理** 耐心倾听患者的主诉，认同并理解患者陈述的疼痛感受，帮助患者建立接受疼痛治疗的信心，鼓励患者积极参加社会活动，用积极的心态对抗疼痛的困扰，避免因疼痛而造成的焦虑、抑郁等不良情绪。指导患者家属给予患者相应的心理支持，协助患者采用分散注意力等方式缓解疼痛。

3. **用药护理** 遵医嘱用药，口服是常见的给药途径；直肠给药简单、经济，但不适用于腹泻、肛门或直肠有损伤的患者；自控镇痛给药是让患者自己控制镇痛药物剂量，实现镇痛治疗个体化。护士要注意观察自控镇痛泵是否运行正常，观察患者穿刺点皮肤情况及有无静脉炎的发生。

4. **非传统护理**

(1)替代疗法：使用冷热敷、按摩、皮肤电刺激、低频刺激等疗法替代常规的药物镇痛方法。

(2)补充疗法：通过音乐、体位、松弛等方法与常规的镇痛治疗方法联合使用，增强常规疗法的镇痛效果。

5. **健康教育** 指导患者及家属学习疼痛治疗知识，消除患者对疼痛治疗用药的疑虑，提高治疗的依从性；教会患者疼痛自我评估的方法，鼓励其主动表达疼痛感受；指导患者遵医嘱正确用药。

（李 靖）

第三节　健康教育路径

一、护理健康教育路径的定义

护理健康教育路径是指为了满足患者在疾病发生、发展、转归过程中对健康教育的需求，依据标准健康教育计划为某类疾病患者或正在执行某种特殊治疗的患者制订的住院期间进行的健康教育路径或表格。

二、中枢神经系统淋巴瘤的健康教育路径

(一) 入院第 1 天

1. 向患者介绍病房的环境和规章制度，如医生办公室、护士站、配餐间、垃圾桶等的位置，告知作息制度、探视制度、陪护制度、严禁吸烟、贵重物品保管等。

2. 向患者介绍主管医生及护士，介绍床头铃、床头 Ipad 等设备的使用方法。

3. 做好患者的安全宣教，如有肢体障碍，要防止跌倒坠床，保证患者的安全。

4. 指导患者签署入院告知书。

5. 在了解患者病情的基础上遵医嘱确定患者的饮食，向患者讲解饮食相关知识。

6. 遵医嘱留取标本实验室检查，向患者讲解不同标本实验室检查的作用和必要性。

(二) 入院第 2 天至化疗前

1. 向患者讲解疾病的基础知识、治疗方法，做好用药指导。

2. 根据患者的情况做心理疏导，帮助患者用积极的心态去认识疾病，配合相应的治疗和护理。

3. 对患者进行疼痛教育，指导患者学会自我评估，鼓励患者主动表达自己的疼痛感受，教会患者缓解疼痛的方法。

(三) 化疗期间

根据化疗产生的不良反应给予相应的指导。

1. **皮肤黏膜损害**　指导患者自我检查口腔皮肤黏膜，进食易消化的高蛋白、高维生素饮食，指导患者选择正确的牙具，学会正确刷牙和漱口方法。

2. **骨髓抑制**　对患者采取保护性隔离，告知患者及家属严格限制探视的必要性。当患者出现血小板计数降低时，减少患者活动，防止受伤，必要时嘱其绝对卧床。

3. **胃肠道反应**　患者出现恶心、呕吐、食欲减退时，让患者少食多餐，多饮水，保证尿量在 2 000ml 以上。

4. **指导患者不要过多活动化疗侧肢体**　出现局部疼痛、肿胀时，要及时告知医生。

(四) 出院指导

1. 指导患者劳逸结合，在耐受的基础上积极参加集体活动。

2. 加强营养，合理饮食，避免刺激性和不易消化的食物。

3. 遵医嘱用药，不得擅自更改用药时间和剂量，避免漏服。

4. 遵医嘱定期复查，遵医嘱按时间再次入院化疗。

（李 靖）

参考文献

[1] 强万敏, 姜永亲. 肿瘤护理学 [M]. 天津: 天津科技翻译出版有限公司, 2016.

[2] 闻曲, 成芳, 李莉. 实用肿瘤护理学 [M]. 北京: 人民卫生出版社, 2018.

[3] 贾金秀. 免疫适任者原发性中枢神经系统淋巴瘤的临床护理 [J]. 护士进修杂志, 2009, 24 (14): 1288-1289.

[4] 齐春燕, 郭伟, 李媛, 等. 大剂量甲氨蝶呤治疗原发性中枢神经系统淋巴瘤疗效及护理 [J]. 中国肿瘤临床与康复, 2017, 24 (5): 628-630.

[5] 李靖, 崔向丽, 王庆珍. 接受大剂量甲氨蝶呤化疗的原发性颅内淋巴瘤患者的护理 [J]. 中华现代护理杂志, 2009, 15 (36): 3906-3908.

[6] 任亚娟, 李靖. 大剂量甲氨蝶呤治疗原发性中枢神经系统淋巴瘤的护理 [J]. 护理实践与研究, 2012, 9 (20): 93-95.

[7] SOUSSAIN C, HOANG-XUAN K, TAILLANDIER L, et al. Intensive chemotherapy followed by hematopoietic stem-cell rescue for refractory and recurrent primary CNS and intraocular lymphoma: Société Française de Greffe de Moëlle Osseuse-Thérapie Cellulaire [J]. J Clin Oncol, 2008, 26 (15): 2512-2518.

[8] HAN C H, BATCHELOR T T. Diagnosis and management of primary central nervous system lymphoma [J]. Cancer, 2017, 123 (22): 4314-4324.

[9] MOCIKOVA H, PYTLIK R, SYKOROVA A, et al. Role of rituximab in treatment of patients with primary central nervous system lymphoma: A retrospective analysis of the Czech lymphoma study group registry [J]. Leuk Lymphoma, 2016, 57 (12): 2777-2783.

第十七章 中枢神经系统淋巴瘤患者的营养支持治疗

肿瘤营养支持治疗是与手术、化疗、放疗、靶向治疗、免疫治疗等肿瘤基本治疗方法并重的一种支持治疗方法，它贯穿于肿瘤治疗的全过程。大多数肿瘤患者静息能量消耗（rest energy expenditure，REE）升高。肿瘤增殖活跃的患者中约 25% 患者的 REE 比正常人群高 10%，另外 25% 患者的 REE 比正常人群低 10%。体重降低的肿瘤患者中约一半处于代谢亢进状态。淋巴瘤的主要治疗方法是化疗，化疗相关消化道反应是常见不良反应之一，它导致患者营养物质摄入与吸收减少，从而影响其营养代谢。化疗会降低患者的 REE。恶病质经常发生于进展期肿瘤患者，是营养不良的一种特殊形式，其病理生理特征为摄食减少，代谢减慢。恶病质是以骨骼肌量持续下降为特征的多因素综合征，伴随或不伴随脂肪组织减少，不能被常规的营养治疗逆转，最终导致进行性功能障碍。由于目前对中枢神经系统淋巴瘤患者营养支持尚无相关研究，本章中枢神经系统淋巴瘤患者营养支持主要参照肿瘤患者和淋巴瘤患者营养支持的相关研究。

患者营养状况的好坏决定其对疾病及治疗的耐受性，患者营养状况的变化对于诊治用药、疾病预后、并发症的发生及住院天数和费用都有一定的影响。淋巴瘤患者在住院期间的营养不良发生率居高不下，主要表现：体重下降、白蛋白降低等。这使得患者发生感染、电解质代谢紊乱等并发症的概率大幅增加，降低了患者对治疗过程的耐受性，不利于机体功能的恢复。肿瘤患者营养支持原则是减少糖类在总能量中的供能比例，提高蛋白质、脂肪的供能比例。按照需要量 100% 补充矿物质及维生素，根据实际情况可调整其中部分微量营养素的用量。

一、中枢神经系统淋巴瘤的营养代谢状况

目前对淋巴瘤 REE 的研究较少，Humberstone 和 Shaw 等对 8 例初诊淋巴瘤患者利用核素标记 6-3H-Glu、u-1HC-Glu、^{14}C- 尿素技术以及间接静息能量代谢测定仪测定其代谢情况，结果显示淋巴瘤患者 REE 水平与健康志愿者相似，而与其他血液系统疾病患者相比，淋巴瘤患者葡萄糖生成减少，有氧糖酵解增多，且葡萄糖在体内循环利用明显减低。朱步东等依据身体指标测定结果表明，初诊淋巴

瘤患者发病时体重 / 既往体重<90% 的发生比例为 14%(7/48)。淋巴瘤患者体重下降的发生率远小于肝癌、胃癌、直结肠癌等实体肿瘤患者。该现象可能与初诊时淋巴瘤患者肿瘤分期较早或淋巴瘤自身代谢特点相关。结合淋巴瘤种类多、分布广泛的特点,猜测不同类型、位置及分期的淋巴瘤可导致不同 REE,并影响三大营养物质代谢,但至今鲜有相关文献报道。

淋巴瘤患者在接受化疗或放疗的过程中会出现多种不良反应(如胃肠道反应、骨髓抑制、继发感染等),同时受住院期间食物种类减少、饮食习惯改变、心理状态改变、消费支出增加等客观因素的影响,患者的食物摄入量明显降低。而由于营养物质的摄入不足,患者常会出现以下症状:体重下降、白蛋白计数降低、代谢紊乱、贫血、脱发、便秘等。在疾病治疗过程中,上述症状均不利于机体功能的恢复,甚至会在一定程度上对患者的正常治疗产生负面影响,如使感染、电解质代谢紊乱等并发症的发生率增高,最终会导致患者死亡率增加。因此营养状态的好坏在很大程度上影响着患者对疾病本身及治疗过程的耐受性,更进一步说,患者的营养状况甚至可能对治疗方案的选择、疾病的预后、相关并发症发生及住院时间和费用等产生影响。

二、化疗对营养代谢的影响

中枢神经系统淋巴瘤的主要治疗方法是大剂量甲氨蝶呤(HD-MTX)化疗。MTX 的主要不良反应是对消化道黏膜的破坏,导致患者营养物质摄入与吸收减少,从而影响其营养代谢。MTX 为基础的其他化疗方案,如替莫唑胺、培美曲塞等药物会引起恶心、呕吐,进一步减少营养摄入和吸收。化疗也会导致骨髓抑制及继发感染,亦可影响机体代谢水平。此外,化疗相关黏膜损伤越来越受到关注,尽管有研究表明氨基酸类营养物质吸收并不会因肠道黏膜受损而减少,但更多研究认为在多种肿瘤中,重度黏膜炎(尤其口腔黏膜炎)、口腔黏膜的溃疡疼痛会导致患者对进食产生恐惧,使患者经口进食困难,营养物质摄入会显著减少,导致肠外营养的应用比例增高、时间延长。同时阿片类镇痛药及抗感染治疗增多,延长住院时间、增加住院费用,明显降低患者的生活质量。

三、营养状况评估

通过分析淋巴瘤住院患者的营养状况可以看出,及时、准确地对患者的营养状态做出评估是至关重要的。患者的体征、检查结果以及营养筛查和营养评估等情况都应被纳入营养状况的评估项目中。为了能更好地了解患者的营养状况,医务人员在患者入院时对其进行常规的营养筛查和评估也是必要的,以便及时确立营养诊断。就肿瘤患者而言,其本身就是营养不良的高危人群,入院时的营养评估更是必不可少。肿瘤患者的营养疗法的临床路径指出,肿瘤患者应在入院后及时给予营养筛查和评估,并根据结果将患者分为以下 4 类:无营养不良、可疑营养不良、中度营养不良和重度营养不良。对于不存在营养不良的患者,不需要进行营养干预,可以直接进行抗肿瘤治疗;对于可疑的营养不良者,在实施抗肿瘤治疗的同时给予营养支持;对于中度营养不良者,抗肿瘤治疗和营养支持治疗同时进行;对于重度营养不良者,在进行抗肿瘤治疗前,应该先给予营养治疗 1~2 周,待营养状况改善后,再同时实施抗肿瘤治疗和营养支持治疗。

对住院患者营养状况评价的常用工具主要包括营养风险筛查 2002(nutritional risk screening 2002,NRS2002)、主观整体评估(subjective globe assessment,SGA)、患者主观整体评估(patient-generated subjective global assessment，PG-SGA）、微型营养评估（mini nutritional assessment，MNA）及营养不良通用筛查工具（malnutrition universal screening tools，MUST）等。上述评估工具在内容上有所不同，而现阶段对恶性肿瘤患者进行营养风险筛查时应用最为普遍的两种工具是 PG-SGA 和 NRS2002（图 17-1-1）。

患者提供的主观整体营养状况评量表（scored patient-generated subjective global assessment，PG-SGA）是美国营养师协会（American Dietetic Association，ADA）推荐用于肿瘤患者营养筛选的首选方法，该方法适用于不同的医疗机构，尤其适用于社区范围的营养筛查。由患者自我评估部分及医务人员评估部分组成，具体内容包括体重、摄食情况、症状、活动和身体功能、疾病与营养需求的关系、代谢方面的需要、体格检查 7 个方面，前 4 个方面由患者自己评估，后 3 个方面由医务人员评估，总体评估结果分为定量评估和定性评估两种。定性评估将肿瘤患者的营养状况分为 A（营养良好）、B（可疑或中度营养不良）、C（重度营养不良）三个等级。定量评估为将 7 个方面的得分相加，得出一个最后积分。根据积分将患者分为 0~1 分（无营养不良）、2~3 分（可疑营养不良）、4~8 分（中度营养不良）、≥9 分（重度营养不良）。临床研究提示，中国抗癌协会肿瘤营养与支持治疗专业委员会推荐使用。

而 NRS2002 是欧洲营养学会于 2002 年提出的，主要针对住院患者的营养筛查。该评估工具与以往的营养评定法相比更具实用性，临床应用简便易行，可快速掌握患者的营养状况，进而判断是否需要临床营养治疗。在适用性方面，NRS2002 在中国、美国两所医院的适应率均在 94% 以上。在可行性方面，已有学者在我国应用该工具进行了大样本的营养筛查。在敏感性和特异性方面，NRS2002 对住院患者来说广泛适用，且其筛查得出的结论与临床患者的结局存在密切的相关性。在对肿瘤类疾病患者进行营养筛查时，NRS2002 的结果同样得到了专家的认可。基于以上优点，中华肠内肠外营养分会推荐将 NRS2002 作为营养筛查的工具。最终，我国卫生与计划生育委员会在 2013 年将 NRS2002 定为临床营养风险筛查的工具。

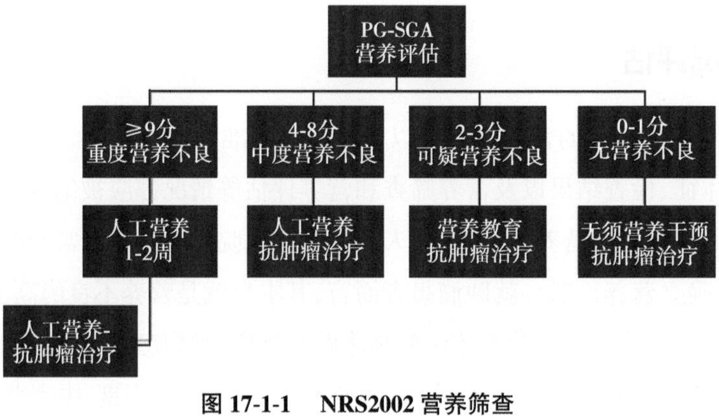

图 17-1-1　NRS2002 营养筛查

四、营养支持治疗原则

营养干预的方法多种多样，在选择时应遵循以下原则：先选营养教育，其次口服营养增补剂（oral nutritional supplements，ONS），再选选择肠内营养（enteral nutrition，EN），最后才选择肠外营养（parenteral nutrition，PN）。当前这种方法不能够满足目标需要量 70% 的能量需求时，再选择下一种方法。关于肠内、外营养的区别：EN 是至少持续 5d 经鼻饲或 ONS 给予的能量 ≥ 10kcal/(kg·d)，PN 是给予的能量 ≥ 10kcal/(kg·d)，并且至少持续 5d 经静脉输注氨基酸、脂肪乳及含氨基酸的葡萄糖在内的两种以上营养产品。EN 能够维持胃肠道功能及结构的完整性，保护胃肠道屏障，使用时相对安全、便捷，且价格低廉，因此应用较为广泛。PN 能使胃肠道得到充分的休息，且营养素利用更全面，但使用费用较高，对血管的状态也有要求，个别情况下还会引起胃肠道及肝肾功能的损害。淋巴瘤患者在治疗时多采用化疗，免疫功能在较长时间内都处于异常状态，因此大部分患者在治疗过程中需给予肠外营养支持。美国肠外肠内营养学会（ASPEN）更加推荐肠内营养与肠外营养联合使用，从而既能通过肠内营养对胃肠黏膜屏障和免疫相关的调控功能进行维护，又能通过肠外营养为患者提供所需的营养物质。

1. **适应证** 肿瘤营养支持治疗的目的并非仅仅提供能量及营养物质治疗营养不良，其更重要的目标在于调节代谢、控制肿瘤。由于所有肿瘤患者均需要代谢调节治疗，所以其适应证：①肿瘤；②营养不良。肿瘤患者的营养治疗应该实现两个达标：能量达标、蛋白质达标。研究发现，单纯能量达标，而蛋白质未达标，不能降低病死率。低氮、低能量营养支持带来的能量赤字及负氮平衡以及高能量营养支持带来的高代谢负担均对肿瘤患者不利。当化疗患者每日摄入能量低于每日能量消耗 60% 的情况超过 10d 时，或者预计患者将有 7d 或以上不能进食时，或者患者体重下降时，应开始进行营养支持治疗，以补足实际摄入与理论摄入之间的差额。为了降低感染风险，推荐首选肠内营养，如果患者因为治疗产生了胃肠道黏膜损伤，可以采用短期的肠外营养。

终末期患者的营养治疗原则：减除肿瘤负荷，联合胃肠功能调理、营养素及能量补充、代谢调理剂治疗，预防和保护肠黏膜屏障，延缓恶病质进展，以达到改善生活质量的治疗目的。在下列情况时，不建议给予营养治疗。

(1) 接近生命终点时：大部分患者只需极少量的食物和水来减少饥渴感，并防止因脱水而引起的精神错乱。此时，过度营养治疗反而会加重患者的代谢负担，影响其生活质量。

(2) 生命体征不稳和多脏器衰竭者：此类患者原则上不考虑系统性营养治疗。

2. **营养支持方式**

(1) 口服营养补充：ONS 是肠内营养的一种方式，对于吞咽功能正常、消化道功能基本正常、无法摄入足够食物和水以满足机体需要的患者，均可给予 ONS。此外，ONS 也可用于化疗后可能出现恶心、呕吐、上消化道黏膜损伤的患者。手术患者应在术前或术后应用 ONS，必要时联合肠内外营养 ONS。对于加速伤口愈合、恢复机体功能、减少术后并发症和再入院率、改善生活质量有积极作用。

(2) 肠内营养：EN 能够有效地预防或改善患者营养不良的状态，并能增强机体对抗癌治疗的耐受力，尤其适合头颈部恶性肿瘤的患者。德国研发了根据肿瘤患者代谢特点设计的专用肠内营养制剂——加力康（Supportan），已在国内上市。它是一种高能量、高脂肪、低糖的整蛋白纤维型肠内营养制剂，富含免疫增强的核苷酸、ω-3 不饱和脂肪酸及抗氧化剂（维生素 A、维生素 C 和维生素 E），可改善肿瘤患者免疫状况，提高机体的抗氧化能力。在欧洲临床营养和代谢学会（ESPEN）、美国肠外肠内营养学会（ASPEN）、中华医学会肠外肠内营养学分会（CSPEN）的恶性肿瘤患者营养治疗的临床指南以及中国恶性肿瘤营养治疗专家共识中均表明，化疗患者营养治疗的途径选择遵循“只要肠道功能允许，应首先使用肠道途径”的原则，优先选择 EN 符合营养治疗指征，但不能耐受肠内营养或存在消化道梗阻、化疗所致严重黏膜炎、肠道功能紊乱等情况及仅通过经口摄食和肠内营养途径，患者无法获得足够的营养时，可给予全肠外营养（total parenteral nutrition，TPN），一般为短期治疗。肠内营养乳剂瑞能（TPF-T）为高脂肪、低糖类，含有 ω-3 脂肪酸，适用于肿瘤患者补充营养。

（3）肠外营养：肿瘤患者的 PN 原则与其他疾病相同，对于没有明显营养不良的患者，肠外营养不仅没有益处，反而增加并发症的发生。ESPEN 和 ASPEN 指南中均指出，如果肿瘤患者存在营养不良或者预期未来禁食时间超过 1 周，同时肠内营养实施困难者，应实施肠外营养。对于营养不良的肿瘤患者，RCT 研究发现，肠外营养能改善体重，提高血清白蛋白和前白蛋白的水平，提高患者对化疗的耐受力。ASPEN 指南推荐，含有特殊底物（如精氨酸、谷氨酰胺、ω-3 脂肪酸、核苷酸等）的免疫增强型营养制剂对接受大型颈部手术和腹部手术的肿瘤患者有益，可减少术后并发症。外源性胰岛素可减轻肿瘤患者的胰岛素抵抗，促进肿瘤患者的合成代谢，对营养治疗可能有益。

五、肿瘤患者营养需要量

1. **能量**　肿瘤患者的能量计算方法可以用通用公式，正常体重的患者可以使用实际体重计算，体重过低或超重的患者按照理想体重计算，轻度体力活动者每日需要能量 30~35kcal/kg，卧床患者每日需要能量 20~25kcal/kg。

2. **蛋白质**　肿瘤患者补充氮的目标是限制肌肉分解，同时保证基础的氮平衡，尤其是保证和免疫相关的蛋白质合成。一般认为每日每千克理想体重供给蛋白质 1~1.5g，可满足大部分患者的需要。目前推荐热氮比<150∶1，高分解代谢增加至（100~120）∶1。例如 1 例患者身高 1.65m，体重 60kg，每日蛋白需要量为 60~90g。部分研究表明，口服谷氨酰胺可减少化疗对胃肠道的毒性作用。含 35%~50% 支链氨基酸（branched chain amino acid，BCAA）制剂被很多专家推荐用于肿瘤患者，BCAA 应该达到 ≥ 0.6g/（kg·d），必需氨基酸（essential amino acid，EAA）应该增加到 ≥ 1.2g/（kg·d），可以改善肿瘤患者的肌肉减少，维护肝功能，平衡芳香族氨基酸，改善厌食与早饱。肿瘤恶病质患者蛋白质的总摄入量（静脉 + 口服）应该达到 1.8~2g/（kg·d），整蛋白型制剂适用于绝大多数肿瘤患者，短肽制剂含水解蛋白无须消化，吸收较快，对消化功能受损伤的患者如手术后早期、放化疗患者、老年患者有益。

3. **糖**　正常生理状态下，非蛋白质能量的分配一般为葡萄糖 / 脂肪 =60%~70%/30%~40%；肿瘤状态下尤其是进展期、终末期肿瘤患者，推荐高脂肪低糖类配方，两者比例可以达到 1∶1，甚至脂肪供能更多。由于肿瘤细胞的主要能量来源是葡萄糖，以葡萄糖为主的肠外营养可能刺激肿瘤生长。

4. **脂肪**　中 / 长链脂肪乳剂可能更加适合肿瘤患者，尤其是肝功能障碍患者。ω-9 单不饱和脂肪酸（橄榄油）具有免疫中性及低致炎性等特征，对免疫功能及肝功能影响较小；其维生素 E 含量丰富，降低了脂质过氧化反应。ω-3 多不饱和脂肪酸有助于降低心血管疾病风险，抑制炎症反应，动物实验证明其具有抑制肿瘤生长的直接作用。

六、疗效评价

实施营养干预的时机越早越好，考虑到营养干预的临床效果出现较慢，建议以 4 周为一个疗程。营养干预的疗效评价指标分为三类。①快速变化指标：为实验室检查参数，如血常规、电解质、肝功能、肾功能、炎症参数(IL-1、IL-6、TNF、CRP)、营养套餐(白蛋白、前白蛋白、转铁蛋白、视黄醇结合蛋白、游离脂肪酸)、血乳酸等,每周检测 1~2 次。②中速变化指标:人体测量参数、人体成分分析、生活质量评估、体能评估、肿瘤病灶评估(双径法)、正电子发射计算机断层显像(positron emission tomography-computed tomography,PET/CT)代谢活性。每 4~12 周评估一次。③慢速变化指标:生存时间,每年评估一次。

营养不良的肿瘤患者对放疗、化疗及手术耐受力下降,对抗感染治疗反应的敏感性降低。营养不良的肿瘤患者并存病及并发症更多,因而医疗花费更高,生存时间更短。因此,肿瘤患者更加需要营养治疗,营养治疗对肿瘤患者意义重大。对肿瘤患者应该常规进行营养评估,尽早发现营养不良,及时给予营养治疗。营养治疗应该成为肿瘤患者最基本、最必需的基础治疗措施。淋巴瘤患者营养现状及营养支持相关的研究尚比较少,尤其在临床应用方面缺乏数据支撑,故一般参照肿瘤营养支持的准则对淋巴瘤患者进行营养支持。对中枢神经系统淋巴瘤患者的营养状况进行个性化的营养支持是今后需要关注的问题。

肿瘤患者营养支持的要点如下。

1. 恶性肿瘤患者一经明确诊断,即应进行营养风险筛查(1 类)。

2. 现阶段应用最广泛的恶性肿瘤营养风险筛查工具为 PG-SGA 及 NRS2002(1 类)。

3. NRS2002 评分 ≥ 3 分为具有营养风险,需要根据患者的临床情况,制订基于个体化的营养计划,给予营养干预(2A 类)。

4. NRS2002 评分<3 分虽然没有营养风险,但应在其住院期间每周筛查 1 次(2A 类)。

5. 肿瘤进展期、终末期肿瘤患者,推荐高脂肪低糖类配方,两者比例可以达到 1∶1,甚至脂肪供能更多。

淋巴瘤患者在治疗后会产生黏膜损伤、胃肠道反应、骨髓抑制等各种不良反应。这些不良反应导致营养风险和营养不良发生率增高。然而,目前中枢神经系统淋巴瘤患者的营养支持尚未被充分重视。通过对住院患者进行营养风险筛查以及对存在营养不足或营养风险的患者进行详细的风险评估,由营养师、临床医师、临床药师、护师等在内的营养支持小组根据评估结果,共同制订适合患者的个性化营养支持方案,使患者在住院治疗期间能得到全面营养支持,降低不良反应的发生率,提高对手术及放化疗的耐受力,延长生存时间,提高生存质量。

(崔向丽)

参考文献

[1] 中国抗癌协会. 化疗患者营养治疗指南 [J]. 肿瘤代谢与营养电子杂志, 2016, 3 (3): 158-163.

[2] 吴梦, 朱军. 淋巴瘤治疗前后营养代谢及营养支持研究进展 [J]. 中国医学科学院学报, 2014, 36 (4): 446-449.

[3] THOMPSON K L, ELLIOTT L, TARLOVSKY V F, et al. Oncology evidence-based nutrition practice guideline for adults [J]. J Acade Nutri Diet, 2016, 117 (2): 297-358.

[4] HUMBERSTONE D A, SHAW J H F. Metabolism in hematologic malignancy [J]. Cancer, 1988, 62 (8): 1619-1624.

[5] 蒋朱明. 临床诊疗指南: 肠外肠内营养学分册 (2008 版)[M]. 北京: 人民卫生出版社, 2008.
[6] ARENDS J, BACHMANN P, BARACOS V, et al. ESPEN guidelines on nutrition in cancer patients [J]. J Clinical Nutrition, 2017, 36 (1): 11-44.
[7] 石汉平. 肿瘤营养疗法 [J]. 中国肿瘤临床, 2014(18): 1141-1145.
[8] 朱步东, 翁洁, 张金芳, 等. 恶性肿瘤病人营养状况的评价 [J]. 中国肿瘤临床与康复, 2002, 9 (1): 106-108.
[9] 中华医学会. 临床诊疗指南: 肠外肠内营养学分册 [M]. 北京: 人民卫生出版社, 2008, 13 (14): 16-20.
[10] AUGUST D A, HUHMANN M B. American Society for Parenteral and Enteral Nutrition (A. S. P. E. N.) Board of Directors. A. S. P. E. N. clinical guidelines: Nutrition support therapy during adult anticancer treatment and in hematopoietic cell transplantation [J]. JPEN J Parenter Enteral Nutr, 2009, 33 (5): 472-500.
[11] 靳叶, 刘华, 杨丽娜. 淋巴瘤住院患者营养现状与支持的研究进展 [J]. 健康前沿, 2017, 26 (7): 283-284.
[12] 王轶卓, 王畅, 李薇. 伴有肠梗阻的晚期胃癌患者的营养治疗 [J]. 肿瘤代谢与营养电子杂志, 2014, 1 (3): 51-53.
[13] JONES J M. The methodology of nutritional screening and assess-ment tools [J]. J Hum Nutr Diet, 2002, 15 (1): 59-71.
[14] HMCIARIKOVA D, JURASKOVA B, ZADAKB Z, et al.[J]. Biomed Pap Med Fac Univ Palacky Olomouc Czech Repub, 2006, 150 (2): 217-221.

表 17-1 营养风险筛查表(nutrition risk screening,NRS 2002)

Step 1:初筛

	问题	是	否
1	体重指数(BMI*)<20.5kg/m² ?		
2	最近 3 个月内患者的体重有丢失吗?		
3	最近 1 周内患者的膳食摄入有减少吗?		
4	患者的病情严重吗?		

说明:任一问题答"是"→直接进入 Step 2;所有问题均答"否"→1 周后重筛。

Step 2:终筛

程度	营养不良状况	分值	疾病严重程度 * (营养需求增加程度)	分值
无	正常营养状态	0	正常营养状态	0
轻度	3 个月内体重丢失>5%; 或前 1 周食物摄入低于正常需求 50%~75%	1	髋骨折、慢性疾病急性加重、肝硬化、COPD、长期血液透析、糖尿病、恶性肿瘤	1
中度	2 个月内体重丢失>5%; 或 BMI 18.5~20.5kg/m² + 一般情况差; 或前 1 周食物摄入低于正常需求 25%~60%	2	胸部大手术、卒中、重症肺炎、血液系统恶性肿瘤	2
严重	1 个月内体重丢失>5%; 或 BM <18.5kg/m² + 一般情况差; 或前 1 周食物摄入低于正常需求 0~25%。	3	脑损伤、骨髓移植、ICU 患者(APACHE>10)	3

总分 = 营养不良状况得分( )+ 疾病程度得分( )+ 年龄得分 *( )=( )

说明:① 年龄≥70 岁,在总分基础上加上 1 分。
②"疾病严重程度"项下分数不累加,以最高者计。如同时存在"糖尿病"及"重症肺炎"的患者,在"疾病严重程度"一栏的得分以"重症肺炎"计,为 2 分,而不是 1+2=3 分。
③无法得到可靠 BMI 患者,考虑用白蛋白水平(<30g/L)或前白蛋白(<160mg/L)评估。

结果判定:
≥3 分存在营养风险,需要营养支持;<3 分暂不营养支持,1 周后重测。
若患者被安排有大手术,需考虑预防性营养支持,以避免大手术所伴随的风险。

表 17-2 患者提供的主观整体营养状况评量表

（scored patient-generated subjective global assessment，PG-SGA）

——适用于肿瘤患者

PG-SGA 评分工作表

工作表 -1 体重丢失的评分

评分使用 1 个月体重数据，若无此数据，则使用 6 个月体重数据。使用以下分数积分，若过去 2 周内有体重丢失，则额外增加 1 分。

1 个月内体重丢失	分数	6 个月内体重丢失
10% 或更大	4	20% 或更大
5%~9.9%	3	10%~19.9%
3%~4.9%	2	6%~9.9%
2%~2.9%	1	2%~5.9%
0%~1.9%	0	0%~1.9%

工作表 -2 疾病和年龄的评分标准

分类	分数
癌症	1
AIDS	1
肺性或心脏恶病质	1
压疮、开放性伤口或瘘	1
创伤	1
年龄 ≥65 岁	1

工作表 -3 代谢应激状态的评分

应激状态	无(0)	轻度(1)	中度(2)	高度(3)
发热	无	37.2~38.3℃	38.3~38.8℃	≥38.8℃
发热持续时间	无	<72h	72h	>72h
糖皮质激素用量(泼尼松 /d)	无	<10mg	10~30mg	≥30mg

工作表 -4 体格检查

	无消耗:0	轻度消耗:1+	中度消耗:2+	重度消耗:3+
脂肪				
眼窝脂肪垫	0	1+	2+	3+
三头肌皮褶厚度肋下	0	1+	2+	3+
脂肪	0	1+	2+	3+
肌肉				
颞肌	0	1+	2+	3+
肩背部	0	1+	2+	3+
胸腹部	0	1+	2+	3+
四肢	0	1+	2+	3+
体液				
踝部水肿	0	1+	2+	3+
骶部水肿	0	1+	2+	3+
腹水	0	1+	2+	3+
总体消耗的主观评估	0	1	2	3

工作表 -5 PG-SGA 整体评估分级

	A 级 营养良好	B 级 中度或可疑营养不良	C 级 严重营养不良
体重	无丢失或近期增加	1 个月内丢失 5%(或 6 个月 10%) 或 不稳定或不增加	1 个月内>5%(或 6 个月>10%) 或 不稳定或不增加
营养摄入	无不足或 近期明显改善	确切的摄入减少	严重摄入不足
营养相关的症状	无或近期明显改善 摄入充分	存在营养相关的症状 Box 3(见表 17-3)	存在营养相关的症状 Box 3
功能	无不足或 近期明显改善	中度功能减退或近期加重 Box 4	严重功能减退或近期明显加重 Box 4
体格检查	无消耗或慢性消耗但近期有临床改善	轻至中度皮下脂肪和肌肉消耗	明显营养不良体征 如严重的皮下组织消耗、水肿

表 17-3 患者提供的主观整体营养状况评量表

(scored patient-generated subjective global assessment, PG-SGA)

PG-SGA 病史问卷表

PG-SGA 设计中的 Box 1~4 由患者完成,其中 Box 1 和 Box 3 的积分为每项得分的累加,Box 2 和 Box 4 的积分基于患者核查所得的最高分。

1. 体重(见工作表 1)
我现在的体重是　公斤
我的身高是　米
1 个月前我的体重是　公斤
6 个月前我的体重是　公斤
最近 2 周内我的体重:
□ 下降(1)　□无改变(0)　□增加(0)
Box 1 评分:

2. 膳食摄入(饭量)
与我的正常饮食相比,上个月的饭量:
□ 无改变(0)
□ 大于平常(0)
□ 小于平常(1)
我现在进食:
□ 普食但少于正常饭量(1)
□ 固体食物很少(2)
□ 流食(3)
□ 仅为营养添加剂(4)
□ 各种食物都很少(5)
□ 仅依赖管饲或静脉营养(6)
Box 2 评分:

4. 症状
最近 2 周我存在以下问题影响我的饭量:
□ 没有饮食问题(0)
□ 无食欲,不想吃饭(3)
□ 恶心(1)　□ 呕吐(3)
□ 便秘(1)　□ 腹泻(3)
□ 口腔疼痛(2)　□ 口腔干燥(1)
□ 味觉异常或无(1)　□ 食物气味干扰(1)
□ 吞咽障碍(2)　□ 早饱(1)
□ 疼痛;部位?　(3)
□ 其他 **(1)
** 例如:情绪低落,金钱或牙齿问题
Box 3 评分:

3. 活动和功能
上个月我的总体活动情况:
□ 正常,无限制(0)
□ 与平常相比稍差,但尚能正常活动(1)
□ 多数事情不能胜任,但卧床或坐着的时间不超过 12h(2)
□ 活动很少,一天多数时间卧床或坐着(3)
□ 卧床不起,很少下床(3)
Box 4 评分:

Box 1—4 的合计评分(*A*):

5. 疾病及其与营养需求的关系(见工作表 2)
所有相关诊断(详细说明):
原发疾病分期:Ⅰ Ⅱ Ⅲ Ⅳ 其他
年龄
评分(B):
6. 代谢需要量(见工作表 3)
评分(C):
7. 体格检查(见工作表 4)
评分(D):

总体评量(见工作表 2)	PG-SGA 总评分
A 级营养良好 B 级中度或可疑营养不良 C 级严重营养不良	评分 A+B+C+D

患者姓名:　　　年龄:　　　住院号:　　　临床医生签名:　　　记录日期:

营养支持的推荐方案
根据 PG-SGA 总评分确定相应的营养干预措施,其中包括对患者及家属的教育指导、针对症状的治疗手段如药物干预、恰当的营养支持。
0~1　此时无需干预,常规定期进行营养状况评分
2~3 有营养师、护士或临床医生对患者及家属的教育指导,并针对症状和实验室检查进行恰当的药物干预
4~8 需要营养干预及针对症状的治疗手段
≥9 迫切需要改善症状的治疗措施和恰当的营养支持

第十八章 中枢神经系统淋巴瘤患者的生活质量及心理评估

一、概述

原发中枢神经系统淋巴瘤的发病率在近年内逐步升高。随着影像学诊断技术和治疗方案的不断进步，患者生存期得到很大程度地延长，患者的生存情况和心理状态也越来越受到临床医师的重视。

二、恶性肿瘤患者心理精神问题

肿瘤患者所出现的精神障碍多为躯体性疾病所致，其表现出的精神障碍仍是躯体疾病的临床表现的一部分，也称症状性精神病。在《国际疾病分类(第 10 版)》(international classification of diseases-10，ICD-10)中，将其归于器质性精神障碍。目前由美国精神医学学会(American Psychiatric Association，APA)出版的第 5 版《精神疾病诊断与统计手册》(diagnostic and statistical manual of mental disorders-5，DSM-5)已不再使用器质性精神障碍，并将躯体疾病所致精神障碍的内容分别列入不同类型的精神障碍之中。

(一) 病因

躯体性疾病所致精神障碍通常由以下一个或多个原因所致，如毒素作用、能量供应不足和脑缺氧、中枢神经递质的改变、应激反应、维生素和内分泌激素的缺乏、酸碱平衡失调和水及电解质代谢紊乱。

(二) 临床特点

1. 急性起病者，以急性器质性精神障碍为主，多发生在躯体疾病的高峰期；慢性起病者或疾病早期、恢复期以脑衰弱综合征为主。疾病晚期患者可出现慢性器质性精神障碍，如人格改变、智能改变等。

2. 通常具有明确的躯体疾病病史和阳性体征，辅助检查常有阳性改变。

3. 精神障碍的程度与原发疾病的病情相关，多有消长平行关系；精神症状的出现在时间上与躯体疾病密切相关。精神障碍具有多变性和波动性，可表现在感知、思维、情感、行为、认知等方面。

4. 精神障碍的病程和预后通常由躯体疾病的病程和严重程度决定。

（三）临床常见综合征

1. **急性器质性综合征** 又称谵妄或急性脑病综合征，是指在意识障碍的基础上同时出现了感知、注意、记忆、思维、情绪、行为障碍和睡眠 - 觉醒节律紊乱等症状。

2. **慢性器质性综合征** 又称慢性脑病综合征，是指由于各种原因所致的不同程度的认知功能障碍，表现为记忆、思维、理解、计算、学习能力、语言等高级皮质功能异常。

3. **脑衰弱综合征** 多见于躯体疾病的起始期、恢复期或慢性躯体疾病的过程中。患者感觉到疲劳、虚弱无力、思维迟钝、注意力不集中、情绪不稳定或脆弱，常有头部不适，如头痛、头晕、感觉过敏、虚汗、恶心及食欲减退等躯体不适感。

4. **躁狂综合征** 是以情感高涨、思维奔逸和动作增多为主要表现的综合征，患者的整体精神活动表现活跃、增多，症状之间、症状与环境之间基本协调一致。

5. **遗忘综合征** 又称为柯萨科夫综合征，由近事遗忘、错构、虚构和严重定向障碍构成，患者意识清楚，智能相对良好。

三、评估工具

（一）躯体症状筛查的工具和方法

1. **M.D.Anderson 症状量表**（M.D.Anderson symptom inventory，MDASI） MDASI 由 Cleeland 等于 2000 年编制，其包括 13 个条目，每一条目具有 11 个评分等级，可用于不同恶性肿瘤患者的筛查。其翻译版本的信度、效度已被证明。2004 年 MDASI 完成了中文版翻译，测量学研究认为其具有良好的信度、效度，评估结果稳定、可信，结果评分 5~6 分为中度，7 分及以上为重度。

2. **纪念斯隆凯瑟琳癌症中心症状评估量表**（Memorial symptom assessment scale，MSAS） MSAS 由 Portenoy 等于 1994 年编制，其包含 32 个躯体及心理症状，其中 24 条症状需评估症状的频率、严重程度和引起痛苦的程度，另有 8 条症状仅需评估严重程度和引起痛苦的程度。在使用中，需评估每一条目中的症状是否存在，如存在，需要使用 1~4 分分级标准评估症状出现的频率和严重程度，使用 0~4 分分级评估患者引起痛苦的程度。2009 年 MSAS 完成了中文版翻译，测量学研究证明了其具有较好的信度和效度，可用于患者的症状筛查。这一量表条目较多，完成时间较长，目前应用较少。

3. **埃德蒙顿症状评估系统**（Edmonton symptom assessment system，ESAS） ESAS 由 Bruera 等编制，包括 9 个条目，使用 0~10 分 11 个等级评分，得分越高，提示症状越严重。ESAS 已被广泛用于肿瘤患者的症状评估，其信度、效度已被确认。该量表可以在短时间内对患者的躯体及情绪症状进行评估。2015 年该量表完成了中文版翻译，测量学研究证明了其具有良好的内部异质性、重测信度和共时效度。

（二）心理问题筛查

1. **痛苦温度计**（distress thermometer，DT） DT 是由美国国家综合癌症网络（National Comprehensive Cancer Network，NCCN）推荐的单一条目痛苦自评工具。0 分代表无痛苦，10 分代表极度

痛苦，得分超过4分的患者可被认为存在中到重度痛苦，需要专科进一步评估。其具有较高的灵敏度和特异度。

2. **医院焦虑抑郁量表**(hospital anxiety depression scale，HADS)　HADS由Zigmond等于1983年编制，其具有良好的信度与效度，被推荐用于患者焦虑和抑郁的筛查。这一量表包括焦虑亚量表和抑郁亚量表两部分，各7个条目，共14个条目，每一条目有4级积分。量表编制者推荐，0~7分为无表现，8~10分为可以，11~21分为有反应。该量表对于焦虑和抑郁的敏感度均为100%，特异度分别为90%和100%。该量表于1993年完成中文版翻译。

3. **患者健康问卷**(9-item patients health questionnaire，PHQ-9)　PHQ-9是根据DSM-Ⅳ有关抑郁症状的条目设计的9个项目的自评量表，每一条目分为0~3分，量表编制者建议将5分、10分、15分作为轻度、中度、重度的临界值。在大样本研究中，认为10分作为临界值可以得到更好的灵敏度和特异性。目前PHQ-9在恶性肿瘤患者中的应用仍在研究中。

4. **广泛性焦虑自评量表**(general anxiety disorder-7，GAD-7)　GAD-7是对患者精神障碍的初级自我评估，是Spitzer等依据DSM-Ⅳ诊断标准编制的简明自评量表。其具有7个条目，每一条目评分0~3分。量表编制者推荐将≥5分，≥10和≥15作为轻度、中度、重度的分界标准。该量表常与患者健康问卷(PHQ-9)联合使用。其中文版在综合医院住院患者中取得了很好的应用，证明了其灵敏性和特异性，但目前仍缺少在肿瘤患者中应用的数据。

5. **汉密尔顿焦虑量表**(Hamilton anxiety scale，HAMA)**与汉密尔顿抑郁量表**(Hamilton depression scale，HAMD)　HAMA和HAMD由Hamilton编制，用于评估焦虑症状、抑郁症状的严重程度。量表编制后已被世界各国翻译成多种语言版本。HAMA和HAMD是精神科临床和科研领域中应用最广泛的他评量表。它们具有良好的灵敏度和特异性，广泛应用于临床工作中。

6. **简明国际神经精神访谈**(MINI-international neuropsychiatric interview，MINI)　MINI是由Sheehan等针对DSM-Ⅳ和ICD-10中的16种精神疾病的简明结构式访谈。MINI具有良好的信度、效度和较高的研究者之间一致性。2004年中文版翻译完成。中文版的测量学分析证实了其对抑郁发作、焦虑障碍、物质依赖、精神病性障碍的诊断与《定式临床检查病人版》具有很高的一致性。

(三)生活质量评估方法

1. **卡氏评分**(Karnofsky performance status scale，KPS)　KPS是Karnofsky功能状态评分标准。得分越高，意味着患者健康状况越好，越能忍受治疗给身体带来的副作用。KPS根据患者是否能正常活动、生活自理程度划分，总分为100分，每10分为一个等级。一般认为80分以上为生活自理；50~70分为生活半自理；50分以下为生活需要别人帮助。

2. EORTC QLQ-C30　EORTC QLQ-C30是欧洲癌症研究治疗组织(European Organization for Research and Treatment，EORTC)编制的恶性肿瘤患者生命质量测定量表体系中的核心量表，可用于所有恶性肿瘤患者。在这一量表的基础上增加不同恶性肿瘤的特异性条目，可进一步构成不同恶性肿瘤的特异性量表。这一量表共有30个条目，其中29、30条目分为7个等级，其余分为4个等级。

四、中枢神经系统淋巴瘤患者所面对的精神心理问题

（一）肿瘤与精神障碍的关系

目前尚无精神障碍类型与肿瘤之间直接因果关系的证据。但大部分研究认为，肿瘤发生的位置是出现精神障碍的主要原因，有研究认为颞叶病变可能导致精神分裂症；颞叶内侧病变可能导致听幻觉、视幻觉；下丘脑病变可能与神经性厌食相关；额叶、顶叶皮质和边缘结构的病变可能出现抑郁、焦虑、躁狂等心理障碍。亦有研究认为左侧大脑半球病变更容易出现情感障碍。肿瘤大小、病理类型可能是患者出现精神障碍的危险因素，但目前尚无统一结论，仍需进一步研究。

（二）肿瘤相关精神症状

恶性肿瘤特别是颅内肿瘤对于患者来说是一个极大的负性事件和应激事件，患者将面对其带来的生活的巨大变化，一部分患者会出现伴发于肿瘤的精神障碍。在这些精神障碍中，焦虑障碍、抑郁障碍及谵妄较常见。

1. **焦虑障碍** 焦虑障碍是以焦虑综合征为主要表现的一组精神障碍，具体表现为精神症状和躯体症状。精神症状是指一种提心吊胆、恐惧和忧虑的内心体验伴有紧张不安；躯体症状是在精神症状的基础上伴自主神经功能亢进表现，如心悸、胸闷、气促、口干、紧张性震颤等。

焦虑障碍是在恶性肿瘤患者中很常见的精神障碍，在恶性肿瘤患者中，焦虑症状是对肿瘤及肿瘤治疗的反应。恶性肿瘤的诊断可以引起患者的焦虑情绪，在治疗过程中，手术并发症、放疗和化疗的不良反应，都会导致患者心理痛苦水平增高，加重患者的焦虑情绪。同时，在肿瘤治疗过程中的多种药物亦可以引起不同程度的焦虑。此外，在周期性化疗的患者中，会出现预期性恶心、呕吐，使患者出现焦虑情绪，影响治疗效果，增加患者住院天数。

2. **抑郁障碍** 抑郁障碍是最为常见的精神障碍，是一类以情绪或心境低落为主要表现的疾病，伴有不同程度的认知和行为改变，可伴有精神病性症状。患者可能出现自伤、自杀等情况，甚至引起死亡。抑郁障碍常会反复发作，大部分症状可缓解，部分症状会残留或转为慢性，可造成严重的社会功能损害。但需要注意，一部分患者可能会在治疗过程中出现轻躁狂或躁狂发作，而诊断为双相情感障碍。

肿瘤相关性抑郁（cancer-related depression，CRD）是由于肿瘤的诊断、治疗及并发症等引起，导致患者失去个人精神常态的情绪病理反应。在人群当中，抑郁心境是伴随负性生活事件的正常心理体验，但肿瘤患者往往不能良好应对，抑郁障碍的发生将会明显影响患者的生活质量和社会功能。有研究表明，在恶性肿瘤患者当中，抑郁障碍的发病率较高，其中重度抑郁的比例不容忽视。在进一步研究中发现，晚期肿瘤比早期肿瘤更容易出现抑郁障碍。

3. **谵妄** 谵妄是一种短暂的、通常可以恢复的，以认知功能损害和意识水平下降为特征的脑器质性综合征，通常急性发作，多在夜间加重，持续时间不等。在恶性肿瘤患者中，谵妄的患病率为10%~30%，在终末期患者中患病率更高。谵妄将影响患者疾病的进程，增加住院天数，可能影响患者生存期，并给患者家庭造成巨大的负担。

（三）肿瘤相关躯体症状

恶性肿瘤患者在疾病的发展过程中会出现一系列的躯体症状，这些症状多种多样，病因复杂，发生演变多样，是一个变化的过程，可以单一的形式表现，亦可以多种形式表现。躯体化症状的严重程

度与持续时间对患者生存质量有重大影响。

躯体化症状的管理不仅关系到患者的生活质量，也关系到患者的抗肿瘤治疗的计划和实施等多个方面。随着肿瘤的进展，患者的躯体症状逐步增多，可能出现如疼痛、呼吸困难、厌食、恶病质、恶心、呕吐等症状。肿瘤患者往往同时存在多个躯体化症状，并且伴有情绪、心理问题。

（四）放疗及化疗相关精神障碍

1. **放疗相关精神障碍** 在中枢神经系统淋巴瘤患者中，部分患者需要行全脑放疗，放疗引起的放射性脑损伤较为常见。放射性脑损伤是脑组织经电离辐射后出现的以神经系统损害为主要表现的疾病。其主要病理表现为脑损伤和脑水肿。根据症状出现的时间分为急性脑损伤、早期延迟性脑病和晚期迟发性脑损伤。在放疗后，患者可能出现痴呆、认知障碍等精神心理障碍。如病变位置位于颞叶，则表现为人格改变、记忆力下降、注意力减退、思维贫乏、智能下降、情绪淡漠、定向力障碍等。目前放疗所导致的神经毒性尚无有效的治疗手段，为了减少相关精神障碍的出现，应当谨慎地审视全脑放疗，同时应当早期识别，以便对症处理。

2. **化疗相关精神障碍** 在中枢神经系统淋巴瘤患者中，大剂量甲氨蝶呤为基础的化疗是被证明有效的治疗方案，其延长了患者无进展生存期和总生存期，但在治疗过程中，其神经毒性不可忽视。目前报道神经毒性发生率为5%~50%，在60岁以上人群中其发生率更高，表现为认知障碍、思维障碍等。

（五）中枢神经系统淋巴瘤患者的生存质量

在以甲氨蝶呤为基础的联合化疗、全脑放疗等治疗方案下，中枢神经系统淋巴瘤患者的无进展生存期和总生存期明显延长，神经毒性成为不可回避的问题。在不同的报道中，神经毒性的发生率为8%~50%，在60岁以上患者中更为常见，治疗后患者出现的心理精神问题和躯体症状使得患者生存质量下降。

在大剂量甲氨蝶呤单药化疗和大剂量甲氨蝶呤联合利妥昔单抗的研究中，患者的认知测试有一定改善，但记忆和运动速度较正常人群更差。在随访过程中，量表评分结果较为稳定，未进一步改善或恶化。

有小样本研究认为在化疗后自体干细胞移植后的3~6个月，患者的注意力、执行力、语言和记忆力等领域的功能会得到提高，但其无临床关联性，随着时间推移，患者的认知功能基本稳定。

在化疗联合全脑放疗的研究中，短期内量表提示患者认知情况得到改善，在治疗后4年的随访中发现接受小剂量全脑放疗的患者认知情况平稳，没有进一步恶化。同时有研究证明了未接受全脑放疗的患者量表评分稳定，并在6个月的随访过程中与接受全脑放疗的患者具有明显的差异。

在多项研究中，可以发现患者的认知功能在治疗后得到改善，尽管少数治疗方案在短期内会导致认知功能恶化，但随着时间的推移，虽然治疗方案不同，但其影响均与常规化疗相似。值得注意的是，全脑放疗对认知的影响较为模糊，小剂量全脑放疗患者在随访过程中认知情况较为稳定，这可能意味着低剂量的放疗对长期的认知情况没有不良影响，但仍需谨慎对待。

五、精神心理问题的干预

（一）焦虑障碍的干预

对于恶性肿瘤患者，最有效的干预方案包括心理干预和药物干预，目前研究均支持使用社会心理和精神药物的干预方式来预防或减轻焦虑症状。由于恶性肿瘤本身和治疗过程中所致的躯体症状常常与焦虑产生的躯体症状并存，因此需要早期识别焦虑障碍。同时焦虑障碍是慢性迁延性病程，复发率高，患者社会功能明显受损，严重影响生活质量。提高临床治愈率、使患者的临床症状完全缓解和恢复社会功能，是焦虑障碍治疗的目标。

1. **心理干预** 恶性肿瘤患者的心理干预方法多种多样，新发患者和接受化疗前患者的干预方向是减轻焦虑，并加强自我效能。心理干预方式包括支持性心理治疗、精神动力学心理治疗、认知治疗、行为治疗、生物反馈等。

支持性心理治疗是最为常用的方法，可由大部分肿瘤医师提供，治疗的关键环节是耐心倾听、有效沟通、教育患者。放松训练可以单独使用或与其他治疗方法共同使用。

2. **药物干预** 焦虑障碍的药物治疗原则：①根据焦虑障碍的不同亚型和临床特点选用药物；②考虑患者合并的躯体疾病、药物相互作用、药物耐受性、并发症情况，实施个体化、合理用药；③一般主张单一用药，足量、足疗程治疗，可以联用两种作用机制不同的抗焦虑药物；治疗前应向患者及家属告知药物性质、作用、可能发生的不良反应及对策；④药物应当从小剂量开始，逐渐加量；⑤注意苯二氮䓬类药物依赖；⑥第二代抗精神病药物可用于二线治疗。

临床常用的药物有苯二氮䓬类药物、选择性 5- 羟色胺再摄取抑制药（selective serotonin reuptake inhibitor，SSRI）、5- 羟色胺和去甲肾上腺素再摄取抑制药（serotonin and norepinephrine reuptake inhibitor，SNRI）、去甲肾上腺素能和特异性 5- 羟色胺能抗抑郁药、5-HT1A 受体部分激动药、三环类抗抑郁药（TCA）等。

（二）抑郁障碍的干预

抑郁障碍的干预包括精神药物治疗和心理治疗。对于轻到中度抑郁障碍，可选择心理治疗；对于重度抑郁障碍，则首选药物治疗。在大多数情况下，可选用两者联合治疗。对于抑郁障碍的治疗，有 3 个目标：①提高临床治愈率，最大限度地减少病残率和自杀率，减少复发风险；②提高生存质量，恢复社会功能，达到稳定和痊愈，而不仅关注于临床症状的消失；③预防复发。

评估抑郁障碍治疗和预后的标准：有效缓解抑郁障碍症状，HAMD 减分率达到 50%；临床治愈，症状完全消失超过 2 周且小于 6 个月，HAMD ≤ 7 分；痊愈，患者完全恢复正常或稳定缓解至少 6 个月；复燃，患者在临床治愈后出现反复和症状加重；复发，患者痊愈后再次出现新的抑郁障碍。

治疗原则：①全病程治疗，抑郁障碍复发率较高，为改善这种高复发性疾病的预后，防止复燃和复发，目前提倡全病程治疗。②个体化合理用药原则，应当根据临床因素对抗抑郁药进行个体化选择，如需考虑药物疗效、不良反应、患者是否存在自杀观念等。③量化评估，治疗前对疾病诊断、症状及特点、治疗和影响治疗的躯体状况、患者的主观感受、社会功能、生活质量和药物经济负担进行充分评估，治疗过程中定期应用实验室检查和量表等进行量化评估。④抗抑郁药单一使用，抗抑郁药物尽可能单一用药，对于难治病例联合用药，增加疗效。但应当注意伴有精神病性症状患者应当联合抗精神病药物。⑤药物剂量调整，结合耐受情况，选择适宜的剂量，根据药代动力学特点选用药物。⑥换药原则，对于依从性好的患者，如抗抑郁药的剂量达到个体耐受的最大剂量，治疗周期超过 4 周仍然无效，应当考虑换药。⑦停药原则，对于再次发作风险低的患者治疗结束后，可考虑逐渐停药，如存在残留症状，最好继续用药。停药期间应当密切随访，如出现停药反应或复发迹象，应当快速返回到原有药物治疗方案。⑧共病治疗，积极治疗与抑郁障碍共病的焦虑障碍、躯体疾病等。

1. **心理干预** 对于肿瘤患者的抑郁障碍，可采用个体心理治疗或团体治疗的方式。常用的心理治疗方法有支持性心理治疗、认知行为治疗、人际心理治疗等。支持性心理治疗通过倾听、安慰、解释、指导和鼓励等方法，使患者正确认识自身疾病，主动配合治疗。可以帮助患者减少孤独感，学习应对技巧。认知行为治疗通过帮助患者认识并矫正自身的错误信念，缓解情感压力，达到减轻症状、改善患者应对能力、最终降低疾病复发率的目的。

2. **药物干预** 目前抗抑郁药物已被广泛应用于治疗各种躯体疾病，包括抑郁障碍。研究证明，抗抑郁药物对肿瘤相关性抑郁同样有效。选择性 5- 羟色胺再摄取抑制药是临床上广泛应用的抗抑郁药，其药理作用是选择性抑制 5- 羟色胺再摄取，使突触间隙的 5- 羟色胺含量升高，而达到治疗抑郁障碍的目的。这一类药物具有疗效较好、不良反应少、耐受性好、服用方便等特点。这一类药物主要包括氟西汀、舍曲林、帕罗西汀、西酞普兰和艾司西酞普兰等。

选择性 5- 羟色胺和去甲肾上腺素再摄取抑制药具有对 5- 羟色胺和去甲肾上腺素双重再摄取抑制作用，这一类药物的特点是效果与剂量有关，低剂量时作用谱和不良反应与 5- 羟色胺再摄取抑制药相似，剂量增加后作用谱加宽，不良反应也相应增加。

（三）谵妄的药物干预

非药物干预谵妄有一定的效果，但目前更多地使用药物干预。有研究认为，在高度谵妄风险的患者中预防性使用小剂量氟哌啶醇对患者有益。抗精神病药物可以在一定程度上控制恶性肿瘤患者的谵妄症状。

（雷逸飞）

参考文献

[1] CLEELAND C S, MENDOZA T R, WANG X S, et al. Assessing symptom distress in cancer patients: The M. D. Anderson Symptom Inventory [J]. Cancer, 2000, 89 (7): 1634-1646.

[2] GUIRIMAND F, BUYCK J F, LAUWERS-ALLOT E, et al. Cancer-related symptom assessment in France: Validation of the French M. D. Anderson Symptom Inventory [J]. J Pain Symptom Manage, 2010, 39 (4): 721-733.

[3] WANG X S, LAUDICO A V, GUO H, et al. Filipino version of the M. D. Anderson Symptom Inventory: Validation and multisymptom measurement in cancer patients [J]. J Pain Symptom Manage, 2006, 31 (6): 542-552.

[4] PORTENOY R K, THALER H T, KORNBLITH A B, et al. The Memorial Symptom Assessment Scale: An instrument for the evaluation of symptom prevalence, characteristics and distress [J]. Eur J Cancer, 1994, 30A (9): 1326-1336.

[5] CHENG K K, WONG E M, LING W M, et al. Measuring the symptom experience of Chinese cancer patients: A validation of the Chinese version of the memorial symptom assessment scale [J]. J Pain Symptom Manage, 2009, 37 (1): 44-57.

[6] BRUERA E, KUEHN N, MILLER M J, et al. The Edmonton Symptom Assessment System (ESAS): A simple method for the assessment of palliative care patients [J]. J Palliat Care, 1991, 7 (2): 6-9.

[7] DONG Y, CHEN H, ZHENG Y, et al. Psychometric validation of the edmonton symptom assessment system in Chinese patients [J]. J Pain Symptom Manage, 2015, 50 (5): 712-717.

[8] ZIGMOND A S, SNAITH R P. The hospital anxiety and depression scale [J]. Acta Psychiatr Scand, 1983, 67 (6):

361-370.
[9] 叶维菲. 综合性医院焦虑抑郁量表在综合性医院病人中的应用与评价 [J]. 中国行为医学杂志, 1993, 3: 17-19.
[10] KROENKE K, SPITZER R L, WILLIAMS J B. The PHQ-9: Validity of a brief depression severity measure [J]. J Gen Intern Med, 2001, 16 (9): 606-613.
[11] THEKKUMPURATH P, WALKER J, BUTCHER I, et al. Screening for major depression in cancer outpatients: The diagnostic accuracy of the 9-item patient health questionnaire [J]. Cancer, 2011, 117 (1): 218-227.
[12] SPITZER R L, KROENKE K, WILLIAMS J B, et al. A brief measure for assessing generalized anxiety disorder: The GAD-7 [J]. Arch Intern Med, 2006, 166 (10): 1092-1097.
[13] HAMILTON M. The assessment of anxiety states by rating [J]. Br J Med Psychol, 1959, 32 (1): 50-55.
[14] HAMILTON M. A rating scale for depression [J]. J Neurol Neurosurg Psychiatry, 1960, 23 (1): 56-62.
[15] SHEEHAN D V, LECRUBIER Y, SHEEHAN K H, et al. The Mini-International Neuropsychiatric Interview (M. I. N. I.): The development and validation of a structured diagnostic psychiatric interview for DSM-IV and ICD-10 [J]. J Clin Psychiatry, 1998, 59(Suppl 20): 22-33.
[16] 司天梅, 舒良, 党卫民, 等. 简明国际神经精神访谈中文版的临床信效度 [J]. 中国心理卫生杂志, 2009, 023 (0z1): 30-36.
[17] AARONSON N K, CULL A, KAASA S, et al. The EORTC modular approach to quality of life assessment in oncology [J]. International Journal of Mental Health, 1994, 23 (2): 75-96.
[18] SPRANGERS M A, CULL A, BJORDAL K, et al. The European Organization for Research and Treatment of Cancer. Approach to quality of life assessment: Guidelines for developing questionnaire modules. EORTC Study Group on Quality of Life [J]. Qual Life Res, 1993, 2 (4): 287-295.
[19] MADHUSOODANAN S, OPLER M G, MOISE D, et al. Brain tumor location and psychiatric symptoms: Is there any association ? : A meta-analysis of published case studies [J]. Expert Rev Neurother, 2010, 10 (10): 1529-1536.
[20] ACIOLY M A, CARVALHO C H, TATAGIBA M, et al. The parahippocampal gyrus as a multimodal association area in psychosis [J]. J Clin Neurosci, 2010, 17 (12): 1603-1605.
[21] BOELE F W, ROONEY A G, GRANT R, et al. Psychiatric symptoms in glioma patients: From diagnosis to management [J]. Neuropsychiatr Dis Treat, 2015, 11: 1413-1420.
[22] ROONEY A G, CARSON A, GRANT R. Depression in cerebral glioma patients: A systematic review of observational studies [J]. J Natl Cancer Inst, 2011, 103 (1): 61-76.
[23] YAVAS G, YAVAS C. Comment on "Quality of life and emotional distress in early stage and locally advanced cervical cancer patients: A prospective, longitudinal study" by Ferrandina et al.(GYNECOL ONCOL 2012; 124: 389-394)[J]. Gynecol Oncol, 2012, 126 (1): 167.
[24] YAVAS G, YAVAS C. Comment on "Quality of life and emotional distress in early stage and locally advanced cervical cancer patients: a prospective, longitudinal study" by Ferrandina et al.(GYNECOL ONCOL 2012; 124: 389-394)[J]. Gynecol Oncol, 2012, 126 (1): 167-168.
[25] FLEISHMAN S B, LAVIN M R, SATTLER M, et al. Antiemetic-induced akathisia in cancer patients receiving chemotherapy [J]. Am J Psychiatry, 1994, 151 (5): 763-765.
[26] LOHR L. Chemotherapy-induced nausea and vomiting [J]. Cancer J, 2008, 14 (2): 85-93.
[27] DEROGATIS L R, MORROW G R, FETTING J, et al. The prevalence of psychiatric disorders among cancer patients [J]. JAMA, 1983, 249 (6): 751-757.
[28] CHOCHINOV H M, WILSON K G, ENNS M, et al. Prevalence of depression in the terminally ill: Effects of diagnostic criteria and symptom threshold judgments [J]. Am J Psychiatry, 1994, 151 (4): 537-540.
[29] ZHAO L, LI X, ZHANG Z, et al. Prevalence, correlates and recognition of depression in Chinese inpatients with cancer [J]. Gen Hosp Psychiatry, 2014, 36 (5): 477-482.
[30] FANN J R, SULLIVAN A K. Delirium in the course of cancer treatment [J]. Semin Clin Neuropsychiatry, 2003, 8 (4): 217-228.
[31] LAWLOR P G, GAGNON B, MANCINI I L, et al. Occurrence, causes, and outcome of delirium in patients with advanced cancer: A prospective study [J]. Arch Intern Med, 2000, 160 (6): 786-794.
[32] BARSEVICK A M. The concept of symptom cluster [J]. Semin Oncol Nurs, 2007, 23 (2): 89-98.

[33] BRECHTL J R, MURSHED S, HOMEL P, et al. Monitoring symptoms in patients with advanced illness in long-term care: A pilot study [J]. J Pain Symptom Manage, 2006, 32 (2): 168-174.
[34] RENZ M, MAO M S, OMLIN A, et al. Spiritual experiences of transcendence in patients with advanced cancer [J]. Am J Hosp Palliat Care, 2015, 32 (2): 178-188.
[35] MITCHELL A J, CHAN M, BHATTI H, et al. Prevalence of depression, anxiety, and adjustment disorder in oncological, haematological, and palliative-care settings: A meta-analysis of 94 interview-based studies [J]. Lancet Oncol, 2011, 12 (2): 160-174.
[36] 刘雅洁, 易俊林, 欧阳汉. 鼻咽癌放射治疗后放射性脑病的 MRI 表现 [J]. 中华放射肿瘤学杂志, 2000, 9 (4): 225-228.
[37] DEANGELIS L M, YAHALOM J, THALER H T, et al. Combined modality therapy for primary CNS lymphoma [J]. J Clin Oncol, 1992, 10 (4): 635-643.
[38] BLAY J Y, CONROY T, CHEVREAU C, et al. High-dose methotrexate for the treatment of primary cerebral lymphomas: Analysis of survival and late neurologic toxicity in a retrospective series [J]. J Clin Oncol, 1998, 16 (3): 864-871.
[39] ABREY L E, YAHALOM J, DEANGELIS L M. Treatment for primary CNS lymphoma: The next step [J]. J Clin Oncol, 2000, 18 (17): 3144-3150.
[40] OMURO A, CHINOT O, TAILLANDIER L, et al. Methotrexate and temozolomide versus methotrexate, procarbazine, vincristine, and cytarabine for primary CNS lymphoma in an elderly population: an intergroup ANOCEF-GOELAMS randomised phase 2 trial [J]. Lancet Haematol, 2015, 2 (6): e251-e259.
[41] BATCHELOR T, CARSON K, O'NEILL A, et al. Treatment of primary CNS lymphoma with methotrexate and deferred radiotherapy: A report of NABTT 96-07 [J]. J Clin Oncol, 2003, 21 (6): 1044-1049.
[42] HOANG-XUAN K, TAILLANDIER L, CHINOT O, et al. Chemotherapy alone as initial treatment for primary CNS lymphoma in patients older than 60 years: A multicenter phase Ⅱ study (26952) of the European Organization for Research and Treatment of Cancer Brain Tumor Group [J]. J Clin Oncol, 2003, 21 (14): 2726-2731.
[43] FRITSCH K, KASENDA B, SCHORB E, et al. High-dose methotrexate-based immuno-chemotherapy for elderly primary CNS lymphoma patients (PRIMAIN study)[J]. Leukemia, 2017, 31 (4): 846-852.
[44] ILLERHAUS G, KASENDA B, IHORST G, et al. High-dose chemotherapy with autologous haemopoietic stem cell transplantation for newly diagnosed primary CNS lymphoma: A prospective, single-arm, phase 2 trial [J]. Lancet Haematol, 2016, 3 (8): e388-e397.
[45] CALDERONI A, AEBI S. Combination chemotherapy with high-dose methotrexate and cytarabine with or without brain irradiation for primary central nervous system lymphomas [J]. J Neurooncol, 2002, 59 (3): 227-230.
[46] OMURO A, CORREA D D, DEANGELIS LM, et al. R-MPV followed by high-dose chemotherapy with TBC and autologous stem-cell transplant for newly diagnosed primary CNS lymphoma [J]. Blood, 2015, 125 (9): 1403-1410.
[47] SHAH G D, YAHALOM J, CORREA D D, et al. Combined immunochemotherapy with reduced whole-brain radiotherapy for newly diagnosed primary CNS lymphoma [J]. J Clin Oncol, 2007, 25 (30): 4730-4735.
[48] CORREA D D, ROCCO-DONOVAN M, DEANGELIS L M, et al. Prospective cognitive follow-up in primary CNS lymphoma patients treated with chemotherapy and reduced-dose radiotherapy [J]. J Neurooncol, 2009, 91 (3): 315-321.
[49] MORRIS P G, CORREA D D, YAHALOM J, et al. Rituximab, methotrexate, procarbazine, and vincristine followed by consolidation reduced-dose whole-brain radiotherapy and cytarabine in newly diagnosed primary CNS lymphoma: Final results and long-term outcome [J]. J Clin Oncol, 2013, 31 (31): 3971-3979.
[50] ICHIKAWA T, KUROZUMI K, MICHIUE H, et al. Reduced neurotoxicity with combined treatment of high-dose methotrexate, cyclophosphamide, doxorubicin, vincristine and prednisolone (M-CHOP) and deferred radiotherapy for primary central nervous system lymphoma [J]. Clin Neurol Neurosurg, 2014, 127: 106-111.
[51] MCQUELLON R P, WELLS M, HOFFMAN S, et al. Reducing distress in cancer patients with an orientation program [J]. Psychooncology, 1998, 7 (3): 207-217.
[52] MOYER A, SOHL S J, KNAPP-OLIVER S K, et al. Characteristics and methodological quality of 25 years of research investigating psychosocial interventions for cancer patients [J]. Cancer Treat Rev, 2009, 35 (5): 475-484.

[53] HART S L, HOYT M A, DIEFENBACH M, et al. Meta-analysis of efficacy of interventions for elevated depressive symptoms in adults diagnosed with cancer [J]. J Natl Cancer Inst, 2012, 104 (13): 990-1004.

[54] HSHIEH T T, YUE J, OH E, et al. Effectiveness of multicomponent nonpharmacological delirium interventions: A meta-analysis [J]. JAMA Intern Med, 2015, 175 (4): 512-520.

[55] FLAHERTY J H, STEELE D K, CHIBNALL J T, et al. An ACE unit with a delirium room may improve function and equalize length of stay among older delirious medical inpatients [J]. J Gerontol A Biol Sci Med Sci, 2010, 65 (12): 1387-1392.

[56] SANTOS E, CARDOSO D, APÓSTOLO J, et al. Effectiveness of haloperidol prophylaxis in critically ill patients with a high risk for delirium: A systematic review of quantitative evidence protocol [J]. JBI Database System Rev Implement Rep, 2015, 13 (7): 83-92.

[57] KIM S W, YOO J A, LEE S Y, et al. Risperidone versus olanzapine for the treatment of delirium [J]. Hum Psychopharmacol, 2010, 25 (4): 298-302.

第十九章
中枢神经系统淋巴瘤典型病例分析

第一节 原发中枢神经系统淋巴瘤典型病例

一、典型病例 1(甲氨蝶呤第一轮化疗后完全缓解)

患者,女,57 岁,1 个月前出现间断性头晕、乏力、记忆力下降,以近期遗忘为主,双眼视物模糊,以右眼为著。症状逐渐加重,影响生活。恶心、呕吐 1 次,无头痛、肢体麻木、肌力弱、肢体抽搐。于外院行头颅磁共振成像(magnetic resonance imaging,MRI)检查:双侧基底核区多发占位性病变(图 19-1-1)。现为进一步治疗来院就诊,门诊以“颅内多发占位性病变”于 2009 年 4 月 13 日收入院。自发病以来,患者饮食良好,睡眠可,大小便正常,体重未见明显变化,体力有所下降。1996 年因“子宫肌瘤”行子宫全切术。头颅 MRI:双侧基底核区病变边界不清,强化明显,均匀,水肿明显。术前诊断:考虑淋巴瘤可能性大,胶质瘤不能排除,待术后病理证实。2009 年 4 月 17 日行立体定向活检。病理结果显示:弥漫大 B 细胞淋巴瘤。免疫组化:LCA(+),CD79a(+),CD20(+),CD45RO 偶见阳性细胞,GFAP 少许阳性纤维,Vimentin 偶见阳性纤维,CD3(–)、CK(–)。

入院查体:生命体征平稳,神清,对答不准确,记忆力差,定向力、计算力可,粗测视力及视野正常,眼动充分,双瞳孔左侧:右侧 = 2.5:2.5mm,对光反射灵敏,面纹对称,粗测听力正常,伸舌居中,四肢感觉正常,肌力 5 级,肌张力适中,生理反射存在,病理征(–)。

实验室检查:血常规、血生化和骨髓检查无异常。乳酸脱氢酶(lactate dehydrogenase,LDH)876U/L;抗 HIV 抗体阴性。

病理诊断:弥漫大 B 细胞淋巴瘤(双侧基底核多发占位)(详见图 19-1-6)。

治疗与转归:活检确诊淋巴瘤后,行甲氨蝶呤(methotrexate,MTX)4g 化疗 3 次,每周 1 次,每次化疗后 20h 左右肌内注射亚叶酸钙 50mg,每 6h 一次,共 4 次。MTX 血药浓度降至 0.05μmol/L 后,停止解毒，患者未出现不良反应。化疗结束后复查 MRI 病灶完全消失(图 19-1-2)，达到完全缓解(CR)。2009 年 5 月 13 日出院，出院后每 3 个月复查头部 MRI 并行 MTX 4g 巩固性化疗 1 次，随访 23 个月。2011 年 3 月，患者病情稳定，一般状况良好，无不适症状，复查 MRI 无复发(图 19-1-3、图 19-1-4、图 19-1-5)，每 6 个月行 MTX 4g 维持性化疗 1 次。2013 年 7 月复查头部 MRI 提示复发，进行 MTX 联合阿糖胞苷化疗，并接受全脑放疗(WBRT)，最终再次达到 CR，2017 年 6 月因脑梗死去世。该患者无进展生存期 51 个月，总生存期 97 个月。

专家点评：该患者为中年女性，双侧基底核区多发淋巴瘤，临床症状主要表现为记忆力和视力障碍。经过每周 1 次 MTX，共 3 次的诱导化疗，效果良好，达到 CR，记忆力和视力明显改善，随后进行 MTX 巩固性化疗及维持性化疗，病情稳定。51 个月以后复发，接受 MTX 联合阿糖胞苷化疗，并进行 WBRT，放疗后再次达到 CR。患者总体生存期为 8 年余，明显超过文献中报道的原发中枢神经系统淋巴瘤(primary central nervous system lymphoma，PCNSL)中位生存期 48 个月。

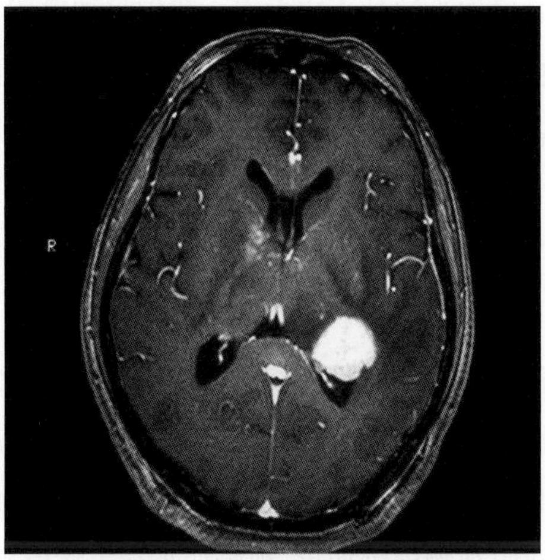

图 19-1-1　2009/04/26 化疗前

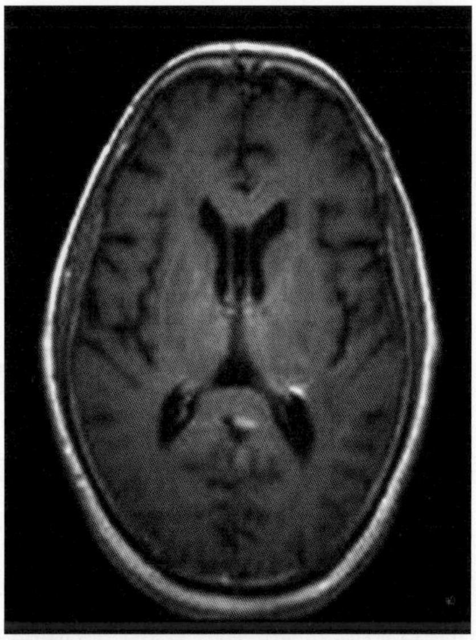

图 19-1-2　2009/05/13 化疗 3 次后

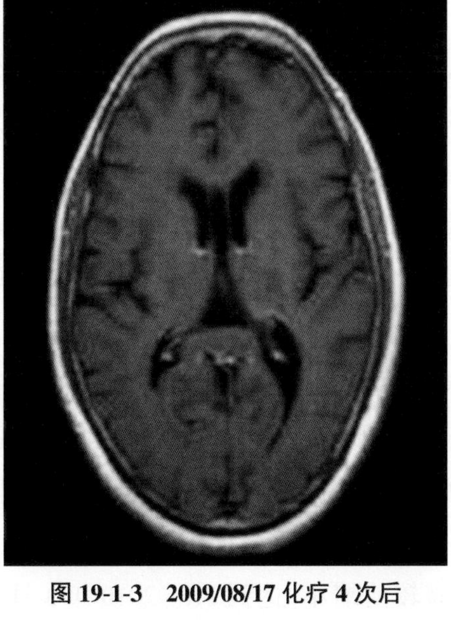

图 19-1-3　2009/08/17 化疗 4 次后

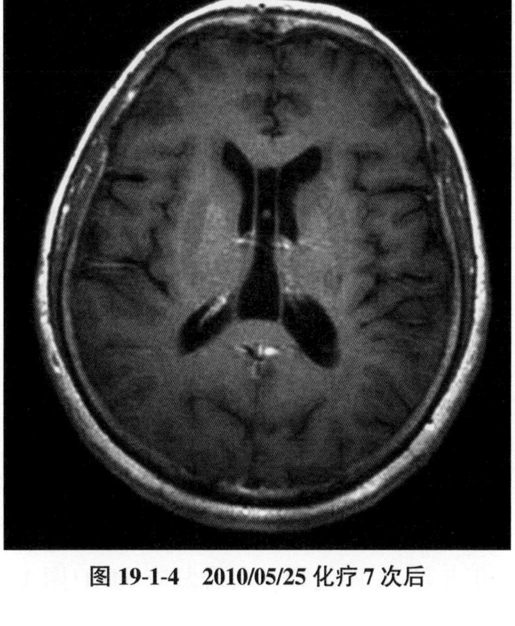

图 19-1-4　2010/05/25 化疗 7 次后

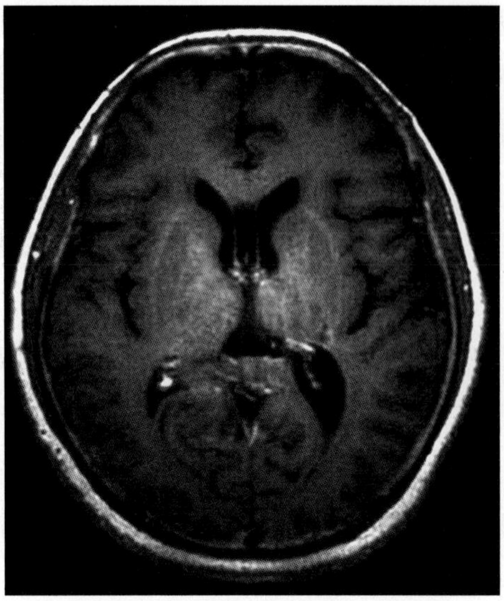

图 19-1-5　2010/11/25 化疗 9 次后

光镜所见：

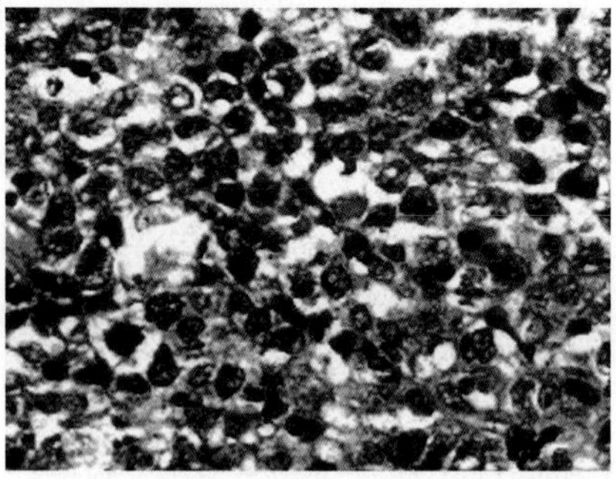

特殊染色：
LCA、CD79a阳性，CD20少许阳性细胞，CD45RO偶见阳性细胞，CFAP少许阳性纤维，Vimentin偶见阳性纤维，CD3、CK阴性。

图 19-1-6　病理结果

通过此病例我们可以看出，如果大剂量甲氨蝶呤（HD-MTX）化疗效果良好，不必过早进行 WBRT。WBRT 可以推迟到患者复发或者化疗不敏感的时候作为解救治疗方案。我们早期采用 HD-MTX 密度增强型化疗方案可以使患者明显获益，但是不良反应相对较大。随着相关研究的进展以及临床实践的发展，治疗方案也不断改进，最新的指南均推荐以 HD-MTX 为基础的联合治疗，在保证疗效的同时，减轻药物相关的不良反应。

二、典型病例 2（MTX 化疗后部分缓解）

患者，男，44 岁，因“1 个半月前无明显诱因出现头痛、视物模糊、视物成双，伴走路不稳”于 2009 年 3 月 27 日入院。头颅 MRI 检查：胼胝体体部和扣带回中部占位，肿瘤大小 36mm × 32mm × 33mm，淋巴瘤可能性大（图 19-1-7）。眼科检查未见肿瘤侵犯。PET/CT 排除外周淋巴瘤。患者近日头痛明显，入院前 2d 呕吐一次，为喷射性。呕吐物为胃内容物，双眼视物模糊加重，视野变小。患病以来，患者饮食可，精神可，大小便无异常，体重无明显变化。2009 年 3 月 31 日，全身麻醉下行右额开颅肿瘤活检术。

入院查体：神清，语言流利，双眼视物模糊，视物成双，双眼视野缩小，双瞳等大等圆，对光反射灵敏，眼动充分，面纹对称，悬雍垂居中，咽反射存在，耸肩对称有力，伸舌居中，感觉系统未见明显异常，双上肢肌力 5 级，双下肢肌力 4 级，生理反射存在，病理反射未引出。

实验室检查：血常规、生化常规和骨髓常规检查无异常。LDH 628U/L；抗 HIV 抗体阴性。

病理诊断：弥漫大 B 细胞淋巴瘤（胼胝体体部和扣带回中部）。免疫组化：LCA（+），CD20（+），CD79a（+），CD45RO（+）（图 19-1-8）。

治疗及转归：术后第 4 天开始给予 MTX 8g，化疗 3 次，每周 1 次，每次化疗后 20h 左右肌内注射亚叶酸钙 50mg，每 6h 一次，共 4 次。MTX 血药浓度降至 0.05μmol/L 后，停止解毒，患者未出现不良反应。4 月 26 日复查磁共振成像（图 19-1-9），肿瘤明显缩小，大小 20mm × 33mm × 18mm，达到部分缓解（PR）。2009 年 4 月 26 日出院。出院后每 3 个月复查头部 MRI，并进行 MTX 8g 巩固性化疗 1 次。2009 年 8 月 14 日化疗 4 次后复查 MRI（图 19-1-10），肿瘤较前缩小，达到 PR。2010 年 3 月 16 日

(1 年后)化疗 6 次后复查 MRI(图 19-1-11),肿瘤较前无明显变化,仍维持 PR,考虑为难治性,患者接受 γ 刀放疗。放疗结束,2010 年 6 月 28 日复查 MRI(图 19-1-12)显示肿瘤较前缩小不明显。随访至 2010 年 10 月 25 日复查 MRI(图 19-1-13)显示肿瘤维持 PR,患者病情稳定,一般状况良好,无其他不适。

专家点评:该患者为青年男性,胼胝体淋巴瘤,经过活检确诊 PCNSL 后,进行 HD-MTX 化疗 6 次后,达到 PR,对于诱导治疗后 PR 的患者,可以选择 HD-MTX 联合阿糖胞苷、替莫唑胺或利妥昔单抗等进行巩固化疗方案,也可以选择 WBRT,考虑该患者比较年轻,WBRT 可能会影响生活质量,患者及家属选择行伽马刀治疗,3 个月后再次行甲氨蝶呤巩固化疗,多次复查头颅 MRI 肿瘤维持稳定,患者一般情况良好,无明显肿瘤复发、进展迹象。

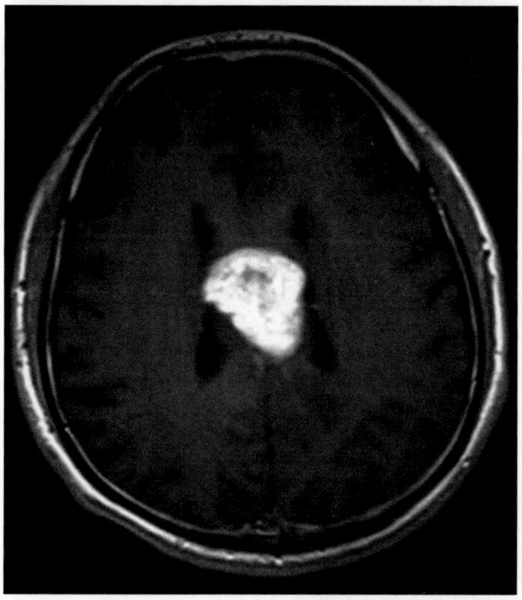

图 19-1-7　2009/03/12 化疗前

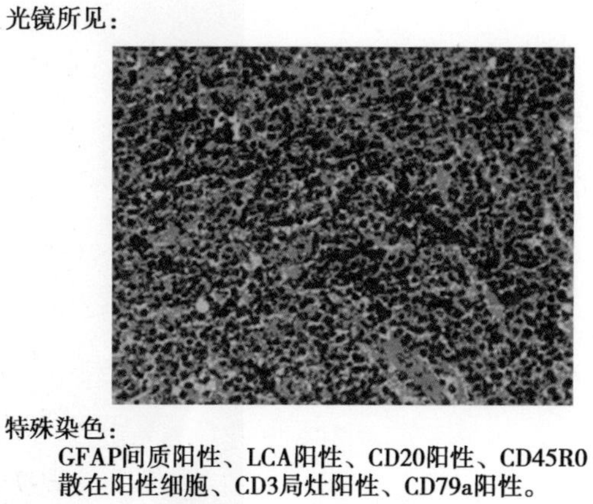
光镜所见:
特殊染色:
GFAP间质阳性、LCA阳性、CD20阳性、CD45R0
散在阳性细胞、CD3局灶阳性、CD79a阳性。

图 19-1-8　病理结果

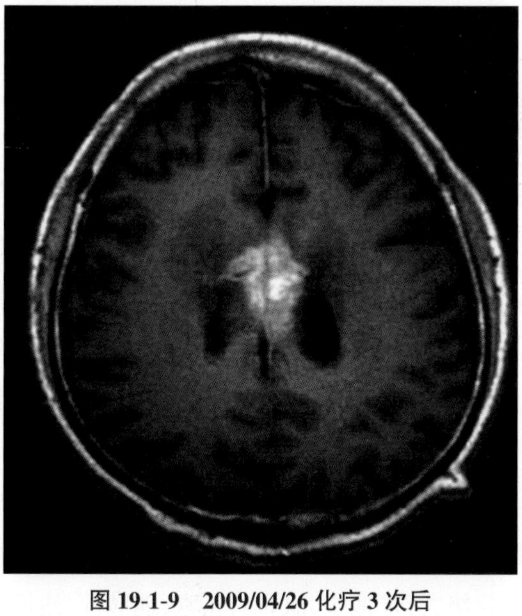

图 19-1-9　2009/04/26 化疗 3 次后

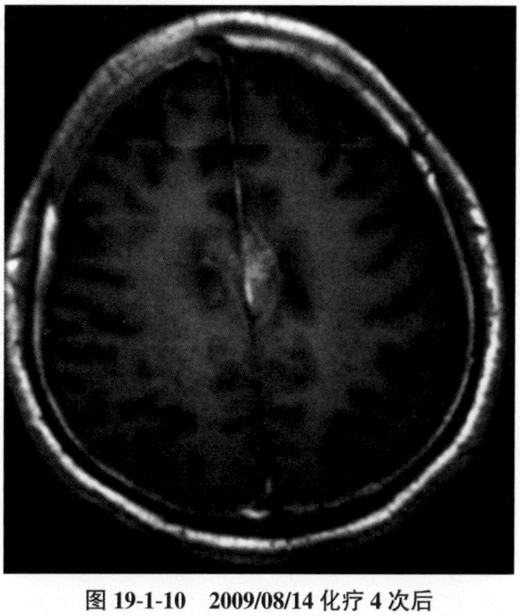

图 19-1-10　2009/08/14 化疗 4 次后

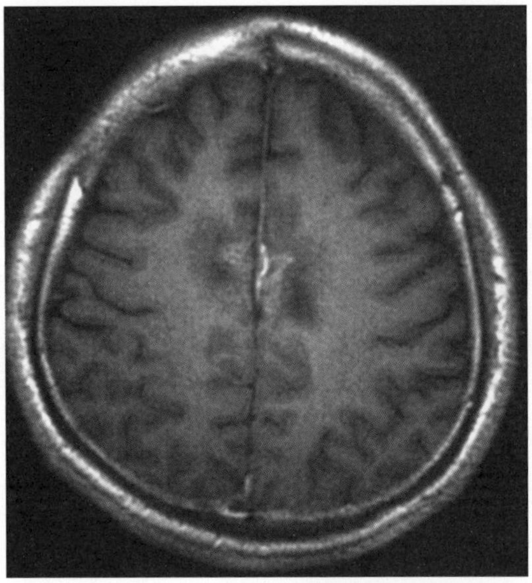

图 19-1-11　2010/03/16 化疗 6 次后

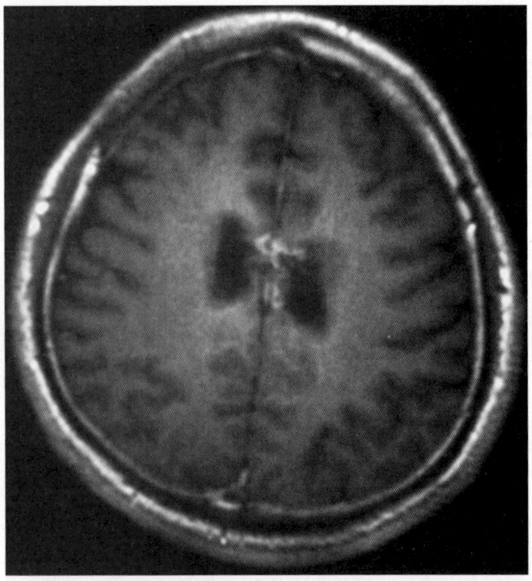

图 19-1-12　2010/06/28 放疗后

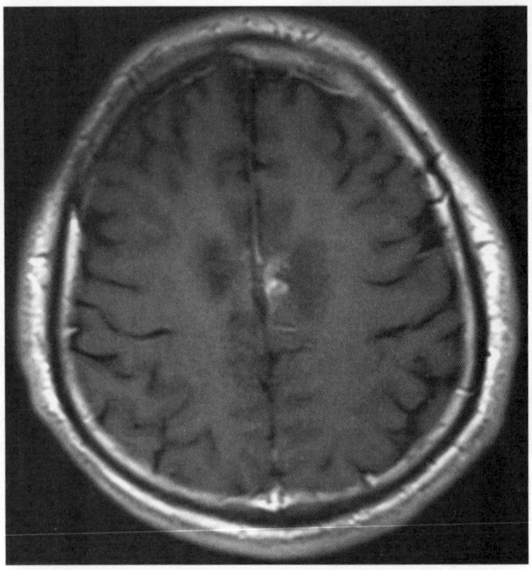

图 19-1-13　2010/10/25 复查 MRI 显示肿瘤稳定

三、典型病例 3（HD-MTX 联合化疗后部分缓解）

患者，男，69 岁，因“头痛伴记忆力下降 1 个月余，加重 2 周”于 2014 年 12 月 19 日入院。头部 MRI：胼胝体膝部、压部、透明隔及右侧枕叶异常信号影，淋巴瘤？胶质瘤？伴鞍上池、上矢状窦脑膜播散可能（图 19-1-14）。既往高血压病史 8 年，血压最高至 180/110mmHg，平时规律服用酒石酸美托洛尔、苯磺酸氨氯地平，血压控制可。“右侧椎动脉闭塞性脑梗死”病史 6 年余，口服阿司匹林。入院后完善术前相关准备，于 2014 年 12 月 23 日在局部麻醉下行“右顶钻孔立体定向活检术”，术后行脱水、激素等对症治疗。

入院查体：生命体征平稳，神志清楚，语言流利，记忆力下降明显，查体合作，双瞳孔左：右 = 2.5mm：2.5mm，双眼对光反射及调节反射灵敏，双侧眼动可，无复视，双侧视力、视野粗测正常，面纹对称，双耳听力未见明显异常，右侧肌力 5 级，左侧肌力 5- 级，行走拖步，肌张力正常，四肢深、浅反射未见明显异常，共济运动良好。病理征(–)。心脏、肺、腹无异常。

实验室检查：血常规、生化无异常。抗 HIV 抗体阴性。

病理诊断：弥漫大 B 细胞淋巴瘤(胼胝体膝部、压部)。免疫组化：CD20(+)、CD3(+)、CD10(–)、BCL-6(+)、MUM-1(+)、CD38(+)、CD138(+)、CD30(+)，Ki-67>50%。

治疗及转归：术后行 HD-MTX 规律化疗，定期复查，肿瘤完全缓解(图 19-1-15)。2017 年 10 月患者出现恶心、呕吐，并逐渐出现言语不利、右侧肢体无力，于当地医院门诊对症治疗。2017 年 12 月 12 日来我院复查头部 MRI(图 19-1-16)，提示双侧小脑及脑干高信号，考虑肿瘤复发。行 HD-MTX+ 利妥昔单抗注射液联合化疗，4 个周期后复查头颅 MRI，提示肿瘤未见明显变化，调整治疗方案为 HD-MTX+ 利妥昔单抗注射液 + 阿糖胞苷联合化疗，复查头颅 MRI 肿瘤明显缩小(图 19-1-17)。

专家点评：该患者为老年男性，MRI 提示胼胝体压部占位，考虑淋巴瘤可能性大，立体定向活检提示弥漫大 B 细胞淋巴瘤，无中枢外累及和 HIV 病史，诊断为原发中枢神经系统淋巴瘤。初治使用 HD-MTX 方案肿瘤完全缓解。3 年后患者肿瘤复发，行 HD-MTX+ 利妥昔单抗注射液联合化疗效果不佳，在加用阿糖胞苷后，肿瘤明显缩小。此病例提示，部分肿瘤复发后可能单药或两种药物联合治疗效果不佳，使用化疗联合靶向治疗方案进行治疗效果更好。

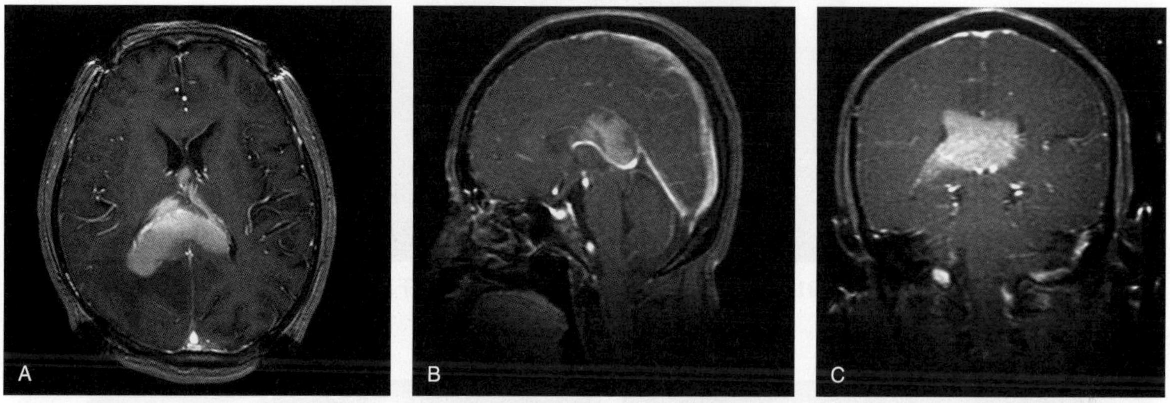

图 19-1-14　2014/12/19 术前 MRI：胼胝体压部占位

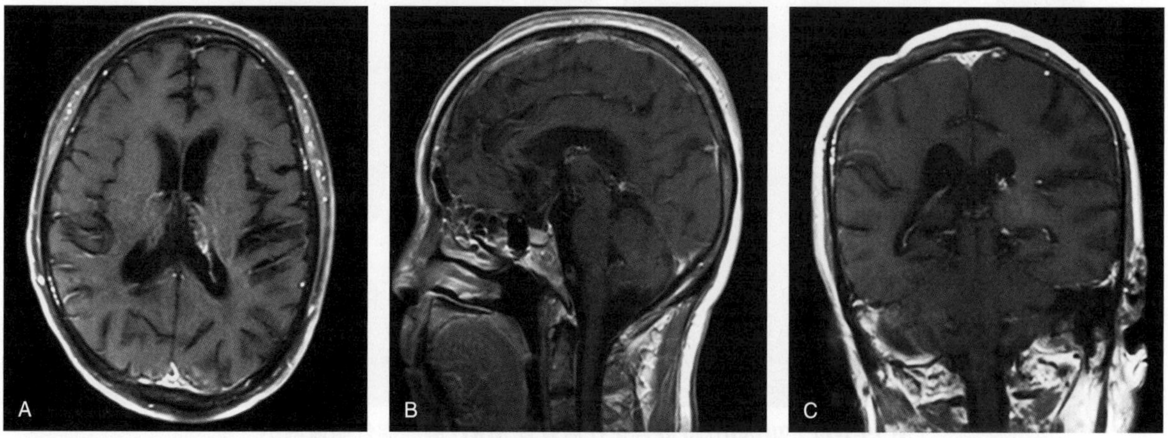

图 19-1-15　2017/06/28 MTX 化疗后复查 MRI：肿瘤 CR

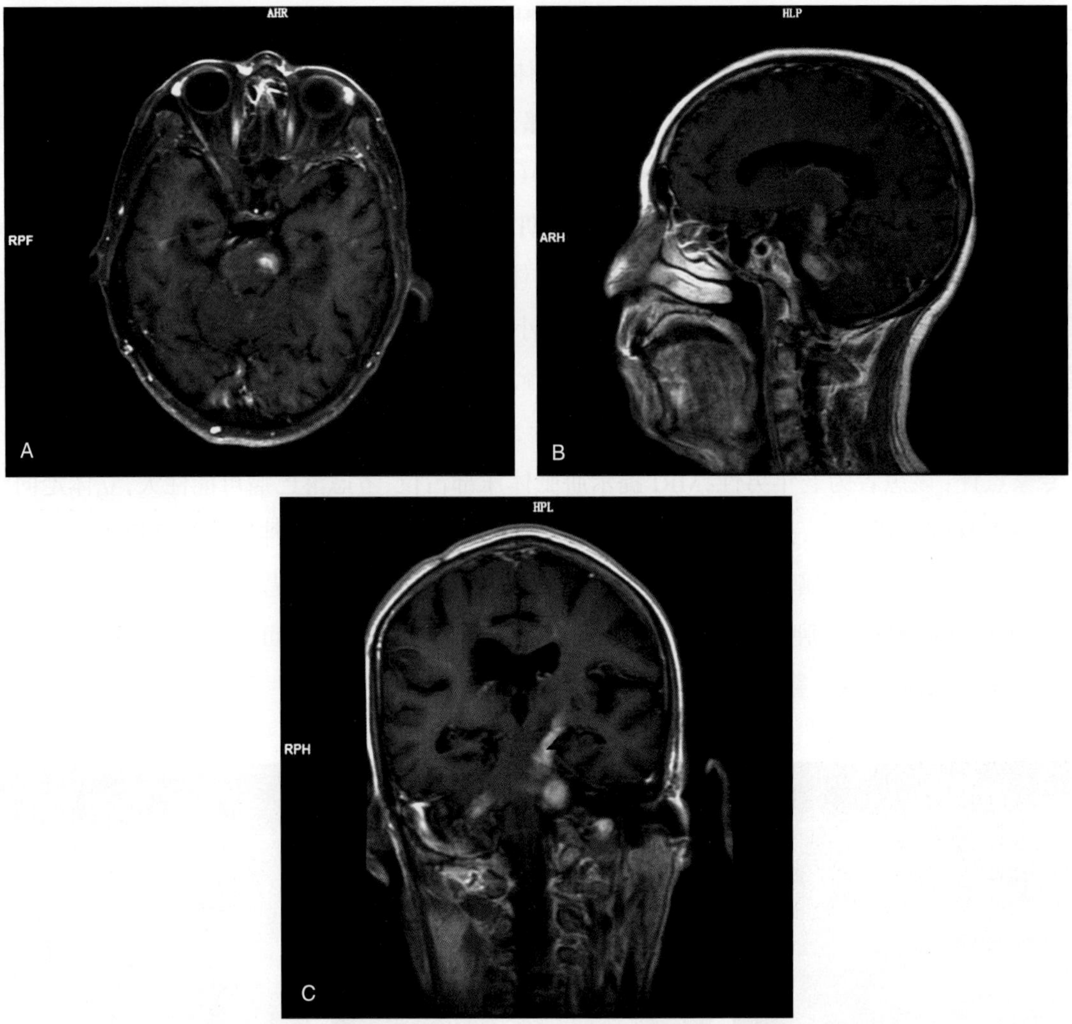

图 19-1-16 2017/12/12 复查头部 MRI：双侧小脑及脑干高信号，肿瘤复发

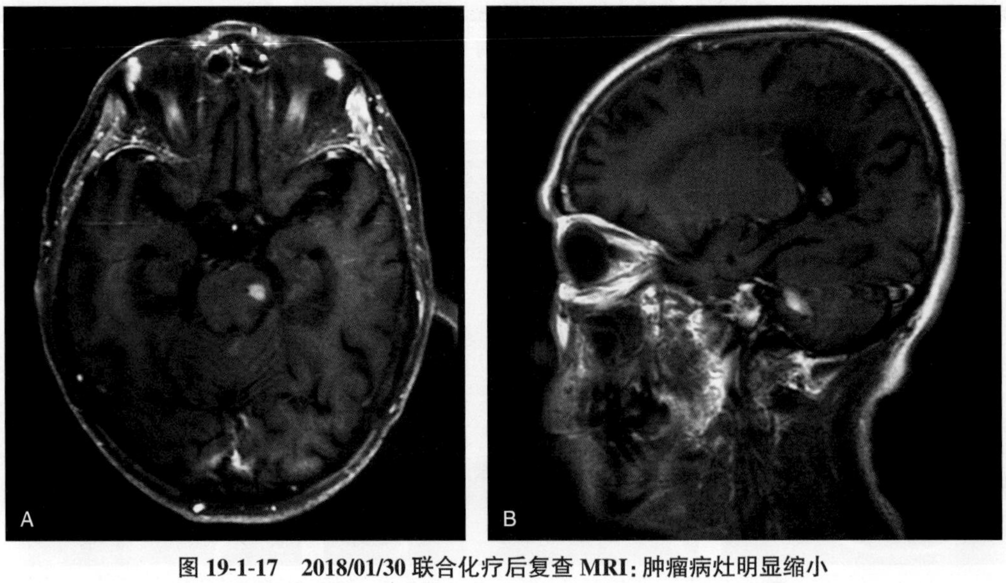

图 19-1-17 2018/01/30 联合化疗后复查 MRI：肿瘤病灶明显缩小

（林 松 蒋海辉）

第二节　原发中枢神经系统淋巴瘤常见误诊误治典型病例

一、典型病例 1（PCNSL 全切后 1 个月复发）

患者，女，58 岁，因“间断性头部钝痛伴视力下降半年”于 2010 年 2 月 25 日入院。头颅 MRI（图 19-2-1）：左顶枕、左侧脑室旁实性占位：脑膜瘤可能性大，淋巴瘤不除外。既往高血压病史 20 余年。入院完善术前检查，患者及家属要求手术治疗。于 2010 年 3 月 12 日在全身麻醉下行左顶枕开颅镰幕交界肿瘤近全切除术，术后给予抗感染、脱水、激素等治疗，患者恢复过程顺利，复查头 CT 显示术后改变，术后 MRI 显示肿瘤近全切除（图 19-2-2）。术后病理：弥漫大 B 细胞淋巴瘤，免疫组化：CD20（++），CD79A（+），CD45R0（-），CD3（-）。

入院查体：生命体征平稳，记忆力、计算力减退，神志清楚，精神一般，反应迟钝，言语迟缓，表情淡漠，双瞳孔等大等圆，直径 3mm，对光反射灵敏，双眼视力减退，视野粗测正常，眼球活动良好。面纹对称，伸舌居中，全身浅表淋巴结无肿大，心脏、肺、腹查体未见异常，右侧肢体肌力 4 级，左侧肢体肌力 5 级，肌张力适中，巴宾斯基征阴性，龙贝格征阳性。

实验室检查：血常规、血生化和骨髓检查无异常。LDH 305U/L；β_2-MG 775ng/ml；抗 HIV 抗体阴性。

病理诊断：弥漫大 B 细胞淋巴瘤（累及左顶枕、左脑室旁）。

治疗及转归：术后建议行 HD-MTX 化疗，患者及家属由于担心化疗的不良反应，签署知情同意书，拒绝化疗出院，出院后未进行放疗。2010 年 4 月 29 日复查增强 MRI（图 19-2-3），肿瘤原位复发，头部钝痛加重，疾病进展迅速。患者于 2010 年 8 月 10 日死亡，生存期 5 个月。

专家点评：该病例属于典型的误诊误治病例。患者为老年女性，术前 MRI 提示左脑室旁占位，怀疑脑膜瘤或淋巴瘤，手术全切后病理提示弥漫大 B 细胞淋巴瘤，且未发现有中枢外累及，无 HIV 病史，确诊为原发中枢神经系统淋巴瘤。肿瘤近全切除术后，家属拒绝化疗，未进行 HD-MTX 规范化化疗，1 个多月后肿瘤迅速复发、进展，术后 5 个月死亡。该患者中位生存期 5 个月，远低于规范化治疗的患者的中位生存期。手术切除并不能根治 PCNSL，有时反而会刺激肿瘤的生长，还可能增加术后并发症的发生，延长患者接受规范化治疗的间隔时间。有研究显示，从确诊到化疗的间隔时间越长，预后越差。因此，如果影像学检查怀疑淋巴瘤，应先进行立体定向活检，病理确诊淋巴瘤后，应尽快进行规范化治疗。

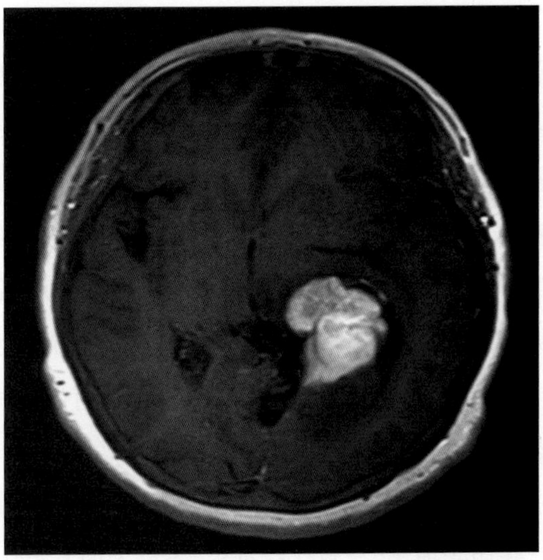

图 19-2-1　2010/02/26 术前 MRI：左侧脑室旁实质性占位

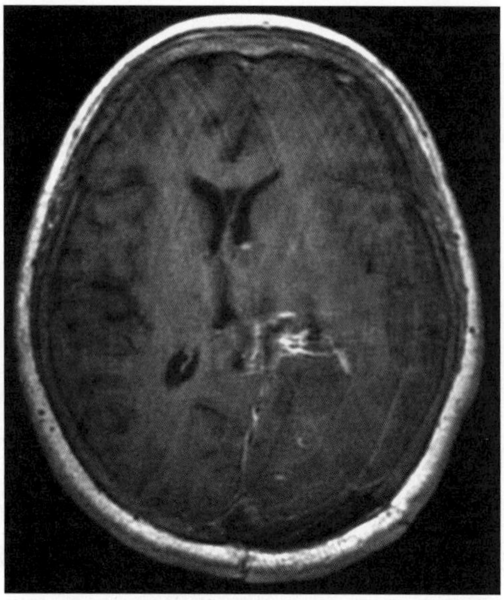

图 19-2-2　2010/03/16 术后 MRI：肿瘤近全切除

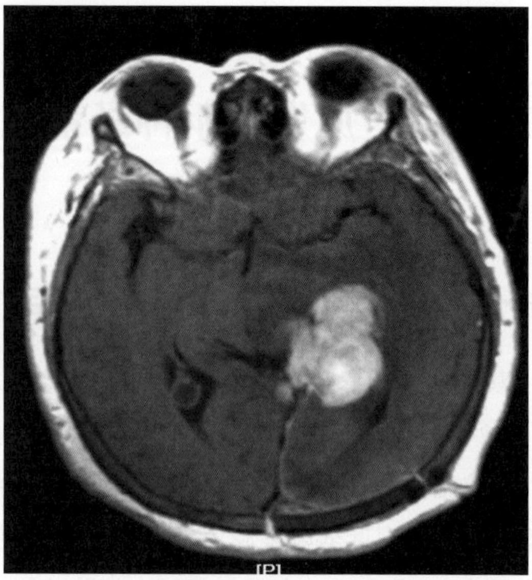

图 19-2-3　2010/04/29 复查 MRI：肿瘤原位复发

二、典型病例 2（术前误诊，肿瘤全切后 2 个月复发）

患者，男，48 岁，因“间断头痛 20d 余，加重 1d”于 2012 年 10 月 20 日入院。头颅 MRI（图 19-2-4）：右额叶占位，胶质瘤可能性大；大脑镰下疝；左侧脑室扩大；左侧眼眶内侧壁形态不规则。入院完善术前检查，患者及家属要求手术治疗。于 2012 年 10 月 20 日急诊在全身麻醉下行“冠切右额开颅肿瘤切除术”。术后 MRI 显示肿瘤全切（如图 19-2-5 所示）。

入院查体：生命体征平稳，神志清楚，能正确回答问题，精神弱，双侧瞳孔等大等圆，直径 3.0mm，对光反射灵敏，颈软无抵抗，左侧肢体肌力 2 级，肌张力正常。双侧生理反射存在，病理反射未引出，龙贝格征阴性。

实验室检查：血常规、生化未见明显异常。抗 HIV 抗体阴性。

病理诊断：弥漫大 B 细胞淋巴瘤（右额）。

治疗及转归：术后患者出现肝功能损害，经过保肝治疗后转氨酶下降，但仍未恢复正常。继续保肝治疗后，患者于 2012 年 11 月 9 日及 2012 年 12 月 21 日行 2 个疗程大剂量 MTX 化疗（$3.5mg/m^2$），化疗过程顺利，复查血药浓度及血象、肝功能未见明显异常，第二疗程化疗后复查 MRI（图 19-2-6）提示左颞及右额镰旁占位，考虑淋巴瘤复发。患者出院后意识障碍逐渐加重，进入昏迷状态。复查头部平扫 CT 提示：左颞及右额镰旁占位，脑水肿明显，脑疝征象。以“淋巴瘤复发”再次入院进行化疗，化疗方案调整为 HD-MTX+ 阿糖胞苷，但患者病情未得到控制，复查 MRI 显示肿瘤进展如图 19-2-7 所示，并出现骨髓抑制、粒细胞减少，继发严重感染，抗生素治疗无效，最终因感染死亡。

专家点评：该病例属于典型的术前误诊病例。患者为中年男性，MRI 检查提示颅内占位，胶质瘤可能大，于是手术全切肿瘤，术后病理提示非霍奇金淋巴瘤，弥漫大 B 细胞淋巴瘤，Ki-67 90%，无 HIV 病史，无外周淋巴结受累，病理诊断原发中枢神经系统淋巴瘤。患者肿瘤切除术后出现了应激性肝功能损害，导致化疗推迟，不能及时接受 HD-MTX 化疗，肿瘤在术后 2 个月复发。复发后再次接受化疗效果不理想。因此，提高影像学诊断淋巴瘤的水平，通过立体定向活检快速获得病理确诊，不仅可以减小手术创伤及术后并发症，还可以及时进行规范的 HD-MTX 化疗，使患者生存获益。目前普遍认为对于 PCNSL，手术唯一的目的在于获取少量肿瘤组织以明确病理诊断，因此首选立体定向穿刺活检。

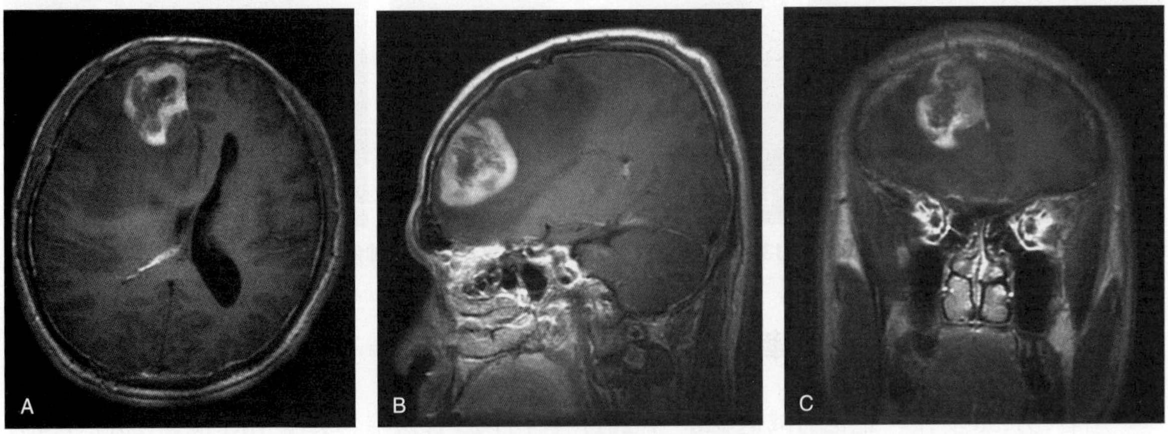

图 19-2-4　2012/10/16 术前 MRI：右额实性占位

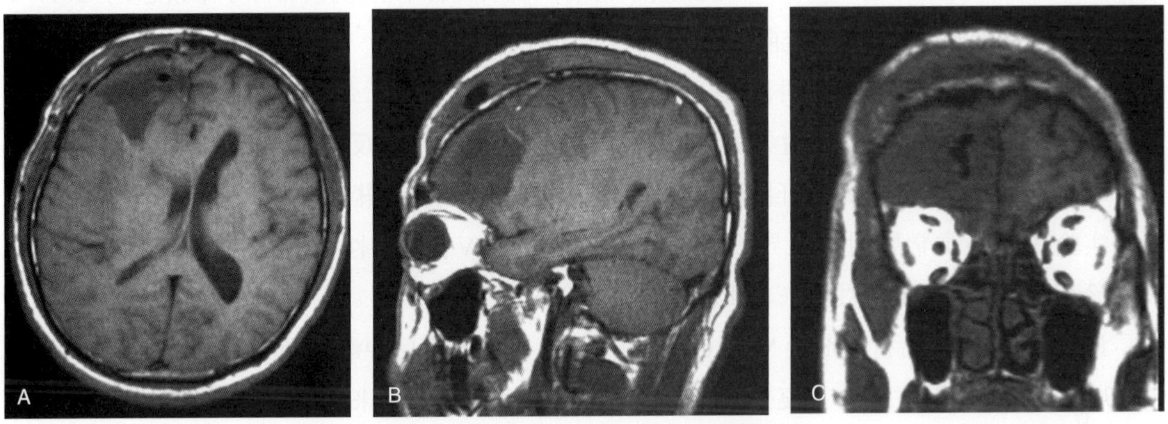

图 19-2-5　2012/10/22 术后 MRI：肿瘤近全切除

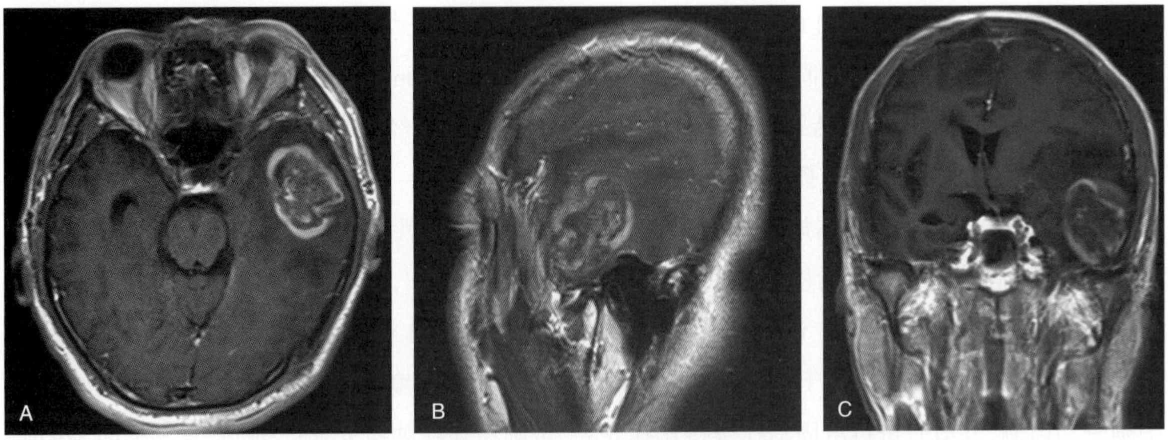

图 19-2-6　2012/12/25 MTX 化疗 2 个周期后复查 MRI：肿瘤复发

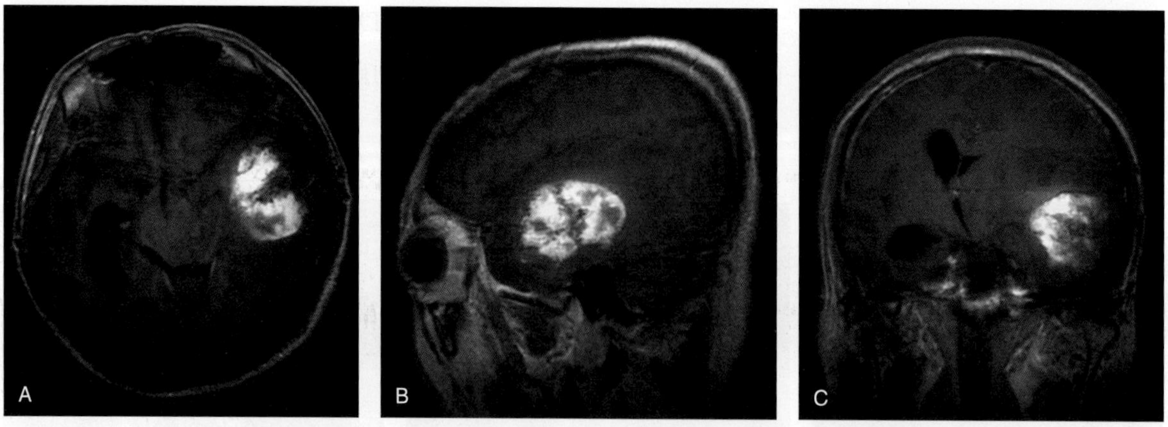

图 19-2-7　2013/01/12 MTX+Arac 化疗后复查 MRI：肿瘤继续进展

三、典型病例 3（未规律化疗复发）

患者，男，58 岁，因“记忆力减退 19d”于 2017 年 4 月 25 日入院。头颅 MRI 检查（2017 年 4 月 20 日，图 19-2-8）：右额叶、胼胝体前部占位性病变，并累及双侧侧脑室壁，考虑胶质瘤可能性大，淋巴瘤不除外。既往史：5 年前因脑梗死住院治疗。患者入院后完善术前检查，排除手术禁忌，于 2017 年 4 月 27 日在局部麻醉下行立体定向颅内占位性病变穿刺活检术。

入院查体：神志清楚，可言语，对答不切题。精神可。查体配合，颈无抵抗，额纹对称，双侧瞳孔等大等圆，直径 3.0mm，对光反射灵敏，伸舌居中，鼻唇沟对称，浅深反射正常、存在，四肢活动好，肌力 5 级，肌张力正常。双侧病理征阴性。心脏、肺、腹未见异常，全身淋巴结无肿大。

实验室检查：血常规、生化无异常。LDH 261U/L；抗 HIV 抗体阴性。

诊断：弥漫大 B 细胞淋巴瘤（右额、胼胝体）。

诊疗及转归：术后行大剂量 MTX（3.5g/m^2）化疗，规律化疗后肿瘤达到 CR。患者 2018 年 2 月 8 日开始第 9 周期化疗，化疗后复查头颅 MRI 提示病情稳定。随后未规律化疗。2018 年 4 月 28 日（图 19-2-9）再次复查病情无变化。2018 年 8 月 10 日（图 19-2-10）复查头颅 MRI：右侧额叶新见多发点、片状异常信号并明显强化。考虑肿瘤复发，建议完善头部正电子发射计算机断层显像（positron emission tomography-computed tomography，PET/CT）检查。全身 ^{18}FDG-PET/CT（2018 年 9 月 4 日，图 19-2-11）：右侧额叶片状局部高代谢病灶，最大标准摄取值（standard uptake value，SUV）为 9.4，余全身未见高代谢病灶。检查结果支持肿瘤复发，患者入院化疗。经过 8 个周期化疗，2019 年 1 月 10 日（图 19-2-12）复查头颅 MRI 提示肿瘤完全缓解。

专家点评：该病例属于不规范治疗病例。本患者为老年男性，经查 MRI 提示右额及胼胝体占位，淋巴瘤可能大，立体定向活检后病理提示弥漫大 B 细胞淋巴瘤，无中枢外累及，无 HIV 病史，诊断为原发中枢神经系统淋巴瘤。诊断明确后对患者使用大剂量 MTX 进行诱导化疗，肿瘤得到完全缓解。但是此时应该注意：①由于原发中枢神经系统淋巴瘤属于高度恶性肿瘤，生长速度快，治疗过程中须密切监测，并适时进行巩固治疗维持化疗效果，否则易导致肿瘤复发；②肿瘤复发早期 MRI 增强病灶可能不明显，易被忽略，可及时进行 PET/CT 检查明确诊断，尽早干预。

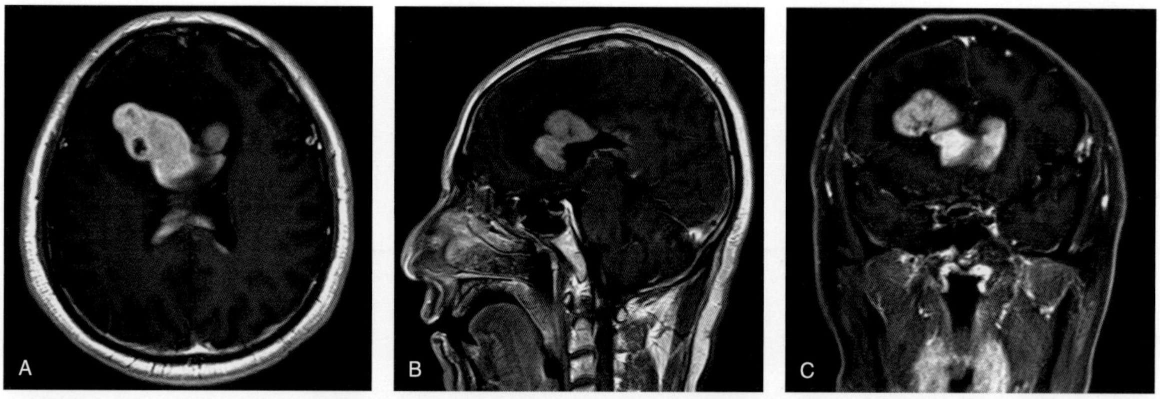

图 19-2-8　2017/04/20 术前 MRI：右额胼胝体占位

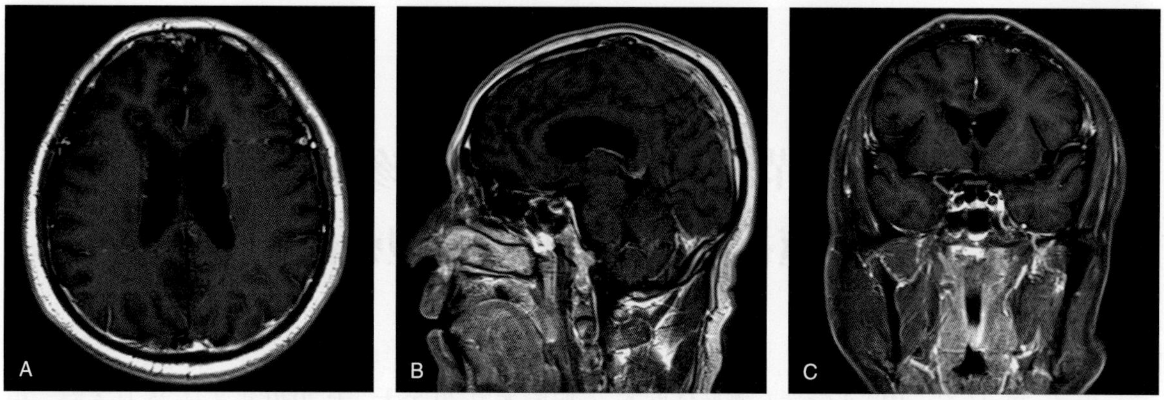

图 19-2-9　2018/04/28 化疗 9 周期后复查 MRI：肿瘤化疗后 CR

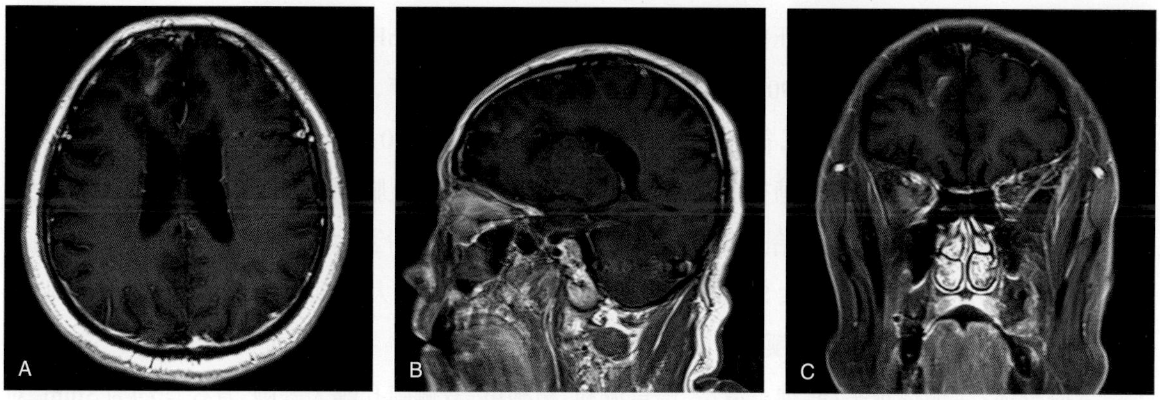

图 19-2-10　2018/08/10 复查 MRI：肿瘤原位复发

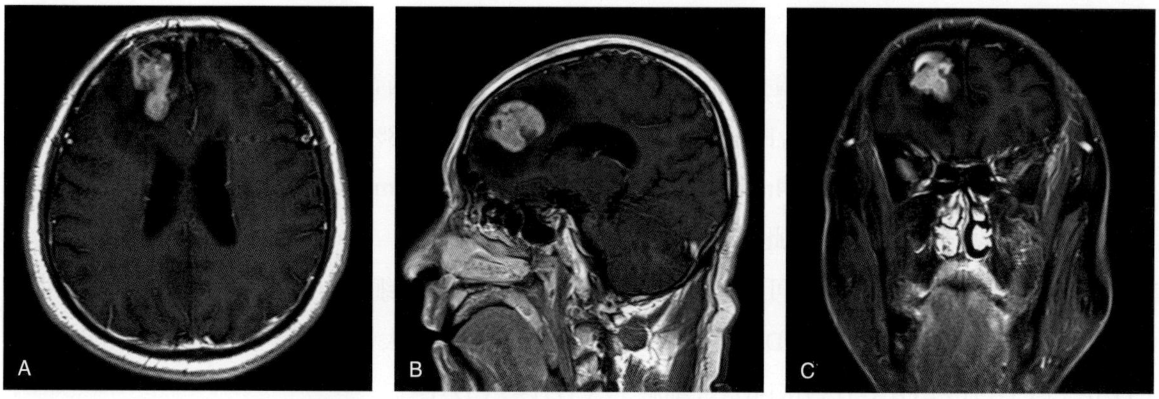

图 19-2-11　2018/09/04 复查 MRI：肿瘤原位复发，增大

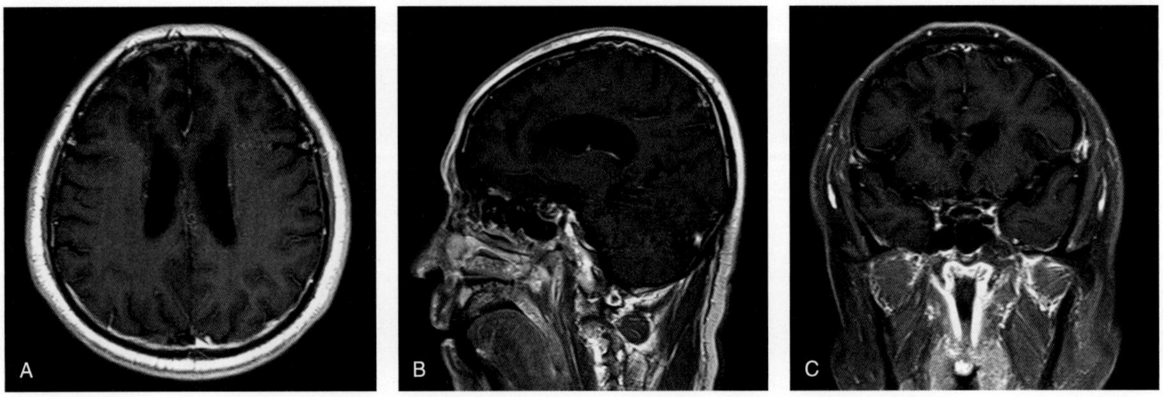

图 19-2-12　2019/01/10 复发后化疗 8 个周期复查 MRI：肿瘤化疗近 CR

（林 松　张 哲）

第三节　通过液体活检确诊原发中枢神经系统淋巴瘤典型病例

患者，女，73 岁。因“头晕伴右侧肢体麻木、左眼睑无力 20 余天”于 2020 年 8 月 25 日入院。患者 20 余天前出现头晕，伴右侧肢体麻木、左眼睑无力，无恶心、呕吐，无寒战、高热，无低热、盗汗，无视力及视野改变。患者既往高血压病史 8 年，血压最高达 180/95mmHg，规律服用厄贝沙坦片，每日 1 片，血压控制在（130~150）/（70~90）mmHg；发现“颈动脉斑块”5 年，平日规律服用瑞舒伐他汀钙片，每日 1 片，间断服用阿司匹林片，每日 1 片，已停用 5d；糖尿病史 20 余天，血糖最高 8.6mmol/L，服用格列齐特缓释片每日 30mg，血糖控制满意。就诊于当地医院行颅脑 MRI 提示“颅内占位性病变”，未行特殊处理。为求进一步诊治来我院，完善头颅 CT、PET/MRI 检查（图 19-3-1），提示“左侧丘脑、脑干、大脑脚异常强化病灶，最大 SUV 值为 18，考虑淋巴瘤可能性大”。眼科检查无明显异常。胸腹部 CT 未见明显异常。门诊以“颅内占位性病变”收入院。

入院查体：生命体征平稳，神志清楚，语言流利，精神可，双侧瞳孔等大等圆，直径均约为 3mm，对光反射灵敏，左侧眼睑下垂，上抬无力，额纹、鼻唇沟对称，右侧半身麻木，双侧肌力 5 级，双侧巴宾斯基征阳性，颈软，无抵抗。

实验室检查：血常规、生化检查无异常。抗 HIV 抗体阴性。脑脊液常规检查：脑脊液无色清亮，潘氏试验阴性，细胞总数 157/μl，白细胞数 57/μl，多核细胞占比 1.8%，单核细胞占比 98.2%。脑脊液生化：氯化物 122mmol/L、糖 3.54mmol/L、蛋白 86.8mg/dl、乳酸 2mmol/L。脑脊液无菌体液形态学检查（图 19-3-2）：见 1% 异形细胞，此类细胞胞体较大，见核畸形。

病理诊断：（脑脊液）涂片中可见多量淋巴细胞，主要为 T 淋巴细胞。少数大细胞异型明显，很好地表达 CD19、Pax5，少数表达 CD20，Ki-67 大细胞阳性。支持为大 B 细胞淋巴瘤。免疫组化结果：CD20（+）、CD19（+）、PAX-5（+）、Ki-67（大细胞 +）、CD3（–）、CD5（–）。

治疗与转归：患者病灶位于左侧丘脑、脑干、大脑脚，手术风险极大，术后致死、致残概率高。经科内讨论，认为病灶位于脑干表面，决定先行脑脊液细胞病理学检查。首次腰椎穿刺留取脑脊液，行脑脊液常规、生化、无菌体液形态学、细胞病理学、流式细胞学检查，可能由于每份送检的脑脊液量少，均未明确发现肿瘤细胞。为了明确诊断，经过多次腰椎穿刺，分别留取 5~10ml 脑脊液送无菌体液形态学检查、细胞病理学检查。最终，脑脊液无菌体液形态学检查发现 1% 异形细胞，核大、不规则，伴有核畸形。脑脊液细胞病理学诊断为大 B 细胞淋巴瘤。患者无明显中枢神经系统外侵犯，最终诊断为原发中枢神经系统淋巴瘤。行利妥昔单抗 + 高剂量甲氨蝶呤 + 替莫唑胺 +PD-1 治疗，一个疗程结束后患者症状明显好转，右侧肢体麻木较前减轻，2020 年 9 月 14 日复查头颅 MRI（图 19-3-3）示与入院前 2020 年 8 月 19 日头颅 MRI 相比，强化病灶明显缩小。患者出院后继续口服来那度胺 + 替莫唑胺治疗。上述治疗方案每个月为一个疗程，第二个疗程结束后行脑脊液检查，无菌体液形态学结果（图 19-3-4）及细胞病理学结果均为阴性，均未发现肿瘤细胞。4 个疗程结束后，患者无明显不适，在当地复查头颅 MRI（图 19-3-5）提示肿瘤完全缓解，未见明显强化灶。随后患者继续口服来那度胺，每 3 个月复查头颅 MRI（图 19-3-6）。随访至 2022 年 3 月患者无明显不适，恢复正常生活。

专家点评：该患者为老年女性，左侧丘脑、脑干、大脑脚等处淋巴瘤。肿瘤位置深在，毗邻重要结构，患者合并高血压、糖尿病、颈动脉斑块，并且服用抗凝药，这种情况下行肿瘤活检或切除，手术出血、致死、致残概率高，因此活检也不应作为首选。虽然肿瘤组织病理诊断是“金标准”，但是如果脑脊液中发现淋巴瘤细胞，也是重要的诊断依据。该患者左侧脑干、大脑脚处的肿瘤位于脑表面，可能有部分肿瘤细胞脱落进入脑脊液，因此脑脊液细胞病理学检查成为首选。但是，需要注意的是，由于脱落进入脑脊液中的肿瘤细胞数量极少，应该留取足量的脑脊液以增加确诊的概率，一般以 5~10ml 为宜，可行多次腰穿以明确诊断。此外，该患者第二个疗程结束后肿瘤进一步缩小，此时行脑脊液检查未再观察到肿瘤细胞，此后的治疗过程中肿瘤进一步缩小，直至完全缓解。由此可见，液体活检不仅可以辅助中枢神经系统淋巴瘤的诊断，连续行脑脊液液体活检也可以监测治疗效果，评估患者的预后。

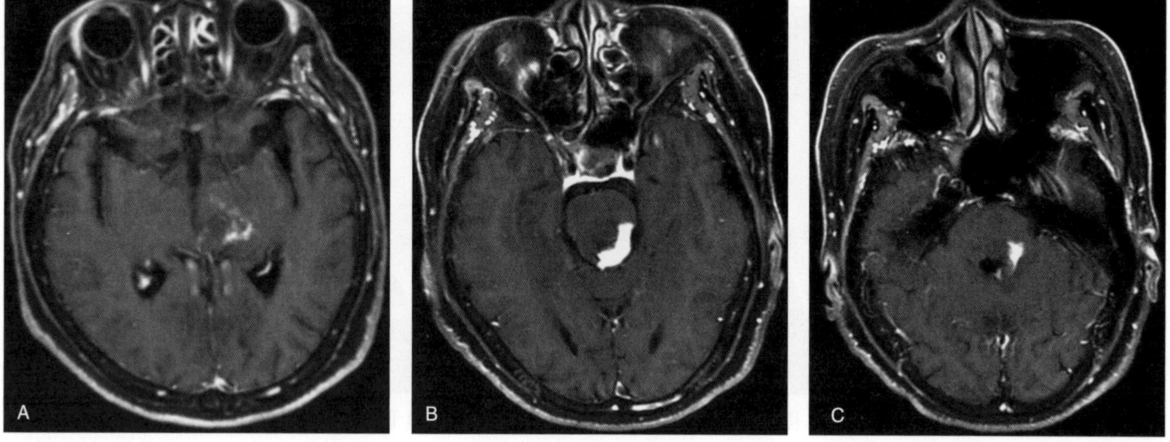

图 19-3-1　化疗前

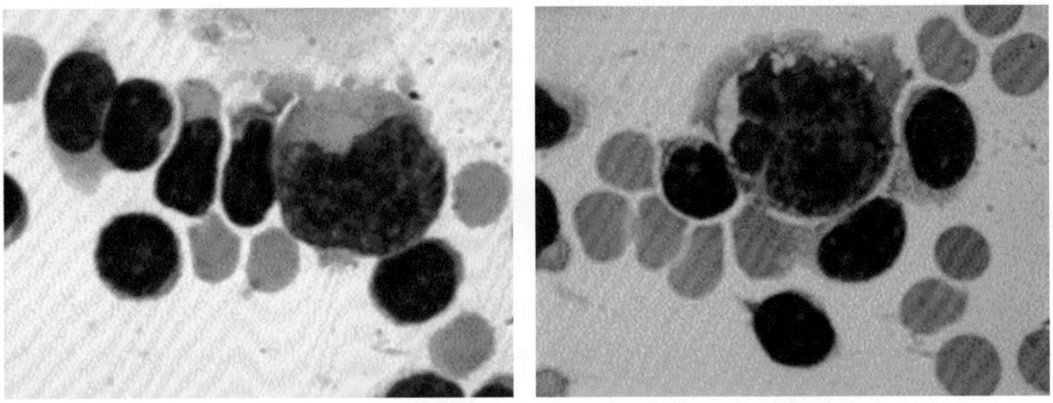

染色方法	项目	结果	参考范围
瑞姬氏染色	淋巴细胞/%	97	60%~70%
	激活淋巴细胞/%	0	0
	浆细胞/%	0	0
	单核细胞/%	1	30%~40%
	激活单核细胞/%	0	0
	中性粒细胞/%	1	0~1%
	嗜酸性粒细胞/%	0	0
	嗜碱性粒细胞/%	0	0
	其他（肿瘤细胞等）	1%异形细胞	0

实验室提示

见1%异形细胞，此类细胞胞体较大，核大不规则，偶见核仁，染色质偏粗糙，胞浆色兰，边缘不整请结合临床及其他检查。

图 19-3-2 化疗前无菌体液形态学检查(2020 年 8 月 26 日)

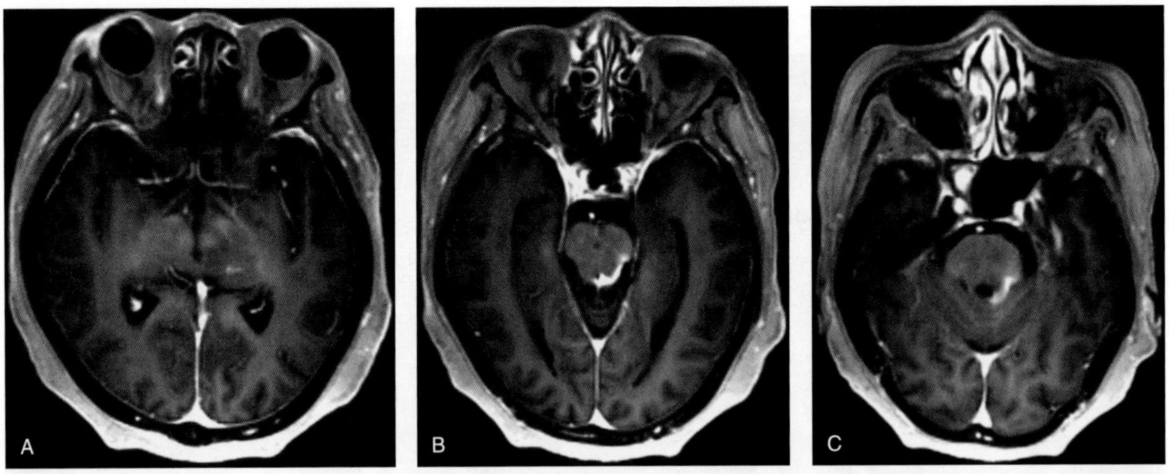

图 19-3-3 化疗 1 次后(2020 年 9 月 14 日)

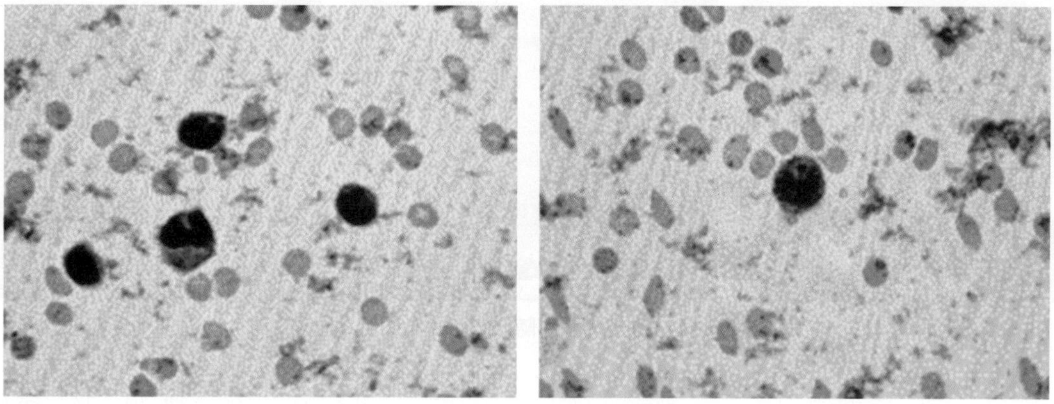

染色方法	项目	结果	参考范围
瑞姬氏染色	淋巴细胞/%	84	60%~70%
	激活淋巴细胞/%	4	0
	浆细胞/%	0	0
	单核细胞/%	9	30%~40%
	中性粒细胞/%	3	0~1%
	嗜酸性粒细胞/%	0	0
	嗜碱性粒细胞/%	0	0
	其他（肿瘤细胞等）	0	0

实验室提示

阅全片以淋巴细胞为主，可见激活现象，红细胞较多，请结合临床及其他检查。

图 19-3-4　化疗 2 次后无菌体液形态学检查（2020 年 10 月 27 日）

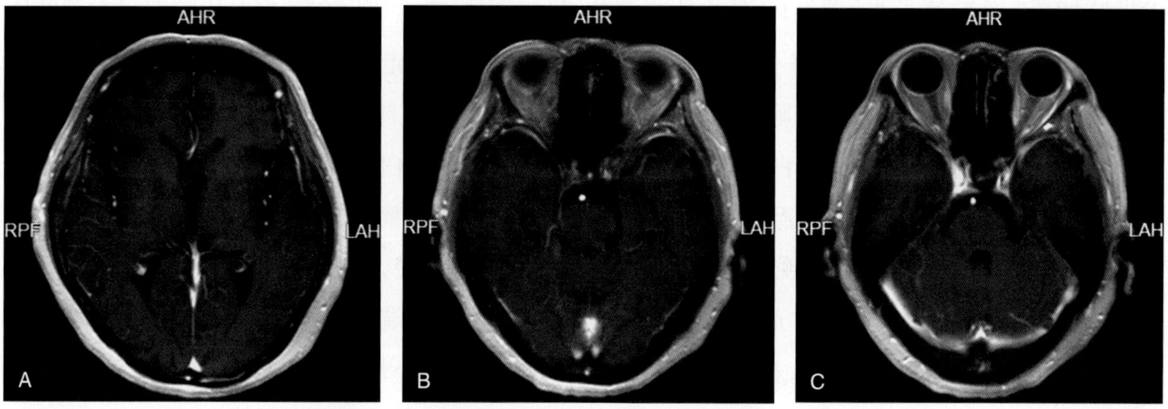

图 19-3-5　化疗 4 次后完全缓解（2021 年 3 月 30 日）

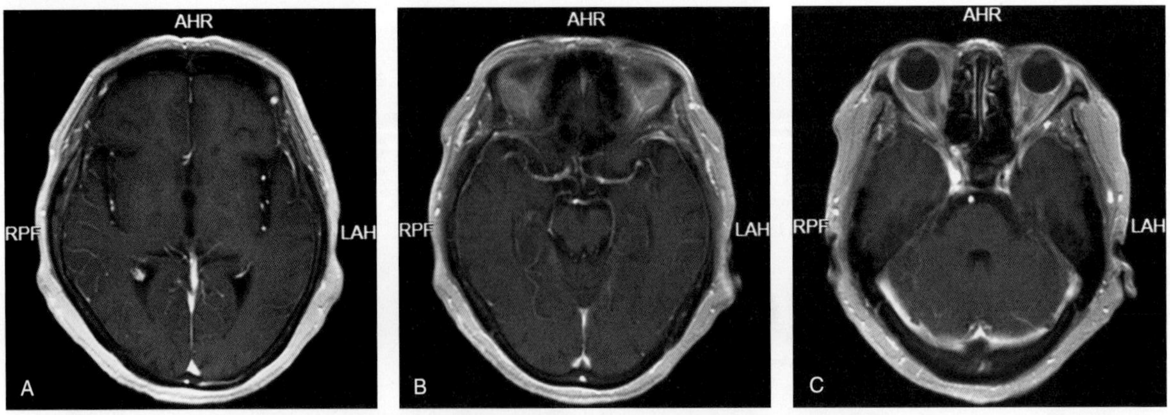

图 19-3-6 完全缓解后随访(2022 年 2 月 21 日)

(林 松 杨传维)

第四节 术前应用激素导致多次活检确诊中枢神经系统淋巴瘤典型病例

一、典型病例 1(首次活检诊断炎性脱髓鞘,二次活检证实淋巴瘤)

患者,男,49 岁,因“右手感觉异常 3 个月余,右侧肢体无力 2 个月余,加重 1 个月”于 2021 年 10 月 11 日入院。3 个月前患者出现右手示指及小指发胀感,无肢体麻木、无力,异常感觉持续存在,缓慢加重至右手中指发胀。2 个月前出现右手活动不灵。既往高血压病史 10 余年,血压最高 170/110mmHg;有吸烟史,吸烟 30 余年,平均每日 20 支。就诊于当地医院,检查头颅 MRI 考虑“多发性脑梗死”,住院给予“改善循环、抗血小板聚集、稳定斑块、激素等”治疗 16d,住院期间右侧肢体无力加重,症状时有波动,伴走路不稳,出院后症状仍缓慢加重,行走费力。2021 年 9 月再次住院,复查头颅 MRI 见左侧顶叶、双侧丘脑病灶多发异常信号,增强仅见左侧顶叶放射冠区异常强化灶,双侧丘脑病灶未见强化。腰穿常规:白细胞计数 5×10^6/L;血生化:蛋白 374mg/dl(150~400mg/dl)。2021 年 9 月 30 日 PET/CT 示颅内多发异常高代谢,考虑恶性病变,淋巴瘤可能性大。

入院查体:心肺无异常,未触及明显肿大的淋巴结。神志清楚,高级皮质功能正常,双侧瞳孔等大正圆,直径 3mm,直接、间接对光反射灵敏,伸舌居中,右上肢远端肌力 5^- 级,右下肢肌力 5^- 级,余肢体肌力 5 级,四肢腱反射正常,右侧面部及肢体针刺觉减退,右下肢关节位置觉、图形觉减退,右侧指鼻及跟 - 膝 - 胫试验不稳,右侧查多克(Chaddock)征阳性,余查体未见明显异常。

完善术前检查,行头部导航增强 MRI(如图 19-4-1),排除手术禁忌后于 2021 年 10 月 17 日在我院行“立体定向左顶叶强化病灶活检术”(图 19-4-2)。术后病理提示:倾向于炎性脱髓鞘病变。随后患者在神经内科住院治疗,给予甲泼尼龙 40mg/5d、80mg/5d、40mg/2d 序贯治疗,后改为泼尼松片 70mg 口服,1~2 周减量 5mg。2021 年 11 月 17 日复查 MRI:左侧顶叶强化病灶明显缩小。腰穿脑脊液常规、生化正常，脱髓鞘免疫四项阴性，OB Ⅱ型，IgG 寡克隆区带弱阳性，脑脊液特异 IgG 寡克隆区带弱阳性。脑脊液：AQP-4(-)，Ig4 2 260mg/L ↑ (80~1 400mg/L)。脑脊液流式细胞学检测阴性。血及脑脊液脱髓鞘四项结果阴性。仍旧考虑为“颅内多发特发性炎性脱髓鞘病”，继续给予泼尼松片 65mg(13 片口服)，每周减量半片；加用吗替麦考酚酯 0.25g/ 次，2 次 /d 口服(目标剂量 0.75g，2 次 /d)；并给予“七叶皂苷钠”减轻病灶水肿。患者右侧肢体麻木及无力症状明显好转，出院。复查头部 MRI 显示病灶消散(图 19-4-3)

2022 年 2 月激素逐渐减至 30mg(6 片)，吗替麦考酚酯 0.5g，2 次 /d，2022 年 2 月 21 日在当地医院复查头颅 MRI(图 19-4-4)见左侧顶叶病灶虽然较前明显缩小，但左侧丘脑病灶明显强化并显著性增大。出现间断复视，看远处时明显，右侧面部麻木伴右侧肢体麻木、无力加重，症状持续存在。2022 年 3 月 1 日再次针对“左侧丘脑巨大强化结节样病灶”行“立体定向活检手术”，术后病理显示肿瘤细胞呈片状、巢状生长，细胞形态较一致，核质比高，明显核分裂象，结合免疫组化结果，符合诊断：弥漫大 B 细胞淋巴瘤(Hans 模型：生发中心来源)。

第一次活检病理学结果(2021 年 10 月 25 日)：(左侧顶叶)病变脑组织结构疏松，髓鞘脱失，轴索相对保留，伴有多量吞噬细胞浸润，胶质细胞轻度增生，散在的小圆形淋巴细胞浸润，个别细胞核轻度异型性。免疫组化结果：GFAP(+)，Olig-2(+)，CD3(-)，CD20(少许 +)，NF(+)，CD68(吞噬细胞 +)，MOG(+)，P53(少许 +)，IDH-1R132H(-)，ATRX(未缺失)，Ki-67(局灶 5%+)，P53(少许 +)，Ki-67(2%+)；特殊染色结果：LFB+HE(髓鞘 -)，PAS(-)。结合免疫组化和特殊染色，诊断倾向炎性脱髓鞘病变。

第二次活检病理学结果(2022 年 3 月 7 日)：(左侧丘脑占位病变)脑组织原有结构破坏，其内见肿瘤细胞呈片状生长，细胞形态较一致，核质比高，易见核分裂象；结合免疫组化结果，符合诊断弥漫大 B 细胞淋巴瘤(Hans 模型：生发中心来源)。免疫组化结果：GFAP(部分 +)，Olig-2(散在 +)，Ki-67(90%+)，IDH-1R132H(-)，P53(过表达)，ATRX(未缺失)，H3K27M(-)，H3K27me3(未缺失)，CD3(-)，CD5(-)，CD79α(+)，CD20(+)，CD10(+)，BCL-2(+)。

专家点评：该患者为青年男性，临床首发症状是对侧肢体感觉异常，这与左侧顶叶结节样病灶侵犯相关，影像学检查为双侧半卵圆中心和左侧丘脑的异常信号，在 TWI2 和 FLAIR 成像上明显，但增强扫描仅有左侧顶叶深部病灶强化，强化特征也具备“握雪征”“脐凹征”等淋巴瘤的特征，而且 PET/CT 高代谢也支持肿瘤诊断。但是，患者在当地医院以“多发性脑梗死”为诊断进行治疗并应用激素半个月后来我院就诊，首次针对顶叶病灶活检结果并没有表现出典型的“异型性小圆形淋巴瘤细胞围绕血管周袖套分布”特征，反而是髓鞘片状脱失和大量吞噬细胞存在，虽有小圆形淋巴细胞浸润，但仅个别有核异型性。并且在随后按照炎性脱髓鞘的激素冲击治疗下，左顶叶病灶消散了，这一切都误导了诊断和治疗。在病灶消散 3 个月后随着激素的减量，原先潜伏丘脑病灶(不强化说明病变处于不同的发展阶段)明显增大并强化，在针对丘脑病灶的二次活检证实是典型 PCNSL。这个病例充分阐释了激素对 PCNSL 的作用及其对活检病理诊断的影响。

激素可快速减轻 PCNSL 患者症状，改善患者的 KPS(Karnofsky performance scale)评分。因为激素具有肿瘤细胞溶解性，能显著降低淋巴瘤在影像学上强化，缩小肿瘤的体积，并在组织学上使得血管周异型核淋巴瘤细胞快速坏死崩解，引起吞噬细胞聚集和局部髓鞘脱失，容易导致病理学误诊为炎性脱髓鞘。所以对怀疑 PCNSL 的患者，在明确病理诊断前，不建议使用激素。在明确病理诊断后，可以立即使用激素，快速缓解患者症状，改善 KPS 评分，为后期开始的化疗奠定基础，这也是 2018 年 NCCN 指南中对 PCNSL 应用激素的方法建议。

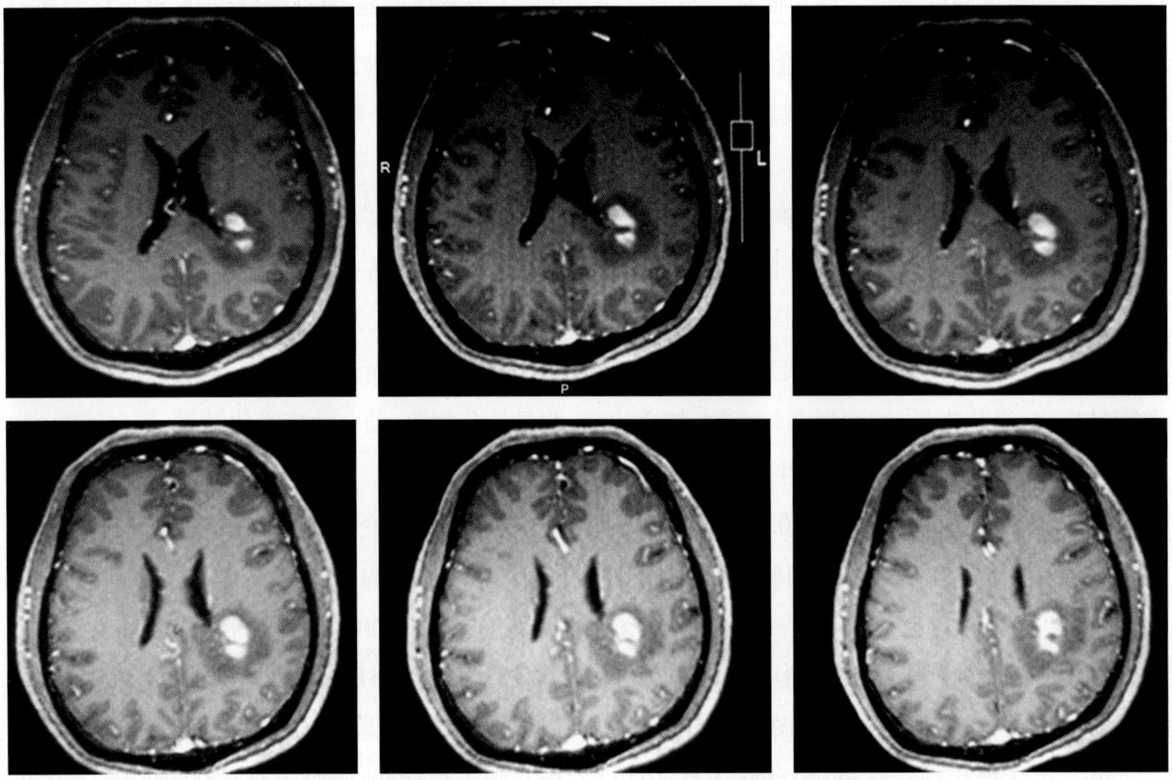

图 19-4-1　2021/10/15 左顶叶“握雪征”强化结节病灶，有“脐凹征”

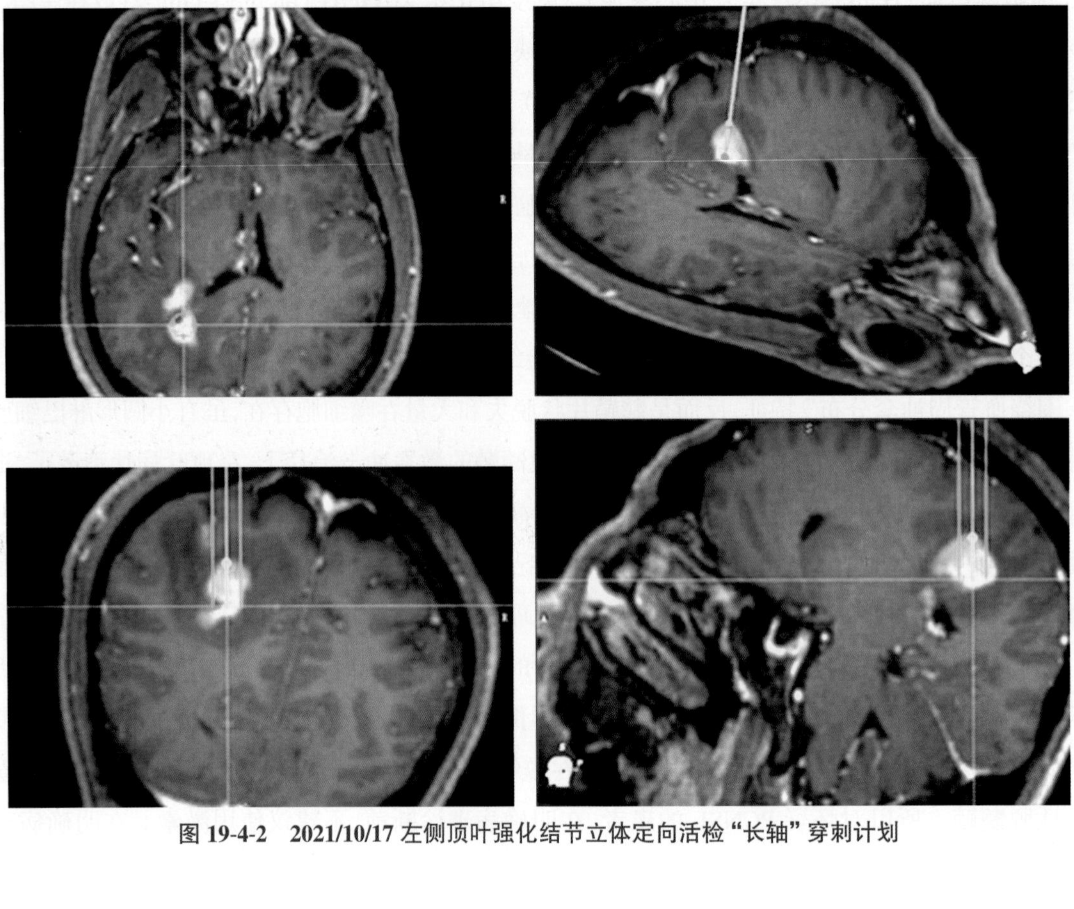

图 19-4-2　2021/10/17 左侧顶叶强化结节立体定向活检“长轴”穿刺计划

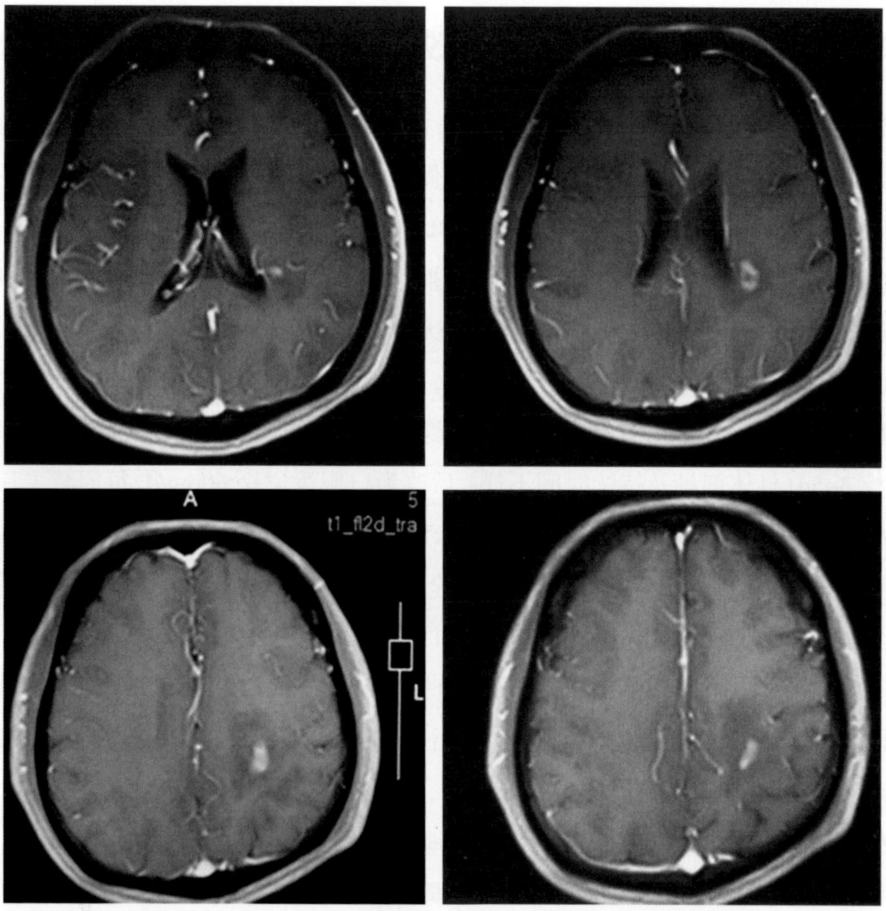

图 19-4-3　2021/11/17 激素冲击治疗 1 月后左顶病灶明显消散

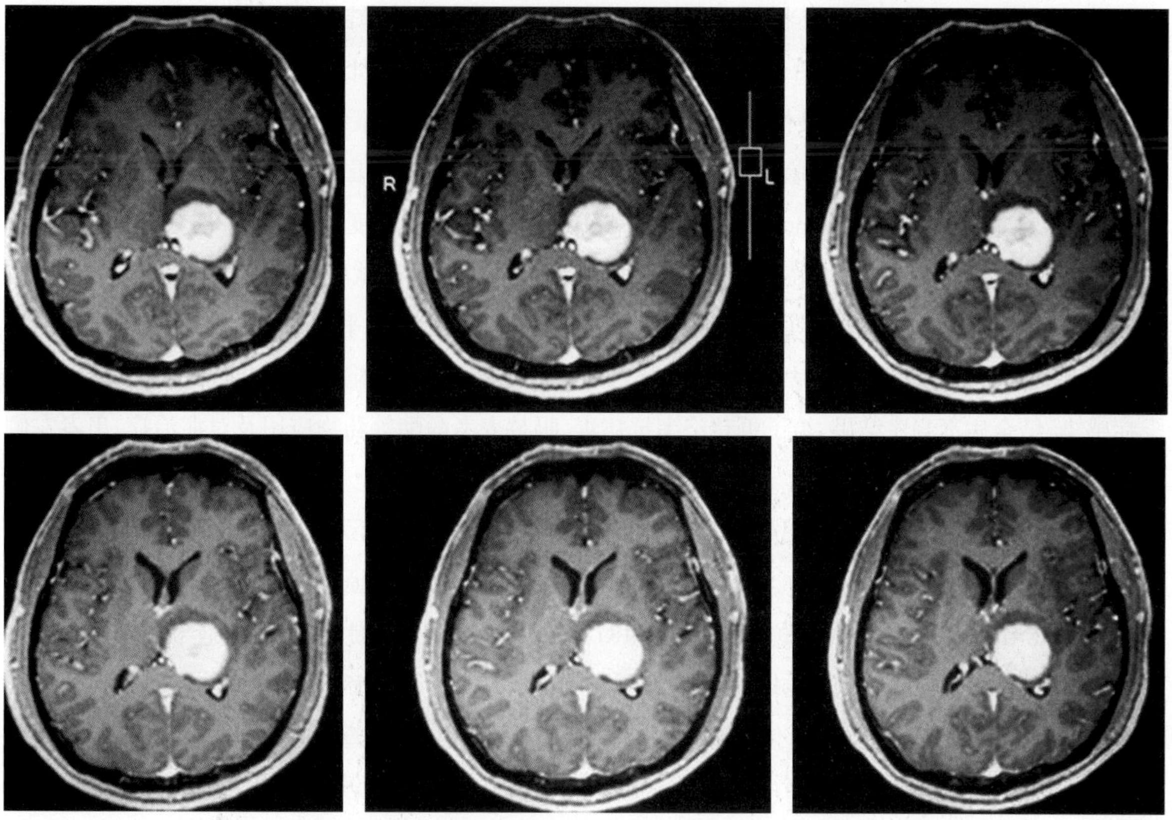

图 19-4-4　2022/02/21 激素减量后左顶病灶稳定，但左侧丘脑新发病灶明显增大

二、典型病例 2（首次活检诊断炎症改变，二次活检证实淋巴细胞增殖病变）

患者，男性，31 岁，以“反复头痛、呕吐 1 年余，吞咽困难、行走不稳 3 个月余”为主诉于 2021 年 10 月 2 日入院。患者 2020 年 10 月出现劳累后双侧枕部阵发性疼痛，伴乏力、睡眠增多，无恶心、呕吐，无四肢麻木无力、言语不利。头痛可自行缓解，每日发作数次。就诊于当地医院，头颅 CT 未见明显异常。2020 年 11 月 11 日夜间突然出现口角抽动，无意识丧失、四肢抽搐强直，无尿便障碍，持续 1~2h 后缓解，随后出现左手、足麻木，左侧肢体无力，不能抬举、行走，持续 3~5h 后肢体无力症状缓解，可行走。次日持续性双侧枕部疼痛，伴恶心，反复呕吐胃内容物，为非喷射性，伴嗜睡、四肢无力，于当地医院就诊。查头颅 MRI、头颅 CT 及腰穿后诊断为“中枢神经系统炎性脱髓鞘病”，给予激素冲击治疗 3~5d（具体剂量及持续时间不详），后改为口服泼尼松 60mg/d，每周减 1 片，2020 年 11 月 26 日症状完全缓解，但复查头颅 MRI 示病灶未消失。2021 年 3 月 10 日激素停用 10d 后再次出现阵发性头痛，头痛性质、持续时间、频次不详，伴全身乏力。上述症状逐渐加重。2021 年 3 月 24 日 18：00 左右突发昏迷，紧急气管插管，急查头颅 CT 示脑积水，急诊行“侧脑室钻孔外引流术”，颅内压“400mmH_2O”。手术次日神志转清，可配合指令握手，复查头颅 CT 示后颅窝脑组织肿胀，急诊行“枕下去骨瓣减压术”，术后给予激素冲击治疗，术后 7d 患者神志转清。随后继续使用激素治疗，并逐渐减量，遗留记忆力下降。泼尼松减至 1 片 / 日后，出现排尿、排便困难，伴睡眠多、食欲缺乏、复视、全身乏力、不能行走。2021 年 9 月 7 日就诊于当地医院，给予 1g 激素冲击治疗 5d 后，症状完全缓解，出院后继续口服泼尼松 40mg/d，每 2 周减 5mg。

2021 年 10 月 1 日患者再次出现左手、左足麻木，为进一步诊治就诊于我院。患者 MRI 检查提示左侧丘脑及放射冠、双侧小脑半球、桥臂、四脑室多发异常信号（如图 19-4-5、图 19-4-6）。入院后完善相关检查，排除手术禁忌证后于 2021 年 10 月 9 日行左侧丘脑病灶立体定向活检术（图 19-4-7），病理报告符合炎症性病变，感染性病变不能除外。术后转神经内科继续给予泼尼松 30mg/d 口服治疗，腰穿（2021 年 10 月 29 日）：脑脊液白细胞计数 5×10^6/L，脑脊液蛋白 42.80mg/dl，脑脊液葡萄糖 54.54mg/dl，脑脊液氯 124.00mmol/L；二代测序：人巨细胞病毒置信度高，特异序列数 8；人类疱疹病毒 4 型（EB 病毒）置信度中，特异序列数 2；脑脊液流式排淋巴瘤试验未见明显异常；免疫球蛋白（IG）基因重排（脑活检石蜡切片）：阴性。2021 年 11 月 2 日头颅 MRI 平扫 + 增强：小脑半球、双侧丘脑、半卵圆中心、脑干多发异常信号，部分区域点片强化，考虑炎性脱髓鞘？结合活检病理结果，考虑炎症感染，结合病毒测序结果，给予更昔洛韦抗病毒、吗替麦考酚酯等药物应用及对症治疗，患者左侧肢体麻木好转。

2021 年 11 月 15 日口服泼尼松减量后再次出现全身乏力、行走不稳，扶墙可行走，伴言语不清、吞咽困难，无饮水呛咳、四肢无力，无四肢麻木加重，进行性加重，出现强笑和情绪改变，记忆力改变。上述症状逐渐加重，复查头颅 + 颈髓 + 胸髓 MRI 平扫及增强示：双侧大脑半球、脑干小脑多发异常信号，增强见点状、线状、结节状强化，病灶较前显著增多。2022 年 1 月 5 日开始吞咽困难，且进行性加重，仅能摄入流食，右手麻木加重，伴右侧面部麻木。2022 年 2 月 26 复查头颅增强 MRI（图 19-4-8）：大脑半球放射冠脑室旁、脑干、小脑半球多发点状、线状，结节状强化，部分病灶排列呈“齿梳征”，部分融合呈小片状。与前片子比较，左侧放射冠病灶融合呈片状明显。所以行左侧顶叶半球病变二次活检(2022 年 2 月 26 日)(图 19-4-9)。二次活检病理诊断:淋巴细胞增殖性病变。

第一次活检病理学结果(2021 年 10 月 20 日):(左侧丘脑区病变组织)镜下见以白质为主的脑组织,部分区域组织结构疏松,局部髓鞘脱失,见多量吞噬细胞浸润,血管周围显著淋巴细胞套袖形成,胶质细胞呈反应性增生;符合炎症性病变,感染性病变不能除外。免疫组化及特殊染色结果:CD68(吞噬细胞 +),NeuN(-),CD34(血管 +),GFAP(+),NF(轴索 +),MBP(髓鞘 +),CD3(T 淋巴细胞 +),CD20(B 淋巴细胞 +),CD68(吞噬细胞 +),CD34(血管 +);LFB+HE(少许髓鞘 +)。

第二次活检病理学结果(2022 年 3 月 3 日):(左侧放射冠强化病灶)以白质为主的脑组织,局部组织疏松,髓鞘及轴索轻度脱失,小胶质细胞活化,胶质细胞反应性增生,散在及灶状以 T 细胞为主的淋巴细胞、吞噬细胞及个别浆细胞浸润,部分围绕血管分布,其间散在个别核大深染的异形细胞,表达 B 淋巴细胞标志物及 Ki-67,建议行基因重排除外淋巴组织增生性病变。免疫组化及特殊染色结果:(2 号)NF(+),GFAP(+),CD68(部分 +),CD79α(+),CD3(部分 +),CD20(个别 +),Olig-2(+),IDH-1R132H(-),ATRX(未缺失),CD10(散在 +),MUM1(散在 +),PAX-5(-),EBV(-),P53(部分 +),Ki-67(局灶约 10%+);LFB+HE(+)。

专家点评:该患者为青年男性,临床表现主要是广泛性脑组织损害后出现的颅内压增高和高级认知能力的减退,随后出现逐渐加重的全系统感觉、运动等神经功能障碍,进而后期影响到意识、吞咽等脑干功能。影像学主要特征:弥漫性脑组织异常信号,表现为双侧大脑半球放射冠脑室旁、脑干、小脑半球多发病变,呈多发点状、线状、结节状强化,部分病灶融合成片,脑干点线状散在侵犯出现"胡椒盐"强化征。这使得我们诊断必须要考虑到"淋巴细胞异常增殖"为特征的一大类疾病,它们能以良性疾病、低度恶性肿瘤或者高度恶性肿瘤的形式出现,并且会相互转化,如炎症病变、Clippers 综合征、淋巴瘤样肉芽肿病、淋巴瘤。Clippers 综合征(类固醇激素反应性慢性淋巴细胞性炎症伴脑桥血管周围强化症),它是一类罕见的对皮质类固醇治疗敏感的炎性疾病,主要累及脑桥、小脑及脊髓,病理上以 $CD3^+$ T 淋巴细胞浸润为主,MRI 增强病灶呈"曲线样""胡椒盐"样特殊强化,病灶也可波及幕上,但主要位于小脑、脑干。Clippers 综合征是恶性淋巴瘤的"前哨病变"。

从该例患者的临床治疗病程反复上,明显对类固醇激素有强烈的反应,每次加重都是激素减量后。虽然活检最终取材部位在放射冠,但先期在当地首发治疗时病变局限在后颅凹小脑、脑干,并在当地急诊行后颅凹减压术。该例患者影像学特征也具有多发点状、线状、结节状强化,分布在脑干、小脑,波及双侧半球放射冠,病理切片上除了见 CD79α(+),CD3(+)的标记,散在个别核大深染的异形细胞,表达 B 淋巴细胞标志物,可能处于肿瘤不同的转换阶段。

文献报道 Clippers 综合征发展为淋巴瘤的"危险信号(red flag)":①激素治疗后强化病灶持续存在或减轻后再次出现;②最初病灶融合或者较大范围(直径大于 3mm)强化;③均匀或不均匀团状强化;④ T2/FLAIR 病灶明显不对称;⑤外周强化而中心区域不强化的类似"指环样"强化;⑥ MRS 示 CHO/NAA 比值升高,出现升高的脂质和乳酸峰。既往有报道和病毒感染相关的 Clippers 综合征,最终确诊淋巴瘤样肉芽肿病(CNS-LYG),这都提示 Clippers 综合征可能是淋巴瘤类增殖性发展过程中的首发形式或复发形式。本例患者脑脊液病毒测序中也检测到置信度高的人类疱疹病毒感染,也从侧面佐证了该诊断的病原学依据。

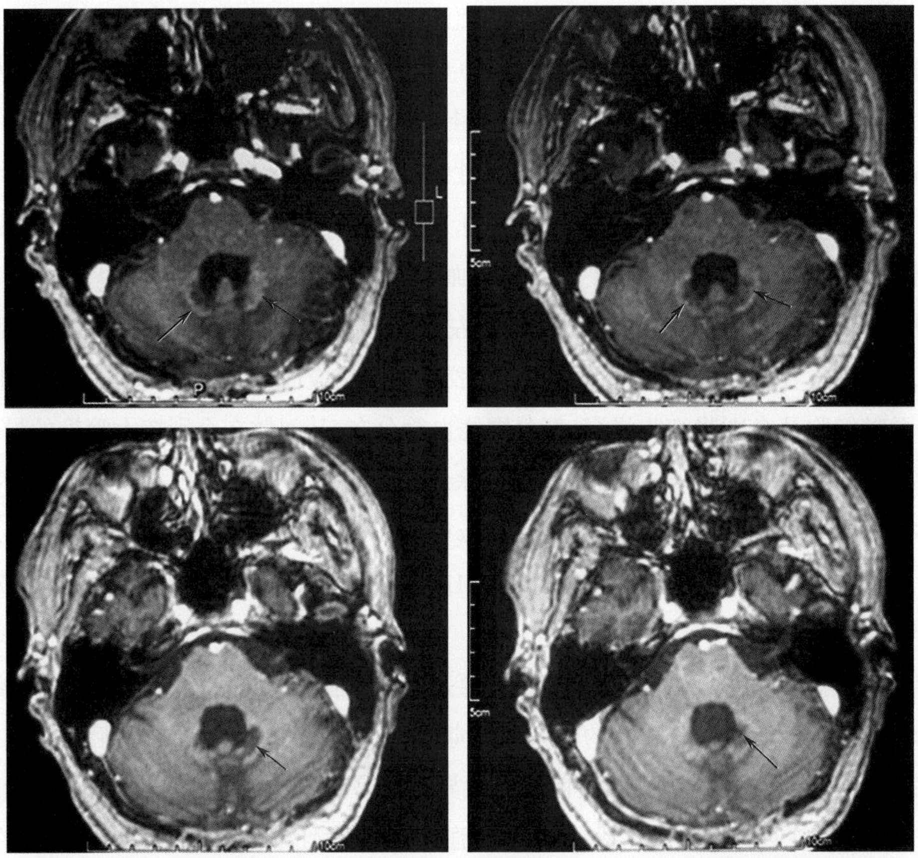

图 19-4-5　2021/10/09 双侧小脑半球桥臂、第四脑室旁对称的“地图样”强化病灶

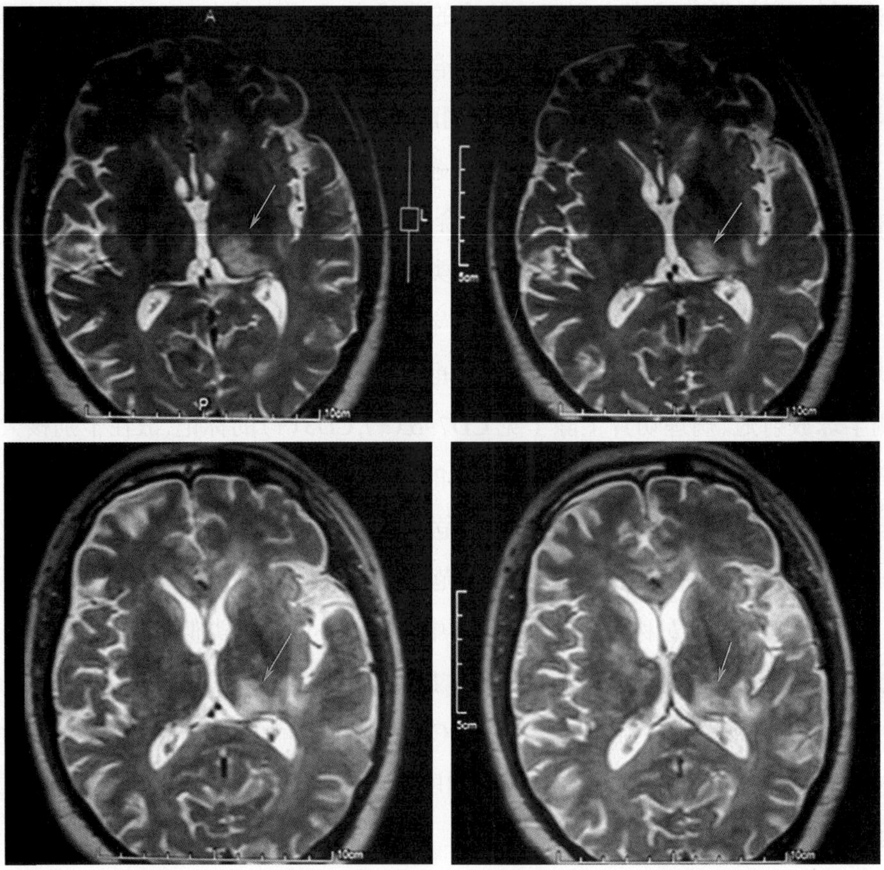

图 19-4-6　2021/10/09 左侧丘脑及放射冠结节样异常信号病变

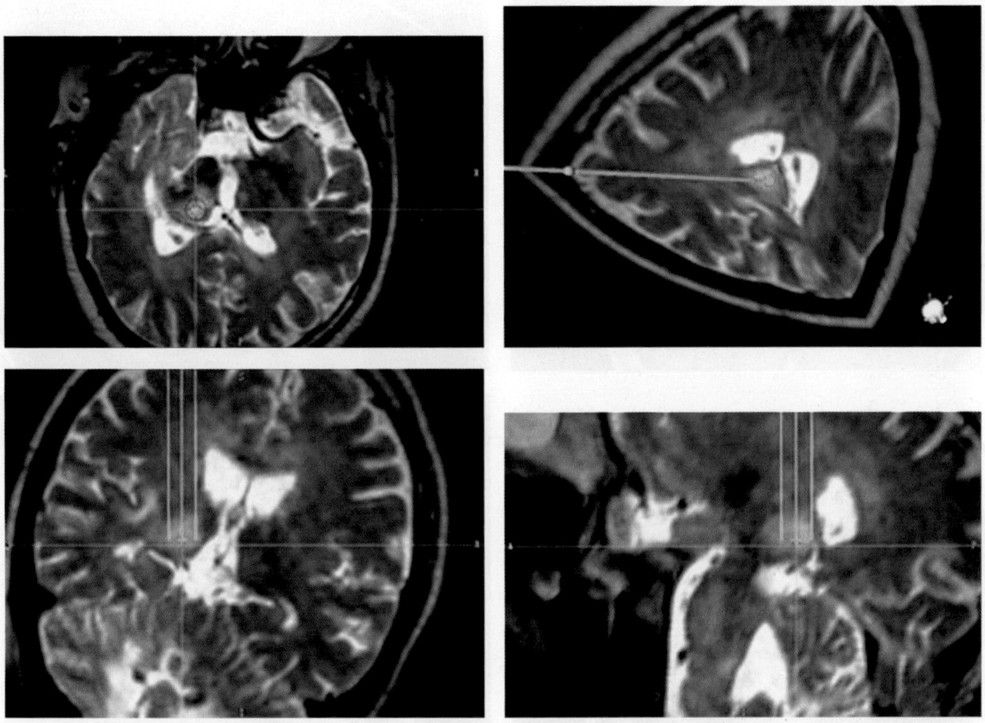

图 19-4-7　2021/10/09 左侧丘脑异常信号立体定向活检“长轴”穿刺计划

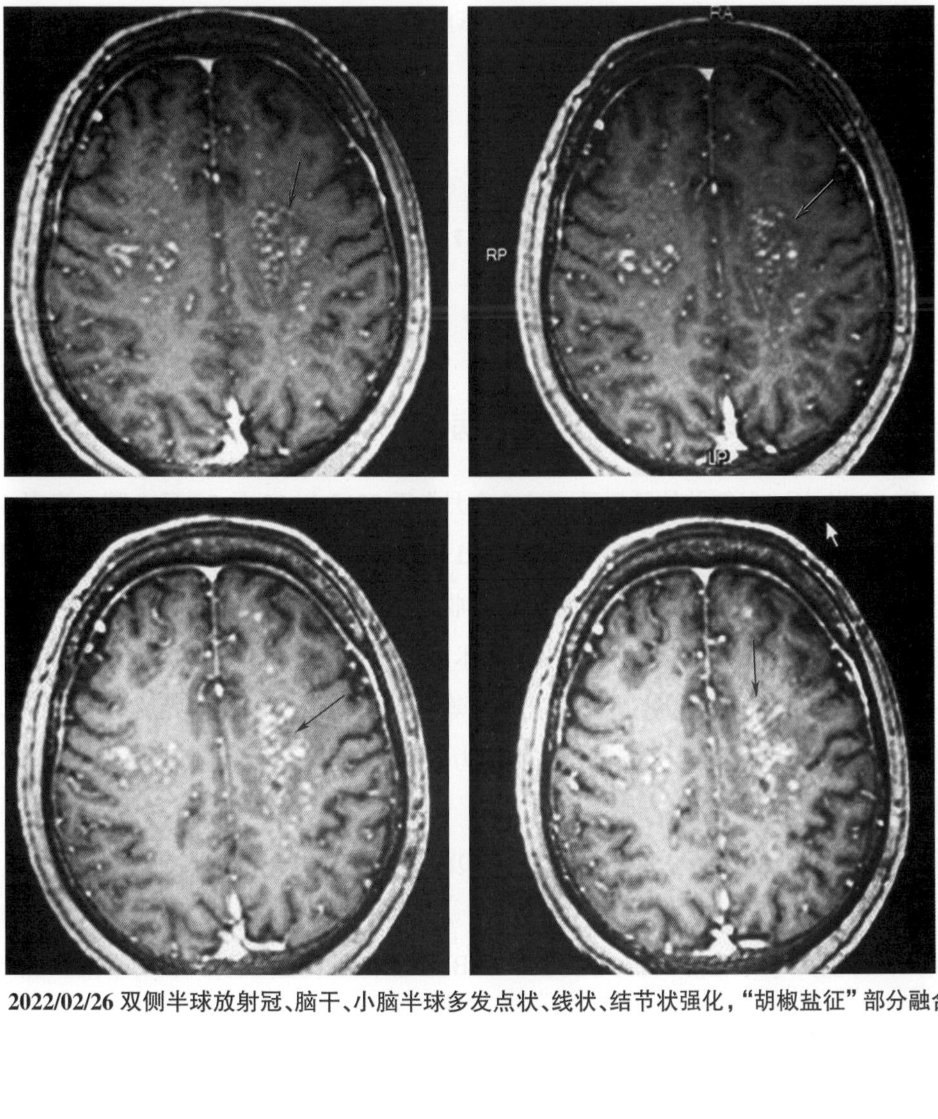

图 19-4-8　2022/02/26 双侧半球放射冠、脑干、小脑半球多发点状、线状、结节状强化，“胡椒盐征”部分融合呈小片状

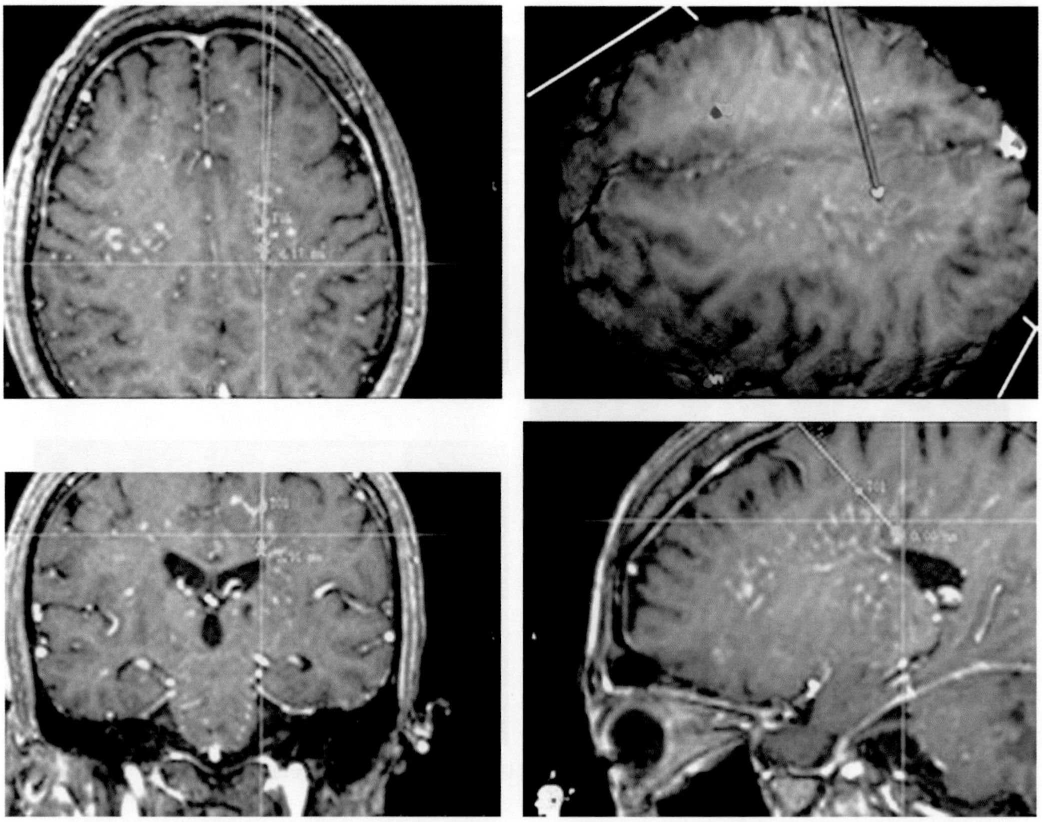

图 19-4-9 2022/02/26 左侧放射冠融合强化小片状病灶的立体定向活检“长轴”穿刺计划

（王亚明）

第五节 复发或难治性原发中枢神经系统淋巴瘤典型病例

一、典型病例 1（奥布替尼治疗典型病例）

患者，女，62 岁，因“左侧肢体活动不灵 1.5 个月”于 2019 年 12 月 28 日入院。患者 1.5 个月前无明显诱因出现左侧肢体活动不灵，复查颅脑 MRI（图 19-5-1）提示右颞顶枕叶占位较前明显增大，急诊以“颅内占位性病变：淋巴瘤可能性大，脑疝”收入院。入院后完善术前相关准备，于 2019 年 12 月 28 日急诊在全身麻醉下行“右枕开颅病变切除术”。

入院查体：神志清楚，语言流利，双侧瞳孔等大等圆，直径均约 3mm，对光反射灵敏，视力下降，左侧同向视野缺损，全身浅表淋巴结无肿大，右侧肌力 5 级，左侧肌力 4 级，肌张力正常，颈软，无抵抗，病理征阴性。

实验室检查：血常规、生化无明显异常。LDH 250U/L（参考范围 135~225U/L）；抗 HIV 抗体阴性。

病理诊断：弥漫大 B 细胞淋巴瘤，非生发中心 B 细胞来源。免疫组化结果：CD3（T 淋巴细胞 +）、

PD1（T 淋巴细胞 +）、Ki-67（+85%）、CD19（+80%）、CD22（+80%）、BCL-6（+30%）、C-myc（+ ≥40%）、BCL-2（+>50%）、P53（++ 野生型）、CD20（+）、PAX5（+）、MUM-1（+）、Olig-2（-）、PD-L1（-）、CD10（-）、CD30（-）、GFAP（-）。原位杂交结果：EBER（-）。

治疗及转归：手术近全切除肿瘤，术后恢复好。确诊后给予甲氨蝶呤 5g，口服替莫唑胺 120mg 化疗，症状明显缓解。2020 年 3 月 2 日复查头颅 MRI（图 19-5-2），提示右颞顶枕肿瘤复发。行甲氨蝶呤 7g，口服替莫唑胺、来那度胺化疗，肿瘤明显缩小。2020 年 5 月 15 日复查头颅 MRI（图 19-5-3），提示肿瘤进展。2020 年 5 月 22 日行全身 PET/CT 检查，右侧乳腺外上象限两处摄取增高灶直径约 0.8cm 和 1.4cm，SUVmax 为 12.9，较 2020 年 3 月初次发现时摄取增高。为明确诊断，行乳腺结节穿刺活检术，术后病理诊断：穿刺活检：(右乳）弥漫大 B 细胞淋巴瘤，非生发中心 B 细胞来源。患者及家属知情同意并签字后加入临床试验，口服奥布替尼 150mg，每日 1 次。2020 年 7 月 22 日复查头颅 MRI，提示肿瘤明显缩小，2020 年 11 月 12 日复查头颅 MRI（图 19-5-4），提示残留脑膜线样增强。患者持续口服奥布替尼，无明显药物不良反应，肿瘤持续保持稳定。2021 年 4 月 28 日复查头颅 MRI（图 19-5-5），提示肿瘤无进展。随访至 2021 年 6 月，患者状态良好，生活可以自理，活动自如，右侧乳腺结节明显缩小，无明显不适，恢复正常生活。

专家点评：此患者属于难治性复发病例，因颅内占位、脑疝急诊入院手术，开颅手术近全切肿瘤，术后病理确诊为弥漫大 B 细胞淋巴瘤，高剂量甲氨蝶呤治疗效果不佳。肿瘤很快原位复发，并且合并中枢外受累。患者口服奥布替尼后肿瘤明显缩小至脑膜线样强化，并且持续保持稳定。奥布替尼是第二代布鲁顿酪氨酸激酶（Bruton's tyrosine kinase，BTK）抑制剂，是一种高选择性的 BTK 抑制剂，通过共价结合于 BTK 活性位点，不可逆地抑制 BTK 活性，阻断 BTK 相关信号通路，抑制肿瘤性 B 细胞的过度活化和增殖。作为一种新药，奥布替尼在治疗复发或难治性中枢神经系统淋巴瘤中有巨大潜力。由于目前没有针对复发或难治性中枢神经系统淋巴瘤的规范、有效的治疗方案，美国国家综合癌症网络（National Comprehensive Cancer Network，NCCN）中枢神经系统肿瘤诊疗指南推荐复发或难治性原发中枢神经系统淋巴瘤患者首先考虑进入临床试验。

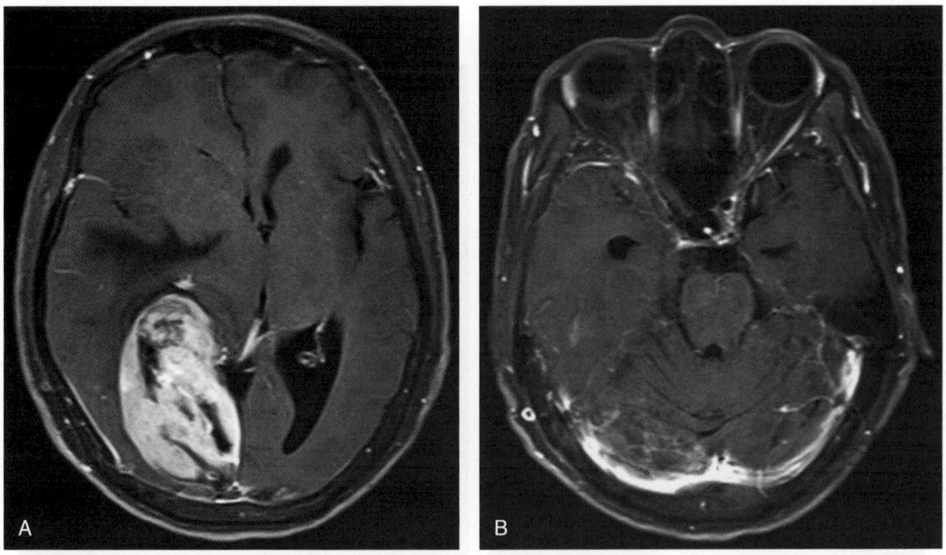

图 19-5-1　术前 MRI：右颞顶枕占位

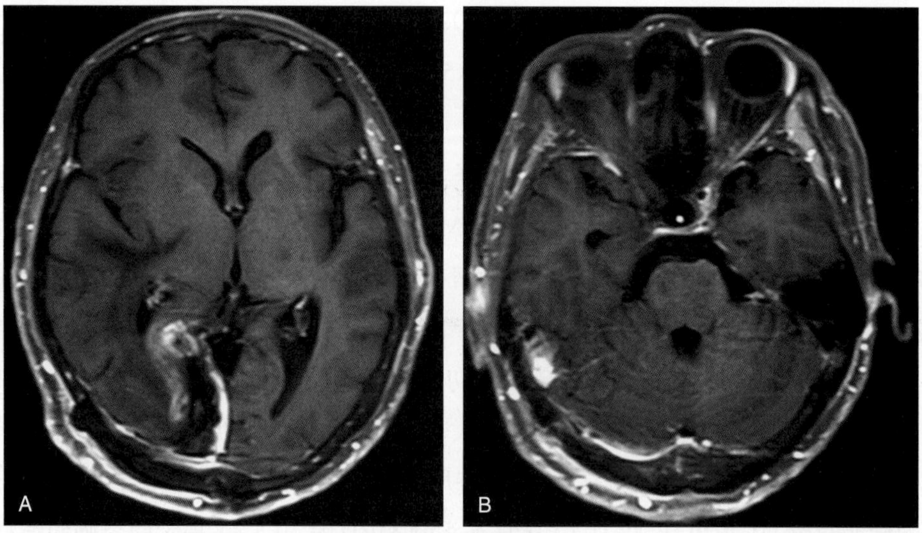

图 19-5-2 MTX 化疗后

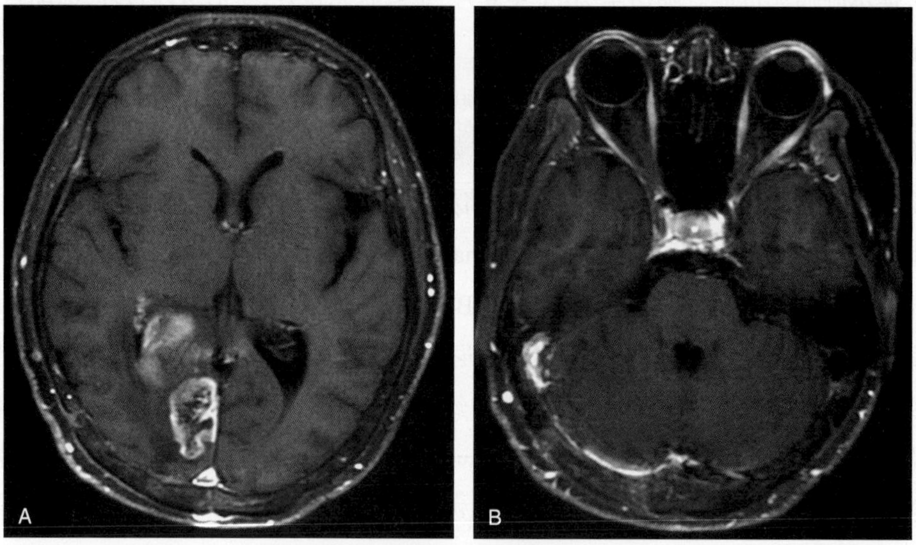

图 19-5-3 肿瘤复发化疗后再次进展

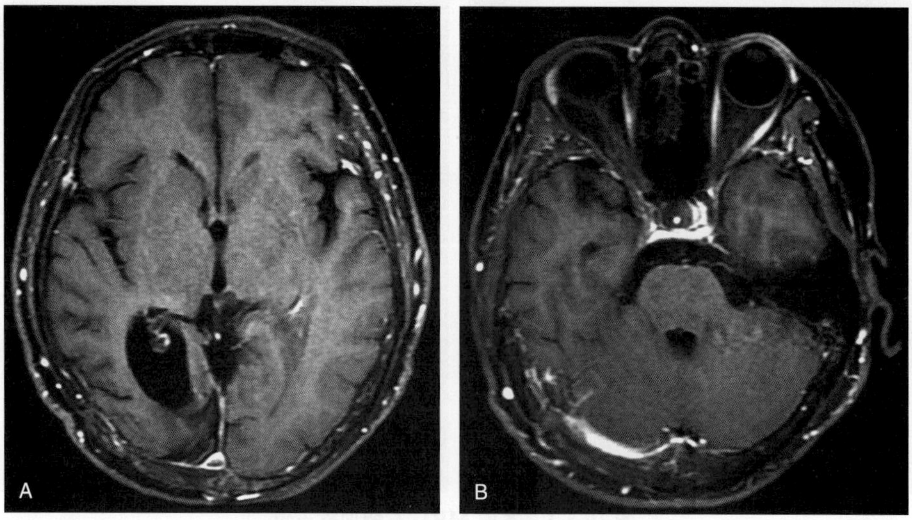

图 19-5-4 奥布替尼治疗后残留脑膜线样增强

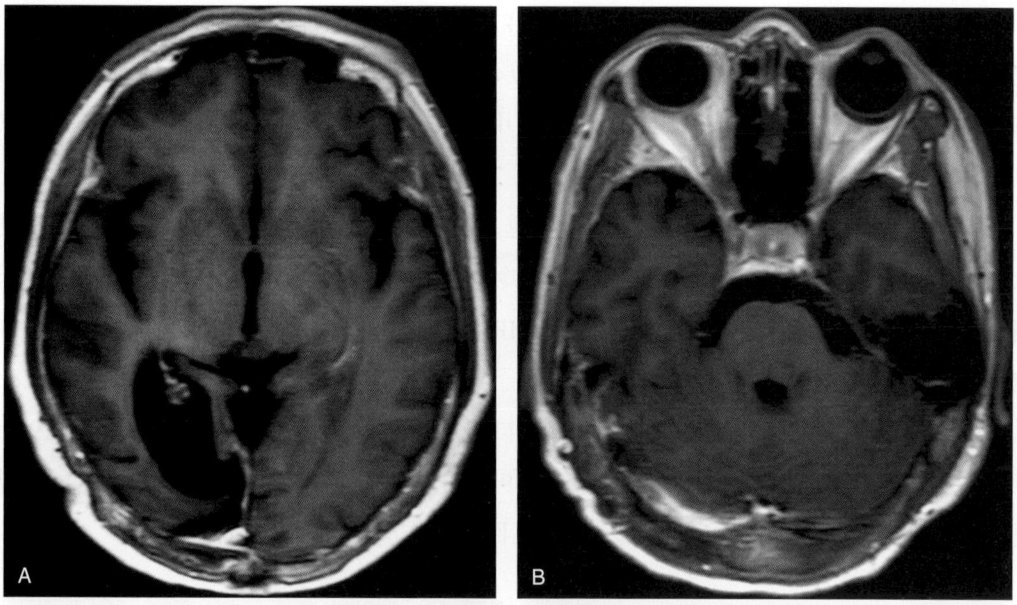

图 19-5-5 2021/04/28 肿瘤稳定

二、典型病例 2（PD-1 免疫治疗典型病例）

患者，男，54 岁。患者因"行走不稳 1 个月，加重伴头晕、恶心、呕吐 10d"就诊于当地医院，行头颅 CT 提示颅内占位，进一步行头颅增强 MRI 提示"双侧小脑半球及桥臂、右脑桥及中脑、右丘脑及基底核区多发占位，考虑原发中枢神经系统淋巴瘤可能性大"（图 19-5-6）。患者于 2019 年 1 月 24 日行脑立体定向活检术。

入院查体：神志清楚，自主体位，双侧瞳孔等大等圆，直径 3cm，直接、间接对光反射灵敏，全身浅表淋巴结无肿大，双肺呼吸音清，未闻及干、湿啰音，心率 79 次 /min，律齐，各瓣膜听诊区未闻及杂音，腹软，无压痛，肋下未及肝、脾，双下肢无水肿。四肢肌力、肌张力正常，指鼻试验尚稳准，颈软，无抵抗，右侧病理征阳性。

实验室检查：血常规、血生化无明显异常。LDH 158.7U/L（参考范围 135~225U/L）；抗 HIV 抗体阴性，IgE 219IU/ml（参考范围 0~120IU/ml），IL-8 129pg/ml（参考范围 0~62pg/ml）。

病理诊断：弥漫大 B 细胞淋巴瘤，非生发中心 B 细胞来源。免疫组化结果：CD20（+）、Pax5（+）、CD3（-）、CD5（-）、CD10（-）、BCL-6（+）、MUM-1（+）、BCL-2（>50%+）、Olig-2（-）、GFAP（-）、CD30（-）、CD15（-）、CD138（-）、ALK（-）、P53（+，野生型）、Ki-67（+90%）。检测免疫荧光原位杂交（fluorescence in situ hybridization，FISH）检测：Bcl-2（30%+），呈现三拷贝，*BCL-6* 及 *MYC* 基因未见断裂重排及拷贝数异常。

治疗与转归：患者确诊后，在血液科于 2019 年 1 月 29 日、2019 年 2 月 18 日、2019 年 3 月 15 日、2019 年 4 月 4 日、2019 年 4 月 24 日、2019 年 5 月 15 日行 6 个周期化疗。第 1 周期：利妥昔单抗注射液 600mg，d0，甲氨蝶呤 7.3g，d1，依托泊苷 200mg，d2，多柔比星脂质体 40mg，d3，甲泼尼龙 80mg，d1~2，40mg d3，第 1 周期化疗后复查头颅增强 MRI，提示范围较化疗前肿瘤局部增大，部分缩小。第 2 周期：利妥昔单抗注射液 600mg，d0，甲氨蝶呤 3.5g/m^2 7.3g d1，阿糖胞苷 3g d2，多柔比星脂质体 40mg d3，甲泼尼龙 80mg，d1~2，40mg，d3，第 2 周期化疗后复查 MRI，提示病灶较前稍有缩小。第 3~6 周期：伊布替尼 140mg × 4 片口服，每日 1 次，异环磷酰胺 3g，d1~3，依托泊苷 200mg，d2~3，多柔比星脂质体 40mg，d2，地塞米松 15mg，d1~3。第 3 周期化疗后患者外院复查 MRI，提示病灶消失，达到完全缓解。2019 年 7 月 25 日因“头晕伴站立不稳、左侧肢体无力”复查头颅 MRI，提示肿瘤复发，就诊于神经外科，行利妥昔单抗注射液 500mg、甲氨蝶呤 7g 及甲氨蝶呤 12g，激素等治疗后患者出现白细胞、血小板减少，腹泻等并发症，2019 年 9 月 20 日复查头颅 MRI（图 19-5-7），提示肿瘤再次完全缓解。2019 年 10 月 16 日再次因“头晕伴站立不稳、左侧肢体无力”复查头颅 MRI（图 19-5-8），提示肿瘤再次复发，行利妥昔单抗注射液 500mg、甲氨蝶呤 11g 及甲氨蝶呤 11g 化疗，出院后口服来那度胺、替莫唑胺，效果差，2019 年 11 月 9 日复查头颅 MRI 肿瘤无明显缩小（图 19-5-9）。2019 年 11 月 13 日、2019 年 12 月 13 日、2019 年 1 月 13 日分别给予患者抗程序性死亡受体 1（programmed death-1，PD-1）单克隆抗体、甲氨蝶呤 8g 治疗，出院后继续口服来那度胺、替莫唑胺、伊布替尼。2019 年 12 月 25 日复查头颅 MRI，提示肿瘤再次完全缓解（图 19-5-10）。院外继续口服来那度胺，规律来院复诊无肿瘤复发，随访至 2021 年 12 月，患者状态良好，已回到工作岗位（图 19-5-11）。

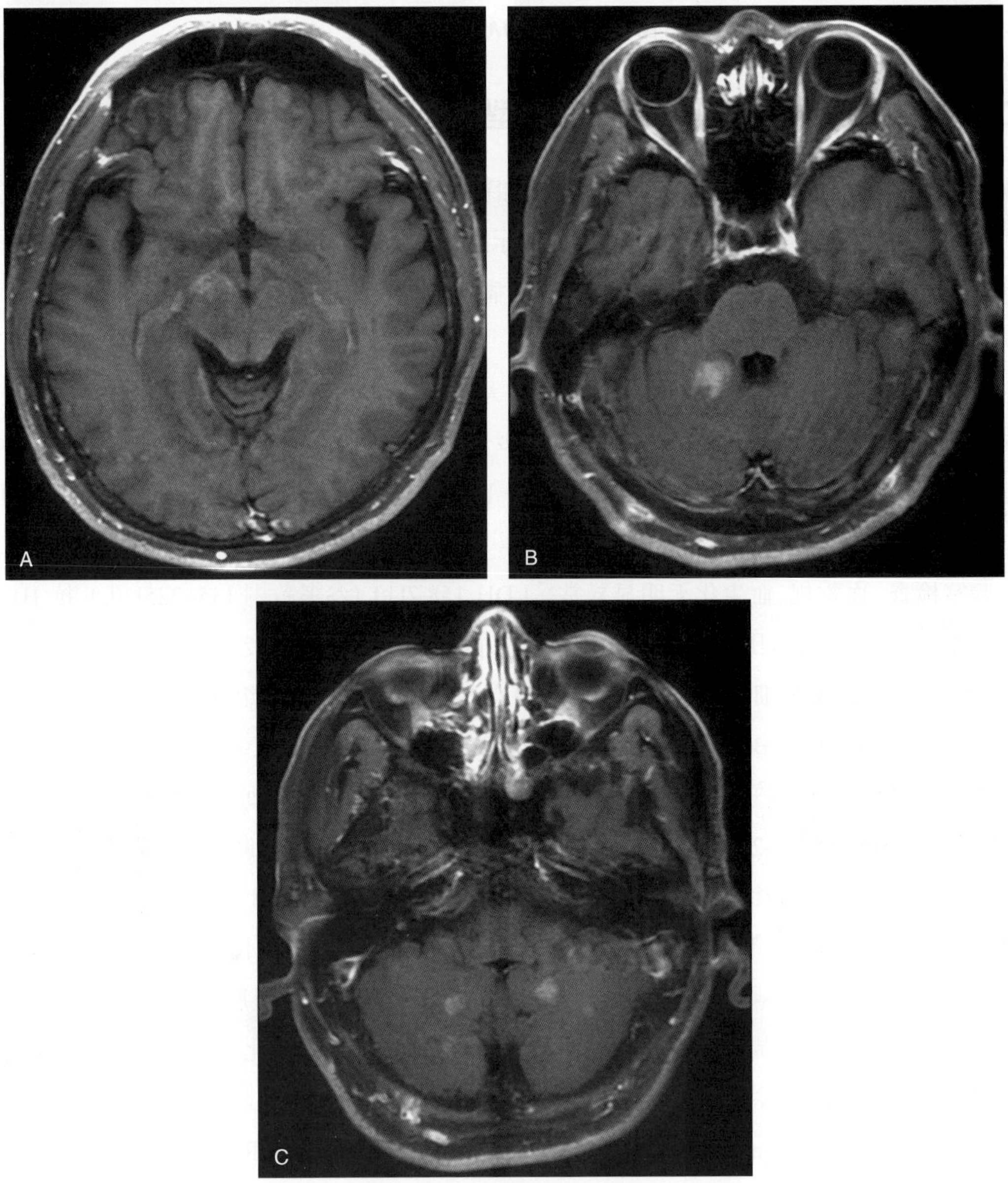

图 19-5-6　2019/01/30 化疗前

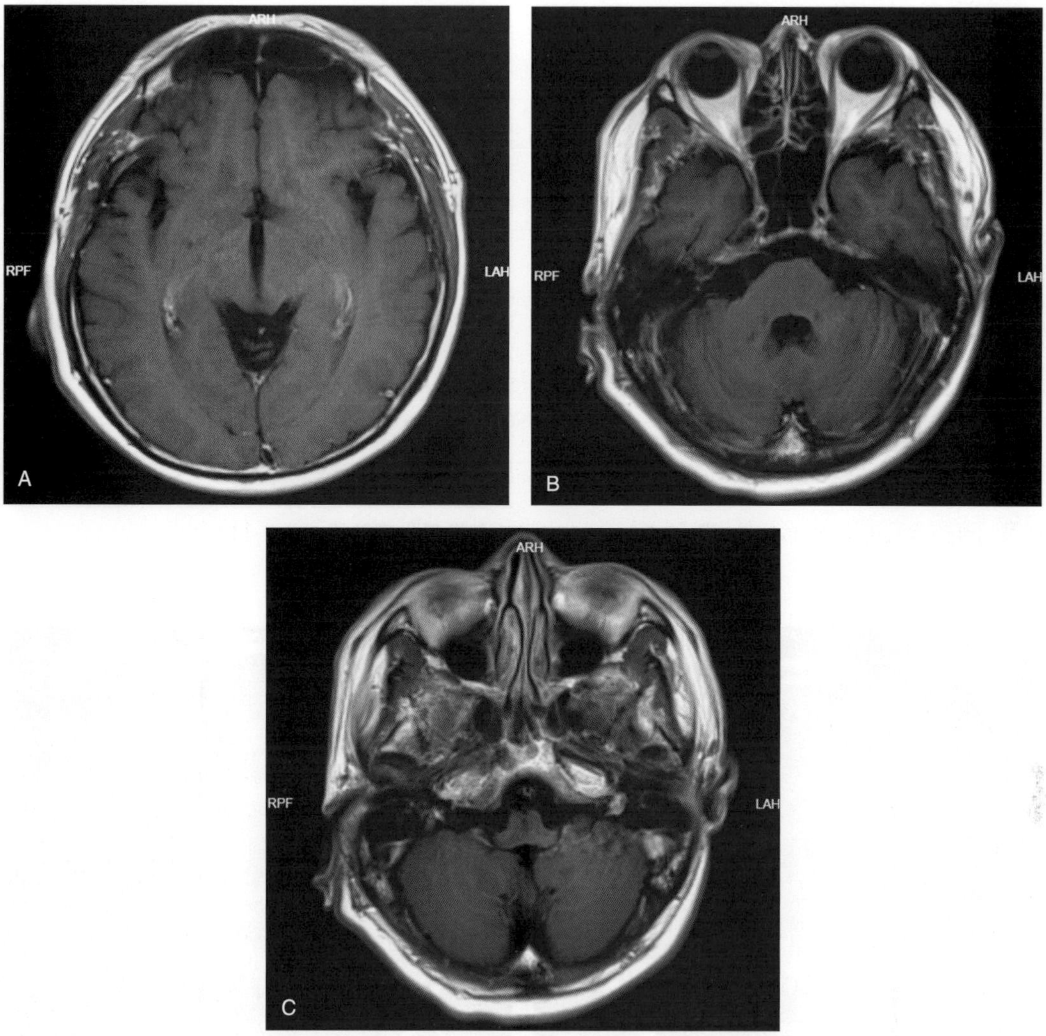

图 19-5-7　2019/09/20 化疗后 CR

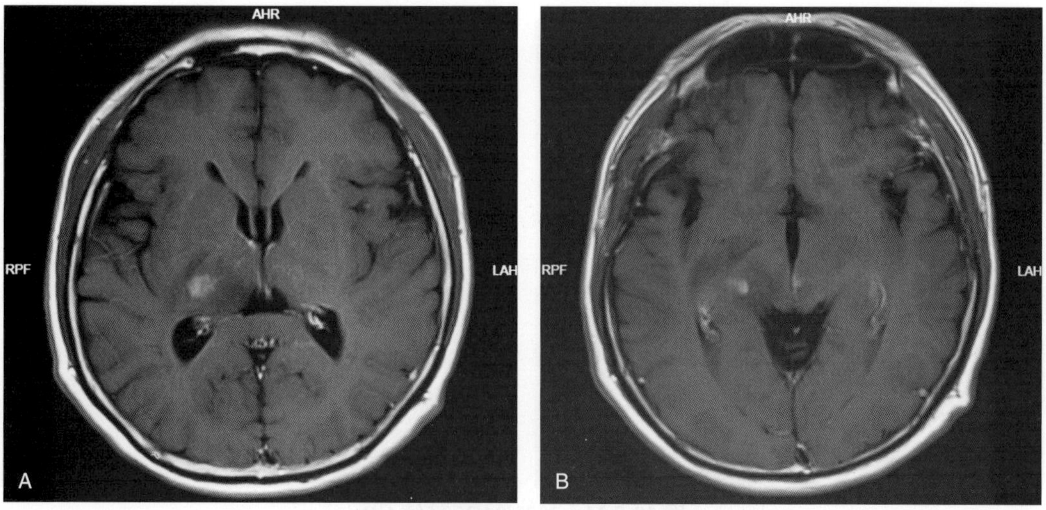

图 19-5-8　2019/10/16 CR 后复发

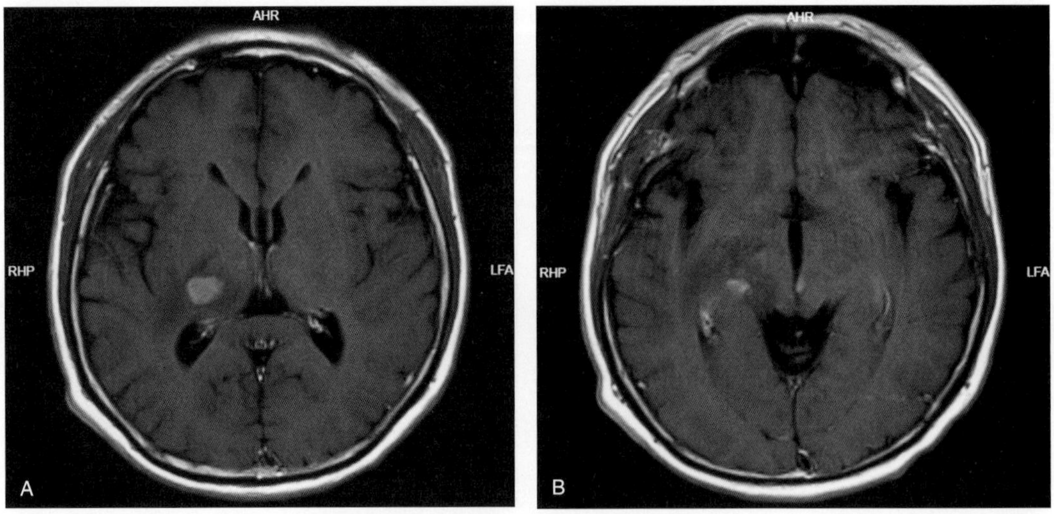

图 19-5-9　2019/11/09 复发后化疗无效

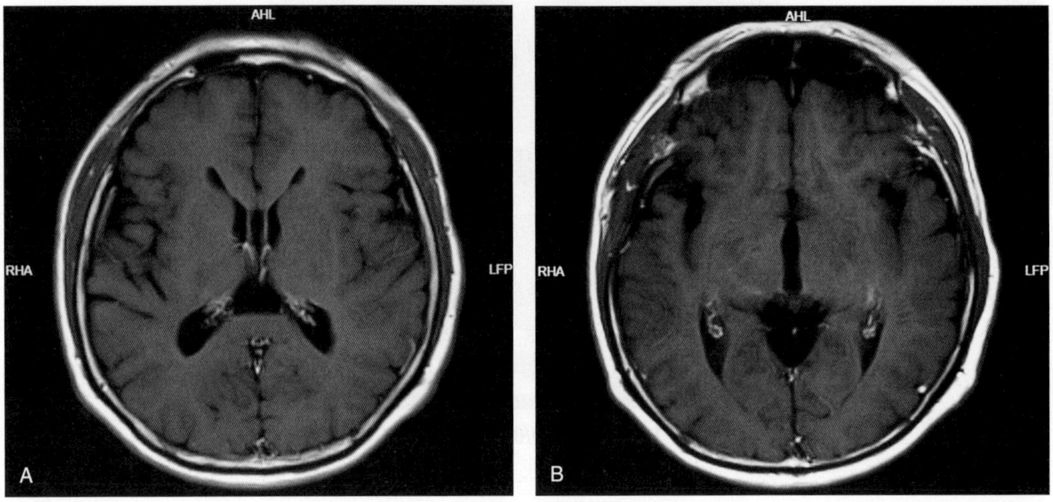

图 19-5-10　2019/12/25 免疫治疗后 CR

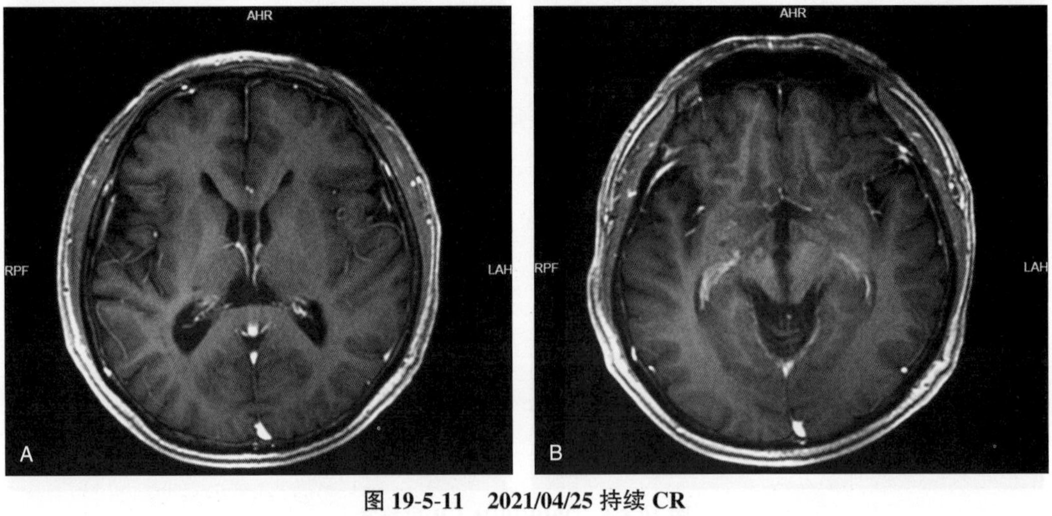

图 19-5-11　2021/04/25 持续 CR

专家点评：该患者为典型的复发、难治性病例。患者前期经过甲氨蝶呤为基础的复杂的联合化疗方案后达到完全缓解，但很快复发。根据患者体重，加大甲氨蝶呤用药剂量，联合利妥昔单抗注射液及激素治疗后患者再次缓解。但是很快复发，复发后既往常规治疗无效，给予 HD-MTX 化疗及 PD-1 单抗免疫治疗后，患者肿瘤再次完全缓解，并且随访至今肿瘤无复发。在甲氨蝶呤抑制肿瘤增殖的基础上，PD-1 单抗免疫治疗能够将原本处于免疫抑制状态的细胞再次激活并杀伤肿瘤细胞。免疫治疗在原发中枢神经系统淋巴瘤治疗中展现出巨大前景。

三、典型病例 3（“双打击”淋巴瘤）

患者，女，50 岁，因“头晕、恶心、呕吐 1 个月余”于 2020 年 8 月 4 日入院。患者 1 个月前无明显诱因出现头晕、恶心、呕吐，未进行特殊诊治，上述症状逐渐加重，行头颅 MRI 检查提示左侧第四脑室及脑桥、左侧脑室旁、胼胝体体部多发占位，淋巴瘤？脑室播散性病变？转移癌？（图 19-5-12）患者于 2020 年 8 月 6 日行脑立体定向穿刺活检术。

入院查体：神志清楚，精神尚可，言语流利，对答切题，双瞳孔等大，直径均约 3mm，对光反射（++），全身浅表淋巴结无肿大，四肢肌力 5 级，肌张力正常，双下肢共济差，病理反射未引出。

实验室检查：血常规、生化常规等检查无明显异常。LDH 140.9U/L（参考范围 135.0~225.0U/L）；抗 HIV 抗体阴性。

病理诊断：弥漫大 B 细胞淋巴瘤，活化 B 细胞亚型，免疫组化 Bcl-2 阳性，C-myc30% 阳性。免疫组化结果：CD3（-），CD20（+），CD10（偶见 +），MUM-1（+），BCL-6（+），BCL-2（+），C-myc（30%+），Ki-67（局灶 80%），GFAP（脑组织 +），CK（-），Syn（脑组织 +），CD79α（+）。FISH 检测：*BCL-2* 及 *BCL-6* 基因断裂重排，未见 MYC 基因断裂重排，*BCL-6* 基因拷贝数增加，为 3~4 个拷贝。综上所述，该患者为“双打击”淋巴瘤。

治疗及转归：患者术后病理确诊后，行利妥昔单抗 500mg、甲氨蝶呤 6g、替莫唑胺 300mg 联合化疗，出现轻度肝功能异常，GPT 83.0U/L，GOT 45.0U/L，经解毒及对症处理后恢复正常，甲氨蝶呤血药浓度由 14μmol/L 降至 0.03μmol/L。再次行甲氨蝶呤 7g、替莫唑胺 140mg、PD-1 单抗（卡瑞利珠单抗）200mg。第一疗程化疗结束，2021 年 9 月 15 日复查头颅 MRI（图 19-5-13），提示肿瘤较术前缩小，患者出院后口服来那度胺 25mg、替莫唑胺 140mg。相同的联合化疗方案第二疗程结束后，2021 年 10 月 26 日复查头颅 MRI（图 19-5-14），提示胼胝体肿瘤较前增大，第三、四疗程化疗中加用来那度胺、伊布替尼，化疗结束于 2021 年 12 月 10 日复查头颅 MRI，提示肿瘤较前略减小（图 19-5-15）。第五疗程化疗采用利妥昔单抗注射液 500mg、甲氨蝶呤 5g、PD-1 单抗（卡瑞利珠单抗）200mg，化疗结束后 2021 年 1 月 5 日复查头颅 MRI，提示脑室内肿瘤较前略增大（图 19-5-16）。经多次化疗，患者疗效较差，考虑患者为难治性，建议患者行 WBRT。患者于 2021 年 1 月在外院行 WBRT，总剂量 36Gy/1.8F，肿瘤靶区加强放疗 9Gy。2021 年 5 月 14 日复查头颅 MRI 示肿瘤消失，达到 CR。随访至 2021 年 6 月，患者病情稳定，一般状况良好，复查 MRI 示肿瘤无复发（图 19-5-17）。

专家点评：该患者为中年女性，颅内多发淋巴瘤，病理诊断为“双打击”淋巴瘤。“双打击”原发中枢神经系统淋巴瘤极为罕见，目前尚无关于“双打击”原发中枢神经系统淋巴瘤的治疗及预后相关的大宗文献报道。该患者确诊后即行利妥昔单抗 + 甲氨蝶呤 + 替莫唑胺 +PD-1+ 来那度胺联合免疫化疗，效果仍较差，肿瘤很快进展。在前期免疫化疗基础上加上伊布替尼效果仍不满意，肿瘤得到短暂控制后仍发生进展。但是，经过 WBRT 后，肿瘤达到 CR。随访至 2021 年 11 月患者无明显不适，恢复正常生活。这一治疗方案为“双打击”原发中枢神经系统淋巴瘤的治疗提供了参考。本病例治疗的成功也提示，在难治的“双打击”淋巴瘤的治疗中放疗发挥着重要的作用。

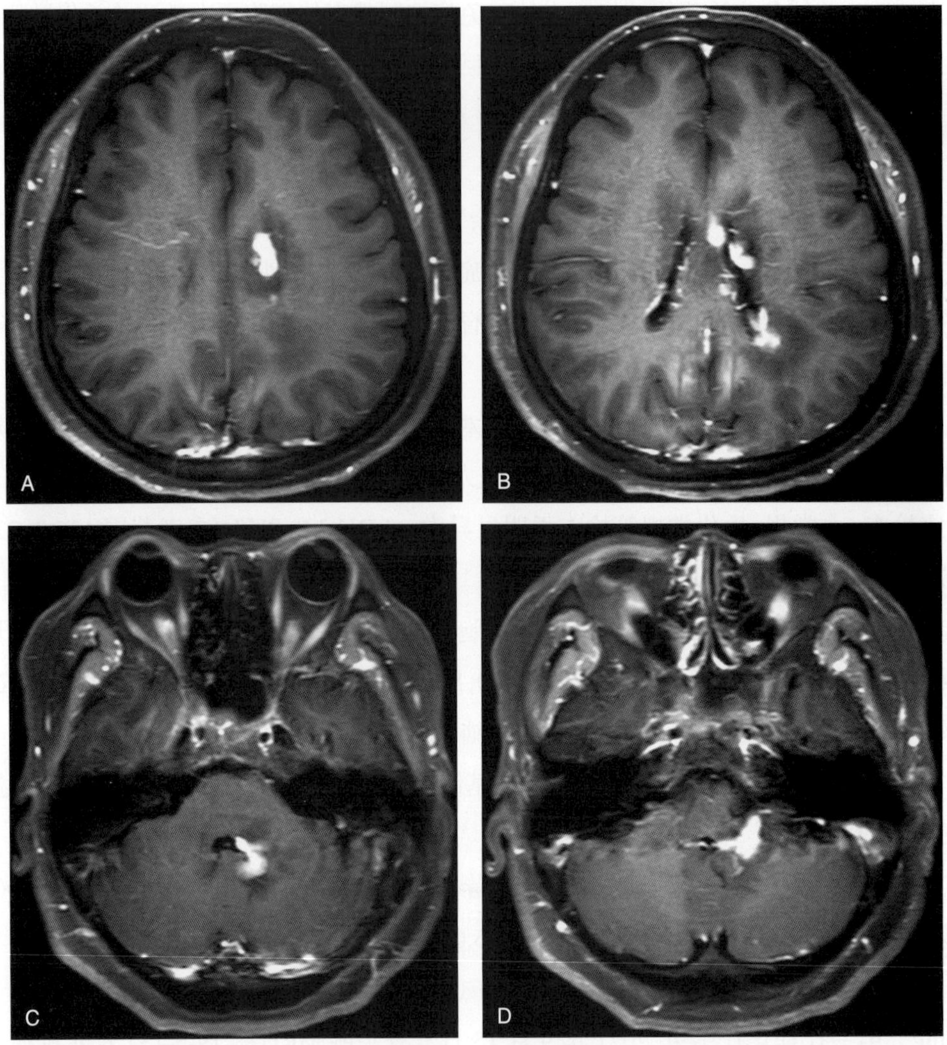

图 19-5-12　2020/08/03 术前

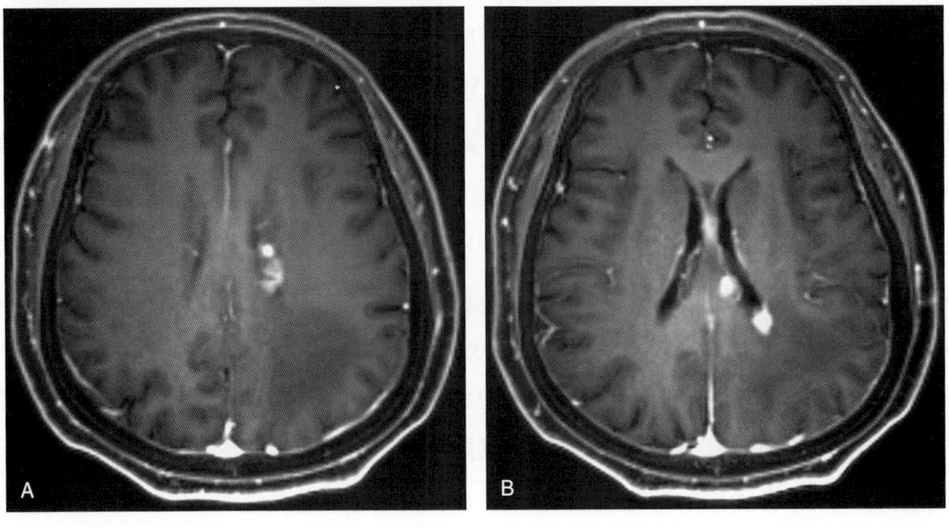

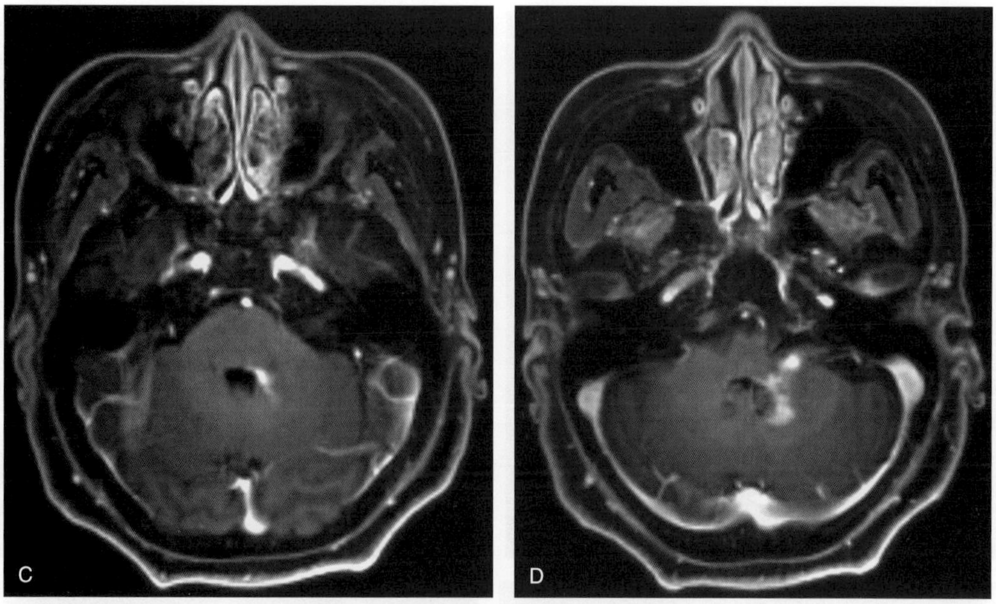

图 19-5-13　2020/09/15 第一疗程化疗后

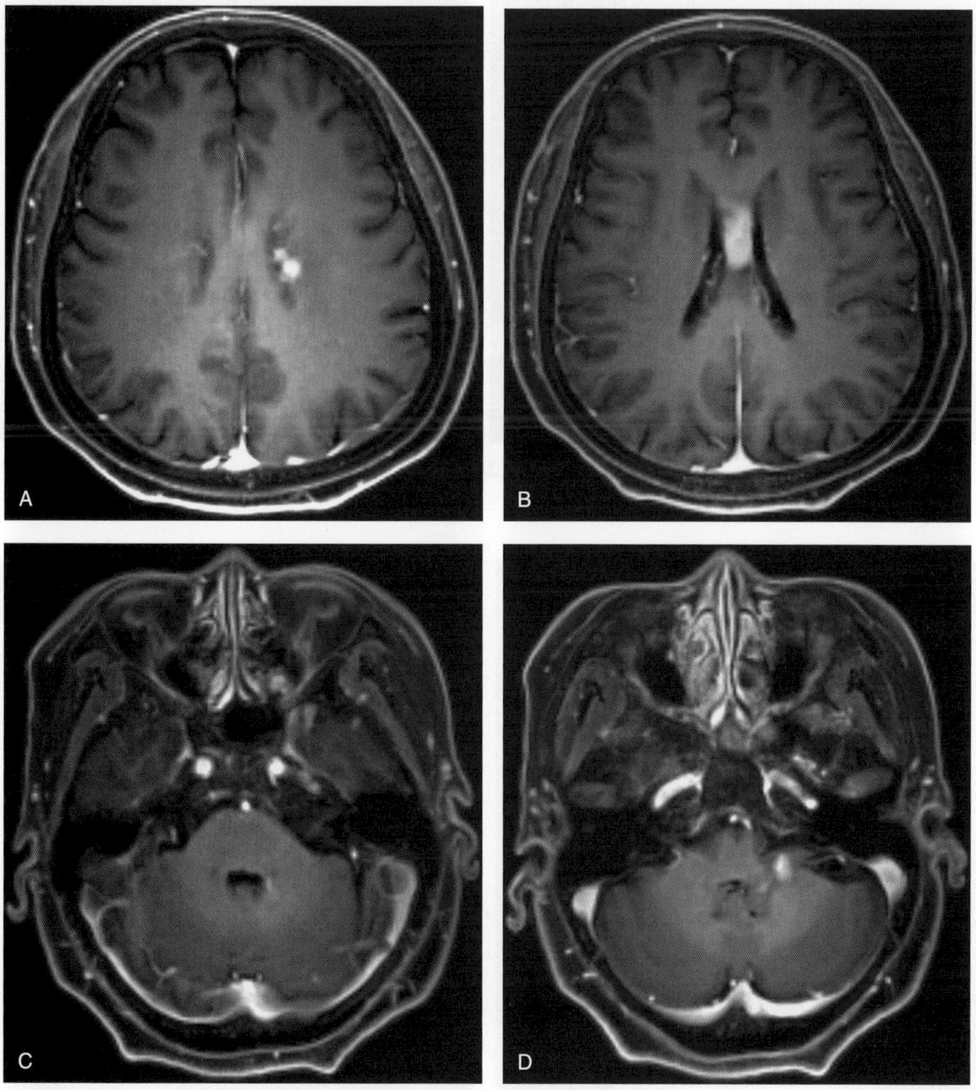

图 19-5-14　2020/10/26 第二疗程化疗后

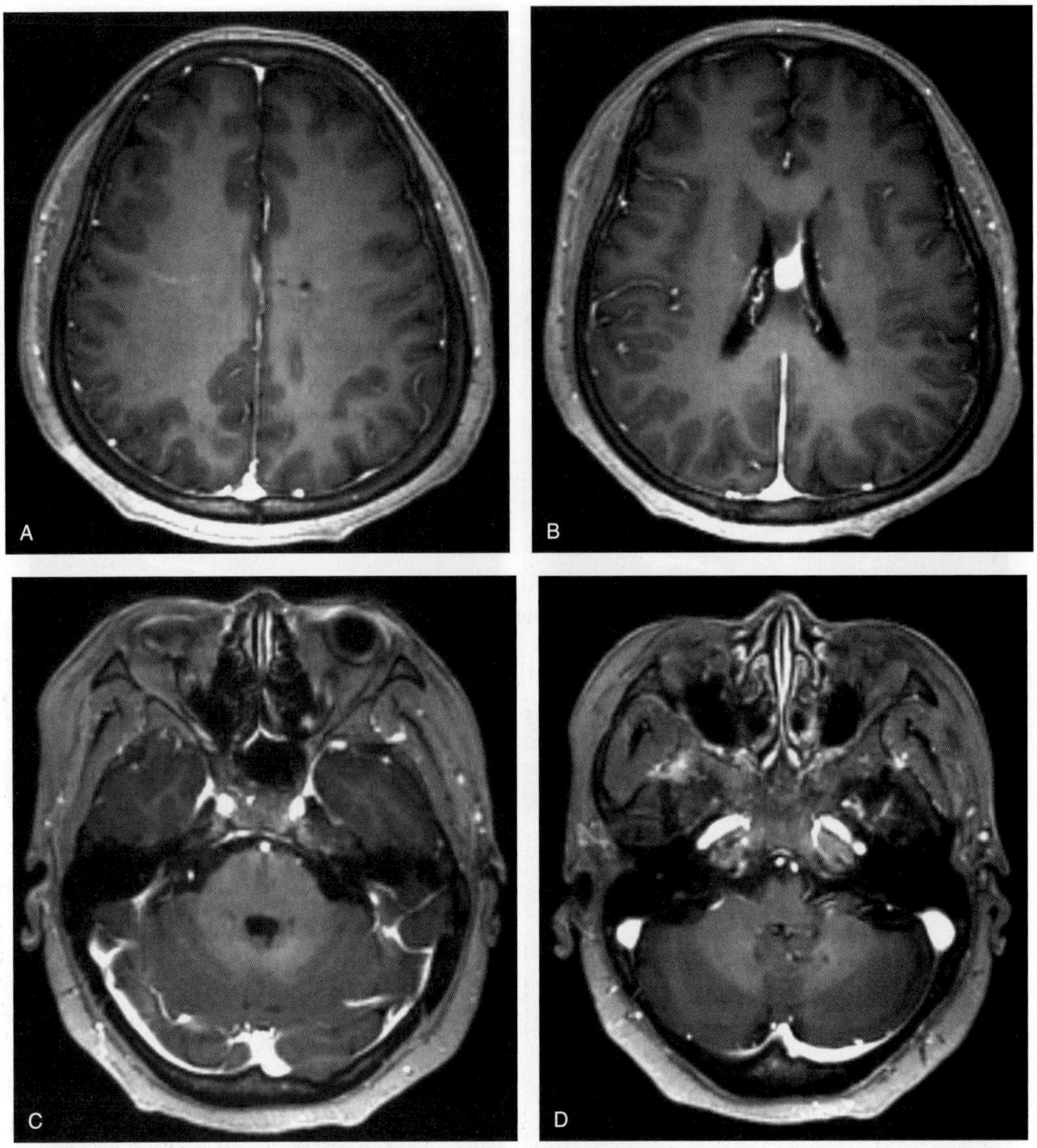

图 19-5-15　2020/12/10 第四疗程化疗后

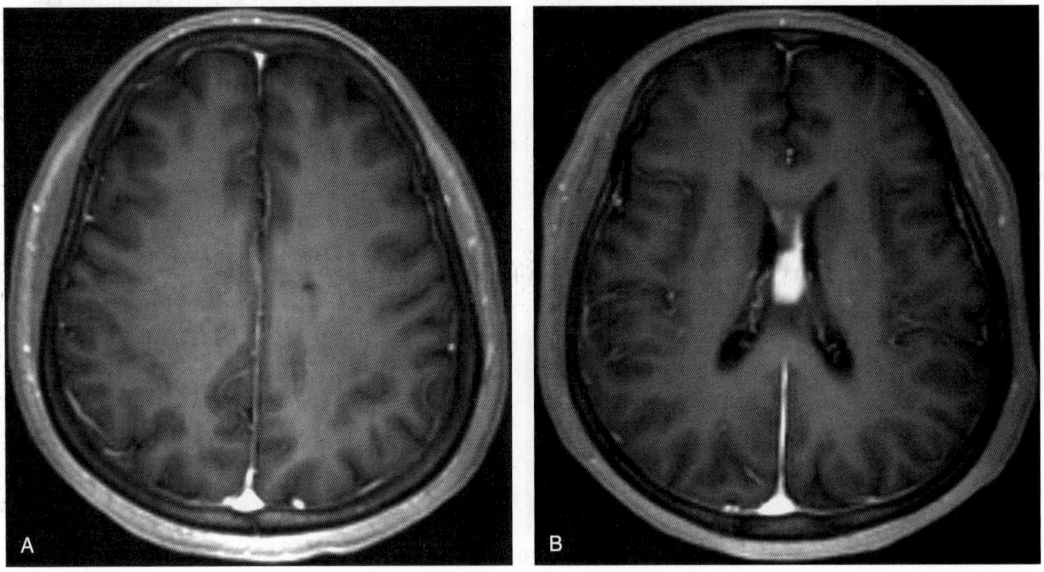

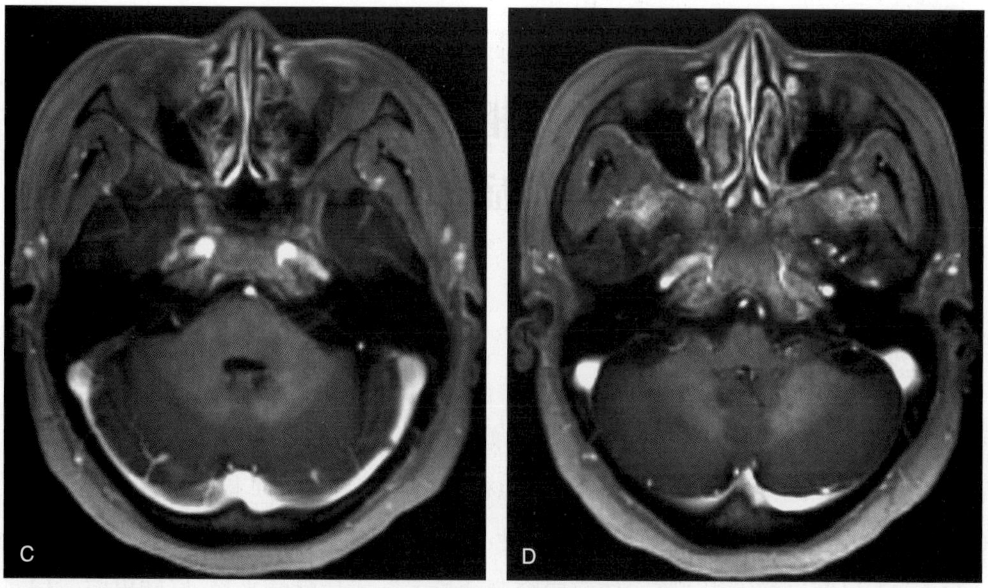

图 19-5-16　2021/01/05 第五疗程化疗后

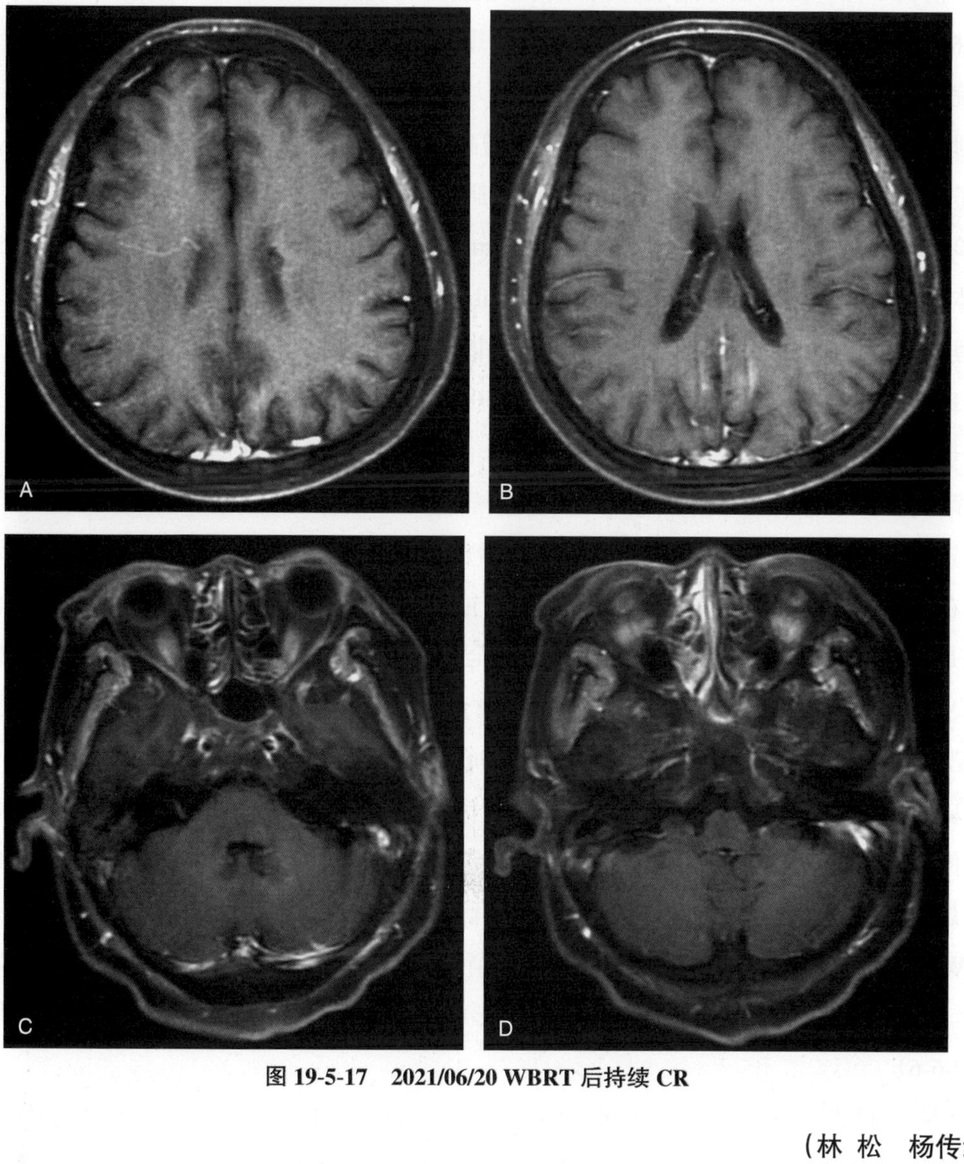

图 19-5-17　2021/06/20 WBRT 后持续 CR

（林 松　杨传维）

第六节　老年原发中枢神经系统淋巴瘤合并严重并发症典型病例

一、典型病例 1

患者,女,75 岁,因"确诊中枢神经系统淋巴瘤 11d,意识不清 1d"于 2021 年 6 月 20 日急诊入院。患者 1 个月余前因左侧肢体无力伴行走不稳行颅脑 MRI、PET/CT 检查,提示右侧丘脑、大脑脚区占位(图 19-6-1、图 19-6-2)。由于患者存在窦性心动过缓,为保证手术安全,术前行植入心脏临时起搏器。11d 前在局部麻醉下行"脑立体定向穿刺活检术",术后病情平稳,好转出院。1d 前患者突发意识不清,CT 检查提示脑穿刺术后、右颞术区边缘及右侧放射冠出血吸收期(图 19-6-3),急诊以"原发中枢神经系统淋巴瘤"为主要诊断收入院。患者既往有窦性心动过缓、高血压、抑郁症病史。

入院查体:浅昏迷,双侧瞳孔等大等圆,直径均约 2.5mm,对光反射灵敏,全身浅表淋巴结无肿大,左上肢肌力 0 级,左下肢肌力 2 级,肌张力稍增高,右侧肢体肌力 5 级,肌张力正常,颈软,无抵抗,左侧巴宾斯基征、霍夫曼(Hoffman)征阳性,心脏、肺、腹查体未见明显异常。

实验室检查:血常规无明显异常。血糖 7.84mmol/L;LDH 196.6U/L(参考范围 135~225U/L);抗 HIV 抗体阴性;BNP 130.50pg/ml;CK-Mb 3.77ng/ml。

病理诊断:弥漫大 B 细胞淋巴瘤,非生发中心 B 细胞来源。免疫组化结果:CD3(-)、Ki-67(+90%)、Bcl-6(+)、C-myc(30%~50%)、Bcl-2(+>50%)、CD20(+)、CK(-)、MUM-1(+)、CD10(-)、Syn(脑组织 +)。

治疗及转归:患者病情危重,在神经重症监护病房治疗。给予甘露醇脱水降颅压,地塞米松减轻脑水肿,异丙肾上腺素维持心率及积极对症支持治疗。由于患者存在脑疝,复查头颅 CT 显示术区血肿吸收,右侧丘脑、大脑脚占位呈现高密度,随时可能危及生命安全,考虑行急诊手术切除占位及清除血肿,但是需要安装临时起搏器保证围术期的安全。患者家属拒绝再次手术,要求保守治疗。经科内讨论决定,患者状态极差,KPS 评分 30 分,不宜行化学治疗,给予奥布替尼治疗,在保证患者安全、无明显靶向治疗并发症的基础上,剂量逐渐由 100mg/d、150mg/d,递增至 200mg/d。经过 1 个月的治疗(图 19-6-4),患者病情逐渐稳定,神志转清,复查头颅 CT 显示右侧丘脑、大脑脚高密度影范围较前稍缩小(图 19-6-5),瘤周水肿较前好转。多学科讨论认为患者目前病情较前好转,主要症状由肿瘤引起,由于患者目前状态仍较差,不适合化疗,建议行 WBRT。2021 年 7 月 21 日—2021 年 9 月 8 日在外院行 WBRT。放疗结束后症状明显改善,神志清楚,能够与家属交流,左侧肢体肌力 3 级,KPS 评分 50 分。2021 年 9 月 9 日复查头颅 MRI 示肿瘤较前明显较小,仅残留小块状增强灶,中线结构居中(图 19-6-6)。

专家点评:此患者是合并脑疝、术区出血、窦性心动过缓、高血压等严重合并症的老年 PCNSL 患者。术后因肿瘤进展,导致病情急剧恶化,并且患者状态极差。KPS<60 分的患者化疗相关并发症明

显增加，属于化疗禁忌证，此类患者在临床工作中具有一定的代表性。随着人口老龄化，很多老年患者合并有心脏病、高血压、糖尿病、冠心病、脑卒中等严重合并症，为 PCNSL 的治疗带来挑战。对于此类患者，一方面要继续治疗合并症，一方面要治疗 PCNSL。针对 PCNSL 的治疗，一方面可以给予激素阻止病情进一步恶化，另一方面可以考虑靶向治疗、免疫治疗、放疗。相比于化疗，靶向治疗、免疫治疗相对温和，不会给患者带来严重的并发症，在肿瘤得到控制、患者的病情好转之后，可以考虑放疗、化疗等进一步治疗消灭肿瘤。

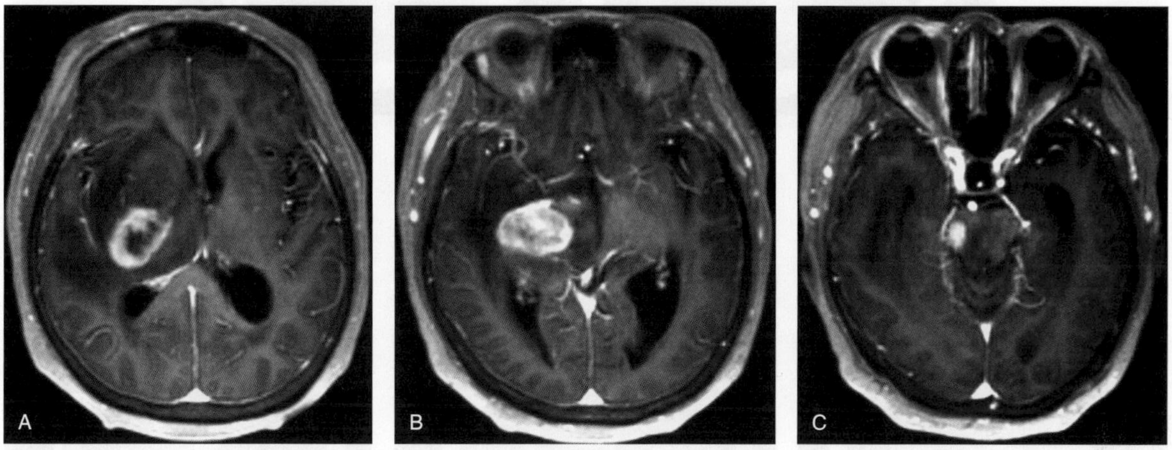

图 19-6-1　术前 MRI：右侧丘脑、大脑脚区占位

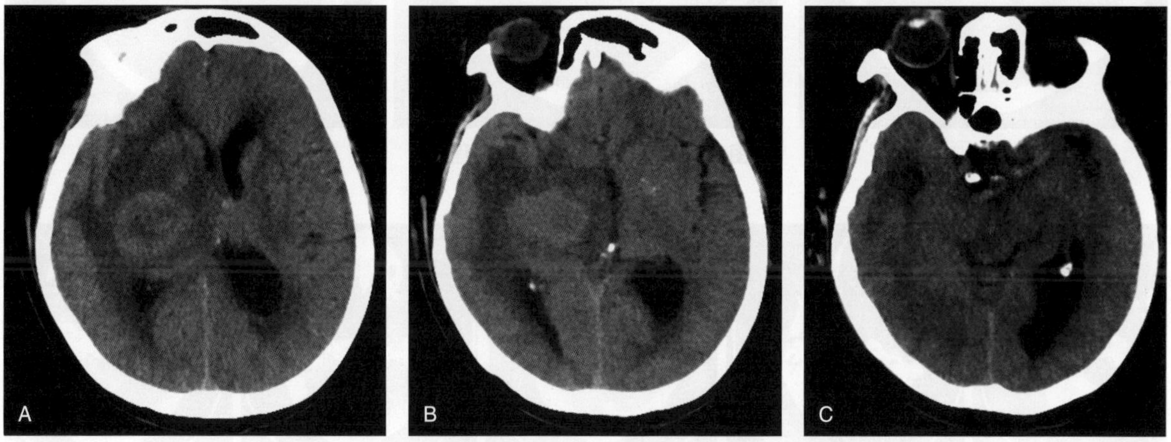

图 19-6-2　术前 CT：右侧丘脑、大脑脚区占位

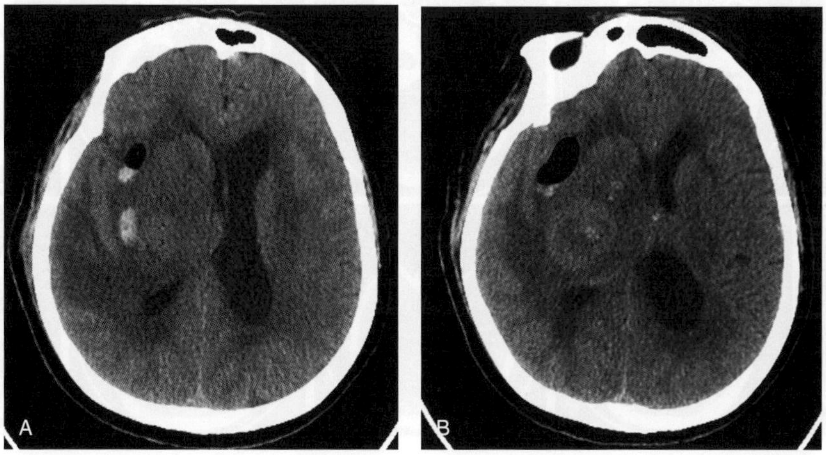

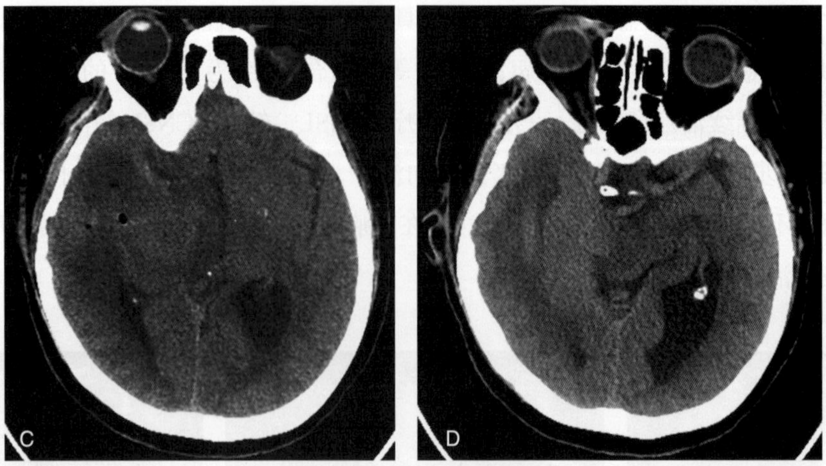

图 19-6-3　术后，术区血肿

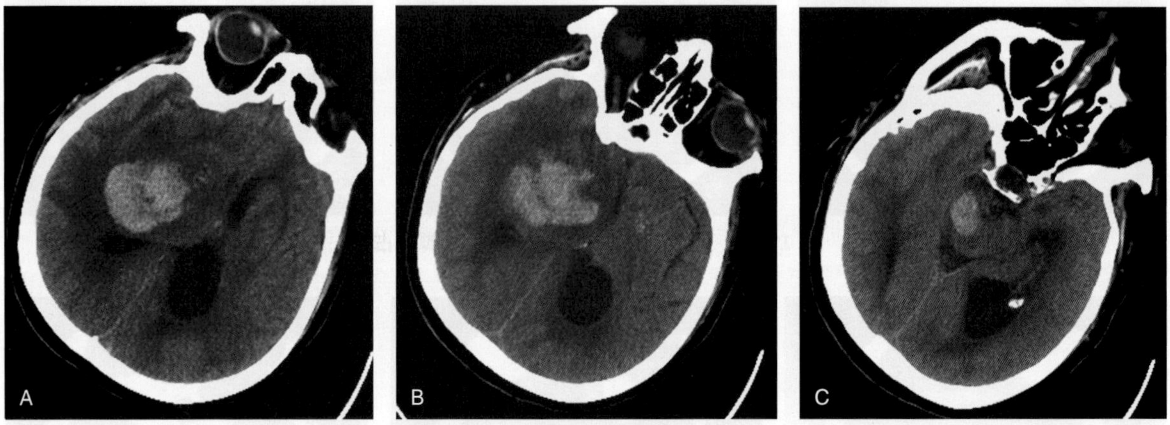

图 19-6-4　奥布替尼治疗过程中

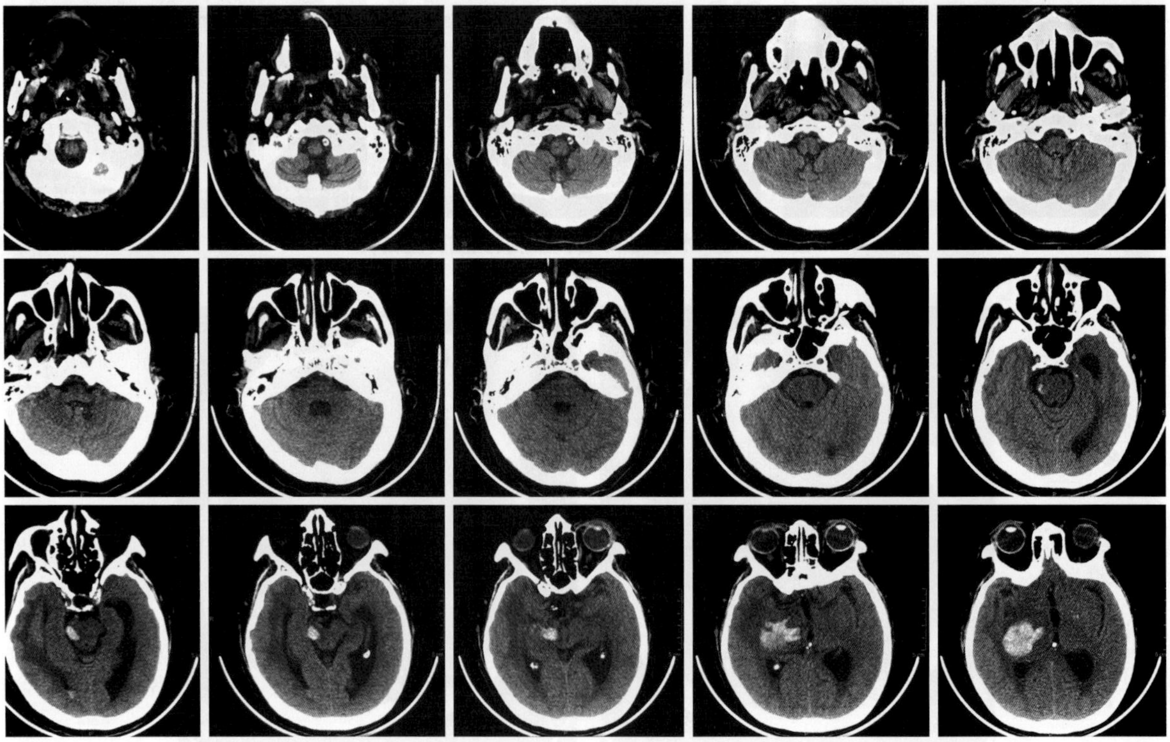

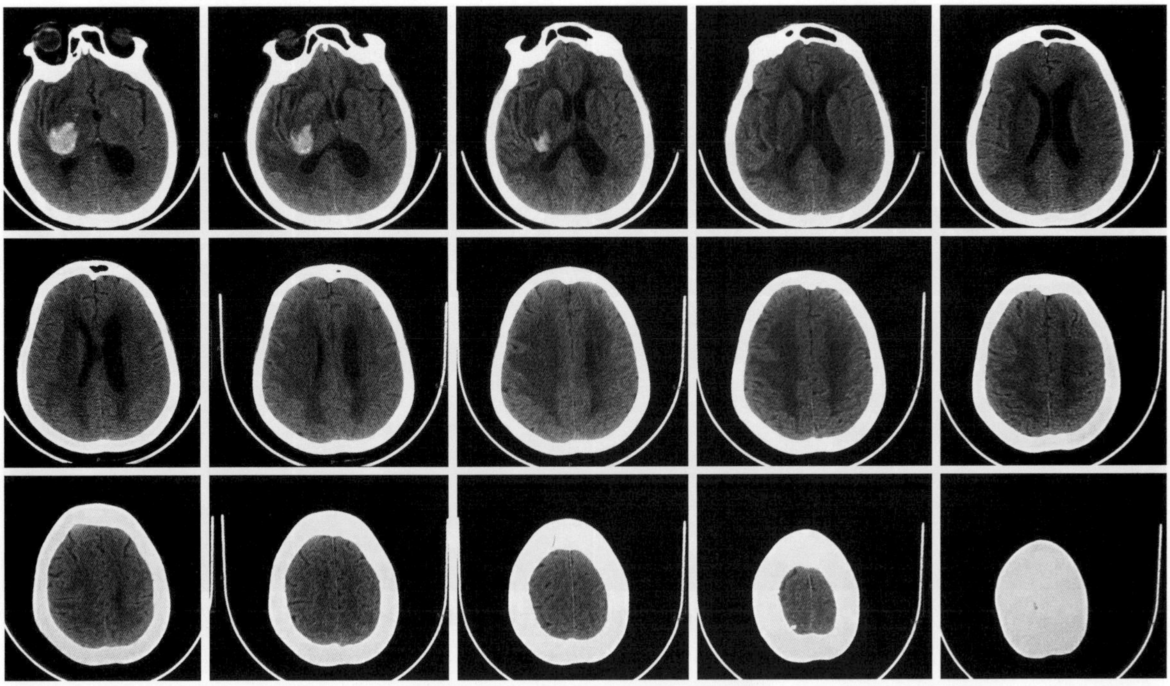

图 19-6-5　奥布替尼治疗后，放疗前

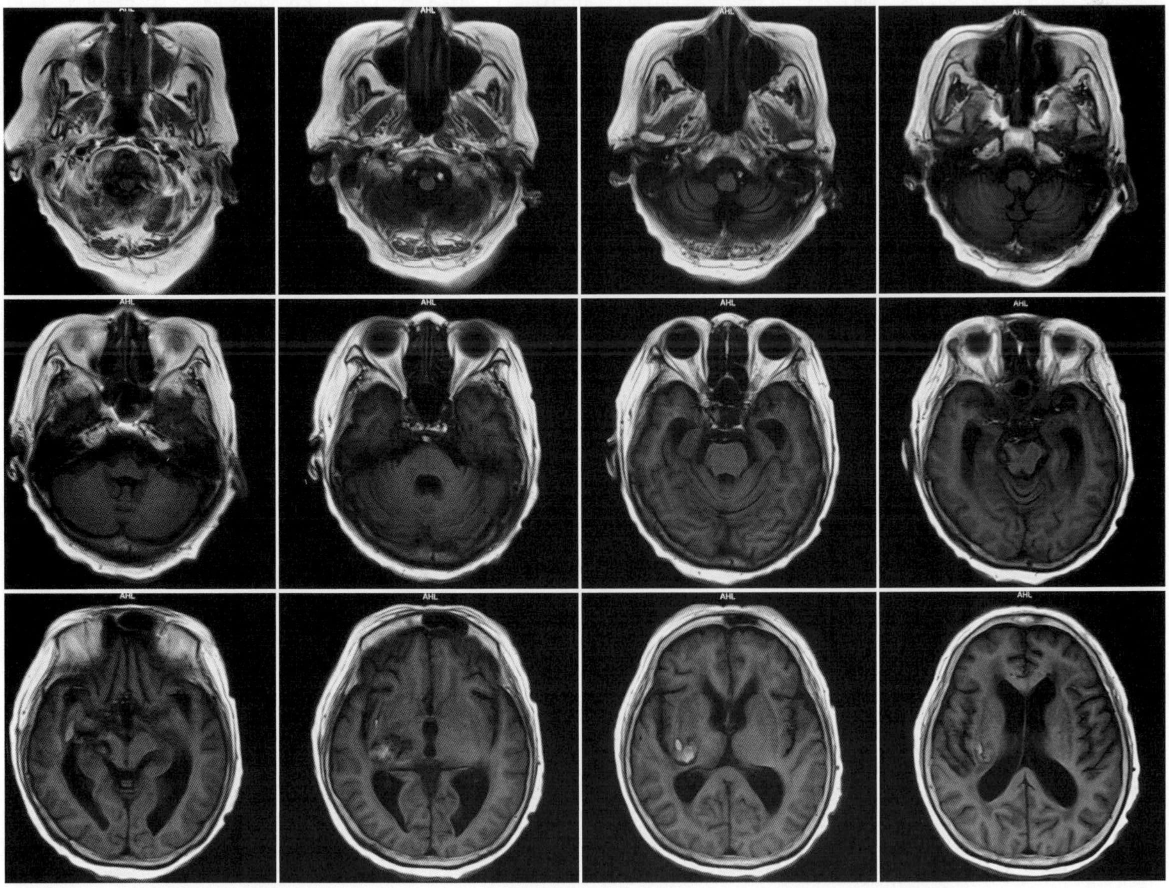

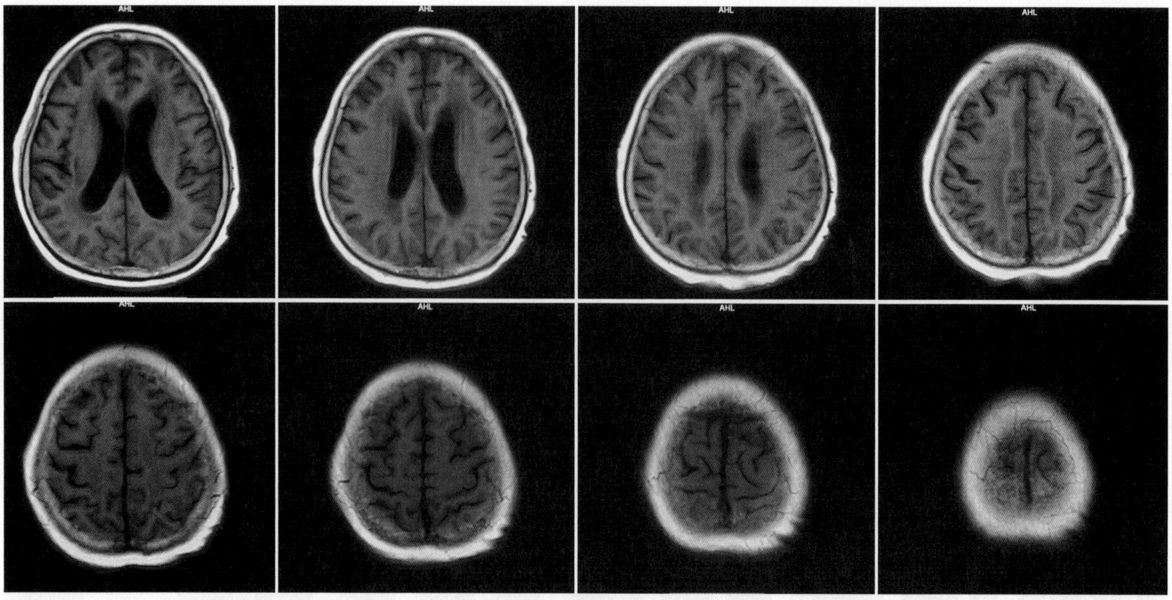

图 19-6-6　放疗结束后复查 MRI

二、典型病例 2

患者，男，78 岁，因“确诊中枢神经系统淋巴瘤 7d”于 2021 年 12 月 28 日入院。患者约 1 个月前无明显诱因出现记忆力减退、反应减慢、对答不切题，遂就诊于当地医院，行头颅 MRI 检查提示：左侧颞叶、基底核、海马、侧脑室三角区占位，淋巴瘤可能性大（图 19-6-7）。遂于 2021 年 12 月 17 日行脑立体定向穿刺活检术。术后病理诊断为弥漫大 B 细胞淋巴瘤。患者既往有慢性阻塞性肺疾病病史 20 年，长期应用布地奈德富美特罗吸入治疗，前列腺增生病史 20 余年，口服盐酸坦索罗新治疗，双耳听力下降 3 年，发现青光眼 1 年，未予诊治，帕金森病病史（具体不详），未服药，发现糖尿病 7d。

入院查体：生命体征平稳，心脏、肺、腹查体未见明显异常。神志清楚，言语欠流利，查体合作，双瞳孔左：右 =2.5mm：2.5mm，双眼对光反射及调节反射灵敏，双侧眼动尚可，无复视，双侧视力及视野减退，面纹对称，双耳听力下降，四肢肌力 4^- 级，肌张力正常，四肢深浅反射未见明显异常，共济运动尚可。颈软，无抵抗，病理征及龙贝格征阴性。

实验室检查：血常规无明显异常；血糖 10.34mmol/L；钠 130.6mmol/L；白蛋白 33.1mmol/L；抗 HIV 抗体阴性。

病理诊断：弥漫大 B 细胞淋巴瘤，生发中心 B 细胞来源。免疫组化结果：CD20（+）、CD3（-）、PAX5（+）、CD10（-）、BCL-6（+）、MUM-1（+）、Ki-67（约 90%+）、P53（约 60%+）、GFAP（-）、Olig-2（-）、BCL-2（约 20%+）、C-myc（约 40%+）、PD-1（约 90%+）、PD-L1（肿瘤细胞 -，阳性对照 +，阴性对照 -）、CD30（个别 +）、CD19（+）、CD22（+）、CD5（-）、CD38（-）、CyclinD1（-）。注：本例瘤细胞广泛强表达 CD20、CD19、CD22。增殖活跃。

治疗及转归：患者为老年男性，合并慢性阻塞性肺疾病、前列腺增生、青光眼、帕金森病、糖尿病等多种合并症，入院时状态较差，卡氏评分（Karnofsky performance scale，KPS）60 分，向家属交代病情后，家属难以接受常规化疗常见的并发症。经科内讨论决定，为减少治疗相关并发症，给予患者无化疗治疗方案。给予患者利妥昔单抗输液治疗后，口服奥布替尼、来那度胺联合治疗，经过 1 个疗程的治疗（图 19-6-8），患者症状较前明显改善，2022 年 1 月 25 日复查头颅 MRI，提示肿瘤较前明显缩小 90% 以上，仅残留小块强化病灶（图 19-6-9）。且治疗过程中未出现治疗相关不良反应，经科内讨论决定患者无化疗治疗方案安全、有效，继续口服奥布替尼、来那度胺治疗。第 2 疗程治疗结束后患者的症状进一步改善，复查头颅 MRI 提示肿瘤较前进一步缩小，无明显强化（图 19-6-10）。患者目前生活恢复自理，仍在接受口服奥布替尼、来那度胺治疗，定期来院复诊。

专家点评：此患者属于合并慢性阻塞性肺疾病、前列腺增生、青光眼、帕金森病、糖尿病等长期慢性合并症的老年 PCNSL 患者。70 岁以上老年 PCNSL 患者的治疗是 PCNSL 治疗中的难题，这部分患者多合并有多种合并症，全身状态差，难以承受高强度的化疗。研究表明，近几十年来，虽然 PCNSL 总体的预后不断改善，但是改善的主要是年龄小于 70 岁的患者，而大于 70 岁的 PCNSL 患者的预后并未得到明显改善。高剂量甲氨蝶呤为基础的化疗往往造成老年患者造血功能、肝功能、肾功能损伤，并且恢复缓慢，一部分老年患者在化疗后出现严重的并发症，导致长期卧床、化疗延迟，进而出现坠积性肺炎或肿瘤进展甚至导致死亡。相比于化疗，靶向治疗、免疫治疗在复发或难治性 PCNSL 中表现出巨大潜力，明显改善了复发或难治性 PCNSL 患者的预后，并且安全性好，治疗相关的并发症轻微，对骨髓造血功能、肝肾功能影响较小。靶向治疗、免疫治疗联合治疗也可能在年龄大于 70 岁的老年患者中发挥重要作用。相关的无化疗的联合治疗方案治疗初治 PCNSL 的前瞻性临床试验也将在我院进行。

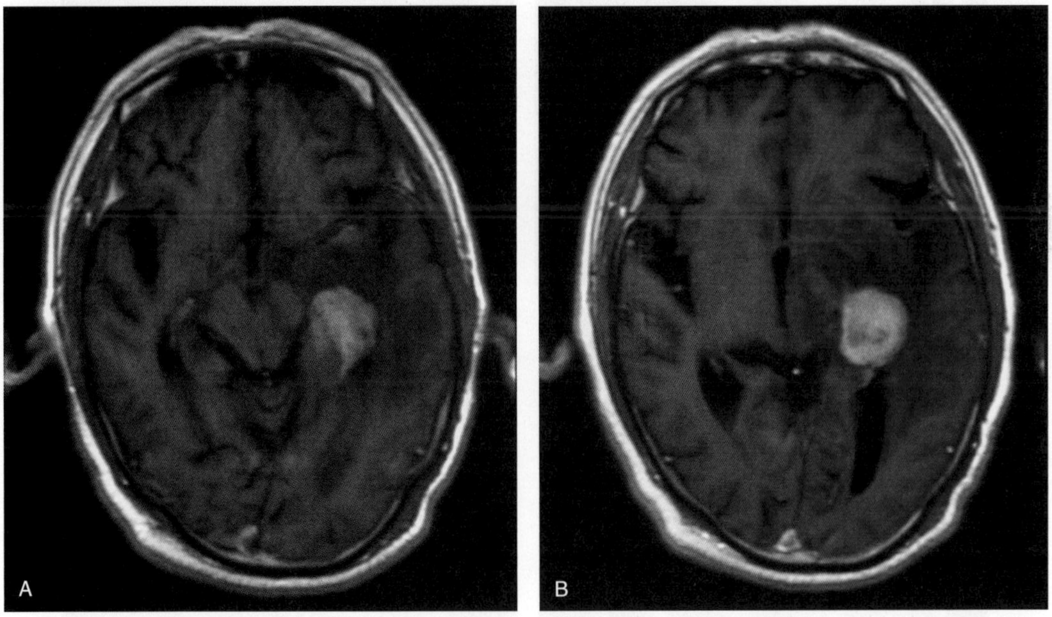

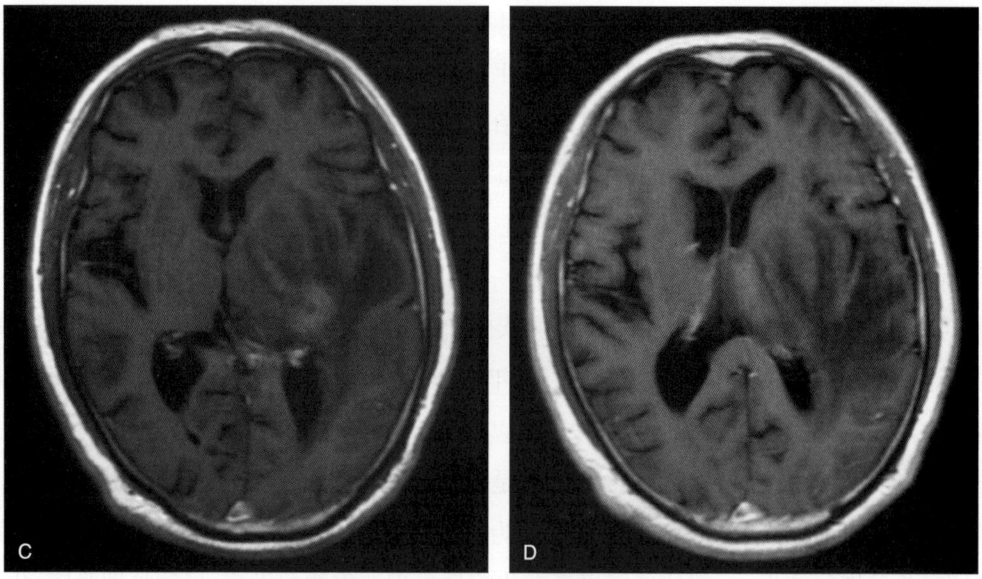

图 19-6-7　术前（2021 年 12 月 10 日）

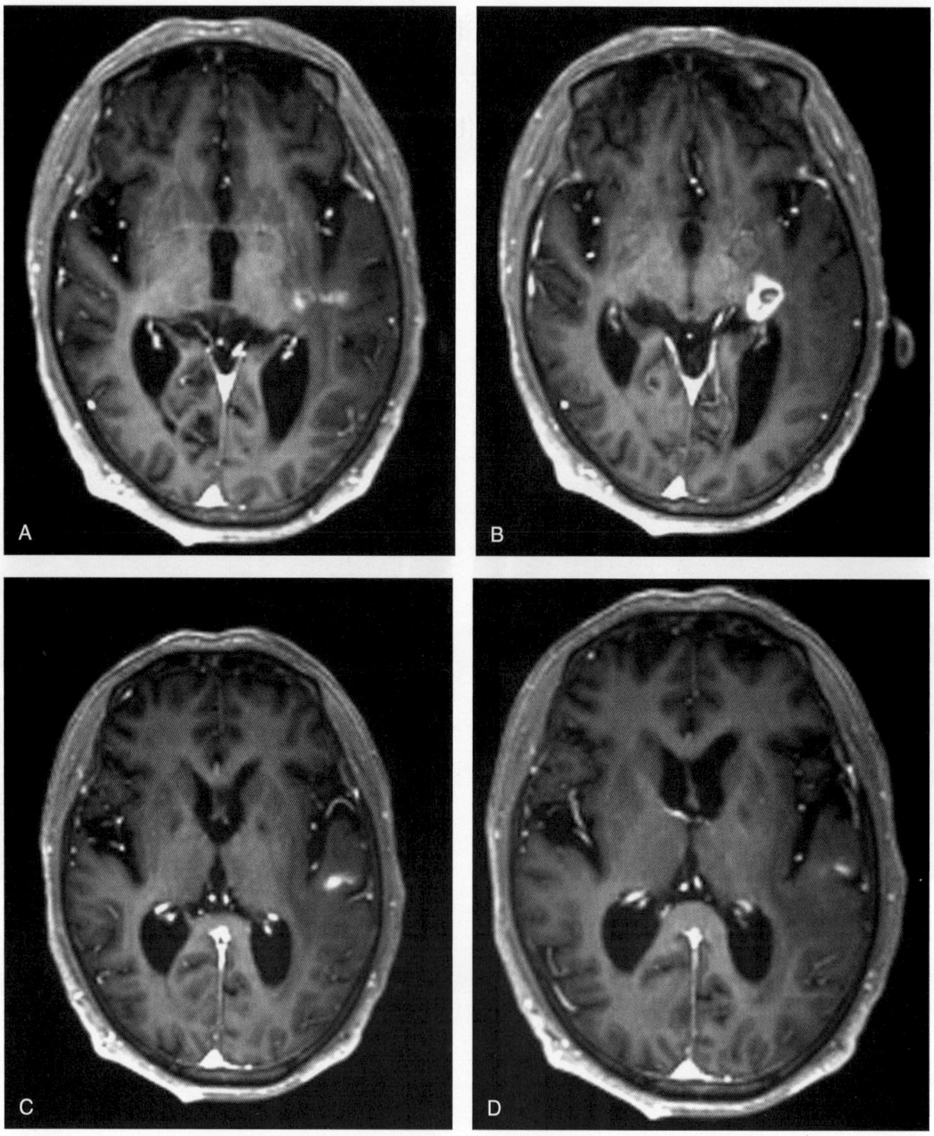

图 19-6-8　第一疗程治疗中复查（2021 年 12 月 30 日）

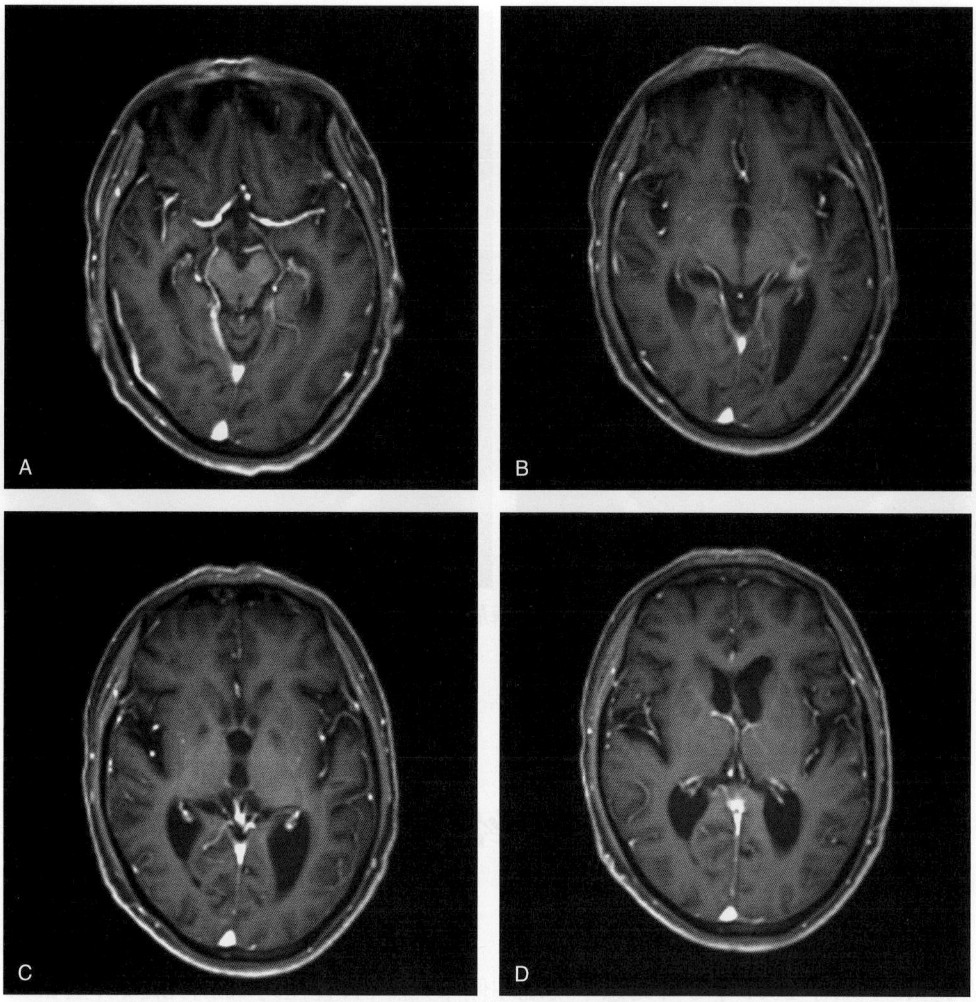

图 19-6-9　一个疗程结束后复查(2022 年 1 月 25 日)

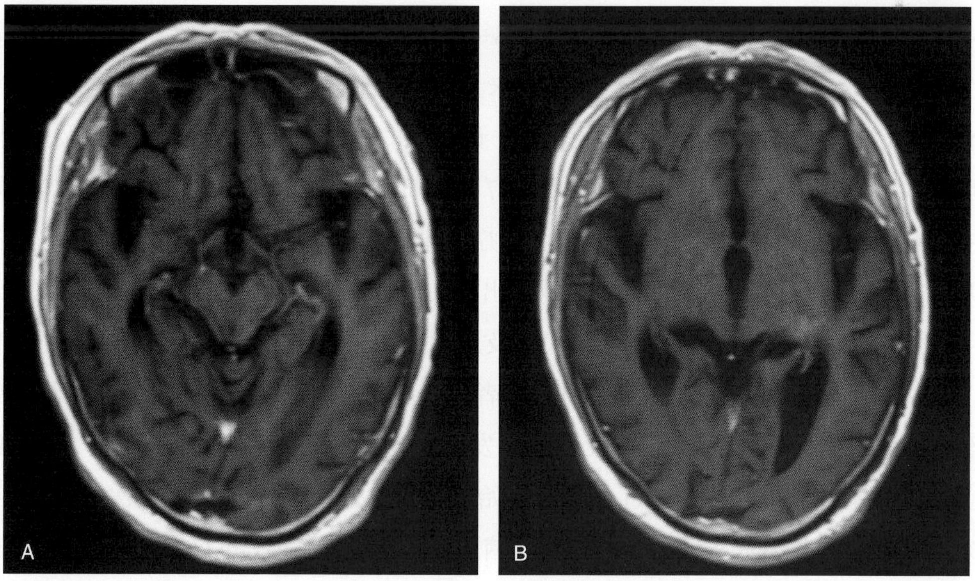

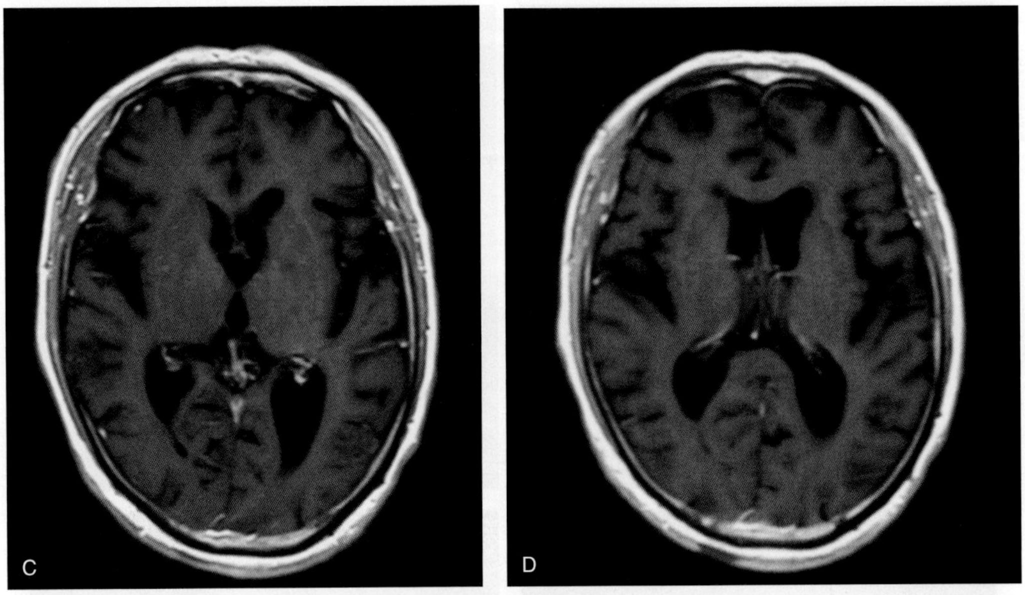

图 19-6-10 两个疗程结束后复查(2022 年 2 月 18 日)

(林 松 杨传维)

第七节 继发中枢神经系统淋巴瘤典型病例

患者,男,59 岁,于 2011 年 8 月无意中发现左侧睾丸肿物,直径约 1cm,无疼痛,至 2011 年 12 月逐渐增大至直径约 4cm。2011 年 12 月 12 日患者于当地医院行左侧睾丸切除术后,术后病理经我院会诊:(左睾丸)非霍奇金淋巴瘤,弥漫大 B 细胞淋巴瘤。免疫组化:CD20(+),Bcl-2(+),Bcl-6(+),CD10(-),Mum1(-),CD3(-),CD5(-),Ki-67(80%+)。术后 PET/CT 提示左睾丸切除术后,局部软组织放射性增高,SUV_{max} 为 3.3,考虑术后改变,余未见异常。骨髓涂片及活检无异常,脑脊液常规、生化及细胞学均无异常。既往史、个人史均无特殊。诊断:非霍奇金淋巴瘤 I E 期 A,侵及左侧睾丸,左侧睾丸切除术后。2011 年 12 月 30 日—2012 年 7 月 6 日行 R-CHOP 方案化疗 8 个周期,同时行腰穿鞘内注射 6 次,2、4、6、8 周期评效均为 CR。化疗后建议患者行阴囊区放疗,患者拒绝。之后定期复查均无异常。至 2019 年 8 月患者无明显诱因出现头痛、视物模糊、左侧肢体活动不利。2019 年 9 月 12 日头颅 MRI(图 19-7-1):脑干、右侧基底核及丘脑占位,淋巴瘤? 胸腹盆 CT 及浅表淋巴结超声无异常。建议患者行颅内病灶立体定向活检,患者拒绝。结合病史及影像学检查,临床诊断为继发中枢神经系统淋巴瘤,中枢神经系统外无明显复发征象。2019 年 9 月 20 日—10 月 30 日于外院行 WBRT,具体剂量不详,后于 2019 年 11 月 6 日开始口服伊布替尼 420mg,每日 1 次。2020 年 1 月 14 日复查头颅 MRI 示右侧基底核区、右侧丘脑、大脑脚及脑桥异常信号;PET/CT 示右侧基底核见低密度影,未见高代谢,考虑为治疗后改变(图 19-7-2)。

专家点评:该患者为中年男性,起病时诊断为弥漫大 B 细胞淋巴瘤 I E 期,侵及睾丸,为典型的原发性睾丸弥漫大 B 细胞淋巴瘤。该病为特殊结外淋巴瘤,特点为多数患者起病时分期早,但结外复发风险高，尤其中枢神经系统、对侧睾丸、软组织复发等，且可远期复发，治疗目前推荐为 R-CHOP 方案化疗联合 CNS 预防及阴囊区放疗，其中 CNS 预防可选择腰穿鞘内注射或 HD-MTX 化疗。该患者接受了 R-CHOP 化疗和腰穿鞘内注射，因个人原因拒绝阴囊区放疗，最终在治疗结束 7 年后发生 CNS 相关症状，影像学提示 CNS 内淋巴瘤病灶可能大，尽管未行颅内病灶活检，也未行脑脊液细胞学检查，但临床诊断继发 CNS 淋巴瘤依据较为充分。由于患者 CNS 复发时无 CNS 外疾病复发征象，所以可以只考虑针对继发 CNS 淋巴瘤的治疗，治疗方式包括以 HD-MTX 为基础的化疗，伊布替尼、来那度胺等靶向药物治疗及 WBRT 等，对于年龄小于 65 岁的年轻患者，在上述治疗有效后还可考虑行自体造血干细胞移植巩固治疗。该患者经过 WBRT 和伊布替尼治疗后，达到完全缓解，后续可行自体造血干细胞移植巩固治疗。

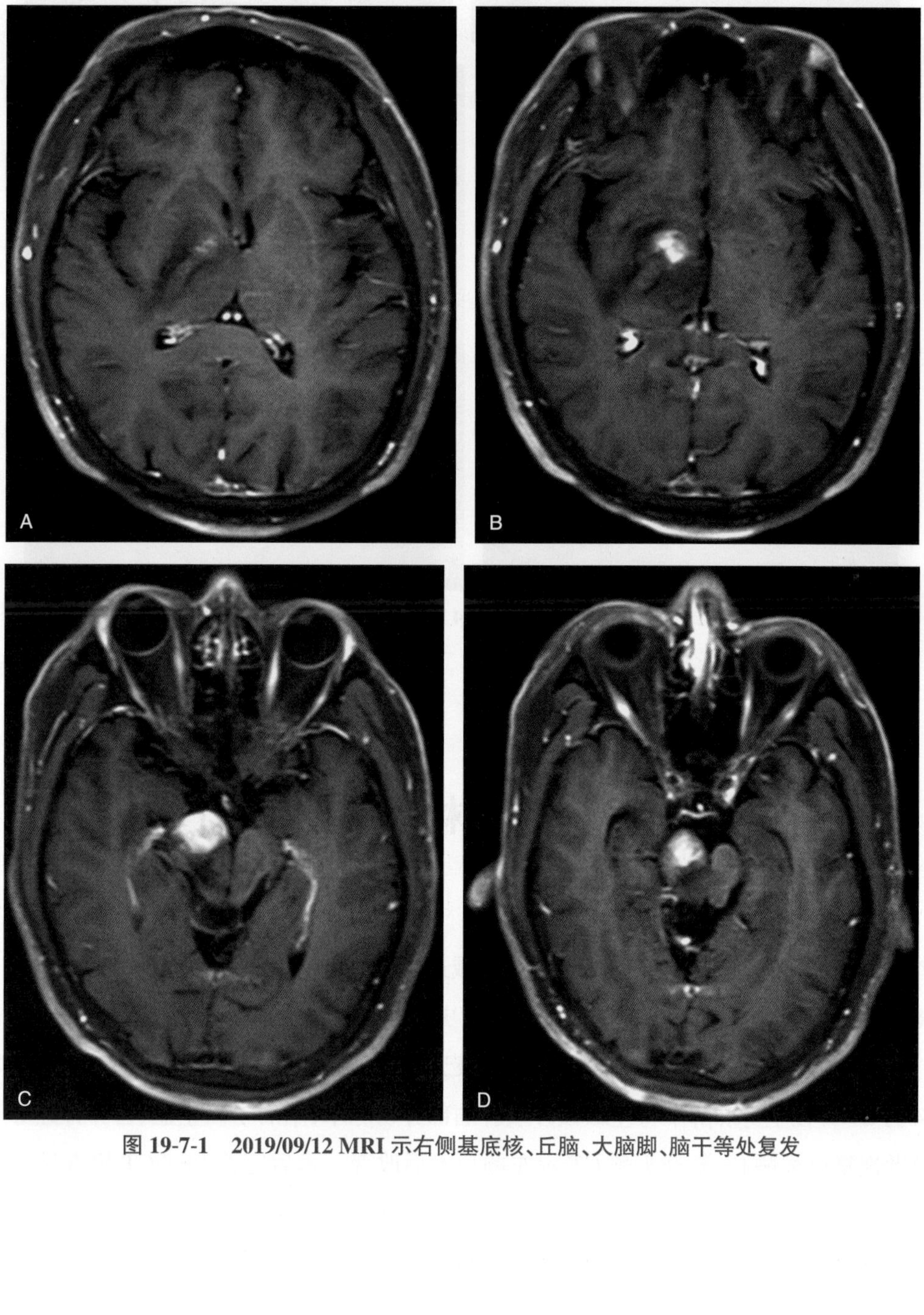

图 19-7-1　2019/09/12 MRI 示右侧基底核、丘脑、大脑脚、脑干等处复发

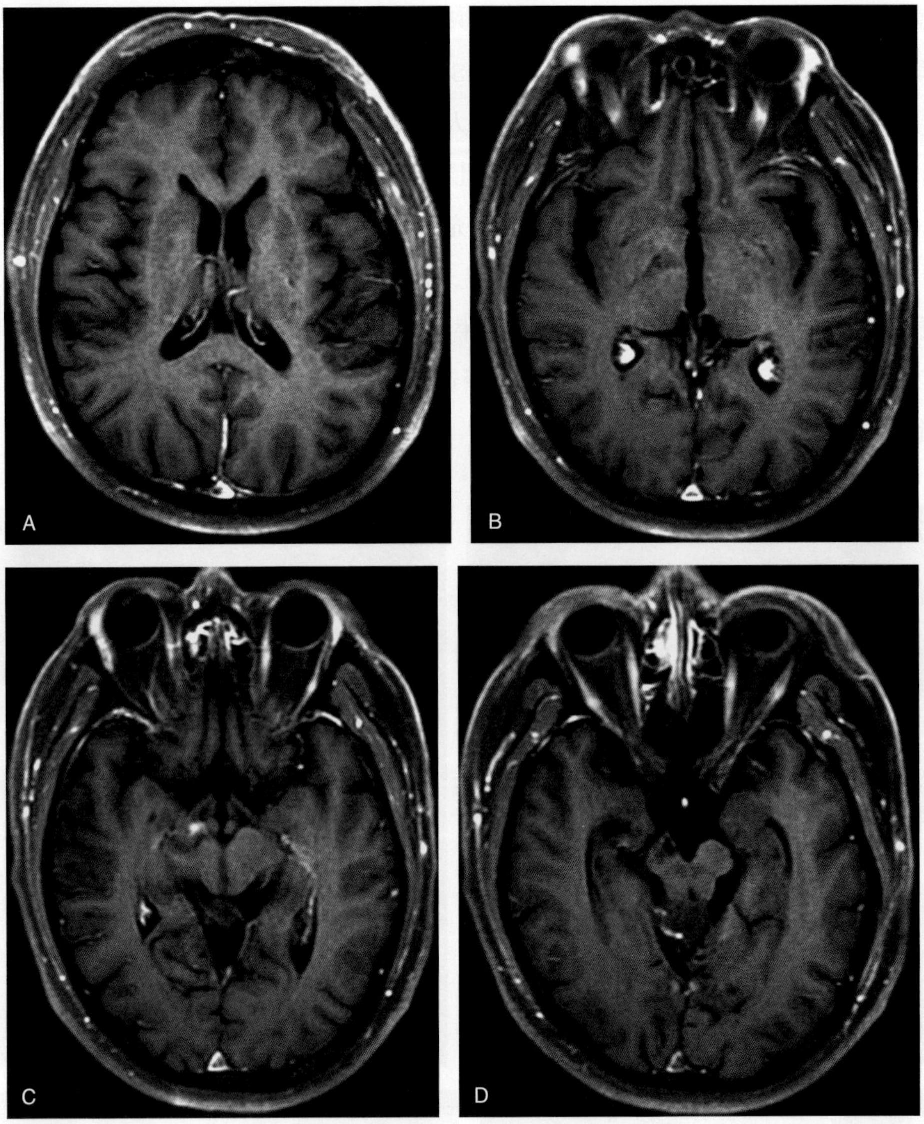

图 19-7-2 2020/01/14 MRI 示治疗后改变

（宋玉琴 邓丽娟）

第八节 中枢神经系统淋巴瘤放射治疗典型病例

患者，男，63 岁，因“言语表达困难伴记忆力减退 1 个月，加重 1 周”于 2016 年 4 月 24 日入院。头颅 MRI 示左颞顶占位（图 19-8-1）。既往糖尿病史 10 年，空腹血糖高达 13mmol/L，未规律服用降血糖药，血糖控制欠佳；36 年前患急性肝炎，自述已治愈。入院完善术前相关检查，无手术禁忌，于 2016 年 4 月 27 日在全身麻醉下行左颞顶开颅肿瘤部分切除术，术后予以止血、营养神经等对症支持治疗。患者恢复过程顺利，复查头颅 CT 示左颞顶术后改变。术后完善 PET/CT 检查显示左颞顶高代谢结节，考虑淋巴瘤浸润。脊髓强化 MRI 未提示肿瘤播散（图 19-8-2）。

入院查体：生命体征平稳，神志清楚，不完全运动性失语，双侧瞳孔等大，左：右 =3mm：3mm，对光反射灵敏，双侧视力粗测下降，视野粗测正常，额纹、鼻唇沟对称，伸舌居中，声音嘶哑，饮水不呛咳，四肢肌力Ⅴ级，肌张力正常，生理反射正常，巴宾斯基征阴性，全身感觉对称，共济正常。心脏、肺、腹查体未见异常。

实验室检查：血常规、血生化无异常。LDH 208U/L；抗 HIV 抗体阴性。

病理诊断：B 细胞非霍奇金淋巴瘤（左颞顶）。免疫组化：CD20（+++）、CD3（-）、CD10（+）、BCL-6（+）、MUM-1（散在 +）、GAFP（脑组织 +）、CD56（脑组织 +）、Ki-67 约 90%。

治疗及转归：术后 2 周开始予以 HD-MTX 单药化疗（3.5g/m^2），每 3 周一次，共 2 个周期，其间患者头痛症状逐渐加重，头颅增强 MRI 检查（2016 年 6 月 29 日）（图 19-8-3），对比化疗前 MRI（2019 年 5 月 3 日）显示肿瘤体积明显增大。考虑 HD-MTX 治疗后肿瘤进展，2016 年 6 月 30 日开始全脑调强放疗治疗（36Gy/20F），放疗期间患者头痛症状明显改善，复查头颅增强 MRI（2016 年 7 月 28 日）（图 19-8-4）提示肿瘤明显缩小，针对可见病灶行局部推量放疗（9Gy/5F）。放疗结束后 1 个月（2016 年 9 月 10 日）（图 19-8-5）复查患者头颅增强 MRI 示原病变区域异常强化信号消失，疗效评价为完全缓解。后续予以大剂量阿糖胞苷联合利妥昔单抗注射液化疗 6 个周期，化疗结束后复查 MRI（2017 年 2 月 15 日）（图 19-8-6）未见肿瘤进展，随后定期随访期间多次复查头颅 MRI（2017 年 9 月 25 日以及 2018 年 8 月 28 日）（图 19-8-7、图 19-8-8）均未见肿瘤进展表现。目前患者生活质量良好（KPS 评分 100 分）未见明显认知功能损害表现。

专家点评：该病例属于典型的 HD-MTX 方案一线化疗无效，后续放疗后实现疾病完全缓解且长期生存的病例。该患者为老年男性，初诊 MRI 具有典型淋巴瘤表现，手术后病理诊断：B 细胞非霍奇金淋巴瘤，患者无中枢神经系统外受累，确诊为原发中枢神经系统淋巴瘤。Ki-67 指数高达 90%，提示恶性程度高、生长速度快，经 2 个周期 HD-MTX 单药化疗后患者头痛症状加重，复查头颅 MRI 示肿瘤体积明显增大，考虑 HD-MTX 化疗无效。结合相关文献及临床实际工作经验 HD-MTX 化疗后仍有 20% 左右 PCNSL 患者出现疾病进展，此时及时采用放射治疗手段可有效地控制肿瘤生长，推荐采用调强放射治疗技术，可以保证治疗靶区完美覆盖的同时最大限度减少正常组织及器官的受照剂量，降低治疗相关并发症的发生率。由于 PCNSL 绝大多数表现为原病变区域的局部复发，因此，WBRT 结束后推荐复查 MRI 并针对可见病灶进行局部推量放疗，以提高肿瘤局部控制率。对于 HD-MTX 化疗后无效的患者，放疗实现良好的肿瘤控制后，序贯化疗推荐采用具备较好血脑屏障通透性的方案，如大剂量阿糖胞苷联合利妥昔单抗注射液，也可以考虑联合免疫检查点抑制剂或者其他有效靶向药物治疗。

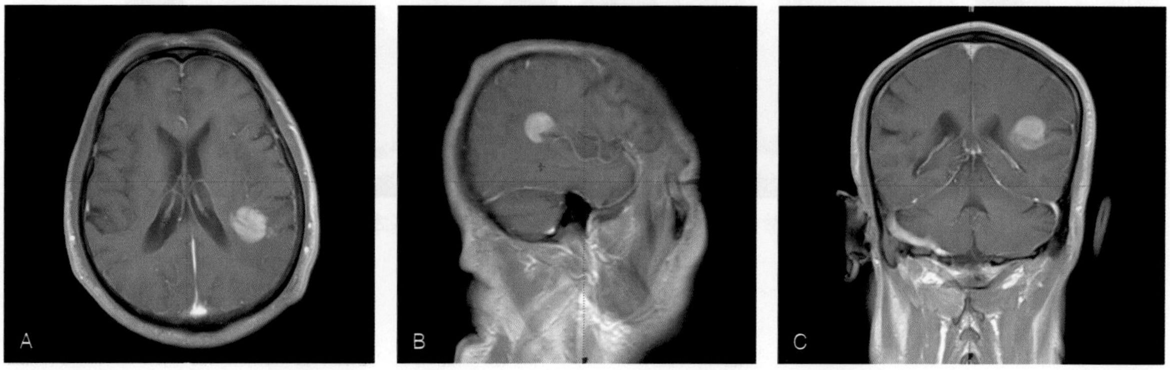

图 19-8-1　术前 MRI：左颞占位性病变，增强后均一强化改变

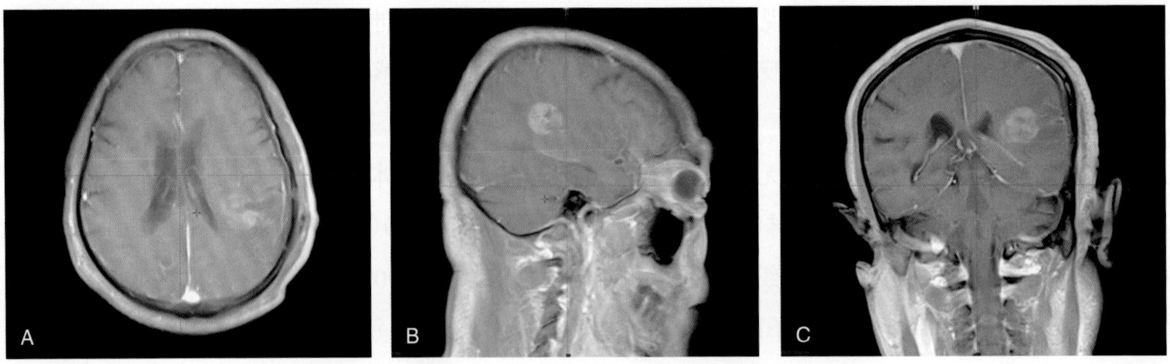

图 19-8-2 术后 MRI：肿瘤部分切除

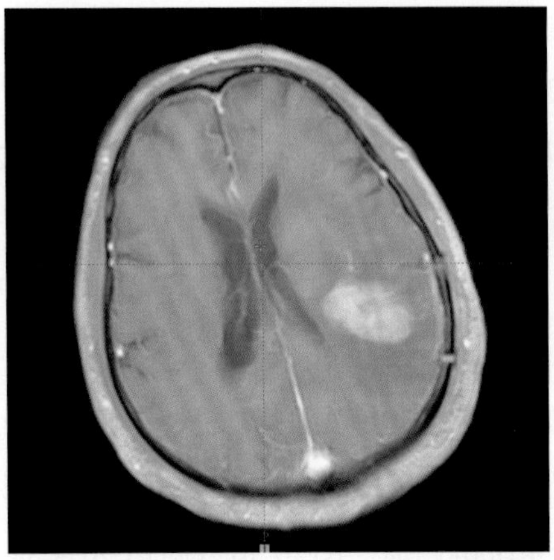

图 19-8-3 2016/06/29 2 个周期 HD-MTX 化疗后 MRI：肿瘤体积明显增大

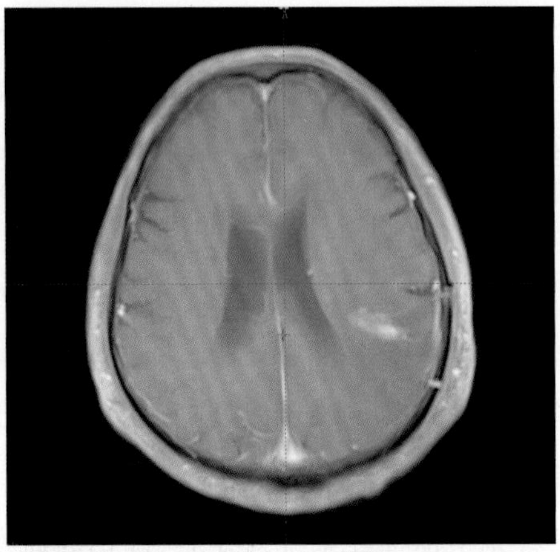

图 19-8-4 2016/07/28 放疗期间 MRI：肿瘤体积明显缩小

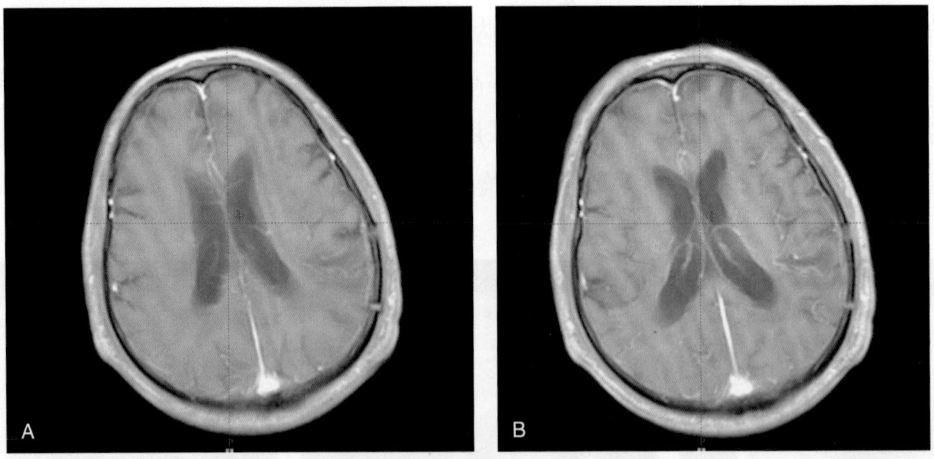

图 19-8-5 2016/09/10 放疗结束后 1 个月 MRI：原肿瘤病灶基本消失，实现完全缓解

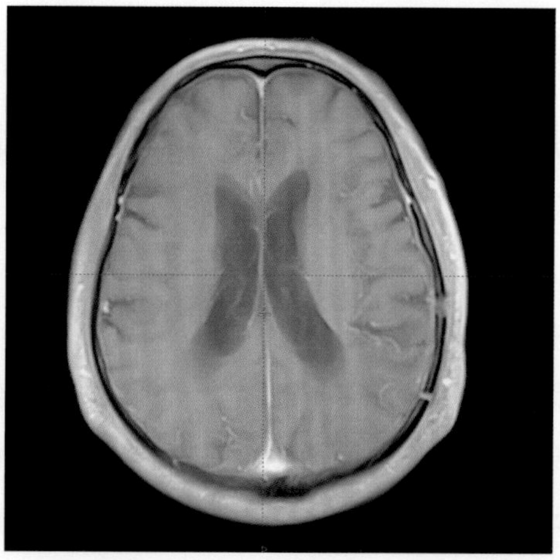

图 19-8-6　2017/02/15 序贯化疗结束后 MRI：未见肿瘤进展

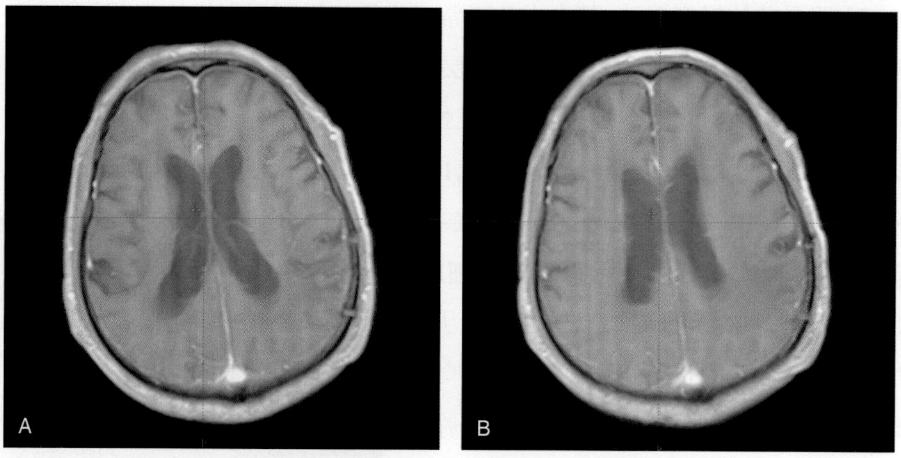

图 19-8-7　2017/09/25 随访期间复查头颅 MRI：未见肿瘤进展

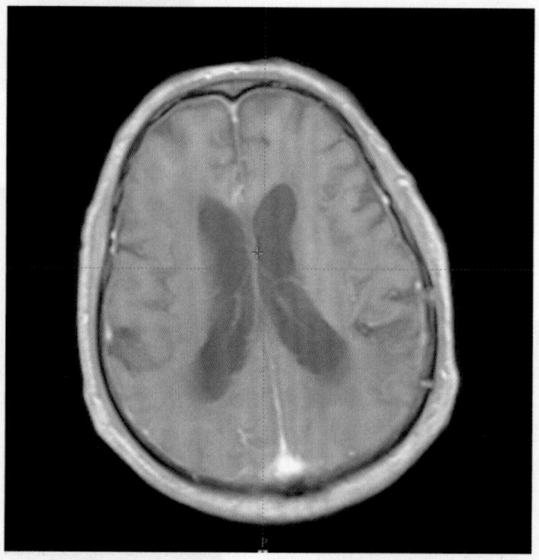

图 19-8-8　2018/08/28 随访期间复查头颅 MRI：未见肿瘤进展

（姜 伟　王 政）

第九节 眼内淋巴瘤典型病例

患者,女,52 岁,因“右眼视力下降 3 个月余”于 2016 年 9 月就诊。现病史:患者于 3 个月前无明显诱因出现右眼视物模糊,无眼红、眼痛,在当地医院诊断为“右眼全葡萄膜炎”,给予口服醋酸泼尼松片,球旁注射曲安奈德注射液等治疗。用药 1 个月好转,口服醋酸泼尼松片减量过程中病情反复,视物模糊逐渐加重,为求诊治来院。患者既往身体健康。眼科检查:视力右眼 0.05,左眼 0.8 ;右眼球结膜无充血,角膜透明,前房水清,晶状体轻度混浊,玻璃体细胞(++),眼底检查:视盘颜色尚可,边界不清,视网膜动脉细、静脉迂曲,可见出血及渗出,后极部视网膜浅脱离,可见黄白色、边界不清病灶(图 19-9-1);左眼晶状体轻度混浊,其余大致正常。光学相干断层扫描检查(图 19-9-2)见:右眼黄斑区视网膜内层可见大量点状高反射,神经上皮层脱离,RPE 层可见多发结节状高反射病灶以及中高反射隆起性病灶,左眼大致正常。疑诊右眼原发性玻璃体视网膜淋巴瘤。

进一步给予前房水白细胞介素(interleukin,IL)检查:右眼 IL-10 12 913.0pg/ml,IL-6 51pg/ml,IL-10/IL-6>1 ;左眼 IL-10 1pg/ml,IL-6 20pg/ml,IL-10/IL-6<1。行右眼诊断性玻璃体切割术取玻璃体细胞,行玻璃体涂片检查联合流式细胞检测,诊断弥漫大 B 细胞淋巴瘤。行头颅 MRI 检查未见异常。

确定诊断:右眼原发性玻璃体视网膜淋巴瘤(弥漫大 B 细胞淋巴瘤)。

治疗及转归:给予玻璃体腔注射甲氨蝶呤治疗,右眼玻璃体细胞消失、视网膜黄白色病灶消失,视网膜下积液吸收(图 19-9-3)。随访 2 年 10 个月,无复发。

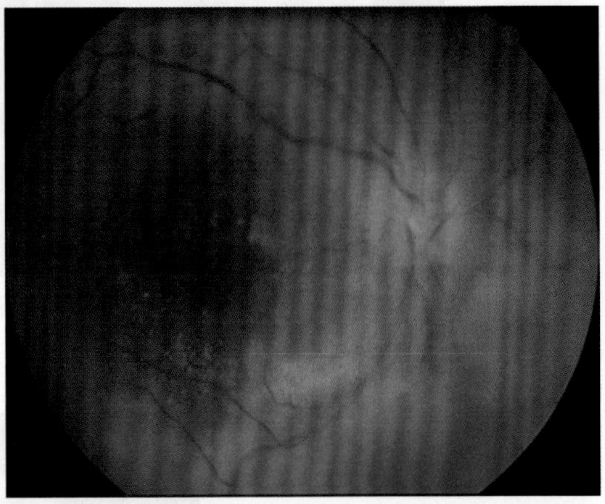

图 19-9-1 治疗前患者右眼彩色眼底像

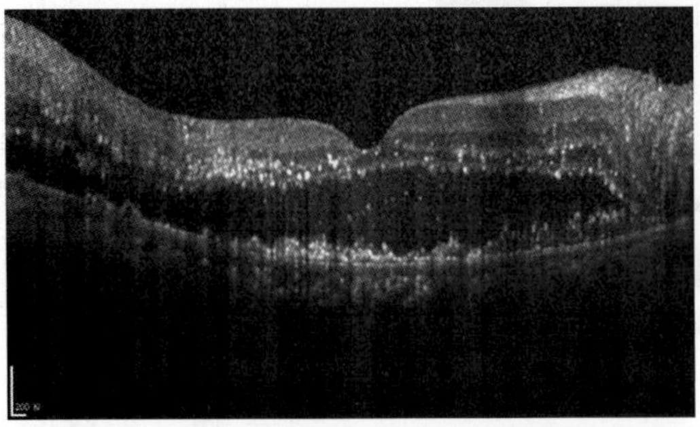

图 19-9-2 治疗前患者右眼光学相干断层扫描像

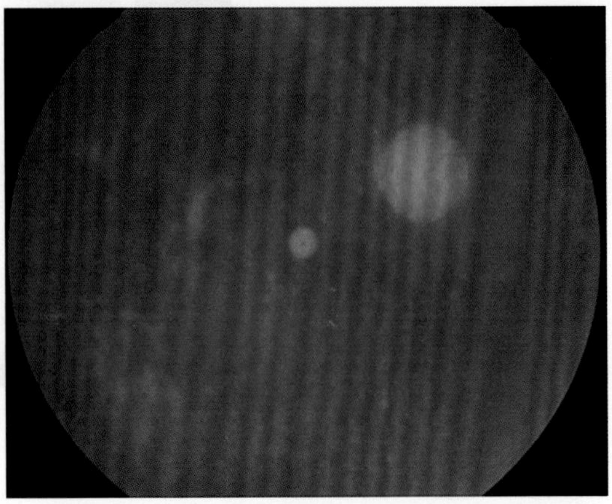

图 19-9-3 治疗后患者右眼彩色眼底像

专家点评:该病例属于典型的原发性玻璃体视网膜淋巴瘤病例。该病例特点:①中老年患者,临床表现类似于葡萄膜炎；既往无葡萄膜炎病史；经糖皮质激素治疗，短暂有效后病情反复；②房水白介素检测 IL-10/IL-6 大于 1 对原发性玻璃体视网膜淋巴瘤诊断有重要的提示意义；③原发性玻璃体视网膜淋巴瘤确诊需经玻璃体细胞学检查进行确诊；④玻璃体注射甲氨蝶呤化疗对此病疗效较好；⑤因 75% 以上的原发性玻璃体视网膜淋巴瘤患者合并中枢神经系统受累，随访中应定期复查头颅 MRI，及早发现颅内病灶。

（马建民　李 静）

第十节　血管内大 B 细胞淋巴瘤典型病例

患者，女，29 岁，因"头晕半年余，加重伴步态不稳、言语不清 4 个月余"于 2010 年 1 月 5 日入院。患者于 2009 年 4 月田间工作时接触农药，3d 后出现头晕，伴恶心、呕吐，无流涎、流汗、肢体抽搐等症状，偶有视物模糊，于当地卫生所就诊，按"农药中毒"给予相关治疗后，未见明显好转。2009 年 5 月患者头晕症状进行性加重，逐渐出现言语不清及步态不稳症状，并于臀部、背部、右侧上肢出现多个水肿型红斑，遂就诊于当地医院，当地医院行肺 CT 检查提示（2009 年 9 月，外院）"双肺多发结节"，未予治疗。行头颅 MRI 检查提示（2009 年 11 月 11 日，外院）"脑内多发点片状或斑片状异常信号（双侧大脑半球、外囊、双侧内囊后肢、脑桥、小脑半球），呈长 T1 短 T2 信号，边界不清，增强扫描可见轻度强化"（图 19-10-1）。遂于外院行皮肤活检病理提示（2009 年 12 月 25 日）"淋巴细胞增生性病变"。在当地医院治疗过程中，运用激素治疗后，体表红斑可缩小，但停药后复发，遂以"颅内多发占位"为主要诊断收入院。2010 年 1 月 13 日在局部麻醉下行立体定向脑病变活检术，手术顺利。

入院查体：全身检查示臀部、背部、右侧上肢出现多个水肿型红斑，双侧臀部、右侧上肢红斑处可见活检手术切口。余无明显阳性体征。神经系统查体：意识清晰，言语功能构音困难。格拉斯哥昏迷评分（Glasgow coma scalescore，GCS）14 分。鼻唇沟：左变浅，右正常。口角向右偏，双上肢肌力 5 级，双下肢肌力 4 级，肌张力正常，共济运动异常。病理反射未引出。

辅助检查：血、尿和便常规，血清四项，凝血功能，血生化，风湿系列，肿瘤标志物，胸片，心电图，均未见明显异常。

病理诊断：弥漫大 B 细胞淋巴瘤（血管内型）（图 19-10-2）。肿瘤细胞 LCA（+++）、CD20（++）、CD79a（++）、BCL-2（+）、Mum-1（+）、BCL-6（−）、CD3（−）、CD45R0（−）、GFAP（−）、Olig-2（−）、CD10（−）、CD34（−）、Vimentin（−）、Ki-67 约 60%。

诊疗经过：在肿瘤中心植入 ^{125}碘籽粒 4 枚，手术顺利，术后患者未述不适，术后复查 CT 籽粒植入位置满意。

专家点评：本例为青年女性患者，以头晕为首发症状，病情呈进行性加重，影像学显示点片状或斑片状异常信号。镜下可见：脑实质内出血性病变以及小血管内异常淋巴细胞聚集。该病是一种临床少见、诊断较困难的疾病，文献报道有中枢神经系统症状者脑活检确诊率可高达 50%，故对诊断较困难者，可行脑活检以明确诊断。

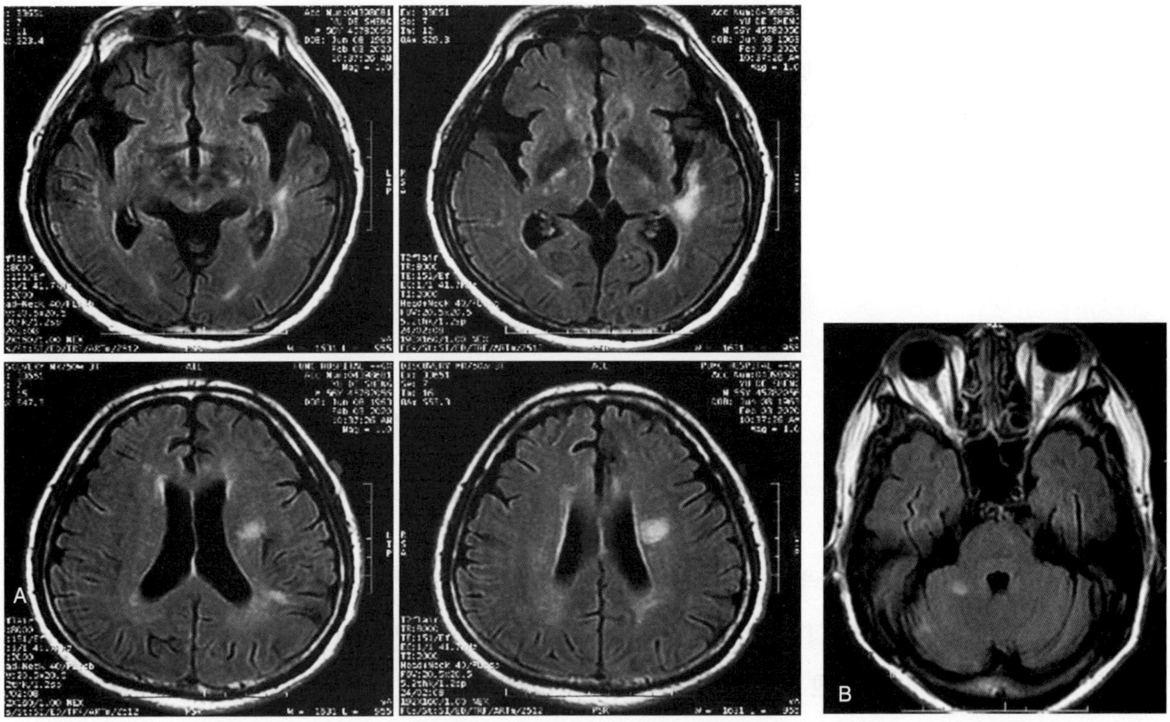

图 19-10-1　2019/11/11 MRI 检查

A、B. 血管内淋巴瘤的影像特征不典型，表现为双侧半球白质内、基底核、桥臂上多发斑片状异常信号，边界不清楚，轻度强化，非典型"握雪征"强化。

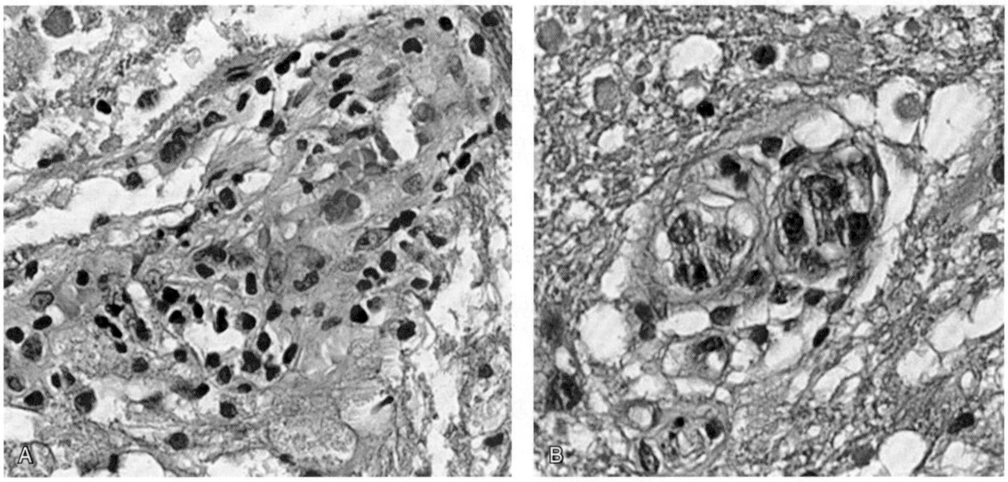

图 19-10-2　病理结果

A. 显微镜下见血管内充满异常的淋巴肿瘤细胞；B. 淋巴细胞细胞核成圆形，染色质深，可见核仁。

血管内淋巴瘤病是一种很少见的系统性疾病，其主要特征为恶性淋巴细胞阻塞小血管并引起发出血、血栓形成以及血管炎等改变。该病是一种亲血管的大细胞淋巴瘤，除了个别报道为 T 细胞源性外，几乎所有病例均为 B 细胞起源。世界卫生组织淋巴瘤组织学分类中将其归入"弥漫性大 B 细胞性淋巴瘤，血管内型"，称为血管内大 B 细胞淋巴瘤（intravascular large B-cell lymphoma）。该病是一种不常见形式的非霍奇金淋巴瘤，发病率大约占此类淋巴瘤的 3%。血管内淋巴瘤是系统性疾病，但中枢神经系统及皮肤是最易波及的系统，发病率分别为 32% 及 47%。也可侵犯肾、肺、肾上腺、胃肠道和软组织等。淋巴结、脾、骨髓和周围血液很少受累。

该病的组织学特征为血管内增生的不典型的大细胞(中性母细胞或免疫母细胞),细胞核呈圆形或卵圆形,染色质深,可伴有怪异核,核仁及核分裂象常见。肿瘤细胞常局限于毛细血管、小静脉和小动脉内,有时可见血管外的小肿瘤形成。免疫组化提示表达B细胞标志物,如CD20、CD79a、CD19常为阳性,而CK、S-100常为阴性。少见病例可见T细胞标记阳性。因为肿瘤造成小血管闭塞,可形成继发性血栓,导致多发性、缺血型的梗死灶或出血灶的形成。据此临床可分为4型:①亚急性脑病;②多灶性脑血管病,主要表现为短暂性脑缺血发作(TIA)或脑梗死,个别患者表现为脑出血;③脊髓和神经根病变;④周围神经及脑神经病变。该肿瘤预后不佳,对化疗反应差,可以考虑放疗,患者病情往往进展迅速,在短期内死亡。

(王亚明)

第十一节 淋巴瘤样肉芽肿病典型病例

患者,女,63岁,因“间断性发热近2个月,左侧上肢肌力弱8d”于2019年3月8日入院。患者于2019年1月12日出现发热,体温最高达38.5℃,疑似感冒,给予口服退热药,次日就诊于当地医院行血常规、胸部X线检查确诊流行性感冒,给予口服阿奇霉素、头孢克肟抗感染治疗及退热对症处理。2019年2月初患者出现头痛,轻微恶心,未呕吐,2月10日患者无明显诱因出现左侧面部不自主抽动,无口角流涎,无意识障碍,次日就诊于当地医院行颅脑MRI示右侧额颞占位性病变,病变性质不明。2019年3月初患者左上肢肌力弱,表现为握持力弱,3月5日行全身PET/CT示“右侧额叶囊实性病变,考虑脑脓肿可能”。3月7日患者就诊于我院行颅脑增强MRI示(图19-11-1):右侧额颞占位性病变,呈长T1稍长T2信号影,边界欠清,周围见片状水肿信号影,FLAIR呈高信号影,弥散加权成像(diffusion weighted imaging,DWI)示病变未见弥散受限,增强后病变呈环状强化,内壁欠规整,大小约25mm×29mm×26mm,右侧脑室受压变形,余脑室未见明显异常,考虑“脑脓肿”。遂以“脑脓肿”收入院。患者2007年行肾移植,术后长期口服免疫抑制药,间断皮下注射促红细胞生成素(EPO)治疗肾性贫血;继发性高血压5年左右,平时口服药物控制血压;高脂血症5年左右。

入院查体:神志清楚,言语流利,视力及视野粗测正常,双侧瞳孔等大等圆,左:右=3.0mm:3.0mm,对光反射灵敏。眼裂:左变浅,右正常。鼻唇沟:左变浅,右正常。口角右偏斜。肌力:左侧上肢肌力4级;余肢体肌力5级。肌张力正常。生理反射存在,病理反射未引出。

辅助检查:(2019年3月9日)血常规示:红细胞计数3.28×10^{12}/L、血细胞比容0.211%、血红蛋白62g/L、平均红细胞体积64.3fl、平均血红蛋白含量18.9g/L;肾功能:血尿素9.1mmol/L、血肌酐143.1mmol/L;余无明显异常。(2019年4月1日)EB病毒抗体IgG等:EB病毒核酸定量4 900(参考值<1 000)拷贝数;EB病毒抗体IgG 95.9U/ml(参考值0~10U/ml);EB病毒抗体IgM<10U/ml(参考值0~20U/ml)。

诊治经过:患者入院后根据病史、体征及辅助检查及既往病史初步诊断明确后,2018年3月11日在局部麻醉下行脓肿穿刺置管引流术,术中达靶点用标准针回抽,未见脓液,考虑术前诊断不明确,临时换活检针达靶点，活检针在病灶不同部位取出 3 块肿瘤组织，冰冻病理报告为脑组织伴坏死，大量淋巴细胞浸润。术后病理结果：不能完全排除肿瘤性坏死。详细向患者家属告知病情及相关手术注意事项，家属表示理解并要求行开颅占位切除，患者于 2019 年 3 月 19 日在全身麻醉下行导航开颅右额颞占位切除术，术后患者恢复可(图 19-11-2)。术后石蜡病理结果：单形性 B 细胞移植后淋巴组织增生性疾病(弥漫大 B 细胞淋巴瘤，非生发中心 B 细胞表型)。外院血液科会诊后建议行化疗或放疗，患者家属考虑风险大，暂不予治疗，要求出院继续观察。

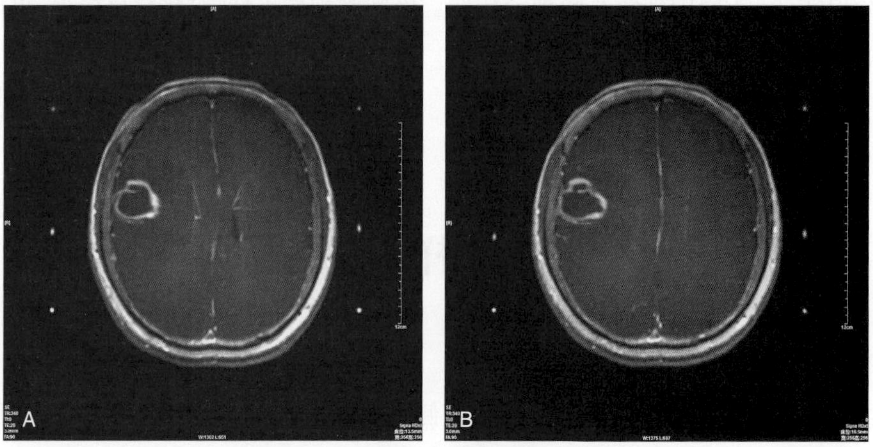

图 19-11-1　2019/03/07 颅脑增强 MRI

活检术前 T1 增强可见有额颞占位，“环状”强化，术前拟诊脑脓肿，行立体定向病灶穿刺，未抽出脓液，检材报告：坏死组织淋巴细胞浸润。

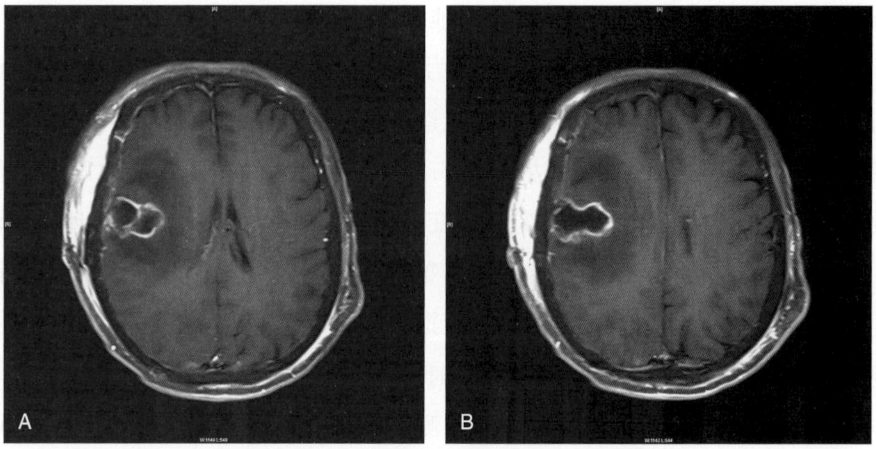

图 19-11-2　2019/03/19 术后复查 MRI 结果

开颅肿瘤切除术后复查，T1 增强仍可见额颞病灶切除后残腔周围组织边缘强化。

病理诊断：送检组织大片坏死，可见血管纤维素样坏死，血管壁及血管周异型淋巴细胞浸润，脑组织可见散在及片状异型淋巴细胞，异型淋巴细胞弥漫表达 LCA、CD19、CD20、PAX5、OCT2、BCL-2、MUM1 和 PD-L1，部分表达 CD30，Ki-67 标记指数大于 60%，不表达 BCL-6、CD138、CD3 和 CD5，原位杂交 EBER 阳性。结合患者病史，考虑为单形性 B 细胞移植后淋巴组织增生性疾病(弥漫大 B 细胞淋巴瘤，非生发中心 B 细胞表型)。分子病理(原位杂交)：肿瘤细胞 EBER(+)。一步法免疫组化标记：肿瘤细胞 LCA(++)，PAX5(++)，OCT2(++)，CD19(++)，CD20(+)，BCL-2(++)，MUM1(++)，PD-L1(++)，CD30(+)，CD10(−)，GFAP(−)，Olig-2(−)，CD3(−)，CD5(−)，BCL-6(−)，CD138(−)；T 淋巴细胞 CD4(++),CD8(+);组织细胞 CD68(+)(图 19-11-3)。

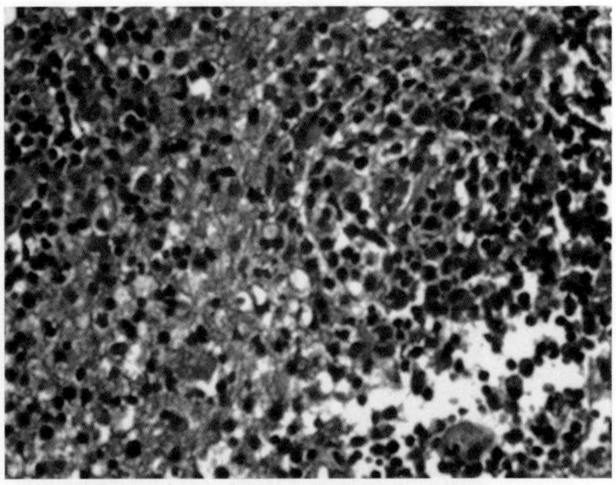

图 19-11-3 显微镜下满视野淋巴细胞

专家点评:患者入院后,根据患者既往肾移植史、长期口服免疫抑制药;此次发病前感冒为诱因;颅脑影像学检查高度怀疑脑脓肿;经活检+开颅术后,病理结果最终考虑为移植后淋巴组织增生性疾病(弥漫大 B 细胞淋巴瘤,外周活化 B 细胞表型)。本病的病理学机制仍旧不清楚,但从某些病例报道上观察到与免疫缺陷的关系。据报道,Wilson 在 4 例患者的 3 例中在脑脊液中检测到 EB 病毒感染的依据。本例患者的血液中经原位杂交证实 EB 病毒阳性,而提示本病与 EB 病毒的相关性。淋巴瘤样肉芽肿病(lymphomatoid granulomatosis,LYG)最常累及肺部,但也可累及中枢神经系统。对涉及中枢神经 LYG 的疾病报道十分罕见。Katzenstein 等 1979 年报道的长期随访表明,LYG 预后不良,3 年病死率约为 63.5%,中位生存期 14 个月。近年来国外单中心数据显示,LYG 的中位生存时间为 23 个月。LYG 的预后与组织病理学分级密切相关,Ⅰ级和Ⅱ级缓慢进展,Ⅲ级具有侵袭性高、预后较差的特点。中枢神经系统受累见于约 1/3 的病例,是预后不良的危险因素。综上所述,LYG 是一种罕见的 EB 病毒诱导的淋巴增生性疾病,临床表现无特异性,并可伴发或继发于多种疾病,但高级别病变具有较强侵袭性,延迟诊断及误诊多见,应提高临床医生对该病的认识,在临床工作中加以鉴别,及早诊断并根据级别进行治疗。

(王亚明)

第十二节　中枢神经系统 T 细胞淋巴瘤典型病例

患者,男,37 岁,因“发热伴头晕 2 个月”于 2015 年 10 月 8 日入院。患者 2015 年 8 月无明显诱因出现发热伴头晕等症状,体温最高达 39℃,自行口服布洛芬胶囊,体温可降至 37.5℃左右,无头痛、恶心、呕吐,无意识丧失、肢体抽搐,无肢体感觉及运动障碍,就诊于当地医院,行脑电图检查,示轻度异常脑电图。头颅 MRI 检查示颅内多发占位。后又就诊,建议行活检明确病理性质,再行下一步治疗。入院前 1 周上述症状加重,伴记忆力下降,偶伴言语错乱。现患者为求进一步诊治,以“颅内多发占位性病变”收入院。

入院查体:记忆力下降,神志清楚,语言流利,精神尚可,双侧瞳孔等大等圆,直径约 3mm,对光反射灵敏,辐辏及调节反射灵敏,粗测视力、视野正常,眼球各方向运动尚可,面纹对称,伸舌居中,双侧肢体肌力 5 级,肌张力正常,生理反射正常,病理征阴性。

辅助检查:血、尿和便常规,血清四项,凝血功能,血生化,风湿系列,肿瘤标志物,胸部 X 线片,心电图未见明显异常。头颅 MRI(2015 年 9 月 29 日):左额颞叶、双侧视束、下丘脑可见团块状稍长 T1、T2 信号,边界不清,DWI 见斑片状弥散略受限区域,增强扫描病变内见多发斑片状明显不均匀强化(图 19-12-1)。

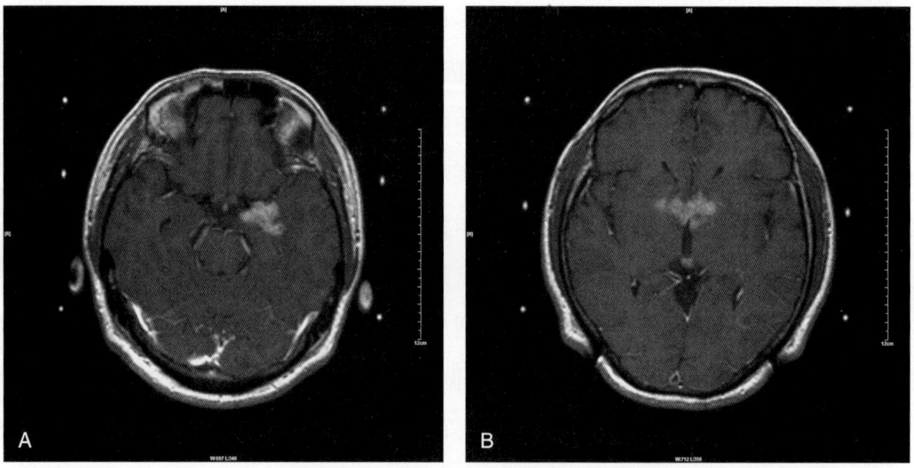

图 19-12-1 2015/09/29 头颅 MRI

A. T1 增强示左侧大脑脚前多发均匀强化影;B. T1 增强示基底核区均匀强化影。

诊治经过:入院后完善相关术前检查,于 2015 年 10 月 10 日在局部麻醉下行脑立体定位活组织检查术,手术顺利。复查头颅 CT 示正常术后状态,术后石蜡病理回报 T 细胞淋巴瘤。患者症状逐渐加重,出现意识障碍,给予对症支持治疗,充分与患者家属沟通,建议积极行放化疗,最终家属放弃治疗。

病理结果(图 19-12-2):送检脑组织伴灶状出血,其内可见散在及片状小淋巴细胞浸润,淋巴细胞弥漫强阳性表达 CD2、CD3、CD4、CD5、CD43,部分淋巴细胞表达 CD7、TIA,少数淋巴细胞表达 CD8,不表达 CD56、CD57 和 GrB,T 淋巴细胞克隆性基因重排阳性,结合免疫表型及分子表型考虑 T 细胞淋巴瘤。组织化学染色:髓鞘(±),轴索(+),PAS(-),吉姆萨(-),六胺银(-),抗酸染色(-)。一步法免疫组化标记:T 淋巴细胞 LCA(+++),CD2(+++),CD3(+++),CD4(+++),CD5(+++),CD43(+++),CD7(++),CD8(+),TIA-1(++),CD56(-),GrB(-),CD57(-),TdT(-),CD15(-),CD30(-),S100(-),CD1a(-),CD99(-),Syn(-),Neu-N(-),NF(-),CD34(-),GFAP(-),Olig2(-),CD34(-),CD117(-),PLAP(-),OCT3/4(-),P53(+),Ki-67 标记指数约 30%;B 淋巴细胞 CD20(+),PAX5(+),BCL-2(+),BCL-6(-),CD10(-),CD23(-);组织细胞 CD68(+++);浆细胞 CD138(+),MUM-1(+)。

分子病理(原位杂交):淋巴细胞 EBER(-)。

分子病理(T 淋巴细胞克隆性基因重排):TCRB(++),TCRG(++)。

分子病理(B 淋巴细胞克隆性基因重排):IGK(+)。

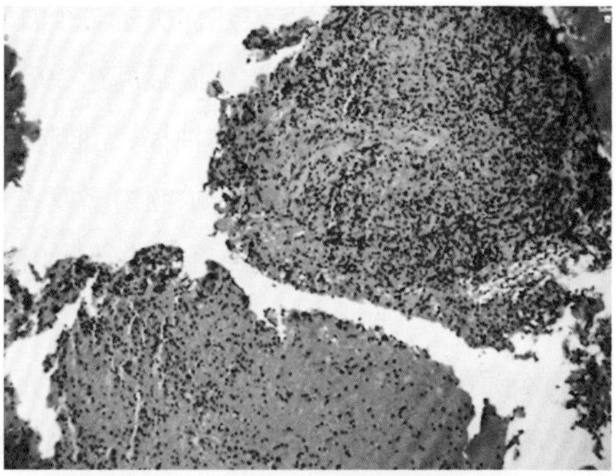

图 19-12-2 显微镜下满视野淋巴细胞

专家点评:原发性和继发性中枢神经系统 NK 和 T 细胞恶性肿瘤发病率低,并且预后不良。尽管其不同亚型之间存在临床异质性,但基于甲氨蝶呤的高剂量化疗方案似乎总体上最有效。也可以选择自体干细胞移植和免疫治疗。预防外周 NK 和 T 细胞淋巴瘤继发性中枢神经系统侵犯的作用目前仍存在争议。目前对中枢神经系统 NK 和 T 细胞恶性肿瘤的发病率、最佳治疗策略和预后的理解是有限的,主要是由于其多样性和罕见性。中枢神经系统 NK 和 T 细胞淋巴瘤的预后很差,目前仅有少数关于最常用联合化疗(包括 HD-MTX)的患者长期生存的报道。为了更好地理解这些疾病，需要针对中枢神经系统 NK 和 T 细胞淋巴瘤的治疗及预后进行多中心前瞻性研究。

（王亚明）

第十三节　颅骨淋巴瘤典型病例

一、典型病例 1

患者，女，63 岁。发现右额部肿物 4 个月（图 19-13-1），头皮表面未见异常，患者无神经功能障碍表现，HIV 检测阴性。头颅 CT 示右额部肿块伴颅骨轻微溶骨性改变。头颅 MRI 证实病变位于头皮与硬脑膜之间，T1 加权像呈低信号，T2 加权像呈高信号，增强扫描肿瘤均匀增强，伴板障部分增强。术前腹部 CT 未见肝大、脾大，髂骨骨髓及颈部淋巴结活检未见淋巴瘤细胞，全身骨扫描提示右额部 ^{67}Ga 聚集。术前初步诊断：脑膜瘤？颅骨转移瘤或间叶细胞肿瘤？全身麻醉下行手术次全切除肿瘤及受侵犯局部颅骨，术中发现肿瘤位于帽状腱膜下层，未侵犯帽状腱膜。将头皮下方肿瘤切除后，可在被切除颅骨表面看到许多小孔，颅内部分肿瘤位于硬脑膜外，没有侵犯蛛网膜及皮质脑组织。术后病理证实为弥漫大 B 细胞淋巴瘤（图 19-13-2），患者接受化疗（CHOP 方案）。之后连续 9 年随访，未再复发。

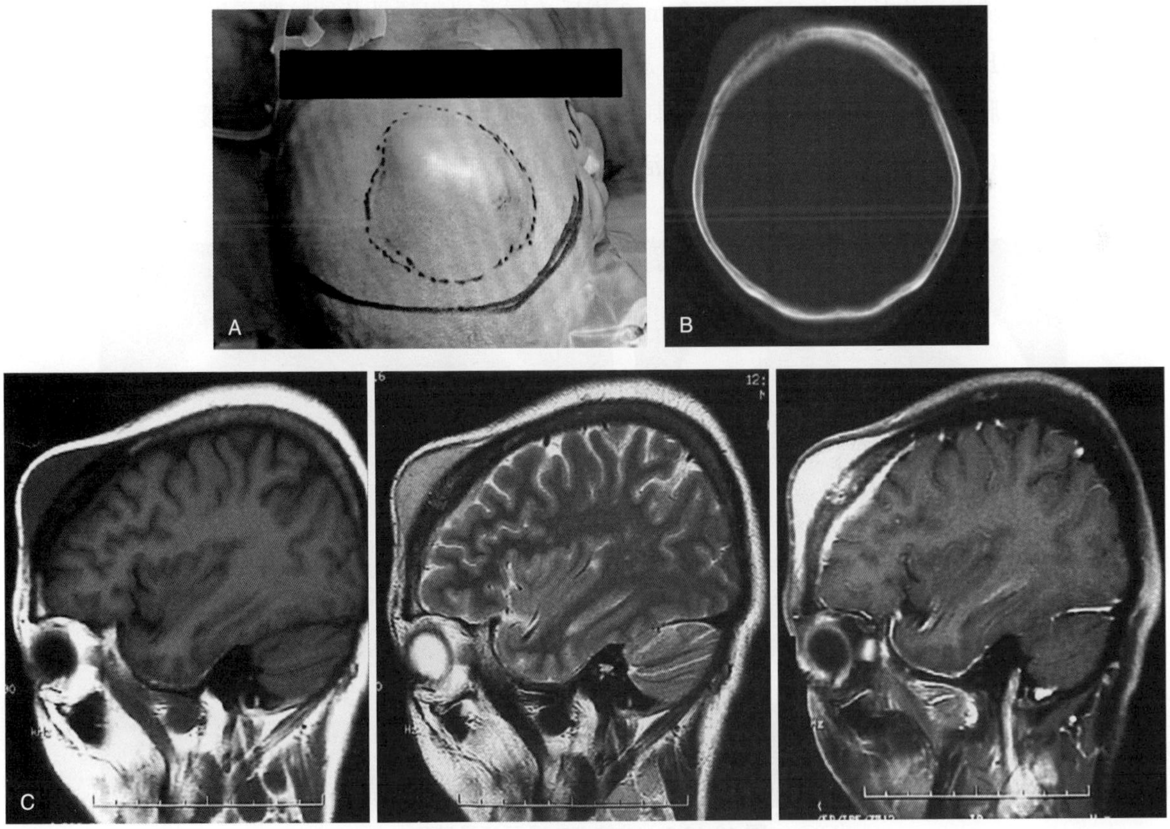

图 19-13-1　术前检查提示颅骨肿物

A. 右额大块头皮下肿瘤；B. 头颅 CT 骨窗示右额骨局部轻微溶骨性改变；
C. 磁共振 T1 加权像低信号，T2 加权像高信号，肿物均匀增强。

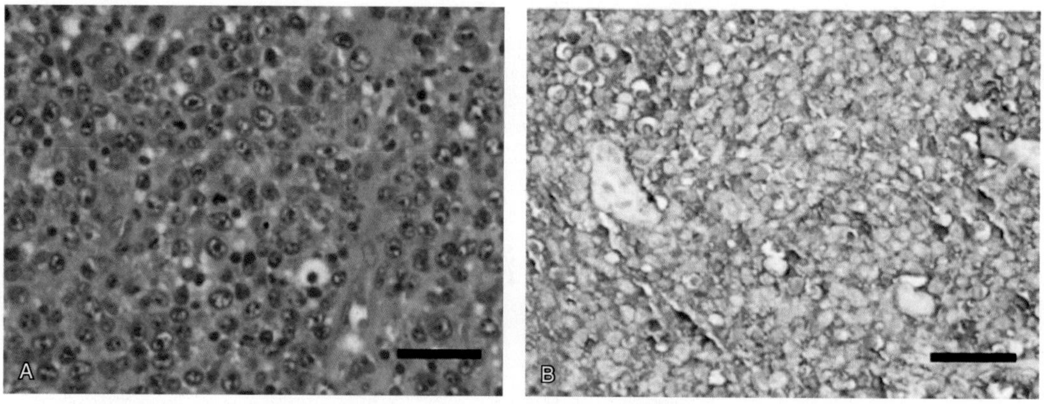

图 19-13-2　术后组织病理学表现

A. 肿瘤及受侵犯颅骨病理学检查：苏木精 - 伊红染色证实为弥漫性大型异型性淋巴细胞浸润，增生活跃；B. 免疫组化检查提示 CD20 阳性。

二、典型病例 2

患者，女，60 岁，主诉头顶部无痛头皮肿物，无其他不适。体格检查发现右顶部皮下一肿块，触诊质地偏硬、无波动感、不可移动，大小约 3.5cm × 3.0cm。肿物浅表头皮无明显异常，神经系统查体阴性。血常规、生化及肿瘤标志物检验结果均在正常范围内。颅骨 X 线检查提示右顶部溶骨性改变。CT 示右顶部稍高密度肿块，颅骨内板及外板破坏（图 19-13-3）。磁共振成像 T1 加权像肿物呈低信号，T2 加权像为稍高信号，增强扫描可均匀强化（图 19-13-4）。骨扫描发现右顶部放射性同位素明显聚集。由于肿块快速生长至约 6.5cm × 6.0cm，2 周后连同受侵犯颅骨及硬脑膜予以一并手术切除，术中探查发现脑皮质完整无损伤。术后病理：恶性弥漫大 B 细胞淋巴瘤（图 19-13-5），肿瘤细胞浸润硬脑膜。术后行胸部、腹部增强 CT 及骨髓穿刺活检，均未见明显异常。患者术后接受规范化局部放疗（50Gy）和化疗（CHOP 方案）后，回归正常生活工作，随访 3 年未再复发。

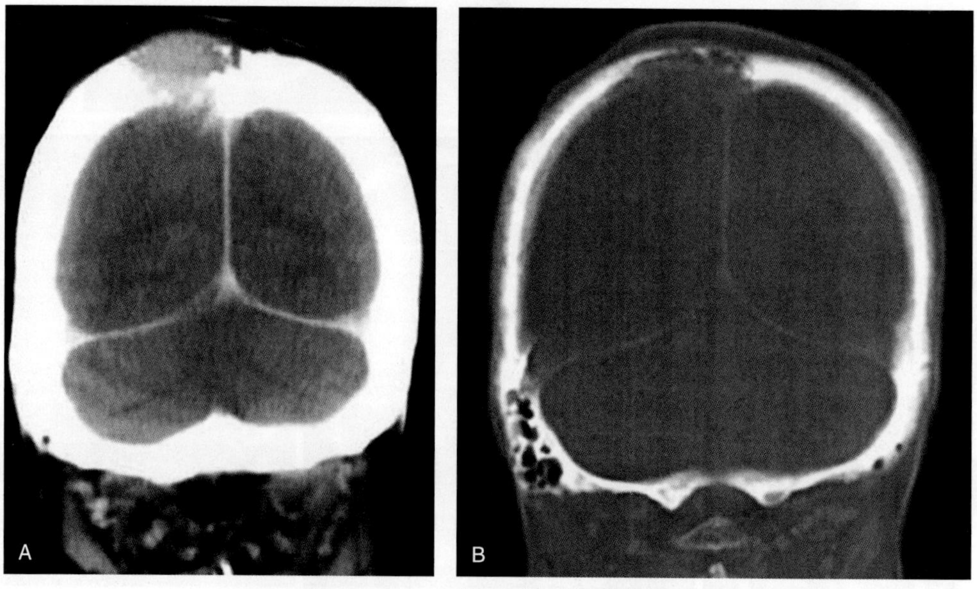

图 19-13-3　术前 CT 提示颅骨肿物

A. CT 示肿瘤轻度增强；B. CT 骨窗提示颅骨局部板障、内板、外板明显破坏。

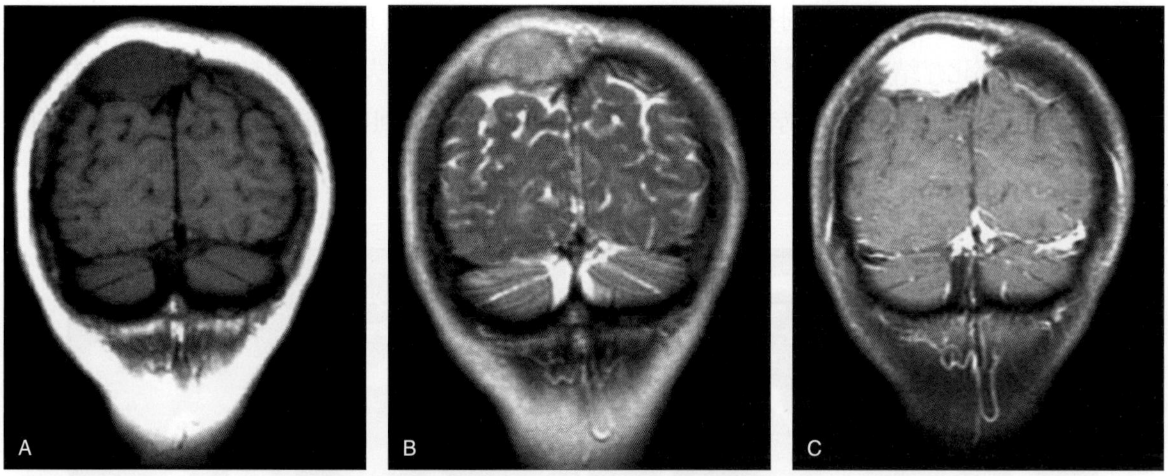

图 19-13-4　术前 MRI 提示颅骨肿物

A. T1 加权像肿块呈低信号，伴局部颅骨侵蚀；B. T2 加权像呈轻度高信号；C. 增强扫描呈均匀强化。

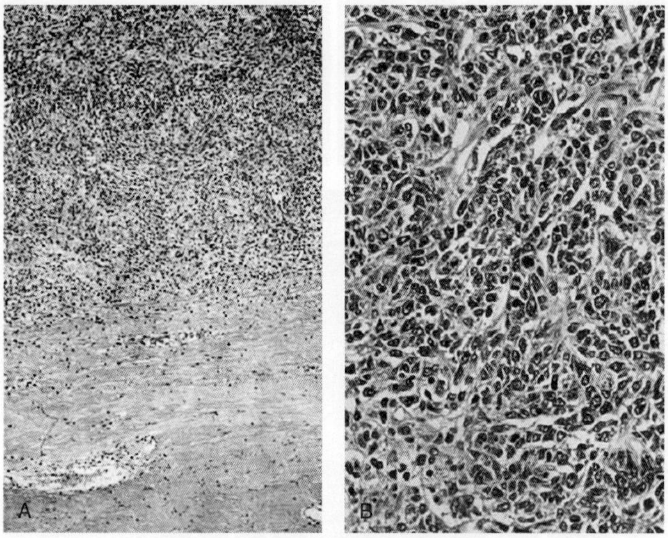

图 19-13-5　术后组织病理学表现

A. 苏木精 - 伊红染色光镜下可见肿瘤细胞弥漫性增生，伴硬脑膜浸润（×40）；
B. 免疫组化示多数细胞呈 CD20 阳性染色（×400）。

三、典型病例 3

患者，男，15 岁。主诉右眼突出 1 个月。既往身体健康，查体发现右眼轻度突出，余未见明显异常。血常规、生化及内分泌检查均正常。头颅 CT 发现斜坡巨大占位病变，向右侧蝶骨大翼、鞍区、右侧眶尖、右颞下窝和鼻腔生长，伴广泛颅底骨质破坏（图 19-13-6A）。磁共振成像 T1 和 T2 加权像等信号，增强均匀明显（图 19-13-6B）。根据以上检查，术前诊断为侵袭性脑膜瘤。

由于肿瘤侵犯蝶窦并破坏了斜坡骨质，选择行经鼻蝶入路病理活检。术中见肿瘤累及蝶窦内，质地软，血供丰富，边界不清，未见明显包膜，斜坡骨质明显破坏。术中冰冻病理回报：恶性淋巴瘤（图 19-13-7）。切片结果为弥漫大 B 细胞淋巴瘤，免疫组化（图 19-13-8）：LCA（+），CD45RO（+），CD20（+），CD79（+），CD3（–）。CT（胸部、腹部、盆腔）及骨髓检查，结果均为阴性。最终诊断为原发性颅底非霍奇金淋巴瘤。

术后患者接受了连续 6 个周期 HD-MTX 化疗（$3g/m^2$）。在第 2 周期化疗结束后，患儿突眼症状明显好转。全部化疗结束后 2 个月复查头颅 MRI 发现肿瘤基本消失，右侧眼球及脑干压迫解除（图 19-13-9）。此后没有进行任何放疗、化疗或激素治疗。该患儿术后回归正常生活，持续随访 12 个月，未见明显复发。

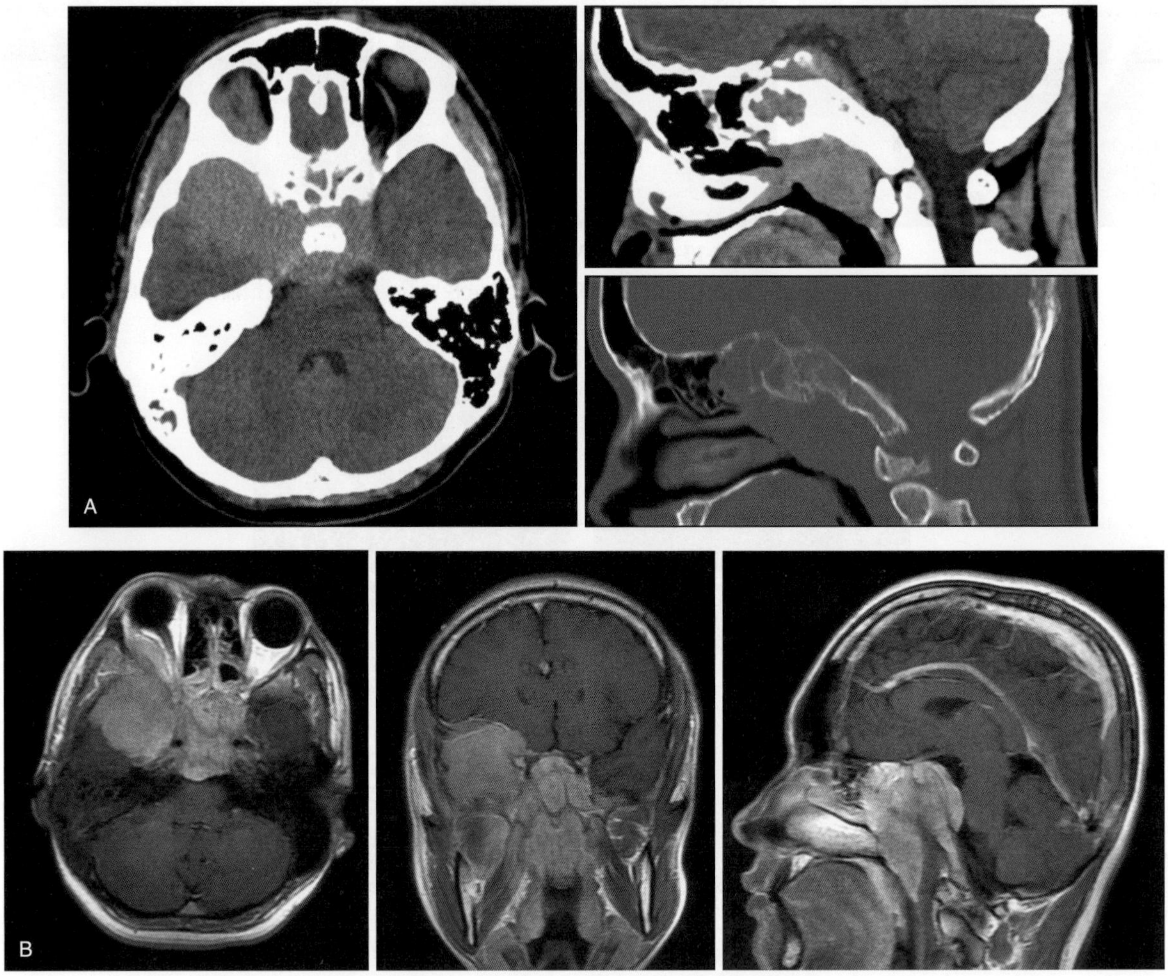

图 19-13-6　术前 CT 及 MRI 提示颅骨肿物

A. 术前 CT 见明显颅底斜坡骨质破坏；B. 术前增强磁共振显示病变位于中颅窝底，侵犯右侧眼眶、斜坡、蝶窦及右侧海绵窦，并包绕右颈内动脉，挤压右侧颞叶和脑干。

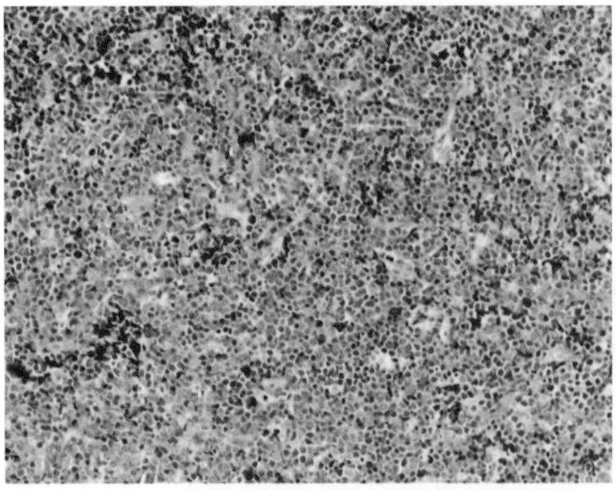

图 19-13-7　术中冰冻：恶性淋巴瘤

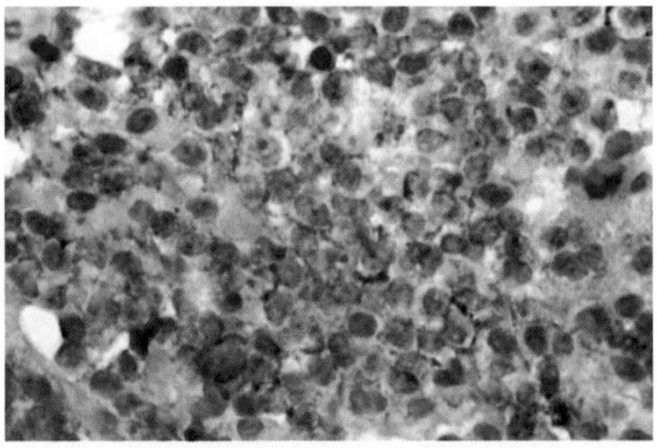

图 19-13-8　免疫组化：CD20（+）

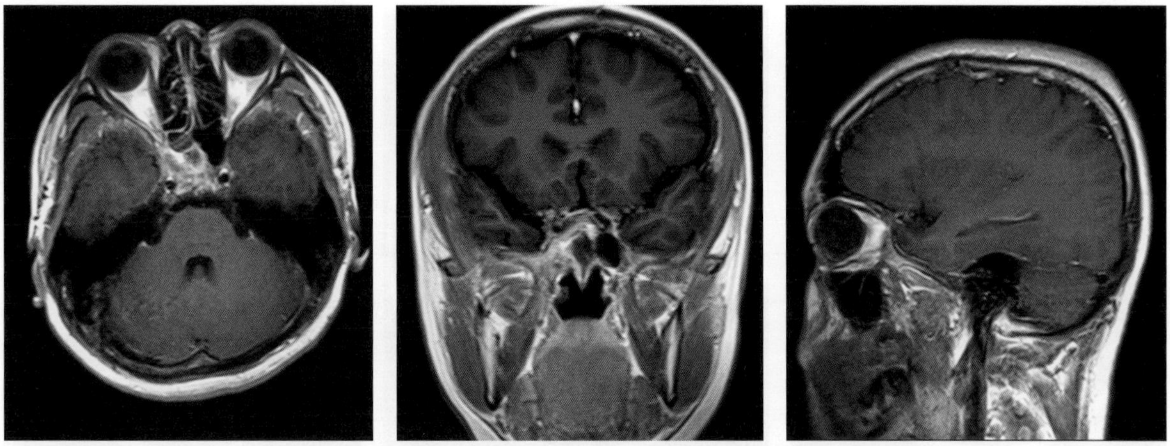

图 19-13-9　术后磁共振成像证实肿瘤基本消失

（林 松　许菲璠）

第十四节　惰性淋巴瘤典型病例

患者，女，因“右眼视物不清 2 个月余”以“鞍结节脑膜瘤”于 2018 年 7 月收入院。

入院查体：神志清楚，对答切题，睑裂大小对称，双瞳左：右＝3mm：3mm，对光反射灵敏，眼动充分，无复视，右眼视力下降。面部感觉正常，咀嚼肌有力，面纹对称，伸舌居中，发声及吞咽正常。四肢肌张力中等，感觉正常，肌力 5 级，深浅反射存在，病理征阴性，共济运动良好，龙贝格征（-）。头部 MRI 示鞍结节占位：脑膜瘤？（图 19-14-1）

治疗经过：入院后完善相关术前准备后行“左额外侧入路开颅肿物切除术”，术中见右侧视神经明显增粗，局部颜色呈灰色，病变质韧，边界不清，血供丰富，分块、近全切除肿瘤。肿瘤与正常视神经边界不清，为保全视力，未勉强全切病变。予以部分切除肿瘤。

术后病理：黏膜相关淋巴组织淋巴瘤伴浆细胞分化。免疫组化：LCA（+）、CD20（+）、CD3（-）、Ki-67（瘤细胞约 20%+）、CD79α（+）、CD45RO（-）、CD56（-）、Syn（-）、CgA（-）、S-100（-）、OCT3/4（-）、PLAP（-）；GFAP（-）、S-100（-）、Olig-2（-）、Syn（-）、MAP2（-）、NF（-）、NeuN（-）。本院免疫组化：BCL-2（+）、MUM-1（+）、CD138（+）、Kappa（+）、Lambda（少量 +）、C-myc（-）、P53（-）。

治疗及转归：术后行甲氨蝶呤 + 替莫唑胺化疗，反应差。1 个月后行甲氨蝶呤 + 利妥昔单抗 + 替莫唑胺化疗，患者肿瘤未见缓解。随后行甲氨蝶呤 + 阿糖胞苷化疗，肿瘤未见明显缩小（图 19-14-2）。

专家点评：该例患者属于惰性淋巴瘤。惰性淋巴瘤对治疗多不敏感，可尝试二线、三线药物化疗。惰性淋巴瘤对放疗敏感性大于化疗，可尝试放射线治疗。但应警惕，肿瘤毗邻鞍区、下丘脑，患者年轻，不可忽视放疗可能带来的对内分泌系统的影响。

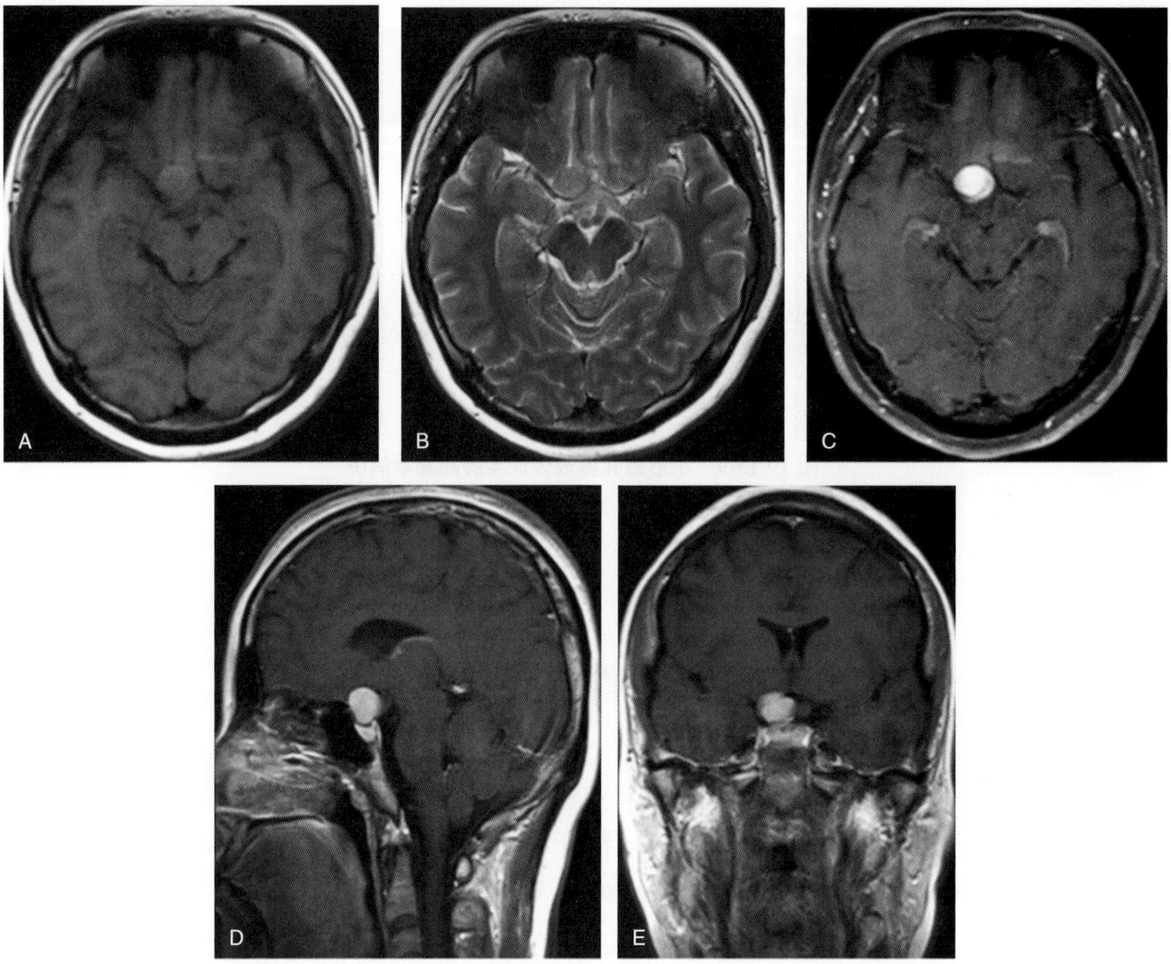

图 19-14-1 术前 MRI

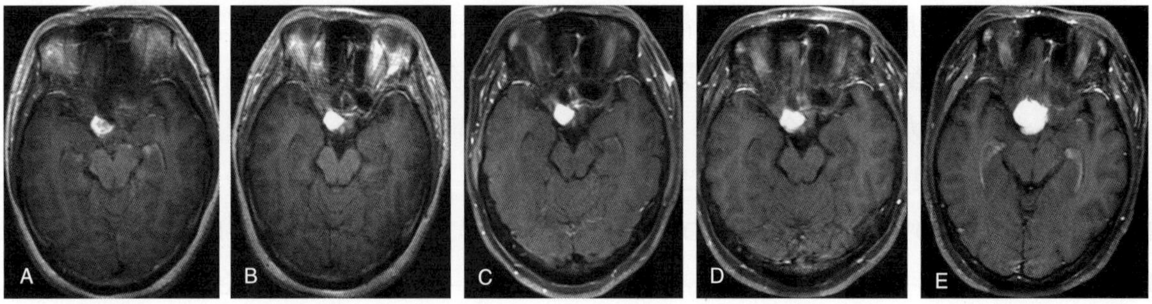

术后3天 1月 2月 3月 5月

图 19-14-2 术后 MRI

（林 松 李铭孝）